Hugo Stünzi · Eugen Weiss Allgemeine Pathologie

Hugo Stünzi · Eugen Weiss

Allgemeine Pathologie
für Tierärzte und Studierende der Tiermedizin

(begründet von Walter Frei)

Siebte, neubearbeitete Auflage 1982, unter Mitwirkung von

Klaus Dämmrich, Berlin · Eberhard Karbe, Avétonou ·
Horst Loppnow, Berlin · Anton Mayr, München ·
Joachim von Sandersleben, München · Theodor Schließer,
Gießen · Hugo Stünzi, Zürich · Eugen Weiss, Gießen

Mit 179 Abbildungen und 24 Tabellen

Verlag Paul Parey · Berlin und Hamburg

Adressen der Autoren:

Professor Dr. Klaus Dämmrich
Institut für Veterinär-Pathologie
der Freien Universität Berlin
Drosselweg 1–3

D-1000 Berlin 33

Privatdozent Dr. Eberhard Karbe
Direktor des Centre d'Elevage et de
Recherche sur la Trypanosomiase et
la Trypanotolerance, Avétonou
B. P. 27 Agou-Gare

Avétonou/Togo

Professor Dr. Horst Loppnow
Institut für Veterinär-Pathologie
der Freien Universität Berlin
Drosselweg 1–3

D-1000 Berlin 33

Professor Dr. DDr. h. c. Anton Mayr
Vorstand des Instituts für Medizinische
Mikrobiologie, Infektions- und Seuchenmedizin
Tierärztliche Fakultät
der Ludwig-Maximilians-Universität
Veterinärstraße 13

D-8000 München 22

Professor Dr. Joachim von Sandersleben
Lehrstuhl für Allgemeine Pathologie und
Pathologische Anatomie am Institut für Tier-
pathologie der Ludwig-Maximilians-Universität
Veterinärstraße 13

D-8000 München 22

Professor Dr. Theodor Schließer
Direktor des Instituts für Hygiene und
Infektionskrankheiten der Tiere
der Justus-Liebig-Universität
Frankfurter Straße 89

D-6300 Gießen

Professor Dr. Dr. h. c. Hugo Stünzi
Direktor des Instituts für Veterinärpathologie
der Universität Zürich
Winterthurer Straße 260

CH-8057 Zürich

Professor Dr. Eugen Weiss
Direktor des Instituts für
Veterinär-Pathologie
der Justus-Liebig-Universität
Frankfurter Straße 96

D-6300 Gießen

Die 1.–5. Auflage erschien unter dem Titel: Frei, Walter: Allgemeine Pathologie für Tierärzte und Studierende der Tiermedizin. – Die 6. Auflage erschien unter dem Titel: Frei, Walter: Allgemeine Pathologie für Tierärzte und Studierende der Tiermedizin. Herausgegeben von Hugo Stünzi und Eugen Weiss.

CIP-Kurztitelaufnahme der Deutschen Bibliothek

Allgemeine Pathologie für Tierärzte und Studierende der Tiermedizin / (begr. von Walter Frei). – 7., neubearb. Aufl. / Hugo Stünzi ; Eugen Weiss. Unter Mitw. von Klaus Dämmrich ... – Berlin ; Hamburg : Parey, 1982.
ISBN 3-489-64216-3

NE: Frei, Walter [Begr.]; Stünzi, Hugo [Mitverf.]

Einband: Christian Honig BDG/BDB,
D-5450 Neuwied/Rhein

© 1982 Verlag Paul Parey, Berlin und Hamburg
Anschriften: Lindenstr. 44–47, D-1000 Berlin 61;
Spitalerstr. 12, D-2000 Hamburg 1

Gesetzt aus der Borgis Times Roman
Satz und Druck: Saladruck Steinkopf & Sohn,
D-1000 Berlin 36

Das Werk ist urheberrechtlich geschützt. Die dadurch begründeten Rechte, insbesondere die der Übersetzung, des Nachdrucks, des Vortrages, der Entnahme von Abbildungen, der Funksendung, der Wiedergabe auf photomechanischem oder ähnlichem Wege und der Speicherung in Datenverarbeitungsanlagen, bleiben, auch bei nur auszugsweiser Verwertung, vorbehalten. Werden einzelne Vervielfältigungsstücke in dem nach § 54 Abs. 1 UrhG zulässigen Umfang für gewerbliche Zwecke hergestellt, ist an den Verlag die nach § 54 Abs. 2 UrhG zu zahlende Vergütung zu entrichten, über deren Höhe der Verlag Auskunft gibt.

Lithographie: Carl Schütte & C. Behling,
D-1000 Berlin 42, und Excelsior Erich Paul Söhne, D-1000 Berlin 61
Bindung: Lüderitz und Bauer Buchgewerbe GmbH,
D-1000 Berlin 61

ISBN 3-489-64216-3 · Printed in Germany

Vorwort zur 7. Auflage

Kurz nach Erscheinen der 6. Auflage unseres Lehrbuches ist der Begründer, Herr Professor Dr. Dr. h. c. WALTER FREI, im Alter von 90 Jahren verstorben. Das im Jahre 1940 erstmals erschienene Werk war von Anfang an als »Mehrautorenbuch« geplant, um auf dem Gebiete der Veterinärpathologie eine gewisse didaktische Einheitlichkeit in der Darstellung und der Terminologie bei verschiedenen europäischen Lehranstalten zu gewährleisten.

Aus Altersgründen verzichteten die Herren Professoren RUBARTH und BJÖRKLUND (Stockholm) sowie Herr Professor Dr. D. Matthias (Berlin) auf eine weitere Mitwirkung. Wir danken diesen Herren für die loyale Zusammenarbeit bei der 5. und 6. Auflage des Buches. Für die vorliegende neu bearbeitete und etwas erweiterte 7. Auflage konnten wir für das Kapitel »Regressive Veränderungen« die Herren Professoren K. DÄMMRICH und H. LOPPNOW aus Berlin gewinnen; das bisher von Herrn Professor D. MATTHIAS betreute Kapitel »Entzündungen« wurde von Herrn Professor WEISS (Gießen) neu bearbeitet.

Die Autoren der 7. Auflage waren wiederum bemüht, den steten Fortschritten der Naturwissenschaften, insbesondere der Human- und der Veterinärmedizin, Rechnung zu tragen, um ein modernes, handliches Lehrbuch zu schaffen, das in erster Linie den Studenten, aber auch den praktizierenden Tierarzt zum Überdenken der morphologischen und funktionellen Zusammenhänge anregen soll.

Die Herausgeber danken allen Autoren für die loyale und kollegiale Mitarbeit; dem Verlag PAUL PAREY möchten wir unseren Dank für die hervorragende Gestaltung und Betreuung des Werkes aussprechen.

Zürich und Gießen, im Juli 1981　　　　　　　　　　　　　　　HUGO STÜNZI · EUGEN WEISS

Vorwort zur 1. Auflage

Da die letzte Auflage des Jahrzehnte hindurch führenden Lehrbuches der allgemeinen Pathologie unseres Altmeisters Th. Kitt schon vor 11 Jahren erschien, ergab sich das Bedürfnis einer die letzten Errungenschaften der Forschung einschließenden neuen Darstellung. Dem Zug der Zeit folgend wurde neben der pathologischen Anatomie, der Lehre von den krankhaften Zuständen, auch der pathologischen Physiologie, der Wissenschaft von den Störungen der Lebensvorgänge, mit ihren interorganischen Auswirkungen der ihrer Bedeutung gebührende Platz zugewiesen. Die Notwendigkeit der Durchdringung und Begründung des krankhaften Geschehens besteht heute nicht weniger als je. Nur wer das Allgemeine durchdacht hat, versteht das Besondere. Daher geht die Vorlesung über allgemeine Pathologie der Klinik voraus. Wer aber als praktischer Tierarzt jahrelang die verwirrende Fülle der Einzelerscheinungen einer großen Zahl von Patienten auf sich einwirken ließ, als Anfänger therapeutische Erfolge stolz als selbstverständliches, persönliches Verdienst beanspruchte, als Gereifter durch Fehlschläge und immer neue Unverständlichkeiten der kranken Organismen aber bescheiden, nachdenklich und gar verzagt nur Ignoramus und Ignorabimus sieht, der greife zur allgemeinen Pathologie. Sie bringt Ordnung ins Chaos, Einheit in die Vielheit, Zusammenfassung des Auseinanderliegenden, sie gewährt von erhöhten Standpunkten aus Übersichten über verschiedene Gefilde und weist den Problemen ihren Platz.

Die heutige Lage gestattet keine umfangreichen Bücher. Trotzdem wurde die Arbeit auf mehrere Mitwirkende verteilt, um die Schwierigkeiten einer konzentrierten, alles Wesentliche enthaltenden und trotzdem klaren, einfachen und leicht verständlichen Beschreibung sicherer und in kürzerer Frist zu meistern.

Den Herren Mitverfassern sei Dank ausgesprochen für ihre hingebungs- und verständnisvolle (und zufolge der Kleinheit des Werkes an Verzicht auf manch Interessantes und Liebgewonnenes reiche) Zusammenarbeit, dem Verlag Richard Schoetz für sympathisches Eingehen auf mancherlei Wünsche.

Zürich, am Neujahrstage 1940　　　　　　　　　　　　　　　　　　　　Walter Frei

Inhalt

Vorwort zur 7. Auflage — 5

Vorwort zur 1. Auflage — 6

1	Einleitung (H. Stünzi)	11
2	Geschichtliche Entwicklung des Krankheitsbegriffes (H. Stünzi)	12
3	**Allgemeine Ätiologie** (H. Stünzi)	15
3.1	Vorbemerkungen	15
3.2	Endogene Krankheitsursachen	17
3.2.1	Allgemeine Erbpathologie	17
3.2.2	Allgemeine Pathologie des alternden Gewebes	18
3.3	Hilfsfaktoren bei der Entstehung von Krankheiten	20
3.3.1	Disposition	20
3.3.1.1	Hereditäre Disposition	20
3.3.1.2	Erworbene Disposition	21
3.3.2	Konstitution und Kondition	22
3.4	Exogene Krankheitsursachen	22
3.4.1	Physikalische Noxen	23
3.4.1.1	Trauma	23
3.4.1.2	Thermische Krankheitsursachen	26
3.4.1.3	Strahlung als Krankheitsursache	32
3.4.1.4	Elektrizität als Krankheitsursache	39
3.4.1.5	Wetter und Klima als Krankheitsursache	41
3.4.2	Chemische Noxen (Intoxikationen, Vergiftungen)	42
3.4.3	Alimentäre Krankheitsursachen	45
3.4.3.1	Quantitative Störungen der Ernährung	45
3.4.3.2	Qualitativ insuffiziente Nahrung	47
3.4.4	Belebte Krankheitsursachen (A. Mayr)	54
3.4.4.1	Grundlagen	54
3.4.4.2	Viren als Krankheitsursache	69
3.4.4.3	Bakterien als Krankheitsursache	76
3.4.4.4	Pilze als Krankheitsursache	85
3.4.4.5	Protozoen als Krankheitsursache	91
3.4.4.6	Metazoische Parasiten als Krankheitsursache	92
4	**Immunologie** (Th. Schliesser)	94
4.1	Einleitung	94
4.2	Resistenz	95
4.2.1	Faktoren physikalischer, chemischer und mikrobieller Art	96
4.2.2	Zelluläre Faktoren	97
4.2.2.1	Phagozytose	97
4.2.2.2	Interferon	97
4.2.3	Humorale Faktoren	98
4.2.3.1	Komplement-System	98
4.2.3.2	Properdin	99
4.2.3.3	Opsonine	100
4.3	Das Immunsystem	100
4.3.1	Allgemeine Kennzeichen	100
4.3.2	Antigene	101
4.3.2.1	Chemische Stoffklassen	101
4.3.2.2	Herkunft der Antigene	102
4.3.3	Die Immunantwort	103
4.3.3.1	Ablauf und Wesen der Immunantwort	103
4.3.3.2	Theorien der Antikörperbildung	105
4.3.3.3	Antikörper und Immunglobuline	105
4.3.3.4	Kinetik, Steuerung und Beeinflussung der Antikörperbildung	108
4.3.3.5	Die Antigen-Antikörper-Reaktion	113
4.4	Immunität	114
4.4.1	Passive Immunität	114
4.4.2	Aktive Immunität	116
4.5	Allergie	117
4.5.1	Überempfindlichkeit vom anaphylaktischen Typ (Typ I)	118

4.5.2	Überempfindlichkeit vom zytotoxischen Typ (Typ II)	119	4.5.3.2	Reaktion vom Typ der Serumkrankheit 120
4.5.3	Komplexvermittelte Überempfindlichkeit (Typ III)	119	4.5.4	Überempfindlichkeit vom verzögerten Typ (Typ IV) 121
4.5.3.1	Reaktion vom Arthus-Typ	120		

5 Mißbildungen (E. KARBE) — 123

5.1	Definition und teratogene Entwicklungsphasen	123	5.4.2.1	Vererbung von Mißbildungen 131
5.2	Häufigkeit spontaner Mißbildungen	125	5.4.2.2	Mutationen als Mißbildungsursache 131
5.3	Formale Teratogenese	125	5.4.2.3	Chromosomenaberrationen als Mißbildungsursache 132
5.3.1	Defektmißbildungen	125	5.4.2.4	Chimären 133
5.3.2	Exzeßmißbildungen	126	5.5	Molekulare Teratogenese 133
5.3.3	Heterotopie	127	5.6	Hauptgruppen der Mißbildungen . . 134
5.4	Kausale Teratogenese	127	5.6.1	Einzelmißbildungen 134
5.4.1	Exogene Mißbildungsursachen	128	5.6.2	Doppelmißbildungen 134
5.4.1.1	Physikalische Ursachen	128	5.6.2.1	Freie Doppelbildungen (Gemini) . . 134
5.4.1.2	Chemische Ursachen	128	5.6.2.2	Zusammenhängende Doppelmißbildungen (Duplicitates) 135
5.4.1.3	Virusinfektionen	130	5.7	Verhütung von Mißbildungen 135
5.4.2	Endogene Mißbildungsursachen . . .	131		

6 Kreislaufstörungen (J. VON SANDERSLEBEN) — 138

6.1	Anatomische und physiologische Vorbemerkungen	139	6.4.4.2	Die Blutung per diapedesin 158
6.2	Kardial bedingte Kreislaufstörungen	140	6.4.4.3	Agonale Blutungen, Schlachtblutungen 160
6.2.1	Störungen an den Klappen des Herzens	141	6.4.4.4	Folgen der Blutung, die Blutstillung 160
6.2.2	Krankhafte Prozesse im Myokard . .	142	6.4.5	Die Thrombose 161
6.2.2.1	Mangelinsuffizienz	142	6.4.5.1	Physiologie der Blutgerinnung, Leichengerinnsel 161
6.2.2.2	Utilisationsinsuffizienz	142	6.4.5.2	Formale Genese und Beschaffenheit der Thromben 163
6.2.3	Druck von außen auf das Herz	142	6.4.5.3	Schicksal der Thromben 166
6.2.4	Übermäßige Belastung des linken Ventrikels	142	6.4.5.4	Thrombose und Blutstillung 168
6.2.5	Akute oder chronische Belastung des rechten Ventrikels	143	6.4.5.5	Die kausale Genese der Thrombose 168
6.2.6	Rhythmusstörungen im Reizleitungssystem	143	6.4.5.6	Die Bedeutung der Thrombose für Mensch und Tier 170
6.3	Allgemeine Kreislaufstörungen, Schock	143	6.4.5.7	Die Thrombose in Lymphgefäßen . . 170
6.3.1	Der hypovolämische Schock	144	6.4.6	Die Ausbreitung korpuskulärer Gebilde auf dem Blut- oder Lymphweg 171
6.3.2	Der Endotoxinschock	144	6.4.6.1	Die Embolie im engeren Sinn 171
6.4	Die örtlichen Kreislaufstörungen . .	145	6.4.6.2	Die Embolie im weiteren Sinn 172
6.4.1	Die örtliche Mangeldurchblutung bzw. Blutleere	145	6.4.6.3	Die Metastase 174
6.4.2	Der Infarkt	149	6.4.7	Das Ödem 175
6.4.2.1	Der anämische Infarkt	150	6.4.7.1	Der Flüssigkeitsaustausch zwischen Blut und Gewebe unter normalen und krankhaften Bedingungen 175
6.4.2.2	Der hämorrhagische Infarkt	151		
6.4.2.3	Metabolische Infarkte	153	6.4.7.2	Einteilung der Ödeme nach pathogenetischen Gesichtspunkten 177
6.4.3	Die örtliche Blutfülle (Hyperämie) .	153		
6.4.3.1	Die arterielle Hyperämie	154	6.4.7.3	Folgen des Ödems 180
6.4.3.2	Die venöse oder Stauungshyperämie	154	6.4.8	Der Sauerstoffmangel 181
			6.4.8.1	Die verschiedenen Formen der Hypoxydose 181
6.4.3.3	Der Blutstillstand	155		
6.4.4	Die Blutung	156	6.4.8.2	Morphologische Befunde bei Hypoxydosen 182
6.4.4.1	Die Blutung per rhexin	157		

7 Regressive Veränderungen (K. Dämmrich, H. Loppnow) — 184

7.1	Vorbemerkungen zur Über- und Unterfunktion und zur Zellschädigung mit Funktionsstörung und Funktionsverlust ... 184	7.3.6.1	Gewebsmastzellen ... 227
7.2	Atrophie ... 188	7.3.6.2	Synovialisdeckzellen ... 227
7.2.1	Physiologische Atrophien ... 189	7.3.6.3	Bindegewebe ... 228
7.2.2	Pathologische Atrophien ... 189	7.3.6.4	Knorpelgewebe ... 238
7.3	Stoffwechselstörungen und Degeneration ... 191	7.3.6.5	Knochengewebe ... 240
7.3.1	Pathologie des Wasserhaushaltes der Zelle ... 193	7.3.6.6	Dystope Ablagerungen von Kalksalzen ... 241
7.3.2	Pathologie des Kohlenhydratstoffwechsels ... 197	7.3.6.7	Ablagerungen von harnsauren Salzen (Gicht) ... 243
7.3.3	Pathologie des Lipidstoffwechsels ... 206	7.3.7	Pathologie des Mineralstoffwechsels 244
7.3.3.1	Pathologie des Neutralfettstoffwechsels ... 208	7.3.7.1	Regulatoren der Kalziumhomöostase ... 245
7.3.3.2	Pathologie der Lipide ... 214	7.3.7.2	Störungen der Kalziumhomöostase . 247
7.3.4	Pathologie des Eiweißstoffwechsels und Zelleinschlüsse ... 214	7.3.8	Pathologie der Verhornung ... 250
7.3.5	Pathologie der Pigmente ... 218	7.3.9	Konkremente, Pseudokonkremente, Bezoare und Konglobate ... 253
7.3.5.1	Exogene Pigmente ... 218	7.4	Nekrose ... 256
7.3.5.2	Endogene Pigmente ... 219	7.4.1	Intrazelluläre fokale Nekrosen ... 256
7.3.6	Pathologie der Interzellularsubstanzen ... 226	7.4.1.1	Hyaline Muskeldegeneration ... 257
		7.4.2	Zellnekrosen ... 258
		7.4.3	Massennekrosen ... 259

8 Progressive Veränderungen (K. Dämmrich) — 263

8.1	Wachstum und Entwicklung ... 263	8.2.3.2	Metaplasie ... 271
8.2	Wachstumsstörungen ... 266	8.2.3.3	Metallaxie ... 272
8.2.1	Vermindertes Wachstum ... 266	8.2.4	Ersatzwachstum ... 273
8.2.2	Vermehrtes Wachstum ... 267	8.2.4.1	Regeneration ... 273
8.2.3	Anpassungswachstum ... 267	8.2.4.2	Reparation ... 279
8.2.3.1	Hypertrophie und Hyperplasie ... 267	8.2.4.3	Transplantation ... 280

9 Entzündung (E. Weiss) — 282

9.1	Definition, Ursachen und Wesen der Entzündung ... 282	9.5	Die Kardinalsymptome der akuten Entzündung ... 297
9.2	Grundvorgänge der Entzündung ... 283	9.6	Einteilung, Benennung und Formen der Entzündung ... 297
9.2.1	Art und zeitlicher Ablauf der frühen Vorgänge ... 283	9.6.1	Die exsudativen Formen der akuten Entzündung ... 298
9.2.1.1	Veränderungen des Gefäßkalibers und der Durchblutung der terminalen Strombahn ... 283	9.6.1.1	Die seröse Entzündung ... 298
		9.6.1.2	Die fibrinöse Entzündung ... 299
9.2.1.2	Erhöhung der Gefäßpermeabilität ... 284	9.6.1.3	Die eitrige Entzündung ... 302
9.2.1.3	Adhäsion, Emigration und Chemotaxis von Leukozyten ... 285	9.6.1.4	Die hämorrhagische Entzündung ... 305
		9.6.1.5	Die gangräneszierende Entzündung 305
9.2.2	Weiterer Verlauf der Entzündung ... 287	9.6.2	Die chronische proliferative Entzündung ... 305
9.3	Entzündungsmediatoren ... 287		
9.3.1	Erhöhung der Gefäßpermeabilität ... 288	9.6.3	Die chronische nicht-proliferative Entzündung ... 308
9.3.2	Chemotaxis ... 289		
9.4	Entzündungszellen und ihre Funktionen ... 290	9.6.4	Die granulomatöse Entzündung ... 308
		9.6.4.1	Tuberkulose ... 310
9.4.1	Phagozytose ... 290	9.6.4.2	Rotz ... 313
9.4.2	Polymorphkernige Granulozyten ... 292	9.6.4.3	Aktinomykose und Aktinobazillose 313
9.4.3	Mononukleäre Phagozyten ... 293	9.6.4.4	Botryomykose ... 315
9.4.4	Thrombozyten und Blutplättchen ... 296	9.6.4.5	Systemmykosen ... 317
9.4.5	Lymphozyten ... 296	9.6.4.6	Parasiten ... 317
		9.6.4.7	Fremdkörper ... 317

10 Geschwülste (E. Weiss) — 321

10.1	Definition	322
10.2	Vorkommen und Häufigkeit	323
10.3	Einteilung und Benennung der Geschwülste	324
10.4	Allgemeine Morphologie der Geschwülste	325
10.4.1	Makroskopisches Bild	325
10.4.2	Mikroskopisches Bild	328
10.5	Wachstum und Ausbreitung der Geschwülste	329
10.5.1	Expansives und infiltratives Wachstum	330
10.5.2	Metastasierung	331
10.5.2.1	Lymphogene Metastasierung	332
10.5.2.2	Hämatogene Metastasierung	332
10.5.2.3	Kanalikuläre Metastasierung	335
10.5.2.4	Implantationsmetastasierung	335
10.5.2.5	Zusammenfassende Betrachtung des Metastasierungsgeschehens	335
10.6	Biologisches Verhalten der Geschwülste	337
10.7	Folgen bösartiger Geschwülste	338
10.8	Kausale Genese der Geschwülste	339
10.8.1	Irritationstheorie	339
10.8.1.1	Chemische Reize	340
10.8.1.2	Physikalische Reize	344
10.8.2	Hyperregenerationstheorie	345
10.8.3	Keimsprengungstheorie	345
10.8.4	Infektionstheorie	346
10.8.4.1	Viren als Geschwulstursache	346
10.8.4.2	Parasiten als Geschwulstursache	355
10.8.5	Mutationstheorie	356
10.8.6	Vererbungstheorie	356
10.9	Hypothesen zur Kanzerisierung der Zelle	356
10.10	Tumorimmunologie	358
10.10.1	Transplantationstumoren	358
10.10.2	Tumorantigene	359
10.10.2.1	Tumor-spezifische Antigene	359
10.10.2.2	Onkofetale oder Tumor-assoziierte Antigene	360
10.10.3	Immunologische Reaktionen gegen Tumoren	361
10.10.3.1	Antikörper plus Komplement	361
10.10.3.2	Aktivierte spezifische T-Lymphozyten	361
10.10.3.3	Antikörper-abhängige zellvermittelte Zytotoxizität	361
10.10.3.4	Natürliche, Antikörper-unabhängige zellvermittelte Zytotoxizität	362
10.10.3.5	Aktivierte Makrophagen	362
10.10.4	Wege, auf denen sich ein Tumor immunologischen Gegenreaktionen entziehen kann	362
10.10.4.1	Fehlende oder ungenügende Erkennung	362
10.10.4.2	Insuffizienz des Immunsystems	362
10.10.4.3	Fehlfunktion des Immunsystems	363
10.10.4.4	Unterlaufen der Immunreaktionen	363
10.10.4.5	Immunresistenz von Tumoren	364
10.11	Allgemeine Systematik der Geschwülste	364
10.11.1	Epitheliale Geschwülste	364
10.11.1.1	Gewebsspezifische Geschwülste (Histogenese erkennbar)	364
10.11.1.2	Gewebsunspezifische Geschwülste (Histogenese nicht erkennbar)	364
10.11.1.3	Für bestimmte Organe typische Geschwülste	368
10.11.2	Geschwülste des pigmentbildenden Gewebes	370
10.11.3	Mesenchymale Geschwülste	371
10.11.3.1	Vom Bindegewebe ausgehend	371
10.11.3.2	Von Knorpel- und Knochengewebe ausgehend	373
10.11.3.3	Von der Muskulatur ausgehend	374
10.11.3.4	Von den Gefäßen ausgehend	375
10.11.3.5	Vom blutbildenden oder retikulohistiozytären System ausgehend	377
10.11.4	Geschwülste des Nervensystems	377
10.11.4.1	Neuroektodermale Geschwülste	377
10.11.4.2	Mesodermale Geschwülste	377
10.11.5	Mischgeschwülste	377

11 Gesamttod (E. Weiss) — 380

11.1	Definitionen	380
11.2	Feststellung des Gesamttodes	381
11.2.1	Sogenannte Lebenproben	380
11.2.2	Todeszeichen	381

12 Literaturverzeichnis — 385

13 Sachverzeichnis — 389

1 Einleitung

H. STÜNZI

Pathologie ist die Lehre von den Krankheiten (Nosologie im engeren Sinn) und den Entwicklungsstörungen (Dysontologie). Sie umfaßt zwei Arbeitsrichtungen, die *pathologische Anatomie* und die *Pathophysiologie*. Die erstere erforscht die Struktur der erkrankten Zellen und Gewebe, die Pathophysiologie befaßt sich mit den Funktions- und Regulationsstörungen bei Krankheiten. Beide Forschungsrichtungen verfolgen das Ziel, das Wesen der Krankheiten zu ergründen, wobei die Mittel entweder morphologischer Art (Zytomorphologie inkl. Elektronenmikroskopie, Anatomie) sind oder der Physiologie, der Biochemie und der Biophysik zugehören.

Seit Bestehen einer wissenschaftlichen Krankheitslehre hat die morphologische Forschung im Vordergrund gestanden. Erst im Laufe der letzten hundert Jahre erlangte neben der pathologischen Anatomie die Pathophysiologie an Bedeutung. Voraussetzung für die Erforschung der mannigfaltigen Dysfunktionen der Organe war die Erarbeitung biochemischer und biophysikalischer Daten.

Leben ist an spezifische Strukturen gebunden, die einem fein regulierten und gesteuerten Stoffwechsel unterworfen sind. Wird das feine Zusammenspiel von Struktur, Stoffwechsel und Funktion gestört, so entsteht Krankheit. Überblickt man die Fülle der pathologisch-anatomischen und pathophysiologischen Beobachtungen und Hypothesen bei den einzelnen Krankheiten, so lassen sich stets allgemeine Gesetzmäßigkeiten erkennen, die meist von der Organlokalisation unabhängig sind und bei Tierarten vergleichbarer phylogenetischer Entwicklungsstufe weitgehend übereinstimmen. Eine akute eitrige Entzündung in Leber, Niere oder Lunge weist die gleichen prinzipiellen Merkmale auf, gleichgültig, ob sie sich bei einem Menschen, einem Huhn, einem Pferd oder einem Rind abspielt. Eine krebsige Wucherung in den Bronchien oder der Milchdrüse weist übereinstimmende morphologische Kennzeichen auf. Im Ablauf einer fibrinösen Entzündung sind bei allen Organen übereinstimmende Teilerscheinungen nachzuweisen. Eine Amyloidablagerung in der Milz hat ähnliche funktionelle und morphologische Auswirkungen, unabhängig zu welcher Spezies der Patient gehört. Ein Niereninfarkt sieht beim Schwein gleich aus wie beim Pferd, die funktionellen Auswirkungen sind bei beiden Tierarten dieselben. Die Erforschung solcher Grundphänomene oder »Reaktionskategorien« ist das Ziel der *allgemeinen* Pathologie. Wir befassen uns im vorliegenden Lehrbuch nicht mit einzelnen Krankheiten, sondern versuchen, *allgemeine Gesetzmäßigkeiten* bei den Krankheitserscheinungen zu erkennen und grundsätzliche, für alle Säuger geltende Folgerungen zu erarbeiten. Wer die allgemeine Pathologie versteht, wird die pathologisch-anatomischen und pathophysiologischen Erscheinungen bei den einzelnen Krankheiten richtig interpretieren und werten. Die allgemeine Pathologie bietet deshalb die elementaren Voraussetzungen für das klinische Denken und Handeln und schafft die Grundlage für die wissenschaftliche Terminologie.

2 Geschichtliche Entwicklung des Krankheitsbegriffes

H. Stünzi

Krankheiten stellen von der Norm abweichende Lebensäußerungen dar. Sie sind nicht nur auf Mensch und Tier beschränkt, sondern befallen auch Pflanzen, selbst Einzeller können erkranken.

Die Frage nach dem Wesen der Krankheit hat die Menschheit offenbar bereits in der vorgeschichtlichen Ära beschäftigt. Archäologische Forschungen weisen auf eine magisch-religiöse Auffassung der Krankheit hin. Man führte die meisten Krankheiten auf Dämonen zurück, die aus Rache oder Vergeltung für böse Taten den Menschen mit Krankheit bestraften. Dieser *Dämonenglaube* ist bei manchen primitiven Völkern heute noch verbreitet. In der Bibel (Markus Evangelium Kap. 5) wird die Heilung des Besessenen von Gerasa dargestellt. Nachdem die Geisteskrankheit aus dem Körper entwichen war, war der Patient wieder vollständig genesen.

Die Vorstellung, daß die Krankheit von Gott, den Göttern oder irgendwelchen Dämonen dem Menschen als Strafe oder zur Sühne auferlegt war, beherrschte das medizinische Denken in den zentralen und nördlichen Gebieten Europas bis ins Mittelalter. Epidemien, die große Teile der Bevölkerung vernichteten, wurden als Strafgericht des erzürnten Gottes gedeutet. Eine Heilung konnte nur durch die Versöhnung mit Gott oder den Göttern erwartet werden. Aus dieser engen Verknüpfung von Religion und Medizin wird es verständlich, daß bei vielen Völkerstämmen der Antike und des frühen Mittelalters Priester als Ärzte walteten, noch im christlichen Mittelalter erlangten manche Klöster und Wallfahrtsorte den Ruf besonderer Heilkraft.

Wir wissen nicht, wie die Krankheiten beim Haustier im Altertum oder im Mittelalter gedeutet worden sind. Wir dürfen wohl annehmen, daß der Bauer jener Zeiten die Krankheiten seiner Haustiere je nach seiner religiösen Einstellung als Strafe Gottes oder als Schicksalsschlag betrachtet hat. Da sich der menschliche Körper, nach Ansicht der antiken Denker, von demjenigen der Tiere grundsätzlich unterschied, konnten zwischen den Krankheiten bei Mensch und Tier keine Beziehungen bestehen. Aus archäologischen Funden wissen wir, daß Gelenksleiden, schlecht verheilte Frakturen, Knochengeschwülste, Abszesse und dergleichen bei Mensch und Tier aufgetreten sind. Trepanationen sind offenbar auch beim Tier vorgenommen worden, damit die Krankheit »entweichen« konnte. Die mystische Haltung und das Fehlen systematisch naturwissenschaftlicher Untersuchungen ließen Vergleiche zwischen Mensch und Tier nicht zu, über Krankheiten wurden zwar Hypothesen aufgestellt, aber keine systematischen Untersuchungen vorgenommen.

In der Antike, besonders in Griechenland, Rom und z. T. in Ägypten, wurde um 500 v. Chr. die Medizin von naturphilosophischen Vorstellungen beherrscht. Hippokrates (460–377 v. Chr.), der als Vertreter der Medizinschule von Kos elementare naturwissenschaftliche Beobachtungen am Kranken mit den damaligen naturphilosophischen Vorstellungen in Zusammenhang brachte, gilt als einer der wesentlichen Schöpfer der sogenannten *Humoralpathologie*. Nach seiner Auffassung bestand der menschliche und tierische Körper aus kleinsten festen Bestandteilen, die er »Atome« nannte. Zwischen diesen Atomen soll sich ein Netz von Poren und feinsten Röhrensystemen erstrecken, in denen die Körperflüssigkeiten – humores – zirkulierten. Wie die Welt nach der damaligen Auffassung der Naturphilosophie aus vier Elementen (Luft, Feuer, Erde und Wasser) zusammengesetzt war, so sollen auch beim Körper vier sogenannte Kardinalsäfte zu unterscheiden sein. Wird die eine oder andere vermehrt oder vermindert, so entsteht eine Dyskrasie (Dys = gestört, krasis = Mischung), die sich als Krankheit äußert. Der Arzt hatte deshalb in erster Linie danach zu streben, das Gleichgewicht der vier Hauptflüssigkeiten durch Aderlaß, schweiß- oder galletreibende Mittel und ähnliche Eingriffe wieder herzustellen. Diese naturphilosophische Medizin ist unter dem Begriff der *Humoralpathologie* in die Geschichte eingegangen. Sie wurde später auch von den Römern übernommen und unter CLAUDIUS GALENUS (131–206 n. Chr.) weiter ausgebaut.

Die Humoralbiologie und -pathologie stellt einen ersten Versuch dar, die Krankheit aufgrund von naturwissenschaftlichen Beobachtungen zu erklären und die Medizin von religiösen Vorstellungen zu lösen. Die Heilmethoden wurden aufgrund der damaligen Vorstellungen der Naturphilosophie abgeleitet und bewußt von Zauber und Magie befreit. Der damalige Arzt war nicht mehr Priester oder Zauberer, sondern Naturphilosoph.

Der Humoralpathologie stand die sogenannte *Solidarpathologie* gegenüber. Nach dieser Lehre sollen die *festen* Bestandteile des Körpers, die sogenannten Atome, durch eine zu dichte oder zu lockere Lagerung Krankheiten auslösen. Im Laufe der Jahrhunderte haben sich die Humoralpathologie und die von DEMOKRIT (460–360 v. Chr.) und ASKLEPIADES (124–60 v. Chr.) begründete Solidarpathologie immer wieder abgelöst, wobei allerdings die Humoralpathologie während des ganzen Mittelalters noch im Vordergrund stand. Der Zusammenbruch des römischen Reiches einerseits und die starre Dogmatik des christlichen Mittelalters anderseits brachten eine Stagnation der Medizin; erst mit der Gründung der Universitäten und mit der Erfindung der Buchdruckerkunst erlebte die Heilkunde einen neuen Auftrieb.

Sektionen von Tieren oder gar von Menschen waren im Mittelalter verpönt. Erst im 14. bis 17. Jahrhundert begann man aufgrund von Studien an Leichen die einzelnen Organe näher zu erforschen und zu beschreiben. Berühmte Anatomen wie ANDREAS VESALIUS aus Basel (1517–1564), EUSTACHIO (1520–1574), WILLIAM HARVEY (1578–1658) begannen, die einzelnen Organe zu untersuchen und schufen damit die Grundlage für die *Organpathologie.* GIOVANNI BATTISTA MORGAGNI (1682–1772) hat als erster in seinem berühmten Werk: »De sedibus et causis morborum« (1761) Sitz und Ursache der Krankheit auf einzelne Organe lokalisiert. Seit der Erfindung des Mikroskops durch ANTONI VAN LEEUWENHOEK (1632–1723) war es schließlich möglich, auch den feingeweblichen Aufbau der verschiedenen Organe zu erforschen. Man erkannte, daß die Organe durchwegs aus Zellen aufgebaut sind, die offensichtlich mit der besonderen Organfunktion etwas zu tun hatten. Bei Krankheiten ließen sich im Mikroskop gewisse Organveränderungen erkennen, weshalb man den Sitz der Krankheit nur in die einzelnen Zellen der betreffenden Organe verlegte. Als eigentlicher Begründer der sogenannten *Zellularpathologie* ist RUDOLF VON VIRCHOW (1821–1902) zu betrachten. Nach ihm sind die Zellen Sitz der Organfunktion, und damit auch der Krankheit. Aber schon VIRCHOW hat die Grenzen der morphologischen Betrachtungsweise bei erkrankten Organen erkannt und bereits 1855 die Forderung aufgestellt, eine *pathologische Physiologie* zu schaffen. Die Pathophysiologie befaßt sich mit den Funktionsstörungen des kranken Organs; die normale und pathologische Biochemie versuchten, die chemischen Grundlagen der normalen und krankhaften Lebensäußerungen zu untersuchen. Die Bakteriologie schließlich, ursprünglich ein Kind der Pathologie, hat mit ROBERT KOCH (1843–1910), LOUIS PASTEUR (1822–1895) und anderen begonnen, Diagnostik und Behandlung der ansteckenden Krankheit zu erforschen. Die Parasitologie und die Virologie befassen sich mit den parasitären, bzw. virusbedingten Krankheiten. In den letzten Jahrzehnten sind die mikrobiologischen Disziplinen durch immunologische und immunpathologische Forschungen ergänzt worden. Immunologie und Molekularbiologie sind heute selbständige, sehr aktuelle Disziplinen geworden, die für die Pathologie wegweisend sein müssen.

Wenn wir die geschichtliche Entwicklung des Krankheitsbegriffes überblicken, so stellen wir fest, daß die Krankheit ursprünglich als eine Störung des gesamten Organismus betrachtet worden ist. Später führte man sie auf eine fehlerhafte Mischung der Kardinalsäfte oder auf Störungen im Gefüge der festen Bestandteile des Körpers zurück. Erst die großen Anatomen, deren Namen jedem Medizinstudenten vertraut klingen, haben die Entstehung einer pathologisch-anatomischen Forschungsrichtung ermöglicht. Sie erkannten, daß Krankheiten nicht eine Störung der mysteriösen Lebenskraft und somit eine Störung des gesamten Organismus darstellen, sondern ihren Sitz in den Zellen und der Zwischenzellsubstanz eines oder mehrerer Organe haben.

Wurde die Krankheit noch vor hundert Jahren in die einzelnen Zellen, insbesondere in den Zellkern, verlegt, so wurde bald eingesehen, daß Parenchymzelle und Interstitium eine funktionelle Einheit darstellen, daß die einzelnen Organe mit ihren Funktionen weitgehend voneinander abhängen und daß das Wesen der Krankheit nicht mit bloßen anatomischen oder elektronenoptischen Methoden restlos erfaßt werden kann.

Die Veterinärpathologie hat ähnliche Wandlungen durchgemacht. Manche Krankheiten sind erstmals beim Tier erforscht worden. Viele medizinischen Forscher verdanken ihre Erfolge dem Tierversuch. Die Veterinärpathologie ist in ihrem Wesen nach eine vergleichende Pathologie, denn sie hat sich mit analogen Phänomenen bei verschiedenen Tierarten zu befassen. Die Veterinärpathologie basiert auf der pathologischen Anatomie, wie sie vor allem von KITT (1858–1941), JOEST (1873–1926), NIEBERLE (1877–1946). DOBBERSTEIN (1895–1964) und COHRS (1897–1977) ausgebaut worden ist. Später wurde in zunehmendem Maße die pathologisch-anatomische Betrachtung durch die Pathophysiologie, wie sie z. B. von FREI (1882–1972) schon im Jahre 1920 gefordert worden ist, ergänzt. Seit etwa 30 Jahren gehören auch elektronenmikroskopische, immunpathologische und biochemische Untersuchungen zum selbstverständlichen Rüstzeug in der Veterinärpathologie.

3 Allgemeine Ätiologie

H. Stünzi, A. Mayr

3.1	Vorbemerkungen (H. Stünzi)	15	3.4.1.5 Wetter und Klima als Krankheitsursache	41
3.2	Endogene Krankheitsursachen (H. Stünzi)	17	3.4.2 Chemische Noxen (Intoxikationen, Vergiftungen)	42
3.2.1	Allgemeine Erbpathologie ...	17	Aufnahme der Gifte	42
3.2.2	Allgemeine Pathologie des alternden Gewebes	18	Giftwirkung	43
3.3	Hilfsfaktoren bei der Entstehung von Krankheiten (H. Stünzi)	20	Giftabwehr	44
3.3.1	Disposition	20	Pathologisch-anatomische Veränderungen	44
3.3.1.1	Hereditäre Disposition	20	3.4.3 Alimentäre Krankheitsursachen ...	45
3.3.1.2	Erworbene Disposition	21	3.4.3.1 Quantitative Störungen der Ernährung	45
3.3.2	Konstitution und Kondition	22	Fettsucht, Obesitas, Adipositas	45
3.4	Exogene Krankheitsursachen (H. Stünzi)	22	Magerkeit (Magersucht)	46
3.4.1	Physikalische Noxen	23	3.4.3.2 Qualitativ insuffiziente Nahrung	47
3.4.1.1	Trauma	23	Störungen des Vitamin-Haushaltes ..	47
3.4.1.2	Thermische Krankheitsursachen	26	Störungen des Mineral-Haushaltes ..	51
	Allgemeine Störungen bei hohen Temperaturen (Hyperthermie)	26	3.4.4 Belebte Krankheitsursachen (A. Mayr)	54
	Örtliche Einwirkungen hoher Temperaturen, Verbrennung, Combustio ..	29	3.4.4.1 Grundlagen	54
	Allgemeine Unterkühlung	31	Vorbemerkungen	54
	Lokale Kälteeinwirkung, Erfrierung (Congelatio)	32	Infektion, Infektionskrankheit, Seuche	55
3.4.1.3	Strahlung als Krankheitsursache	32	Epidemiologie bzw. Epizootologie ..	58
	Schädigung durch Sonnenlicht	33	Pathogenese	63
	Schädigung durch ultraviolette Strahlen	35	3.4.4.2 Viren als Krankheitsursache	69
	Schädigung durch ionisierende Strahlen	35	3.4.4.3 Bakterien als Krankheitsursache ...	76
3.4.1.4	Elektrizität als Krankheitsursache	39	3.4.4.4 Pilze als Krankheitsursache	85
			3.4.4.5 Protozoen als Krankheitsursache ...	91
			3.4.4.6 Metazoische Parasiten als Krankheitsursache	92

3.1 Vorbemerkungen (H. Stünzi)

Unter »Ätiologie« verstehen wir die Lehre von den *Ursachen* der Krankheiten. Für die praktische Medizin, insbesondere für vorbeugende Maßnahmen, ist das Wissen, welche Faktoren eine bestimmte Krankheit ausgelöst haben, von besonderem Wert. Kennen wir die Ursache einer Krankheit, so wird es oft möglich sein, künftig diese Krankheit zu vermeiden oder eine zielgerichtete Behandlung vorzunehmen. Der Patient bzw. der Tierbesitzer will in der Regel Auskunft auf die Frage, warum diese Krankheit ausgebrochen sei. Die alte Vorstellung, daß jede Krankheit ihre besondere Ursache habe, hat sich als falsch erwiesen. Für den Krebs z. B. gibt es nicht eine, sondern viele Ursachen. Eine eitrige Entzündung wird nicht nur durch eine, sondern durch verschiedene Bakterienarten oder auch nur durch verschiedene chemische Substanzen (z. B. Terpentinöl u. a.) ausgelöst. Die strukturellen und funktionellen Veränderungen lassen nur in beschränktem Rahmen Rückschlüsse auf die spezielle Krankheitsursache zu. Chemische und mikrobiologische Methoden helfen mit, im gegebenen Fall die Ursache einer Krankheit abzuklären; ein wichtiges Mittel für die Ätiologie wird aber stets die Beobachtung des Krankheitsverlaufes darstellen.

Die *Entstehungsweise* einer Krankheit wird als **Pathogenese** bezeichnet. Sie wird in eine *kausale* und eine *formale Genese* unterteilt. Kausale Genese und Ätiologie werden oft gleichsinnig verwendet. Im Grunde genommen stellt der Begriff »kausale Genese« einen Oberbegriff dar, er umfaßt neben der eigentlichen Ätiologie auch die verschiedenen Hilfsfaktoren, die beim Zustandekommen einer Krankheit mitbeteiligt sein können. Es gibt bekanntlich Krankheiten, bei denen unspezifische Faktoren, z. B. lange, ermüdende Transporte, inadäquate Ernährung, vorbestehende Krankheiten mithelfen, das Krankheitsgeschehen zu prägen oder gar der Krankheit zum Ausbruch zu verhelfen (z. B. Rotlauf). Diese Unterscheidung zwischen den Begriffen Ätiologie und kausale Genese wird heute nur noch selten vorgenommen. Die *formale* Genese befaßt sich mit der Entstehungsweise und dem chronologischen Ablauf der pathologisch-anatomischen Veränderungen.

Bevor wir die Frage nach den Aufgaben und Methoden der Ätiologie weiterverfolgen, wollen wir kurz auf den Begriff der Krankheit eingehen. Was ist Krankheit, wie unterscheidet sie sich vom Normalzustand? Seit Jahrhunderten hat man nach einer befriedigenden Definition des Begriffes »Krankheit« gesucht. Wohl die kürzeste und vielleicht auch die prägnanteste Umschreibung des Krankheitsbegriffes wurde von ROBERT RÖSSLE geprägt: Das Pathologische ist das *Paradigma des Physiologischen*. Diese lakonische Definition weist deutlich darauf hin, daß bei der Krankheit nicht grundsätzlich neue Erscheinungen auftreten, es liegen nur quantitativ geänderte und anders gesteuerte Reaktionen vor, die gleichsam ein »Zerrbild« des Normalen darstellen.

Krankheitsauslösende Faktoren werden unter der Sammelbezeichnung »*Noxe*« zusammengefaßt. Pathogene (d. h. krankmachende) Bakterien, Parasiten, Viren, ferner Gifte, mechanische Schädigungen etc. sind Noxen, die den Körper zu krankhaften Reaktionen veranlassen. Dabei verfügt jeder Organismus über eine gewisse Anpassungsfähigkeit. Wird die konstitutionelle Adaptionsbreite des Organismus überschritten, so entstehen Störungen im Ablauf der Lebensvorgänge, die sich als »Krankheit« äußern. Stärkere Noxen werden derart schwerwiegende strukturelle und funktionelle Abweichungen hervorrufen, daß der Tod eintritt. Im großen und ganzen gilt der Grundsatz, daß nicht nur Art und Intensität der Noxe, sondern auch die Dauer der Einwirkung entscheidend sind. Für manche physikalische und chemische Noxen (nicht aber für die Infektionserreger) läßt sich – vereinfacht – die Formel:

Konzentration × *Einwirkungszeit der Noxe* = *Grad der Schädigung*

aufstellen.

Wann eine Dosis tödlich wirkt, wird von der artspezifischen und auch von der individuellen Widerstandskraft des Patienten abhängen. In der experimentellen Medizin wird jene Dosis, die innerhalb einer bestimmten Zeit bei 50 % der Versuchstiere zum Tode führt, als »*Dosis letalis 50*« (LD_{50} oder »mittlere Letaldosis«) bezeichnet. Um die Zeitspanne zwischen der Einwirkung und dem Todeseintritt auszudrücken, wird in der Toxikologie oft nicht nur von der LD_{50}, sondern von einer $LD_{50/30}$ gesprochen, wobei die Zahl 50 bedeutet, daß 50 % der Versuchstiere sterben, und die Ziffer 30 die Zeitspanne (Tage) zwischen Einwirkung und Todeseintritt ausdrückt.

Jene Dosis, die mit einer gewissen Regelmäßigkeit krankhafte Erscheinungen bei einer gegebenen Tierart auslöst, wird »*Dosis toxica*« genannt.

Die Gefährlichkeit einer bestimmten Noxe wird meist auf Grund statistischer Erhebungen mit Termini technici ausgedrückt:

▷ *Morbidität* = Zahl der Erkrankten bezogen auf die Gesamtzahl der betreffenden Population.
▷ *Mortalität* = Zahl der Gestorbenen je Gesamtzahl der betreffenden Population.
▷ *Letalität* = Zahl der Gestorbenen je Zahl der Erkrankten.

Die Medizin verfolgt das Ziel, gesunde Individuen vor Krankheit zu schützen (*prophylaktische* Medizin) oder Patienten möglichst rasch und völlig zu heilen (*kurative* Medizin). Trotz aller Anstrengungen wird es ihr aber nie gelingen, die Krankheiten völlig auszuschalten.

Neben den vielen *exogenen* Krankheitsursachen existieren auch primär *endogene* Störungen. Für gewisse Krankheiten spielen ferner *Hilfsfaktoren* eine wichtige Rolle.

3.2 Endogene Krankheitsursachen (H. Stünzi)

Erbkrankheiten, ein Teil der Mißbildungen und einige Organkrankheiten (vor allem endokrine Störungen) sind endogenen Ursprungs. Wir werden uns in diesem Kapitel nur kurz mit einigen Beispielen von endogenen Krankheitsursachen befassen, wir müssen für Einzelheiten auf die Lehrbücher der speziellen Pathologie und der Erbkrankheiten, für die Mißbildungen auf das Kapitel »Mißbildungen« (s. S. 123) verweisen.

3.2.1 Allgemeine Erbpathologie

Das Erbgut (Genom) eines Organismus setzt sich aus einer großen Anzahl von Erbfaktoren zusammen, die an die Desoxyribonukleinsäure (DNS) gebunden und nach einem bestimmten Muster auf die Chromosomen verteilt sind. Der Erbgang von Einzelmerkmalen wurde erstmals vom Augustiner-Mönch Gregor Mendel (1822–1884) systematisch untersucht und später in den sogenannten Mendelschen Gesetzen formuliert.

Die Gene eines Allel-Paares können sich hinsichtlich der Durchschlagskraft verschieden verhalten. Von einer **dominanten** Vererbung spricht man dann, wenn ein Allel über das andere *dominiert*. Die dominanten Gene wirken sich somit merkmalbestimmend aus, sie werden in der Vererbungslehre allgemein mit großen Buchstaben bezeichnet. Das Partner-Allel, das überdeckt wird, wird als **rezessiv** bezeichnet. Das rezessive Merkmal wird mit dem entsprechenden kleinen Buchstaben gekennzeichnet. Diese Gene wirken sich erst in der zweiten Generation aus. Entsprechend dem ersten Mendelschen Gesetz sind in der F_1-Generation die Nachkommen stets Bastarde. In der F_2-Generation spalten sich die Anlagen dieser Bastarde wieder auf (2. Mendelsche Regel). Enthält das Genom eines Elterntieres einen krankmachenden Faktor, so entsteht ein *Erbfehler* oder eine **Erbkrankheit**. Manche Erbkrankheiten manifestieren sich bereits bei der Geburt (z. B. als Mißbildung), andere treten erst im Laufe des Lebens in Erscheinung. Die Störungen der genetischen Information, die solchen Erbkrankheiten zugrunde liegen, können auf einer Veränderung eines ganzen Chromosoms (Verlust oder Verdoppelung eines Chromosoms, Formanomalien wie Ringchromosomen, Asymmetrien etc.) beruhen, oder auf eine Störung einer Gruppe von Genen (sogenannte Punktmutationen) zurückgehen. Solche Genveränderungen sind in der Regel morphologisch nicht nachzuweisen. Bei Erbkrankheiten, die auf Störungen in den Geschlechtschromosomen beruhen, spricht man von geschlechtsgebundener oder *gonosomaler Vererbung*. Erbkrankheiten, die in einem der Autosomen verankert sind, führen im allgemeinen zu schweren Störungen, hier spricht man von *autosomaler* Vererbung.

Beispiele für *gonosomale Aberrationen* stellen die Dreifarbigkeit der (weiblichen) Katze, das Klinefelter-Syndrom des Knaben oder das Turner-Syndrom bei Mädchen dar (s. auch S. 132). Eine weitere, in der Medizin und Geschichte gut bekannte geschlechtsgebundene Erbkrankheit stellt die Bluterkrankheit, die sogenannte *Hämophilie A*, dar. Diese Krankheit ist in einigen europäischen Königshäusern aufgetreten und hat große politische Auswirkungen gezeitigt. Bei diesen an das X-Chromosom gebundenen Erbkrankheiten erkranken nur männliche Nachkommen, während die weiblichen nur die Funktion eines Konduktors (Überträger) ausüben. Die ebenfalls rezessiv vererbbaren Bluterkrankheiten des Hundes vom Typ der Hämophilie A und Hämophilie B (sog. Christmas-Hämophilie) sind, wie beim Menschen, an das X-Chromosom gebunden, während die rezessiv vererbbare Hämophilie beim Schwein offenbar an ein Autosom gekoppelt ist.

Erbanlagen, die besonders im Zustand der Homozygotie eine Lebensunfähigkeit der Nachkommen bedingen, werden als **Letalfaktoren** bezeichnet. Der Tod erfolgt, von Ausnahmen abgesehen, entweder während des embryonalen Lebens oder vor der Pubertät.

Beim Haustier bestehen zahlreiche Erbkrankheiten, die trotz ihrer enormen Bedeutung bei der künstlichen Besamung erst mangelhaft untersucht sind. Das Fehlen von zuverlässigen Informationen hängt einerseits mit der langsamen Generationsfolge beim Nutztier zusammen, anderseits werden statistische Untersuchungen wegen der hohen Rate von abortierten erbkranken Feten stark erschwert.

Dominant vererbte Krankheiten können oft zum Tode führen, bevor die Geschlechtsreife erreicht wird. Es gibt auch einige Erbfehler, die – quo ad vitam – harmlos, vom züchterischen Standpunkt aus aber unerwünscht sind. Die Karakul-Kräuselung des Felles beim schwedischen Gebirgsrind, die Wollhaarigkeit beim Schwein und die sehr seltene hereditäre Afibrinogenämie beim Hund sind dominant vererbte (autosomale) Störungen, die nicht zum frühzeitigen Tode führen.

Zu den *rezessiv* vererbten Krankheiten beim Hund gehören die (sehr seltene) zyklische Neutropenie beim Collie, die gonosomal vererbte Hämophilie A (Fehlen des Gerinnungsfaktors VIII) sowie die Hämophilie B, bei der, wie beim Menschen, der sog. Christmas-Faktor fehlt. Beim *Ferkel* wird der angeborene Analverschluß (Atresia ani) rezessiv vererbt. Beim *Rind* wären die spastische Parese der Hintergliedmaßen, die Gonadenhypoplasie (beim schwedischen Rind), der Doppellender bei Fleischrassen und die angeborene Blindheit beim Kalb als Beispiele zu erwähnen.

Vom Standpunkt der Tierzucht aus sollten Tiere mit einer rezessiven Erbkrankheit nicht zur Zucht verwendet werden. Solche Krankheiten können nur dann ausgerottet werden, wenn auch die klinisch gesunden, nur genotypisch kranken Individuen von der Zucht ausgeschlossen werden.

Von den eigentlichen Erbkrankheiten ist die *erbliche Disposition* abzugrenzen. Im ersten Fall bestimmt die Gen-Konstellation, ob eine Krankheit zum Ausbruch kommt oder nicht. Bei der erblichen Disposition handelt es sich lediglich um die Vererbung einer *Neigung* zu einer bestimmten Krankheit. Leider werden in praxi die Begriffe Erbkrankheit und erbliche Disposition nicht immer scharf auseinandergehalten.

3.2.2   Allgemeine Pathologie des alternden Gewebes

Von der eigentlichen Altersdisposition schwer abzugrenzen sind die sogenannten Alterskrankheiten. Bei der *Altersdisposition* erkrankt der Patient nur, wenn ein auslösender Faktor hinzukommt, bei den *Alterskrankheiten* hingegen stellen sich die Störungen, wenn auch in unterschiedlichem Ausmaß, unabhängig von äußeren Faktoren ein.

Die Kennzeichen des alternden Gewebes sind:

▷ Allmählicher Gewebsumbau
▷ Beeinträchtigung der Regeneration
▷ Störung, insbesondere eine Verlangsamung und eventuell eine mangelhafte Koordination des Stoffwechsels (Bradytrophie)
▷ Verminderte Leistung (Dysfunktion, Hypofunktion)
▷ Verminderte Adaptation bei Belastungen aller Art
▷ Beeinträchtigung der unspezifischen und spezifischen Abwehr gegen Noxen aller Art.

Im Greisenalter *(Senium)* wird die Zellteilung verlangsamt. Bei der Zellteilung werden sowohl die prä- als auch die postmitotischen Phasen verlängert. Es kommt zu einer allmählichen Abnahme der Parenchymzellen, zur sogenannten *Altersinvolution* oder *Altersatrophie*. Das interstitielle Gewebe der meisten Organe nimmt zu, es entsteht eine *kompensatorische Fibrose*. Mengenmäßig überwiegt die Altersinvolution, die Organe werden deshalb etwas kleiner und wegen der Bindegewebszunahme etwas derber (Altersfibrose). In gewissen Organen, z. B. in Leber, Milz, Nebennieren, und Pankreas, können chromosomale Umbauvorgänge lokale Proliferationsprozesse auslösen. Es kommt zu ungeordneten lokalen Wucherungen von Parenchymzellen, die als *»knotige Hyperplasien«* (s. S. 268) bezeichnet werden. Solche lokalen Gewebswucherungen treten besonders bei Karnivoren in der Leber (knotige Leberzellhyperplasie), in der Milz, in den Nebennieren (adenoide Hyperplasie) und im Pankreas auf. Die proliferierten Parenchymzellen sind funktionell minderwertig und verfallen oft einer starken Verfettung. In diesen knotigen Hyperplasien ist der architektonische Aufbau des betreffenden Organs verändert. Das qualitative und quantitative Regenerationspotential eines Gewebes ist offenbar im Genotypus festgelegt. Knotige Hyperplasien und abartige, z. B. neoplastische (krebsige) Wucherungen werden im alternden Organismus begünstigt.

Im höheren Lebensalter erfährt auch das *Kreislaufsystem* typische Veränderungen: Die Intima der Arterien nimmt an Dicke zu, die glatten Muskelzellen der Gefäß-Media werden durch faseriges Bindegewebe ersetzt. Die Elastizität der Venen- und besonders der Arterienwände nimmt ab. Beim alten Menschen, beim alten Schwein und bei Truthühnern kommt es zur Einlagerung von Blutbestandteilen, zur Ansammlung von verfettenden Zellen und oft zu Kalkablagerungen in der Aorta. Solche degenerativen Prozesse werden unter der Sammelbezeichnung »Atherosklerose« zusammengefaßt. Beim Haustier kommt es im höheren Alter zu einer Hyalinisierung, später auch zur Altersamyloidose der Media kleinerer Arterien. Im Klappenkörper der Mitralis, weniger der Aorten- und der Trikuspidalklappen entsteht, besonders beim alternden Hund, eine Fibrose, die zu einer Versteifung und Verkürzung und schließlich zur Insuffizienz der betreffenden Herzklappen führt (sog. Klappenfibrose des alternden Hundes).

Die Beeinträchtigung der Blutzirkulation und die progressive Bindegewebszunahme führen zu einer Verlangsamung des Stoffwechsels. Diese *Bradytrophie* wird in bestimmten Organen eine Kalkablagerung, eventuell sogar eine Verknöcherung auslösen und eine Hypo- oder gar eine Dysfunktion des Gewebes zur Folge haben (z. B. Pachymeningitis ossificans, Verknöcherung des Tentoriums und der Falx cerebri des alten Hundes).

Mit der Abnahme der Parenchymzellen geht eine *Minderfunktion* des betreffenden Organs einher. Die Lipoproteinmembranen der Zellorganellen (Mitochondrien, endoplasmatisches Retikulum, Lysosomen etc.) werden umgebaut. Die Zahl der Mitochondrien nimmt ab, das endoplasmatische Retikulum wird kleiner. Es kommt zu einer Ansammlung von *Lipochromen*, die unter der Sammelbezeichnung »Alters- oder Abnutzungspigmente« zusammengefaßt werden. Zwischen Makromolekülen entstehen sog. *cross-links* (kovalente Bindungen), die zu einer funktionellen Einschränkung z. B. der DNS und damit der genetischen Steuerung oder beim Kollagen zur verminderten Einlagerung von Wasser und anderer Stoffe führen. Die verminderte Durchblutung führt zu einer Beeinträchtigung der Sauerstoffversorgung und zu einem verzögerten Abtransport der Schlacken. Gewisse endokrine Drüsen erfahren eine Involution, die hormonale Steuerung gewisser Organfunktionen wird eingeschränkt.

Die Altersinvolution, der verlangsamte Stoffwechsel des alternden Gewebes (sogenannte Bradytrophie) und die verminderte Durchblutung vieler Gewebe führen auch zu einer Beeinträchtigung der Immunitätsreaktionen. Autoimmune Prozesse sind im höheren Lebensalter häufiger.

Altern an sich ist keine Todesursache. Altern ist ein Zustand, der verschiedene Stoffwechselstörungen und Infektionskrankheiten begünstigt. Offenbar spielen dabei konstitutionelle Faktoren eine große Rolle. Bei den Hunderassen wird der Einfluß von hereditären Faktoren deutlich sichtbar. Großwüchsige Hunderassen altern schneller als z. B. Pudel oder Dackel, hochgezüchtete Tiere zeigen in der Regel früher Alterserscheinungen als Bastarde.

Das Altern ist somit von individuellen, z. T. ererbten, z. T. erworbenen Faktoren abhängig. Bei Mensch und Haustier muß zwischen dem kalendarischen und dem individuellen biologischen Alter unterschieden werden.

Eine befriedigende Erklärung für das Altern der Zelle gibt es nicht. Ist das Altern der Einwirkung von exogenen Belastungen durch die Umwelt (sogenannte epiphänomenale Theorie) oder ist es einer steten Abnutzung der Zellorganellen zuzuschreiben? Ist das Altern bereits in der Eizelle vorprogrammiert, stellt es eine somatische Mutation dar oder ist es auf eine allmähliche Veränderung der Makromoleküle zurückzuführen? Alle diese Fragen sind noch offen. Sicherlich ist das Alter ein *komplexer* Vorgang, der verschiedene Ursachen hat.

3.3 Hilfsfaktoren bei der Entstehung von Krankheiten

(H. Stünzi)

Bei gewissen Krankheiten sind *Hilfsfaktoren* für die Intensität der Symptome und der pathologisch-anatomischen Veränderungen mitverantwortlich. Sie entscheiden oft, ob eine Krankheit latent oder manifest verläuft. Von einem *latenten* Krankheitsverlauf spricht man dann, wenn die Krankheit im Verborgenen bleibt, klinisch also inapparent ist. Sie bricht entweder erst nach einer längeren Latenzzeit (Wartezeit) aus oder bleibt klinisch inapparent. Zu diesen Hilfsfaktoren gehören unter anderem Disposition, Kondition, Konstitution und die mit dem Altern zusammenhängenden Störungen.

3.3.1 Disposition

Unter *Disposition* (disponere = bereitstellen) versteht man in der Pathologie die latente oder offensichtliche Bereitschaft eines Organismus zu einer bestimmten Krankheit. Ein Individuum ist für eine *bestimmte* Krankheit disponiert. Bei der Disposition besteht lediglich eine erhöhte Neigung, die Krankheit selbst entsteht erst dann, wenn ein auslösender Faktor hinzukommt:

Disposition und auslösender Faktor → Krankheit

Dispositionen sind ererbt oder im Laufe des Lebens erworben.

3.3.1.1 Hereditäre Disposition

Zu den hereditären (vererbten) Dispositionen gehören Art-, Rassen-, Familien- und Geschlechtsdispositionen.

Hunde weisen eine *Art*disposition zu Mammageschwülsten, Katzen eine solche zum Plattenepithel-Karzinom der Zunge auf.

Für einige Krankheiten besteht eine ausgesprochene *Rassen*disposition. Der Mastzelltumor des Hundes, ein aus gewucherten Mastzellen bestehendes Blastom der Haut, wird vorwiegend beim Deutschen Boxer angetroffen. Ein weiterer Tumor, der bei dieser Hunderasse gehäuft auftritt, ist die sog. *Herzbasisgeschwulst,* die sich aus gewucherten Zellen der Chemorezeptoren zusammensetzt. Beim Dachshund besteht eine rassengebundene Neigung zu chondrodystrophischen Prozessen. Die frühe Austrocknung und Verhärtung des Nucleus pulposus führt zu einem Elastizitätsverlust und schließlich bei Überbelastungen zu Rupturen des Anulus fibrosus. Durch die partielle Protrusion der unelastischen Zwischenwirbelscheiben in den Wirbelkanal kommt es zu einer mechanischen Reizung des Rückenmarks und der abgehenden Nerven. Diese *Diskopathie* ist die Ursache der sogenannten Dackellähme. Die Fibrose der Herzklappen des Hundes, die sich vorwiegend an der Mitralis abspielt, ist zwar an das individuelle Alter gebunden, tritt aber gerade beim Dackel besonders früh und häufig auf. Die Zunahme der Mukopolysaccharide führt zu einer Verdickung, Verhärtung und schließlich zu einer Verkürzung der Klappensegel und der Chordae tendineae, so daß allmählich eine Klappeninsuffizienz eintritt. Gewisse kurzschädelige Hunde (z. B. Boxer) sollen ferner vermehrt an Hirntumoren erkranken.

Eine *Familiendisposition* besteht beispielsweise beim Menschen für bestimmte Geisteskrankheiten, Allergien u. a. m.; bekannt, aber nicht restlos erwiesen ist ferner die erhöhte Krebsanfälligkeit in gewissen Familien. Die genetisch fixierte hohe Wachstumsgeschwindigkeit großwüchsiger Hunde führt zur familiären juvenilen Osteodystrophie, besonders dann, wenn in der Diät ein relatives Unterangebot an Kalzium vorhanden ist. Das genetisch fixierte rasche Wachstum des Welpen stellt die familiäre Disposition, der relative Kalziummangel in der Diät den auslösenden Faktor dar.

Eine vererbte hohe Milchleistung bei Kühen führt beim älteren pluriparen Tier oft zu einer mangelhaften Adaptation des Kalziumstoffwechsels. Unmittelbar nach dem Kalben wird bei diesen Hochleistungskühen Kalzium in großen Mengen mit der Milch ausgeschieden, die Regulation des Kalziumstoffwechsels wird insuffizient. Es entsteht eine *Hypokalzämie*, die sich als *Gebärparese* (auch Milchfieber oder Kalbefieber genannt) manifestiert. Das Kalziumdefizit kann weder durch eine erhöhte Resorption im Darm noch durch eine Kalzium-Mobilisation aus dem Skelett sofort kompensiert werden. Es liegt eine familiäre Disposition vor. Bei der *Ketose* oder *Azetonämie* liegt offenbar eine familiär gehäuft auftretende Anpassungsschwäche des Kohlenhydratstoffwechsels von Hochleistungskühen unmittelbar vor oder nach der Geburt vor.

Der Kohlenhydrat-Stoffwechsel wird durch die massive Ausscheidung von Milchzucker defizitär, so daß der Fettstoffwechsel gestört wird (Ketonkörper).

Beim *Mastschwein* wird in zunehmendem Maße eine familiär gehäuft auftretende, durch einen Transport-Streß vor der Schlachtung ausgelöste Entartung gewisser Muskeln beobachtet. Die betroffenen Muskelpartien erscheinen auffallend blaß, feucht und weich. Im angloamerikanischen Schrifttum wird diese Belastungsmyopathie als *PSE-Syndrom* (*pale*, *soft*, *exudative*) bezeichnet. Eine weitere Muskelerkrankung des Schweines stellt die akute Nekrose der Rückenmuskulatur bei gewissen Rassen und Zuchtfamilien dar.

Eine *Geschlechtsdisposition* hängt in der Regel mit den besonderen anatomischen und funktionellen Eigentümlichkeiten der Genitalorgane zusammen. Die männlichen Keimdrüsen sind für Tuberkulose und Brucellose anfälliger als die Ovarien. Die Arteriosklerose setzt beim Mann früher und stärker ein als bei der Frau, nach dem Klimakterium hingegen entwickelt sich auch bei der Frau eine rasch fortschreitende Arterienverkalkung. Der Mann weist somit eine geschlechtsgebundene Disposition für die Arteriosklerose auf. Beim männlichen Tier ist die Urethra länger und enger als beim weiblichen. Entzündung und Konkremente (Steine) in Blase und Harnröhre sind deshalb beim männlichen Tier häufiger.

3.3.1.2 Erworbene Disposition

Die erworbenen Dispositionen sind grundsätzlich individuell; sie werden nach der Geburt erworben, wobei meistens eine lange Exposition vorausgeht. Chronischer Alkoholismus und viele Berufsgifte können z. B. eine Disposition für Leber-, Nieren- oder Hautkrankheiten setzen. Bei Diabetes mellitus (Zuckerharnruhr) besteht beim Menschen eine Anfälligkeit für Kokkeninfektionen (Furunkulose). Viele Statistiken lassen erkennen, daß starke Zigarettenraucher eine gewisse Disposition zu chronischer Bronchitis, Lungenkrebs und Gefäßkrankheiten aufweisen.

Eine vorbestehende Infektion z. B. mit dem Leukosevirus kann die Immunreaktion beeinträchtigen (*immunsuppressive* Wirkung des felinen Leukosevirus). Bei der Panleukopenie der Katze, der sog. Katzenseuche, entsteht eine starke Abnahme der Leukozyten, insbesondere der Granulozyten, welche die Abwehr von sekundären Krankheitserregern beeinträchtigt. Schließlich ist aus der Praxis bekannt, daß starke abrupte Umstellung der Fütterung, lange, ermüdende Transporte und schlechte Stallhygiene, falsch konstruierte Stallböden und dergleichen eine Disposition für Erkrankungen der Lunge und andere Organe, resp. der Gliedmaßen, insbesondere der Klauen schaffen können.

Von einer *Altersdisposition* sprechen wir dann, wenn gewisse Altersklassen für eine bestimmte Krankheit besonders prädestiniert sind. Jungtiere zeigen z. B. eine ausgesprochene Disposition zu Enteritiden, Magenentzündungen und Gelenksveränderungen. Im höheren Alter besteht eine Disposition zu regressiven Veränderungen in den sogenannten bradytrophen Geweben (s. S. 19). Für die meisten Karzinome besteht sowohl beim Menschen als auch bei sämtlichen Haustieren eine deutliche Beziehung zum höheren Alter. Im Laufe der zwei Jahrzehnte hat sich das durchschnittliche Alter der Zürcher Hundepopulation beinahe verdoppelt; es ist deshalb begreiflich, daß Krebs bei Hund und Katze zur häufigsten Todesursache geworden ist.

Von der Altersdisposition zu unterscheiden sind die eigentlichen Alterskrankheiten (s. S. 18). Die Grenze zwischen den Alterskrankheiten und den Leiden, die im höheren Alter besonders oft vorkommen *können,* ist oft nicht genau zu ziehen.

Von Disposition kann deshalb nur dann gesprochen werden, wenn bei *gleichen Umweltbedingungen* analoger Ernährung und gleicher Exposition gewisse Tiere gleichen Geschlechts, Alters und gleicher Rasse, häufiger oder intensiver erkranken als Artgenossen.

3.3.2 Konstitution und Kondition

Unter *Konstitution* verstehen wir die Summe der *ererbten und erworbenen* (positiven und negativen) Dispositionen.

Die Konstitution ist individuell, sie richtet sich nicht nur nach der Tierart, der Rasse oder dem Geschlecht, sondern auch nach den individuellen Eigenschaften. Die Vererbung liefert gleichsam das Rohmaterial, die Umwelt formt die Konstitution. Konstitution ist also nichts Endgültiges; sie ist einem steten Wandel unterworfen und wird durch die Wechselwirkung zwischen Erbmasse und Umwelt geprägt. Gleiche Noxen rufen deshalb nicht die gleichen Krankheitserscheinungen hervor, weil Empfindlichkeit und Abwehrleistung eines Organismus von der individuellen Konstitution abhängen.

Konstitutionelle Eigenschaften, die bei einzelnen Tierarten immer wieder kombiniert vorkommen, werden in der Humanmedizin unter der Bezeichnung »*Habitus*« zusammengefaßt. Es handelt sich hier um Kombinationen von offensichtlichen (apparenten) konstitutionellen Eigenschaften. Aus dem Habitus lassen sich gewisse »prospektive« positive und negative Potenzen und Anfälligkeiten ableiten. Der Habitus ist nicht nur für die Pathologie, sondern auch für die Tierzucht von Interesse, weil sich gewisse Anhaltspunkte für die Leistungsfähigkeit des betreffenden Individuums herauslesen lassen. Wie beim Menschen, kann auch in der Tierheilkunde zwischen normosomem, leptosomem und pyknischem Habitus unterschieden werden. Rassen- und Konstitutionspathologie sind beim Tier wenig erforscht.

Kondition könnte man als Summe der *erworbenen* (positiven und negativen) Dispositionen definieren. Die Kondition wird im wesentlichen von der Umwelt geprägt, sie ändert sich mit zunehmendem Alter. Die Kondition hängt vor allem ab von der Fütterung, von klimatischen und hygienischen Verhältnissen sowie von der Art der Nutzung. Die Kondition ist ein Teil der Konstitution, sie wird erworben und hängt nur indirekt mit dem Genotypus zusammen. Eine gute Kondition kann eine schlechte Konstitution überdecken aber meistens nicht kompensieren.

3.4 Exogene Krankheitsursachen (H. Stünzi)

Exogene Krankheitsfaktoren stammen aus der Umwelt. Die entsprechenden Noxen lassen sich – etwas vereinfacht – folgendermaßen einteilen:

▷ *Physikalische* Noxen: 1. Mechanische Schädigungen, Traumata. – 2. Thermische Schädigungen. – 3. Aktinische Einwirkungen (Strahlen). – 4. Elektrizität. – 5. Klimatische Faktoren i. w. S.
▷ *Chemische* Noxen: Vergiftungen
▷ *Alimentäre* Krankheitsursachen
▷ Sogenannte *belebte* Noxen (Infektionserreger)

3.4.1 Physikalische Noxen

3.4.1.1 Trauma

Unter einem Trauma (plur. Traumata) versteht man eine Gewebsschädigung, die durch abnorme *Zug- oder Druckkräfte* verursacht wird. Art und Ausmaß der Schädigung hängen ab von Intensität und Richtung der Druckkräfte, sowie von der Dauer der Gewalteinwirkung. Neben der Vaskularisation sind konstitutionelle Faktoren wie Ausbildung der Fettpolster, Beschaffenheit des lokalen Bindegewebes etc. für Ausmaß und Folgen der traumatischen Schädigung mitverantwortlich. Starke Traumata bewirken neben lokalen meistens auch allgemeine Störungen. In der Traumatologie (Lehre von den Verletzungen) wird seit altersher zwischen spitzen und stumpfen Traumata unterschieden.

Spitze Traumata wirken auf einen eng umschriebenen Gewebsbezirk ein und führen zu einer lokalen, meist tiefgreifenden Gewebszerstörung (Abb. 3.1). Bei Schuß-, Schnitt- oder Stichverletzungen hängt das Schicksal des Patienten vom Blutverlust und von der allfälligen Verletzung lebenswichtiger Organe ab. Darm- und Blasenperforationen (z. B. nach einem Bauchschuß) werden oft zu einer tödlichen Bauchfellentzündung führen, Stich- oder Schußverletzungen am Thorax verursachen häufig einen Pneumothorax, Schußverletzungen am Kopf können zu einer Zerstörung lebenswichtiger nervöser Zentren führen. Die Prognose hängt beim spitzen Trauma in erster Linie von der Lokalisation des Traumas ab.

Stumpfe Traumata führen zu flächenhaften, meist massiven Gewebsverletzungen, die mit besonderen Fachausdrücken bezeichnet werden: Eine stumpfe Gewalt kann eine *Dislokation* eines Organs oder eines Organteils bewirken. Bei einem Gelenk spricht man von einer Verstauchung *(Distorsion)* oder einer Verrenkung *(Luxation)*. Eine *Exkoriation* liegt vor, wenn die Epidermis abgeschürft wird. Das Korium bedeckt sich dann mit einem Wundschorf. Allgemeinstörungen treten bei diesen oberflächlichen Schürfungen kaum auf. Ein *Décollement* entsteht durch eine stärkere, mehr oder weniger *tangentiale Gewalteinwirkung*, wobei nicht nur Epidermisteile, sondern auch die Lederhaut und eventuell Teile der Subkutis abgeschürft werden. Exkoriation und Décollement unterscheiden sich somit nur in quantitativer Hinsicht, das Décollement führt zu tiefgreifenden Schädigungen, Allgemeinstörungen gehören hier zur Regel. Bei einer Rißquetschwunde *(Lazeration)* wird das Gewebe zerrissen und gleichzeitig gequetscht. Bei der *Kontusion* (Contusio) liegt eine Prellung, d. h. eine reine Quetschung des Gewebes (bei intakter Haut) vor, wobei durch die Erschütterung benachbarte Organe geschädigt werden. Bei einer Prellung im Bereich der Brustwand kann es zu sekundären Veränderungen am Herzen (Blutungen, Rhythmusstörungen, evtl. sogar Rupturen) kommen. Eine Kontusion am Schädel wird im Bereiche der Aufschlagstelle zu einer Blutung führen. Dabei wird in der Regel das Gehirn auf die Gegenseite geschleudert, so daß auch an jener Stelle sogenannte »contre coup-Blutungen« entstehen. Führt das Trauma weder zu Blutungen noch zu Gewebszertrümmerungen, so spricht man von einer Hirnerschütterung *(Commotio cerebri)*.

Die Druckwelle wird bei der Commotio cerebri vom Schädelknochen auf das Gehirn fortgeleitet, wo es offenbar zur Überlagerung der Wellen und dadurch zu funktionellen Störungen im Stammhirn kommt (Gedächtnisschwäche, Kopfschmerzen, temporäre Amnesie, Erbrechen, etc.). Allfällige Folgen einer Thoraxkontusion hängen vom Füllungszustand des Herzens ab. Bei prall gefülltem Herzen entstehen Rupturen, die schließlich zu einer sogenannten *Herztamponade* führen. Füllt sich die Herzbeutelhöhle *rasch* mit Blut, so wird die Kompression der beiden Hohlvenen die Füllung des Herzens erschweren, gleichzeitig wird die diastolische Ausdehnung der Herzkammern durch den prall gefüllten Herzbeutel verunmöglicht: es kommt zum »plötzlichen Herztod«. Bei besonders starken Kontusionen, z. B. etwa bei einem Flugzeugabsturz können beim Menschen die Herzklappen abgerissen werden; solche Veränderungen führen ebenfalls zum plötzlichen Tod.

Auswirkungen des Traumas

Klinisch und pathologisch-anatomisch sind lokale und eventuelle Allgemeinstörungen zu unterscheiden.

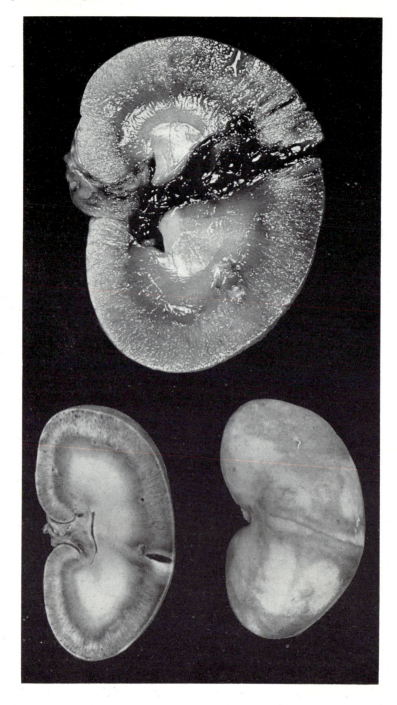

Abb. 3.1 Schußverletzung in der Niere als Beispiel eines spitzen Traumas. Schußkanal mit Blutkoagula gefüllt (obere Aufnahme, Katze). Unten Residuen einer ähnlichen, weitgehend vernarbten Schußverletzung bei einem Hund

Lokale Störungen beruhen im wesentlichen auf einer Störung der Blut- und Lymphzirkulation im Wundbereich. Es entsteht eine Lockerung des *Zellverbandes,* bei stärkeren Traumata werden Zellen zertrümmert, wobei Histamin und andere Gewebshormone freigesetzt werden. Diese Gewebshormone veranlassen eine Dilatation der Kapillaren, die zu einer Erhöhung der Permeabilität führt. Diese lokale Störung der Mikrozirkulation hat eine verminderte Sauerstoffversorgung des Gewebes und einen verzögerten Abtransport von Stoffwechselschlacken zur Folge. Bei größerem Zellzerfall wird die Freisetzung von Kalium zur Hyperkaliämie und damit zu einer Schädigung des Myokards führen. Alle diese lokalen Störungen erschweren die Abwehr von Infektionen (s. unten).

Allgemeine, respektive sekundäre Störungen bestehen in

▷ Verblutung, Verblutungsschock
▷ Traumatischer Wundschock
▷ Embolie bei Knochenbrüchen (Fett- oder Knochenstücke als Emboli)
▷ Lokale oder allgemeine Infektionen

Ein rascher Verlust von etwa einem Drittel der gesamten Blutmenge verläuft tödlich, Blutungen in die Brust- oder Bauchhöhle werden hingegen bedeutend besser ertragen, weil hier die Blutflüssigkeit weitgehend resorbiert und dadurch das Gesamtvolumen bald wieder hergestellt wird. Bei großen Blutungen in die Brusthöhle (Hämothorax) kann das ausgetretene Blut die Entfaltung der Lunge behindern, so daß eine Atemnot zustande kommt. Der Organismus wird bei Blutverlusten zunächst die Depots (z. B. Milz) durch Kontraktion der Kapsel und der Trabekel entleeren, um die zirkulierende Blutmenge zu vergrößern. Bei einem raschen Blutverlust nach außen wird hingegen, trotz der Entleerung der Speicher (Milz, Leber etc.), die zirkulierende Blutmenge zu klein, die Körperperipherie (Nase und Ohren, Schwanzspitze, Gliedmaßenenden) wird kühl, der Patient ist benommen, der Blutdruck stark gefallen. Die Abkühlung der Körperperipherie ist eine Folge der sog. *Kreislaufzentralisation* (s. S. 144), d. h. einer Verlagerung des Blutes in die »lebenswichtigen« Organe wie Herz und Lunge, usw. Bei starkem Blutverlust entsteht eine allmählich ungenügende Durchblutung des Gehirns (Bewußtlosigkeit), schließlich beginnt das Herz leer zu schlagen, der Patient stirbt unter den Zeichen eines Kreislaufschocks (s. S. 144). Sickerblutungen hingegen können weitgehend kompensiert werden; dauern sie Wochen oder Monate, wird es lediglich zu einer progressiven Anämie kommen.

Ein *Wundschock* (traumatischer Kollaps) entsteht, wenn in einem ausgedehnten Wundbezirk ein großer Verlust von Blutflüssigkeit durch die Kapillarwände stattfindet. Ein solcher Schock wird dann auftreten, wenn in einem großen zertrümmerten Gewebsbezirk (zufolge der Einwirkung von freigesetzten *Histamin,* Serotonin und anderen Gewebshormonen sowie von toxischen Stoffen aus zerfallenen Zellen) die Permeabilität der Kapillaren stark erhöht wird. Nicht nur aus den verletzten Gefäßen, sondern vor allem aus den erweiterten, vermehrt durchlässigen Kapillaren tritt Blutflüssigkeit in größerer Menge in den Wundbezirk hinaus. Es kommt zur kompensatorischen *Kreislaufzentralisation* und über eine Vasokonstriktion zur verminderten Durchblutung der Niere. Diese Ischämie wirkt sich vor allem in der Rindenzone aus. Der glomeruläre Filtrationsdruck sinkt stark, so daß eine Oligurie oder sogar eine Anurie entsteht. Diese hämodynamisch bedingte Niereninsuffizienz wird sekundär durch eine Aktivierung der Renin-Angiotensinbildung verstärkt. Oft wird bei der massiven Zertrümmerung der Muskulatur Myoglobin freigesetzt, das in den Nieren als sogenannter Myoglobinzylinder abgelagert wird und den Harnfluß behindert. Solche Zusammenhänge von Schock, Anurie und Myoglobinurie sind erstmals bei Kriegsverletzten nach Bombardierungen erkannt worden; man hat für diese Nierenschädigungen die Bezeichnung »Crush-Niere« geprägt (crush = zertrümmern). Solche Nieren sind geschwollen, blaß, das Mark erscheint feucht, bräunlich gestreift (»Chromoprotein-Niere«).

Bewirkt das Trauma eine Knochenfraktur, so können entweder Fetttröpfchen aus dem Knochenmark aspiriert und vom Blut in die Lunge verschleppt werden. In der Lunge bleiben diese Fettemboli stecken und bewirken eine Lungenembolie (s. S. 73). In selteneren Fällen können im Frakturbereich Knochensplitterchen in die Venen gelangen und über das

26 Allgemeine Ätiologie

rechte Herz in die Lunge verschleppt werden. Die Folgen sind dieselben wie bei einer Fettembolie.

Lokale oder allgemeine *Infektionen* stellen eine weitere Komplikation bei stumpfen Traumata dar. Im zertrümmerten Gewebe führt die gestörte Mikrozirkulation zu einer verminderten Infektionsabwehr. Im gequetschten Gewebe können sich selbst bei makroskopisch intakter Epidermis – dank der verminderten Sauerstoffversorgung – anaerobe Bakterien (Tetanus, Gasbrand etc.) besonders leicht festsetzen. Liegt eine Infektion mit Eitererregern (Streptokokken, Staphylokokken etc.) vor, so wird sich eine Phlegmone (s. S. 305) einstellen. Die Infektionsgefahr im traumatisierten Gewebe ist groß, der Kliniker wird im allgemeinen prophylaktisch Antibiotika verabreichen.

Chronische Traumata (z. B. straffe Verbände) führen in der Regel entweder zu einem Gewebeschwund (Atrophie, s. S. 190) oder zu einem gewissen Gewebsumbau. Der ständige Druck auf das Gewebe führt zu einer Minderdurchblutung, zu einer Unterversorgung des Gewebes mit Sauerstoff und einem verzögerten Abtransport von Schlackenstoffen. Das zugrundegehende Gewebe wird im Laufe der Monate durch ein funktionell minderwertiges Bindegewebe ersetzt, ein Vorgang, der als *Reparation* bezeichnet wird. Man nimmt an, daß chronische Traumata die Entstehung von Neoplasmen begünstigt.

3.4.1.2 Thermische Krankheitsursachen

Im Laufe der phylogenetischen Entwicklung haben Säuger und Vögel Regulationseinrichtungen ausgebildet, die es ihnen ermöglichen, bei wechselnden Außentemperaturen eine weitgehend konstante Körpertemperatur aufrechtzuhalten. Die Körpertemperatur variiert bei den Homoiothermen zwischen 35 und 43 °C; sie liegt nur wenig unter jener kritischen Temperatur, bei der irreversible Umbauvorgänge an den Proteinen der Zellen entstehen. Bereits bei 50 °C zeigen die roten Blutkörperchen Abschnürungserscheinungen und funktionelle Störungen; bei 56 °C treten an den Proteinen der übrigen Körperzellen irreversible Störungen und mikroskopisch wahrnehmbare strukturelle Veränderungen ein. Die Zellen ertragen im allgemeinen tiefe Temperaturen besser; die Differenz zwischen der oberen und der tiefen kritischen Körpertemperatur beträgt nur etwa 30 °C, lediglich vom winterschlafenden Säuger werden tiefere Körpertemperaturen ohne Schaden ertragen. Aus dem Verband herausgelöste Zellen hingegen können in einer entsprechenden Nähr- resp. Konservierungsflüssigkeit auch eine Tiefkühlung während langer Zeit ertragen.

Die Homoiothermie wird mit Hilfe eines komplizierten Regulationsmechanismus aufrechterhalten, wobei einerseits die Wärmeproduktion und andererseits die Wärmeabgabe durch vielfältige Regulationssysteme gesteuert werden. Gelingt es dem Körper nicht, die im Übermaß gebildete Wärme innerhalb genügend kurzer Zeit abzuführen, so entsteht eine allgemeine *Hyperthermie*, die schließlich zum sogenannten **Hitzschlag** führt. Verliert der Körper zuviel Wärme, so entsteht eine *Unterkühlung*. Sowohl die Hyperthermie als auch die Unterkühlung können zum Tode führen. Wirken hingegen Wärme oder Kälte nur lokal auf den Körper ein, so entstehen örtliche *Verbrennungen* resp. örtliche *Erfrierungen*. Diese Einteilung in allgemeine und örtliche thermische Schädigungen wird den Tatsachen nicht ganz gerecht, denn bei schweren lokalen Verbrennungen oder Erfrierungen stellen sich zusätzlich Allgemeinstörungen ein, die unter Umständen zum Tode führen.

Allgemeine Störungen bei hohen Temperaturen (Hyperthermie)

Hohe Außentemperaturen bewirken eine kompensatorische Dilatation der Hautgefäße, wobei gleichzeitig eine Vasokonstriktion in den Eingeweiden zustande kommt. Hyperthermien werden nicht allein durch hohe Außentemperaturen ausgelöst, sie werden begünstigt durch bestimmte Stoffwechsellagen und starke körperliche Anstrengung. Die Wärmeabgabe erfolgt durch die Haut, durch die Schleimhäute des Respirationstraktes (Hecheln) und, in wechselndem Maße, durch den Speichel. Man hat berechnet, daß ein Milliliter Schweiß, der völlig verdunstet, beim Menschen eine Wärmeabgabe von 0,58 Cal. bedeutet. Der

Wirkungsgrad des Schwitzens und des Hechelns ist um so größer, je trockener die Luft ist. Starkes, andauerndes Schwitzen führt zu einer Entwässerung (Dehydratation, Exsikkation) des Körpers, es kommt wie beim thermischen Schock, zu einer zusätzlichen Belastung des Kreislaufes und zu einer Beeinträchtigung der Nierenfunktion.

Die Exsikkation führt zu einer Verkleinerung des Blutvolumens, zur Beeinträchtigung der Hautdurchblutung und zu einer Verminderung der Wärmeabgabe. Kann die Wärmeabgabe mit der Wärmeproduktion nicht Schritt halten, so kommt es zu einer Wärmestauung, einer Hyperthermie.

Eine starke endogene Wärmeproduktion, z. B. zufolge körperlicher Anstrengung (Gepäckmärsche im Militärdienst), führt dann zu einem Hitzschlag, wenn infolge hoher Außentemperatur oder großer Luftfeuchtigkeit (verminderte Wirkung des Schwitzens!) die Abkühlung des Körpers ungenügend wird. Unzweckmäßige Bekleidung, ungenügende Wasserzufuhr, Alkoholgenuß usw. erschweren den Wärmehaushalt, es kommt beim Menschen zu einer Erhöhung der Körpertemperatur auf 41 °C, im extremen Fall sogar bis 45 °C. Gleichzeitig besteht eine Erhöhung der Pulsfrequenz und des Minutenvolumens.

Träge, fette, dichtbehaarte oder langhaarige Hunde neigen zu Hitzschlag, besonders wenn sie an heißen schwülen Tagen im Auto eingeschlossen sind.

Klinisch äußert sich ein Hitzschlag durch tiefe Bewußtlosigkeit, trockene heiße Haut (wenig Schweißabsonderung), Krämpfe, hohes Fieber, oberflächliche unregelmäßige Atmung, Erbrechen und – je nach Tierart – durch eine geringe Absonderung eines hochkonzentrierten Harns. Bei der *Sektion* fällt die frühzeitige Totenstarre und die rasche Fäulnis der inneren Organe auf.

Das Gehirn erscheint feucht, die Meningen sind stark durchblutet, die inneren Organe wegen der Blutfülle schwarzrot verfärbt. In verschiedenen inneren Organen, insbesondere im Gehirn (Hypothalamus), bestehen feine ringförmige Blutungen. Die Widerstandsfähigkeit gegenüber einer Überhitzung ist nicht nur von Tier zu Tier verschieden, sondern variiert von Tierart zu Tierart. Die Zahl der Schweiß- und Bronchialdrüsen ist bekanntlich artgebunden; Dichte und Länge der Behaarung sowie die Dicke der Haut und der Fettpolster zeigen erhebliche tierartliche und individuelle Unterschiede. Große Hunde sind wegen der rel. kleineren Körperoberfläche anfälliger.

Der **Sonnenstich** (Insolation, Solariasis) wurde früher als eine spezifische Schädigung des Gehirns durch UV-Strahlen aufgefaßt. Heute weiß man, daß die UV-Strahlen bereits in den obersten Hautschichten absorbiert werden und keineswegs bis zum Gehirn vordringen

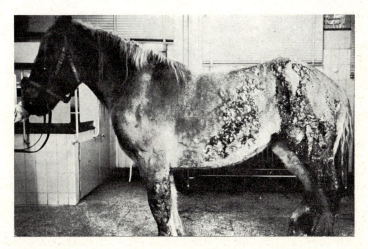

Abb. 3.2. Verbrennung 2. und 3. Grades nach Wasserdampf-Einwirkung, Zustand der beginnenden Abheilung. (Aus: E. Weiss, in E. Joest, Hdb. Spez. Path. Anat., Bd. IV)

28 Allgemeine Ätiologie

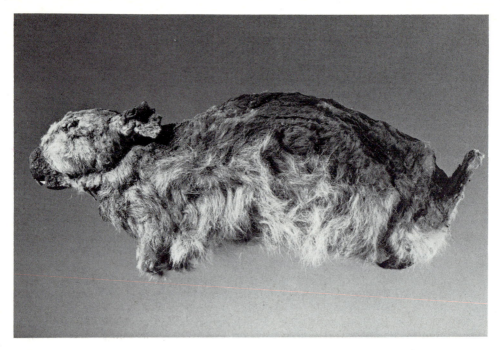

Abb. 3.3 Verbrennung 3. Grades bei einer Feuersbrunst. Am stärksten verändert sind Ohren und periphere Gliedmaßenteile (Kaninchen)

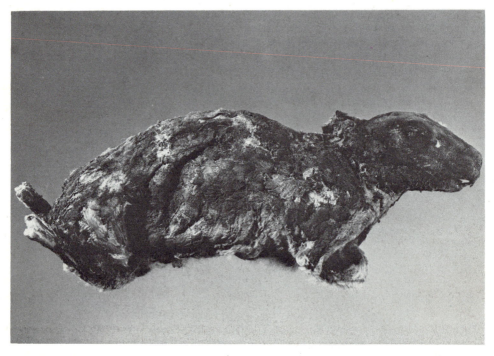

Abb. 3.4 Verbrennung 4. Grades bei einem Kaninchen (Feuersbrunst). Die unnatürliche Flexion der Hintergliedmaßen ist typisch

können. Beim Sonnenstich entsteht zufolge der direkten Einwirkung von Sonnenstrahlen auf den Kopf eine Wärmestauung im Gehirn. Es entwickeln sich Kopf- und Nackenschmerzen, Halluzinationen, Krämpfe. Der Tod stellt sich oft in kurzer Zeit ein. Pathologisch-anatomisch bestehen, ähnlich wie beim Hitzschlag, eine Hyperämie der Meningen und ein Hirnödem. Nicht selten sind kleine Blutungen (Ringblutungen) vorhanden. Beim Tier spielt der Sonnenstich zweifellos eine untergeordnete Rolle, er soll hauptsächlich beim Hund vorkommen. Das Haarkleid bietet einen gewissen Schutz, eine zu intensive Besonnung wird in der Regel instinktiv vermieden.

Beim Hitzschlag und wahrscheinlich auch beim Sonnenstich kann eine Lähmung des Atemzentrums zum Tode führen.

Örtliche Einwirkung hoher Temperaturen, Verbrennung, Combustio

Eine örtliche Erhitzung des Gewebes kommt besonders beim Kontakt mit heißen Flüssigkeiten (Verbrühungen) oder heißen festen Körpern zustande (s. Abb. 3.2). Verbrennungen leichten Grades können gelegentlich bei unsachgemäßer Verwendung von Infrarotstrahlern auftreten. Sie stellen beim Haustier seltene Ereignisse dar, weil das Fell einen recht guten Schutz bietet. Schwere Verbrennungen beim Haustier kommen hauptsächlich in Zusammenhang mit einer Feuersbrunst vor (s. Abb. 3.3 und 3.4).

Die bei Verbrennungen oder Verbrühungen entstehenden Gewebsreaktionen hängen klinisch nicht nur von der *Höhe* der einwirkenden Temperaturen, sondern auch von *Fläche* und *Dauer* sowie vom *Einwirkungsort* (Behaarung, Dicke der Epidermis) ab.

Die Verbrennungen werden je nach der Intensität der Gewebsveränderungen eingeteilt in vier Grade, die pathologisch-anatomische Terminologie richtet sich nach dem vorherrschenden Teilphänomen:

Verbrennungen 1. Grades: Combustio erythematosa
Verbrennungen 2. Grades: Combustio bullosa (oder vesiculosa) (Abb. 3.2)
Verbrennungen 3. Grades: Combustio escharotica (Abb. 3.3)
Verbrennungen 4. Grades: Combustio carbonisata (Abb. 3.4)

Tabelle 3.1 Einteilung der Verbrennungen (Verbrühungen)

Intensität	örtliche Erscheinung	Allgemeinstörungen
Verbrennungen 1. Grades	lokale Hautrötungen, *Erythem* und Ödem	in der Regel keine
Verbrennungen 2. Grades	*Brandblasen* in Epidermis, zunächst mit seröser Flüssigkeit, später oft eitrig, Infektion nach Platzen der Blasen	meist keine; bei größerer Ausdehnung toxische Allgemeinstörungen (Fieber, Nierenschäden) geringer Intensität
Verbrennungen 3. Grades	*Verschorfung* der Epidermis (Gerinnungsnekrose); später Geschwüre mit schlechter Heilungstendenz (Abb. 3.3)	Intoxikation, eventuell Kreislaufkollaps; Nierenschäden, oft sekundäre Infektionen
Verbrennungen 4. Grades	*Verkohlung* von Haut und Muskulatur; Akren (Ohren, Nase, Pfoten usw.) werden abgestoßen. Extreme unnatürliche Muskelkontraktionen; Gelenke meist eröffnet. Innere Organe wenig verändert (Abb. 3.4)	schwerste Intoxikationen, die rasch zum Tode führen

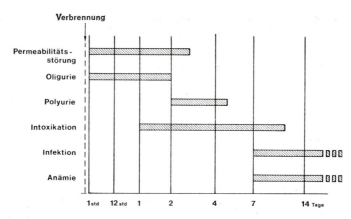

Abb. 3.5 Zeitlicher Ablauf der Allgemeinstörungen bei einer schweren Verbrennung

Bei schweren ausgedehnten Verbrennungen stellen sich in einer bestimmten zeitlichen Folge *Allgemeinstörungen* ein, die nicht selten zum Tode führen (Abb. 3.5).

Pathogenese Im Verbrennungsbezirk kommt es zur Zerstörung der Lipo-Protein-Membranen, zur Koagulation der Zellproteine und dadurch zu einer Beeinträchtigung des Stoffwechsels. Die katabolen Enzyme scheinen hitzeresistenter zu sein, es kommt deshalb zu einem vermehrten Gewebsabbau. Die Zellkerne erscheinen geschwollen, das Chromatin weist eine Entmischung auf, schließlich treten Rupturen der Kern- und Zellmembranen ein. Der Gewebszerfall führt zu einer Freisetzung von Histamin und anderen Mediatoren, die eine Permeabilitätssteigerung der Kapillarwände bewirken. Serumproteine treten in den Verbrennungsbezirk aus, es kommt zu einer Herabsetzung des kolloid-osmotischen Druckes im Blut und – bei ausgedehnten Verbrennungen – zur Bluteindickung. Das Volumen des zirkulierenden Blutes nimmt ab. Der Körper versucht, durch Engerstellung der Gefäße und durch eine Entleerung der Speicherorgane (Milz, Leber) die Abnahme des Blutvolumens zu kompensieren.

Bei flächenhaften Verbrennungen ersten oder zweiten Grades *können* Allgemeinstörungen auftreten, bei flächenhaften Verbrennungen dritten oder vierten Grades hingegen treten stets Allgemeinstörungen auf. Für die Prognose ist in erster Linie die Ausdehnung des verbrannten Bezirkes von Bedeutung.

Im Verbrennungsbezirk werden Zerfallsprodukte resorbiert, die zu einer Schädigung der Niere, oft auch der Leber, des Herzens und des Knochenmarkes führen. Bei schweren Verbrennungen wird die Niere zusätzlich durch die verschlechterte Blutversorgung der Harnkanälchen und gegebenenfalls durch freigesetztes Myoglobin aus dem verbrannten Bezirk belastet, es kommt zur schweren Nephrose mit oder ohne Myoglobinurie. In der Niere können somit ähnliche Veränderungen wie bei schweren stumpfen Traumata entstehen. Auch hier führt die Bluteindickung zur Oligurie, wobei der Harn stark konzentriert ist und ein hohes spezifisches Gewicht aufweist *(Hypersthenurie)*. Dauert die Niereninsuffizienz längere Zeit an, kommt es zu einer Urämie. Die Zellschädigung führt zu einer Verschiebung von Elektrolyten, insbesondere zur Freisetzung von K+, es entsteht eine Hyperkaliämie, die den Herzmuskel schädigen kann. Ausgedehnte und schwere Verbrennungen führen innerhalb weniger Stunden zu einem hypovolämischen Kreislaufschock (s. S. 144), der auch etwa *Verbrennungsschock* genannt wird. Prophylaktische Maßnahmen zur Verhinderung eines Kreislaufschocks beim Menschen sind in der Regel dann nötig, wenn 10–15% der Körperoberfläche schwerere Verbrennungen aufweisen.

Im Verbrennungsbezirk kommt es leicht zu einer Infektion, da das nekrotische Gewebe einen guten Nährboden für Bakterien darstellt und die Infektionsabwehr wegen der gestörten Zirkulationsverhältnisse stark beeinträchtigt ist.

Die *Behandlung* ausgedehnter Verbrennungen und Verbrühungen läßt sich aus den geschilderten Reaktionen des Gewebes ableiten:

1. Prophylaxe des Schocks (Transfusionen!)
2. Substitution der verlorenen Bluteiweißkörper, besonders des Albumins (onkotischer Druck!, s. Kap. Ödem, S. 178)
3. Rasche Entfernung des verbrannten nekrotischen Gewebes zur Einschränkung der Resorption toxischer Zerfallsprodukte
4. Infektionsprophylaxe mittels Antibiotika
5. Verhinderung einer Niereninsuffizienz (drohende Urämiegefahr!) durch Flüssigkeitsersatz und Kreislaufmittel.

Bei schweren Verbrennungen bleiben oft Epidermisläsionen zurück, die wegen des Pigmentschwundes in der Regel hell erscheinen, mitunter kann es zur Bildung von Keloiden *(Chelium = Narbe)* kommen, die durch eine besonders üppige Bindegewebswucherung gekennzeichnet sind. Wiederholte Verbrennungen sollen gelegentlich Ausgangspunkt für Hautkrebs sein.

Allgemeine Unterkühlung

Bei den meisten Tieren besteht eine relativ große Anpassungsfähigkeit an Kälte (Fell!). Eine Abkühlung durch Wärmeabstrahlung bei trockener kalter Luft ist weniger gefährlich als ein Wärmeverlust bei feuchtem Fell. Tiefe Umgebungstemperaturen lösen folgende kompensatorische Reaktionen aus:

1. Verminderte Durchblutung der Körperperipherie
2. Sträuben der Haare zur Eindämmung der Wärmeabstrahlung
3. Steigerung des Stoffwechsels (erhöhte Wärmeproduktion)
4. Muskelzittern (lokale Wärmeproduktion).

Gelingt es nicht, mit solchen Maßnahmen den Wärmeverlust zu kompensieren, so kommt es zu einer **Hypothermie** (Unterkühlung). Wir verstehen darunter eine Senkung der Körpertemperatur unter 35 °C. Länge und Dichte des Felles sowie die Ausbildung des Unterhautfettgewebes sind entscheidend für die Erhaltung der konstanten Körpertemperatur der Haustiere. Der *Winterschlaf* ermöglicht es gewissen wildlebenden homoiothermen Tieren, die Härten des Winters zu ertragen. Die Körpertemperatur wird dabei auf wenige Grad C über Null herabgesetzt, dadurch wird der Stoffwechsel stark verlangsamt und der Sauerstoffbedarf vermindert. Sinkt hingegen die Körpertemperatur beim *Haustier* auf 20 bis 26 °C, so wird es in der Regel an den Folgen des stark verlangsamten Stoffwechsels sterben. Diese Tiere zeigen dann bei der Sektion ischämische Nekrosen (z. B. des Herzmuskels) und eine Verfettung von Leber und Niere. Die allgemeine Insuffizienz des Stoffwechsels und nicht ein primärer Organschaden führt bei der Unterkühlung zum Tode.

Eine künstliche Unterkühlung mit Verlangsamung des Stoffwechsels macht sich die moderne Chirurgie, insbesondere die Herzchirurgie, zunutze. Bei verlangsamtem Stoffwechsel wird eine Hypoxie zufolge der verminderten (bzw. sistierenden) Durchblutung besser und während längerer Zeit ertragen.

Die *Empfindlichkeit* gegenüber Erkältungen bzw. Unterkühlungen ist artgebunden und individuell verschieden; sie hängt in erster Linie von den Lebensgewohnheiten (Abhärtung!) ab. Bei einer Unterkühlung der Körperoberfläche kann eine verminderte Durchblutung (Ischämie) im Respirationsapparat, im Rachen, in der Blasenschleimhaut oder im Magen-Darm-Kanal auftreten. Durch die Ischämie in diesen Organen können Keime, die normalerweise auf den Schleimhäuten vorhanden sind, plötzlich aktiviert und pathogen werden. Nach einer kurzen Inkubationszeit treten die bekannten *Erkältungskrankheiten* auf.

Die Aussichten auf eine erfolgreiche Behandlung einer starken Unterkühlung sind beschränkt; die Wiedererwärmung hat in jedem Fall langsam vor sich zu gehen, damit das Blut nicht in der Körperperipherie versackt und die Blutversorgung von Herz und Gehirn ungenügend wird.

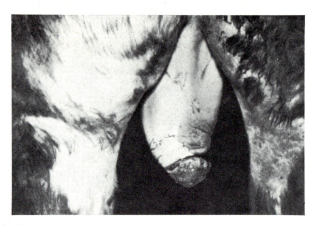

Abb. 3.6 Schneesturmbedingte Erfrierungen am Hodensack eines Bullen (FAULKNER und Mitarbeiter, 1967). (Aus G. ROSENBERGER: Krankheiten des Rindes, 1970)

Lokale Kälteeinwirkung, Erfrierung, Congelatio

Bei einer lokalen Kälteeinwirkung kommt es zunächst zu einer Kontraktion der Erectores pilorum, d. h. zum Sträuben der Haare. Die Vasokonstriktion führt zu einer verminderten Durchblutung der Haut, wobei die Wärmeabgabe und der Stoffwechsel herabgesetzt werden. Die Hypoxie führt zu dystrophischen Prozessen; Histamin und ähnliche Substanzen werden freigesetzt, so daß sich bald infolge der erhöhten Permeabilität der Blutkapillaren ein leichtes Ödem einstellt. Bei länger dauernder Kälteeinwirkung kommt es zur ischämischen Nekrose (Abb. 3.6).

Bei der Erfrierung unterscheiden wir, ähnlich wie bei den Verbrennungen, vier Intensitätsgrade (Tab. 3.2).

Das Ausmaß der Kälteschäden hängt, wie bei den Verbrennungen, nicht nur von der Temperatur, sondern auch von der Einwirkungszeit, von der Lokalisation und – vor allem – von der Ausdehnung des betroffenen Bezirkes ab. Eine rasche Abkühlung führt zu stärkeren Schädigungen. Körperstellen, bei denen relativ wenig subkutanes Fettgewebe vorhanden ist (z. B. Gliedmaßenenden, Nasenspitzen, Ohren, Schwanzspitzen, usw.), werden stärker betroffen als z. B. der Rumpf.

Allgemeinstörungen nach schweren lokalen Kälteschäden sind seltener als bei Verbrennungen. Es können sich auch hier Kreislaufschock, endogene Vergiftungen durch das zerstörte Gewebe und sekundäre örtliche oder allgemeine Infektionen einstellen (s. Tab. 3.2).

Die *Behandlung* besteht in einer Erwärmung der betroffenen Körperpartie. Diese Aufwärmung muß langsam vor sich gehen, weil sonst das betreffende Hautgewebe wegen der hartnäckigen Zirkulationsstörungen eine Hypoxie (Sauerstoffmangel) erleiden würde. Bei starken sklerosierenden Gefäßschäden ist die Prognose wesentlich ungünstiger.

3.4.1.3 Strahlung als Krankheitsursache

Mensch und Tier sind seit jeher einer gewissen Strahlung ausgesetzt. Im Laufe der Zeit haben sich die Organismen eine beschränkte Toleranz gegen die meisten Strahlenarten erworben. In der Physik wird zwischen elektromagnetischen und korpuskulären Strahlen unterschieden. Die ersteren breiten sich mit Lichtgeschwindigkeit aus, die letzteren stellen Bauteile des Atoms dar. Je kurzwelliger die Strahlen sind, desto energiereicher und desto gefährlicher sind sie für die Lebewesen, am schädlichsten sind die korpuskulären Strahlen.

Exogene Krankheitsursachen   33

Tabelle 3.2 Einteilung der Erfrierungen

Intensität	örtliche Erscheinungen	Allgemeinstörungen
Erfrierungen 1. Grades (Congelatio erythematosa)	lokale Ischämie der Haut, später Erythem + leichte Hyperästhesie. Frostbeulen (Perniones), zunächst blaß später violett-rot (spez. beim Menschen)	keine
Erfrierungen 2. Grades (Congelatio bullosa)	initiales Erythem wird durch Blasenbildung abgelöst	keine, eventuell Infektion
Erfrierungen 3. Grades (Congelatio escharotica)	ischämische Nekrosen (Sauerstoffmangel). Intima und Media der Arterien oft mit lokalen Nekrosen, später auch mit Sklerosen. Frostgangrän, besonders an Gliedmaßen, Ohren, Nase und Schwanzspitze	meist sekundäre Infektionen, häufig endogene Vergiftungen, Nierenschäden, eventuell Kreislaufkollaps
Erfrierungen 4. Grades (Congelatio gangraenosa)	ausgedehnte gangränöse Prozesse mit bräunlicher oder braun-schwarzer Verfärbung und leichter Verflüssigung des Gewebes	stets endogene Vergiftungserscheinungen

Schädigung durch Sonnenlicht

Das Sonnenlicht setzt sich zusammen aus einem *sichtbaren* Anteil mit einer Wellenlänge von 400 bis 760 nm und den *unsichtbaren* Infrarot- und Ultraviolettstrahlen. *Infrarotstrahlen* (Wellenlänge 760 bis 3000 nm) spielen als Krankheitsfaktor kaum eine Rolle. Beim Menschen sind Schädigungen am Auge beim Glasbläser (sog. Glasbläserstar) bekannt geworden. Beim Haustier können gelegentlich falsch montierte Infrarotstrahler zu leichten Hautrötungen führen.

Sichtbare Lichtstrahlen sind zwar bei der Steuerung verschiedener Stoffwechselvorgänge (z. B. Vitamin D/Ergosterin) und der Funktion der Geschlechtsorgane beteiligt, krankmachend wirken sie aber nur, wenn in der Haut eine sogenannte Fotosensibilität vorliegt.

Fotosensibilität, Fotodermatitis Werden in der Haut sogenannte fotodynamische Stoffe abgelagert, so bewirkt das Sonnenlicht an den hellen, wenig behaarten Körperstellen (Flotzmaul, Nasenspiegel, Ohren, Euter etc.) eine entzündliche Schwellung und Rötung, die je nach Dauer und Intensität der Bestrahlung mit Allgemeinstörungen einhergehen können. Diese Fotodermatitis beginnt mit Ödem und Rötung der betreffenden Hautstelle, im fortgeschrittenen Fall kommt es zu fibrinösen, später verkrustenden Ausschwitzungen, zu Juckreiz und mitunter zu Epidermisrissen. Die Tiere sind unruhig, nehmen kein Futter mehr auf und magern ab. Todesfälle sind – besonders in subtropischen und tropischen Gegenden – möglich. Verbringt man die Tiere rechtzeitig in den Schatten oder in die Ställe, so verschwinden diese Störungen wieder. Hinsichtlich der kausalen *Genese der Fotosensibilität* werden folgende Formen unterschieden:

▷ Primäre Fotosensibilität (FS)
▷ Sekundäre, auf einer Störung des Porphyrinstoffwechsels beruhende Fotosensibilität (endogene Fotosensibilität)
▷ Hepatogene Fotosensibilität

▷ Idiopathische Fotosensibilität mit ungeklärter Ätiologie

Eine *primäre FS* entsteht nach Aufnahme von fotosensibilisierenden (fotodynamischen) Stoffen, die entweder mit dem Futter oder als Medikament aufgenommen und in der Haut abgelagert werden.

Eine solche FS entsteht beim Pflanzenfresser nach der Aufnahme von *Buchweizen* (Fagopyrum esculentum) oder *Johanniskraut* (Hypericum perforatum und andere Hypericum-Arten). Die wirksamen Komponenten dieser beiden Pflanzen werden *Fagopyrin* resp. *Hyperizin* genannt, sie bewirken oft nicht nur eine Fotodermatitis, sondern auch m. o. w. deutliche zentralnervöse Störungen. Diese beiden pflanzlichen fotodynamischen Stoffe rufen besonders beim Wiederkäuer und beim Schwein, seltener beim Pferd eine Fotosensibilisierung hervor. Neben diesen pflanzlichen Giftstoffen bewirken auch *Phenothiazin,* ein bekanntes Anthelminthikum, und die *Furocumarine* bei Mensch, Wiederkäuer, Hausgeflügel und Meerschweinchen eine primäre Fotosensibilität.

Eine *endogene, metabolische oder sekundäre Fotosensibilität* kommt bei Störungen des *Porphyrinstoffwechsels* zustande. Es entstehen bei der Hämatopoiese (Erythropoiese) anomale Porphyrine (Uro- und Koproporphyrin I), von denen ein Teil fotosensibilisierend ist. Hierher gehört die angeborene, erstmals in Südafrika, später auch in Europa festgestellte *Porphyrie des Rindes*. Diese Krankheit führt neben der Fotodermatitis auch zu einer rötlichen Verfärbung der Zähne *(Pink tooth)* und der Knochen.

Neben diesen erythropoietischen sind auch *hepatische Prophyrine* bekannt geworden. Sie spielen beim Haustier (z. B. nach Gaben von Griseofulvin) eine untergeordnete Rolle.

Eine *hepatogene Fotosensibilität* wird durch *Phylloerythrin* ausgelöst. Phylloerythrin entsteht im Magen-Darmkanal aus dem Chlorophyll der Futterpflanzen und wird normalerweise durch den Darm, zum kleineren Teil auch durch die Galle ausgeschieden. Bei einer vorbestehenden Leberschädigung kommt es zu einer Retention von Phylloerythrin.

Eine solche hepatogene Fotosensibilität tritt beim jungen Schaf als sog. »*Geeldikkop*« oder *Tribulosis ovis* auf. Die Krankheit wird deshalb als »gelber dicker Kopf« bezeichnet, weil das Unterhautödem am Kopf und die ikterische Verfärbung die dominierenden Symptome darstellen. Die Ursache dieser vorwiegend in Afrika auftretenden Krankheit besteht nach den einen Autoren in einer chronischen Selenvergiftung, nach den andern sollen gewisse Alkaloide verschiedener Tribulusarten Ursache der Leberstörung und des Ikterus sein.

Das *faziale Ekzem* bei Schaf und Rind in Neuseeland und Australien ist die Folge einer schweren biliären Leberzirrhose, verursacht durch verschiedene Mykotoxine. Chronische Kupfervergiftungen, Intoxikationen mit dem Antiparasitikum *Tetrachlorkohlenstoff* und andere pflanzliche Gifte führen ebenfalls zu einer primären Leberschädigung mit sekundärer Fotosensibilisierung.

Fotosensibilität unklarer Genese (sogenannte idiopathische FS) Hierher gehören die meist nicht sehr ausgeprägten Fälle von Fotodermatitis auf nicht hepatogener Basis und die nicht näher erforschten Fälle von Fotodermatitis nach Verfütterung gewisser Klee-, Wolfsmilch- oder Kohlarten. Ferner lassen sich hier die vom Menschen her bekannten Fälle von Fotoallergie nach Sulfonamid-, Chloramphenicol- oder Chlorpromazin-Verabreichung einreihen. Beim Haustier liegen ähnliche Beobachtungen vor.

Die *Pathogenese* der Fotosensibilität läßt sich nicht restlos erklären. Möglicherweise bewirken die fotodynamischen Stoffe in der Haut eine Oxydation von Enzymen. *Histologisch* zeichnet sich die Fotodermatitis durch ein Ödem im Stratum spinosum der Epidermis aus, wodurch es zur Blasenbildung kommt. In der Lederhaut entsteht eine Hyperämie, ein Ödem und eine (meist nur geringe) Ansammlung von Granulozyten.

Schädigung durch ultraviolette Strahlen

Ultraviolette Strahlen haben ein geringes Durchdringungsvermögen, immerhin werden Bakterien durch solche Strahlen abgetötet, ein Umstand, den man sich bei der Raumdesinfektion mit UV-Lampen zunutze macht. UV-Strahlen lösen – im Gegensatz zu den energie-

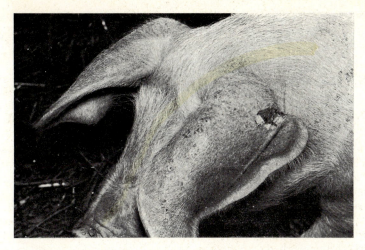

Abb. 3.7 Dermatitis solaris (Sonnenbrand) mit geplatzten Blasen am Ohrgrund. (Aus: E. WEISS, in E. JOEST: Hdb. Spez. Path. Anat., Bd. IV)

reicheren Röntgen- und korpuskulären Strahlen – im Gewebe keine Ionisationen aus, sondern schädigen auf chemischem Wege gewisse Enzyme und Aminosäuren.

Eine starke Einwirkung von (kurzwelligen) UV-Strahlen löst beim Menschen bekanntlich einen *Sonnenbrand* (Dermatitis solaris) aus, der mit einer schmerzhaften Hautrötung (Erythem) beginnt. Beim Haustier beobachtet man wegen der dichten Behaarung nur selten Sonnenbrand. Bei Schweinen, Angoraziegen und Katzen entsteht gelegentlich an den Ohren eine Dermatitis solaris (Abb. 3.7). Ähnliche Veränderungen können sich im Bereich von pigmentlosen und mehr oder weniger haarlosen Stellen auf dem Nasenrücken beim Hund bilden (sog. Collie Nose).

Beim Menschen führt eine langdauernde, intensive Sonnenbestrahlung zu einer Austrocknung und Runzelung der Epidermis mit einer deutlichen Verdickung des Stratum corneum (Hyperkeratosis solaris, »Seemannshaut«). Ähnliche Veränderungen sind etwa an den Ohren weißer Katzen und weißer Ziegen beobachtet worden. Solche chronischen Hautveränderungen können Ausgangspunkt für ein Plattenepithelkarzinom sein.

Schädigung durch ionisierende Strahlen

Mensch und Tier sind ionisierenden Strahlen aus dem Kosmos, aus dem Urgestein und in zunehmendem Maße auch durch medizinische Untersuchungen ausgesetzt. Als 1895 mit der Röntgenröhre die ionisierenden Strahlen in Diagnostik und Therapie ihren Einzug hielten, hatte man bald ihre schädigenden Einflüsse erkennen müssen. Die Röntgenstrahlen haben bei den damals mangelhaften Schutzvorrichtungen bei Ärzten und Krankenschwestern zu schweren chronischen Hautentzündungen, zur Bildung von malignen Geschwülsten und oft zu Sterilität geführt.

Auswirkungen ionisierender Strahlen Treffen energiereiche Strahlen auf die Haut eines Menschen oder Tieres auf, so entsteht eine direkte oder indirekte Ionisierung des durchstrahlten Gewebes. Das Ausmaß der Gewebsschädigung hängt zunächst einmal von der *phylogenetischen Entwicklungsstufe* der betreffenden Tierart ab. Pflanzen und wirbellose Tiere sind bedeutend weniger strahlenempfindlich als Vertebraten. Unter den Wirbeltieren sind die Säuger wohl am meisten gefährdet, dabei scheinen Behaarung, Dicke der Epidermis usw. für die tierartlichen Unterschiede von Bedeutung zu sein. Hohe Strahlenintensitäten sind bei kurzer Einwirkungsdauer grundsätzlich gefährlicher als eine langdauernde Bestrahlung mit kleiner Intensität. Schließlich muß zwischen einer *Ganzkörper-Bestrahlung* (Strahlendusche), wie sie im Atomkrieg, bei Reaktorunfällen, oder etwa in Urangruben vorkommt, und einer lokalen Bestrahlung, wie sie z. B. bei der Röntgendiagnostik- und Therapie vorgenommen wird, unterschieden werden. Eine Ganzkörperbestrahlung mit 600 rad wirkt bei Mensch und Haussäuger im allgemeinen letal, eine lokale gleich starke Röntgenbestrahlung einer kleinen Hautfläche hingegen führt lediglich zu einer vorübergehenden Rötung (Erythem).

Die Empfindlichkeit der Gewebsarten variiert stark: Je differenzierter ein Gewebe, desto geringer ist die Strahlenempfindlichkeit. Epithelien des Stratum basale, der Darmkrypten, reifende Geschlechtszellen, hämatopoietische Zellen sowie Lymphozyten sind besonders gefährdet, während beispielsweise Leber-, Nieren- und Ganglienzellen weitgehend resistent sind. Gewebsarten mit einer hohen Mitoserate sind besonders disponiert, wobei im Mitosezyklus das prämitotische Stadium, die sogenannte G2-Phase, besonders verletzlich ist. Ferner sind wasserreiche Gewebsarten anfälliger als z. B. Fett- oder Knochengewebe.

Der jugendliche Organismus reagiert wegen der rascheren Mitosefolgen und des höheren Wassergehaltes im Gewebe empfindlicher gegen ionisierende Strahlen als ältere Tiere.

Strahlengefährdung Abgesehen von den seltenen Röntgenschäden können Haustiere bei Reaktorunfällen oder auch dem Einsatz von Atomwaffen entweder eine Strahlendusche erleiden oder durch Aufnahme von radioaktivem Wasser, von radioaktivem Staub oder kontaminiertem (verschmutztem) Futter geschädigt werden. Die Abb. 3.8 läßt erkennen, auf welchen Wegen eine Kontamination von Mensch oder Tier mit radioaktiven Spaltprodukten des »Fallout« einer Atomwaffe (mit Boden-Sprengpunkt) zustande kommt.

Unter den besonders gefährlichen radioaktiven Spaltprodukten sind in erster Linie die radioaktiven Isotopen von Strontium, Jod und Caesium zu nennen. Diese gefährlichen Isotope haben eine Halbwertszeit von mehreren Tagen bis Jahren; sie werden vom Körper in gewisse Gewebe eingebaut und nur langsam ausgeschieden. Manche Isotope (z. B. Sr_{90}) werden mit der Milch eliminiert, wodurch eine Gefährdung des Menschen (und zwar speziell der besonders empfindlich reagierenden Kinder) zustande kommt. Sr_{90} wird ins Knochengewebe eingelagert und kann beim Patienten zu Knochensarkomen führen. Schließlich wird ein Teil des mit dem Futter aufgenommenen Caesium $_{137}$ in die Muskulatur eingebaut, so daß das Fleisch dieser Schlachttiere für den Konsum nicht mehr geeignet ist. Unsere Kenntnisse über die Bedeutung der »langlebigen« radioaktiven Isotope für die Lebensmittelhygiene (Milch, Fleisch) sind allerdings noch lückenhaft[1].

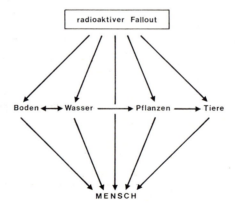

Abb. 3.8 Gefährdung von Mensch, Tier und Pflanze durch radioaktiven fall-out

---

[1] Vgl. 2. Symposium, Radioaktivität und Strahlenbiologie in ihrer Bedeutung für die Veterinärmedizin. Hannover 1968. Berlin/Hamburg: Paul Parey.

Klinische Auswirkungen der ionisierenden Strahlen Die Symptome nach einer Ganzkörperbestrahlung des Säugers hängen in erster Linie von der Strahlendosis ab. Bei einer Dosis von über 200 rad treten zentralnervöse und zirkulatorische Störungen auf, die oft zum Tode führen. Neben einem starken Erythem (Hautrötung) traten nach einem Unfall in Los Alamos (1958) bei einem mit etwa 4500 rad bestrahlten Menschen schwerste zentralnervöse Störungen und Zeichen eines Kreislaufschocks auf, die etwa 30 Stunden nach dem Unfall den Tod herbeiführten.

Bei einer Bestrahlung von 80 bis 200 rad stehen gastrointestinale und hämatopoietische Störungen im Vordergrund, die zu Erbrechen, Schwäche und Elektrolytverschiebungen sowie Leukopenie führen. Nach etwa einer Woche treten, nach einer scheinbaren Besserung des Zustandes, erneut Erbrechen, blutige Durchfälle, Leukopenie und Kreislaufstörungen auf. Die nachstehende Tabelle soll einen kurzen Überblick über die Symptomatologie der Strahlenkrankheit beim Säuger geben.

Tabelle 3.3 Zusammenstellung der Symptome der Strahlenkrankheit (nach BACQ und ALEXANDER)

Zeit nach dem Strahleninsult	Letaldosis 600 R	Halbe Letaldosis 400 R	Mäßige Dosen 30 R bis 100 R
	Nausea und Erbrechen nach 1 bis 2 Stunden		
	Keine charakteristischen Symptome		
1. Woche	Durchfall Erbrechen Entzündung von Mund und Rachen	Keine charakteristischen Symptome	Keine charakteristischen Symptome
2. Woche	Fieber Rasche Gewichtsabnahme Tod (wahrscheinlich 100%ige Mortalität)	Beginnende Epilation Appetitlosigkeit und allgemeine Übelkeit	
3. Woche		Fieber Schwere Entzündung von Mund und Rachen	Epilation Appetitlosigkeit und allgemeine Übelkeit Trockener Hals
4. Woche		Blässe Petechiale Blutungen, Durchfall, Nasenbluten Rasche Gewichtsabnahme Tod (wahrscheinliche Sterblichkeit 50%)	Blässe Petechiale Blutungen Durchfall Mäßige Gewichtsabnahme (Erholung möglich, wenn nicht durch ungünstige körperliche Disposition oder durch eine Infektion oder durch sonstige überlagerte Schädigung kompliziert)

Die *Letaldosis* beträgt beim Menschen 400 bis 600 R, beim Esel etwa 600 R, beim Hund 300 bis 450 R, bei der Maus 400 bis 650 R, beim Meerschweinchen 175 bis 400 R, und beim Kaninchen 750 bis 825 R.

Pathogenese der Strahlenschäden Die primären Strahlenschäden bestehen offenbar in einer Ionisation des zufällig getroffenen Moleküls. Es wird ein Elektron aus dem Atomverband herausgeschleudert, das seinerseits weitere Ionisationen bewirken kann. Ionisierende Strahlen wirken entweder als direkte *Treffer* (sogenannte Treffertheorie) oder lassen vor allem *Peroxyde* entstehen. Unter diesen Peroxyden scheint dem Wasserstoffsuperoxyd eine besondere Rolle zuzukommen. Peroxyde sind starke Zellgifte, sie inaktivieren Zellenzyme. Besonders empfindlich scheinen jene Enzyme zu sein, die eine Sulfhydryl-Gruppe enthalten. Das H_2O_2 bewirkt eine Oxydation dieser SH-Gruppen zur inaktiven Disulfid-Gruppe.

$$- SH + SH - + 2\, OH = - S - S + 2\, H_2O$$

Diese Beobachtungen würden erklären, weshalb wasserreiche Gewebe besonders empfindlich reagieren.

An den Zellen selbst entstehen Schädigungen der Zell- und Kernmembran sowie der Lysosomen und Mitochondrien. Histologisch lassen sich Schwellungen des Zellkernes, Kernmembranschäden und Vakuolen im Zytoplasma erkennen. Elektronenoptisch sind Degenerationsprozesse an den Nukleoli und am endoplasmatischen Retikulum sowie eine Schwellung der Mitochondrien nachzuweisen. Diese vielfältigen Schädigungen führen zu einer Dysfunktion der Zellen. Um die Blutgefäße herum stellt sich ein Ödem ein, das zu einer Ischämie, einer verminderten Blutversorgung der Gewebe führt.

Die behinderte Myelopoiese im Knochenmark führt zu einem Schwund von Leukozyten im strömenden Blut. Die Leukopenie bewirkt eine Verminderung der Resistenz gegenüber Infektionen verschiedenster Art, wobei die Keime aus dem Darm auswandern, respektive per os oder durch Wunden aufgenommen werden. Ionisierende Strahlen schädigen auch das lymphatische System. Die Bildung von Immunkörpern wird beeinträchtigt, so daß der Organismus bei Infektionen der wichtigsten Abwehreinrichtungen beraubt ist und deshalb Infektionen schutzlos gegenüber steht. Die Anämie ist auf eine Knochenmarksschädigung zurückzuführen, denn die ionisierenden Strahlen hemmen neben der Myelo- auch die Erythropoiese. Die starke Neigung zu Blutungen (vor allem in Lunge, Gehirn und Darm) beruht offenbar auf einer Verminderung der Blutplättchen (Thrombozytopenie) als Folge der Abnahme von Megakaryozyten im Knochenmark. Der gelegentliche Haarausfall scheint mit der Schädigung der Haarbälge zusammenzuhängen.

Neben diesen sogenannten *Sofortreaktionen,* die entweder zum raschen Zelltod oder durch starke Verzögerung der Mitosen zu einer Verlangsamung der Regeneration bzw. der Zell-Mauserung führen, können auch folgende »*Spätreaktionen*« auftreten:

▷ Sterilität
▷ Katarakt (nur beim Menschen, speziell nach Neutronenbestrahlungen)
▷ Vorzeitiges Altern (bei verschiedenen Versuchstierarten festgestellt)
▷ Kanzerisierung (krebsige Entartung, v. a. Leukämien)
▷ Genetische Schädigungen (vermehrte Mutationen)
▷ Mißbildungen

Diesen Spätreaktionen liegt offenbar eine Schädigung von Chromosomen oder Genen zugrunde. Sie wirken sich deshalb erst nach einer langen Latenzzeit aus. In beiden mit Atombomben belegten japanischen Städten Hiroshima und Nagasaki wurde beim Menschen fünf bis acht Jahre nach der Bombardierung ein deutlicher Anstieg von Leukämie und Karzinomen festgestellt. Die Tatsache, daß früher Röntgenärzte und Röntgengehilfen in vermehrtem Maße an Hautkrebs erkrankten, ist unbestritten, auch Mißbildungen können auf einer durch ionisierende Strahlen bewirkten embryonalen Schädigung beruhen.

Das breite Spektrum von Strahlenschäden erschwert die chemische Strahlenprophylaxe. Die erhöhte Empfindlichkeit jener Enzyme, die eine Sulfhydryl-Gruppe enthalten, hat Anlaß gegeben, Sulfhydryl-Verbindungen zu verabreichen, um die Inaktivierung gewisser Fermente zu verhindern. Die chemische Strahlenprophylaxe liegt noch in den Anfängen, die verwendeten Substanzen wirken entweder zu wenig rasch oder sind zu toxisch.

3.4.1.4 Elektrizität als Krankheitsursache

Elektrizität führt dann zu Schädigungen, wenn der Strom durch den Körper oder einzelne Körperteile fließt. Intensität und Art der Schädigungen hängen in erster Linie von der Stromspannung, vom Widerstand des Gewebes, sowie von Dauer und Richtung des Stromdurchflusses ab. Werden die Pole einer Stromquelle durch ein leitendes Medium miteinander verbunden, so entsteht ein Stromdurchfluß, der sich nach dem OHMschen Gesetz $I = E/R$ berechnen läßt. Die Stromstärke I ist somit *abhängig von der Spannung E* (gemessen in Volt) *und dem Widerstand R* (gemessen in OHM) des vom Strom durchflossenen Gewebes. Die Gewebsschädigungen durch den elektrischen Strom hängen somit nicht nur von der Spannung, sondern ebensosehr vom Widerstand R des Leiters ab. Nasse Haut hat einen hundert- bis tausendfach geringeren Widerstand als die trockene, gut verhornte Epidermis. Jeder Widerstand, der dem Stromdurchfluß entgegenwirkt, führt zu einer lokalen Wärmeentwicklung, die JOULEsche Wärme oder *Widerstandswärme* genannt wird. Die JOULEsche Wärme läßt sich aus der Formel

$$W = R \times I^2 \times t \text{ (Widerstand} \times \text{Stromstärke im Quadrat} \times \text{Einwirkungszeit)}$$

berechnen. Die Auswirkungen des Stromes auf die Haut hängt somit in erster Linie von der Stromstärke ab. Stromstärken von 0,1 Amp. bis 4 Amp. verursachen meistens Kammerflimmern, über 4 Amp. hingegen tritt Herzstillstand ein.

Die JOULEsche Wärme läßt in der Haut elektrische Verbrennungen entstehen, die wir als *Strommarke* bezeichnen. Unter der Haut teilt sich der Strom in die verschiedenen Gewebe so auf, daß die Stromdichte im Gewebe mit niedrigem Widerstand (Blutgefäße, Muskulatur) höher wird als etwa im Knochengewebe. Der unterschiedliche Widerstand der verschiedenen Gewebsarten ist der Grund, weshalb in der Tiefe vor allem die Muskulatur und die Erythrozyten (Hämolyse) geschädigt werden.

Klinisch und pathologisch-anatomisch werden die Gewebsveränderungen durch die Spannung des Stromes, den Widerstand des Gewebes, und in geringerem Maße durch die Art des Stromes (Dreh-, Wechsel- oder Gleichstrom) geprägt. Bei der (sehr seltenen) Einwirkung von Gleichstrom verursacht der negative Pol meistens stärkere Veränderungen zufolge einer Koagulation der Proteine. Wichtig ist ferner die Durchflußrichtung des Stromes.

Ströme mit einer Spannung unter 50 V sind in der Regel harmlos. Liegt die Stromspannung zwischen 50 und 1000 V, so spricht man von sogenannter **Niederspannung.** Niederspannung führt im allgemeinen zur Ausbildung von typischen *Strommarken*. Es handelt sich dabei meist um rundliche oder ovale *Gewebsdefekte,* die oft eine zentrale Delle aufweisen und ringförmig von einer blassen, meist leicht geschwollenen und verhärteten Zone umgeben sind. Die Strommarke bildet sich an der Eintrittsstelle des Stromes, sie ist die Folge der lokalen Hitzeentwicklung und kann kleinste Metallteilchen enthalten.

Unfälle bei Niederspannungen ereignen sich besonders bei schlecht isolierten Melkmaschinen oder Tränkevorrichtungen, die unter Strom geraten sind. Die Strommenge hängt wesentlich vom Feuchtigkeitsgehalt der betreffenden Hautstelle und des Bodens ab. Meistens werden gleichzeitig mehrere Tiere betroffen. Strommarken sind nicht immer auffindbar. Bei der typischen Strommarke nach Niederspannung kommt es in den verhornten Hautbezirken zur Bildung einer größeren oder mehrerer kleiner Blasen, so daß das Stratum corneum und Stratum spinosum wabig werden. In den benachbarten Epidermiszellen entstehen büschelförmig ausgezogene Kerne, in benachbarten Blutgefäßen können die glatten Muskelzellen der Media geschlängelt erscheinen. Die histologischen Veränderungen der Strommarke sind weitgehend typisch, sie können rasch ausheilen.

Bei einer Spannung über 1000 Volt spricht man von **Starkstrom.** Es können kraterähnliche Hautdefekte entstehen, wobei die Epidermis von der Unterlage abgehoben wird. Die Veränderungen reichen wegen der starken Hitzeeinwirkung meist bis in die Muskulatur hinunter. Das Muskelgewebe erscheint koaguliert, in den Hautgefäßen besteht eine Thrombose, oft begleitet von einer Hämolyse. Gelegentlich kommt es wegen der schlagartig einsetzenden Koagulation der Muskelproteine, ähnlich wie bei Verbrennungen 4. Grades, zu extremen Kontraktionen mit Eröffnung von Gelenken.

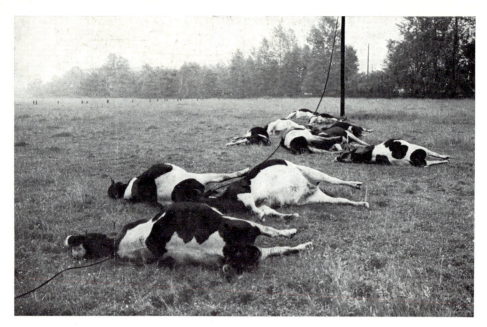

Abb. 3.9 Tod von 10 Jungbullen und einer Färse durch Kontakt mit einer infolge Unwetters auf die Weide gefallenen Starkstromleitung (EICH, 1966). (Aus G. ROSENBERGER: Krankheiten des Rindes, 1970)

Verletzungen mit Starkstrom können auch ohne direkten Kontakt mit dem Stromleiter zustande kommen. Es kann ein *Licht- oder Flammenbogen* entstehen, der zu schwersten Verbrennungen der Haut führt. Die dabei entstehende Hitze kann 3000 °C erreichen, die Umgebung der Strommarke ist deshalb in diesen Fällen verkohlt oder sieht wie gekocht aus. Fließt der Strom durch das Herz oder das Gehirn, so tritt sofort der Tod ein. Haustiere können z. B. auf der Weide mit herabhängenden Starkstromleitungen in Kontakt kommen (s. Abb. 3.9).

Bei Starkstromverletzungen kommt es meistens zum sofortigen Herzstillstand. Überlebt der Patient die ersten Tage, so stellen sich schwere elektrische Verbrennungen ein, wobei im Bereich des Stromeintrittes toxische Zerfallsprodukte freigesetzt werden, die ihrerseits die Herzmuskulatur irreparabel schädigen können. Pathologisch-anatomisch lassen sich an den inneren Organen keine typischen (pathognomonischen) Veränderungen finden.

Blitzschlag führt bei weidenden Tieren meist zum sofortigen Tod. Beim Blitz handelt es sich um eine Funkenentladung, wobei Spannungen von mehreren Millionen Volt während sehr kurzer Zeit einwirken. Die Energie eines Blitzes soll ungefähr 1000 Kilowattstunden betragen. Bei der elektrischen Entladung kommt es zu einer Wärmeentwicklung von gegen *10 000 °C*. An der Eintrittsstelle des Stromes können kleine Nekrosen oder kraterähnliche, meist schwarz verfärbte Hautverletzungen auftreten, die als *Blitzmarke* bezeichnet werden. Von der Blitzmarke her strahlen unregelmäßige Stränge vom geröteten oder verbrannten Hautbezirk aus (s. Abb. 3.10). Überleben die Tiere, so können sich oft strangförmige Nekrosen einstellen, in anderen Fällen können solche Blitzfiguren komplikationslos ausheilen. In den meisten Fällen tritt der Tod infolge einer Lähmung des Atemzentrums ein. Histologisch lassen sich bei Blitzschlag Schädigungen der Ganglienzellen nachweisen, bei überlebenden Patienten können deshalb gelegentlich irreversible Lähmungen auftreten. Merkwürdigerweise finden sich aber nur in etwa einem Drittel eindeutige Hautveränderungen, so daß die Diagnose »Blitzschlag« oft mit großen Schwierigkeiten verbunden ist.

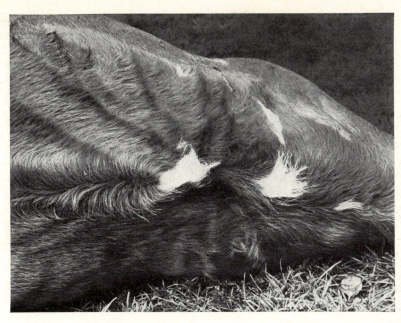

Abb. 3.10 Sternförmige »Blitzfigur« am Widerrist einer auf der Weide vom Blitz erschlagenen Kuh (THUHMANN, 1960). (Aus G. ROSENBERGER: Krankheiten des Rindes, 1970)

3.4.1.5 Wetter und Klima als Krankheitsursache

Die Atmosphäre wird durch die Erdrotation, die Beschaffenheit der Erdoberfläche und die Sonneneinstrahlung beeinflußt. Die medizinische Meteorologie, die *Meteorobiologie,* befaßt sich mit den Auswirkungen des Wetters auf die Gesundheit von Mensch und Tier. Wir müssen annehmen, daß die Haustiere wesentlich weniger »wetterempfindlich« oder »wetterfühlig« sind als der Mensch. Immerhin ist die Bedeutung von klimatischen Faktoren beim Ausbruch des Schweinerotlaufs und anderen Infektionskrankheiten unbestritten. Beim Menschen hängen das Allgemeinbefinden, die Zahl der Embolien, der sog. Amputationsschmerz bei Amputierten usw. offensichtlich vom Wetter ab, wobei Aufgleitvorgänge (Sichüberschieben) physikalisch differenter Luftarten, Umschichtungen, böiges Wetter usw. im Vordergrund stehen (DE RUDDER 1960). Manche vorwiegend tropische Infektionskrankheiten sind insofern klimaabhängig, als Zwischenwirte an bestimmte klimatische Bedingungen gebunden sind (z. B. Malaria, Schlafkrankheit, manche Filariosen usw.).

Die Bedeutung von *Luftdruckschwankungen* als Krankheitsursache beim Haustier ist offensichtlich. Mensch und Haustier sind auf einen konstanten Luftdruck von ungefähr einer Atmosphäre eingestellt; jede rasche und starke Änderung des Luftdruckes führt zu krankhaften Störungen. Eine starke Verminderung des Luftdruckes wirkt sich vor allem als Sauerstoffmangel aus. Bei vielen Menschen macht sich der Sauerstoffmangel in Höhen von etwa 2600 m ü. M. an als »Bergkrankheit« bemerkbar. Bei längerem Aufenthalt in großen Höhenlagen gewöhnt sich der Organismus jedoch an die verminderte Sauerstoffspannung; er reagiert mit einer Zunahme der Erythrozyten (Polyzythämie, Erythrozytose), so daß das verminderte Sauerstoffangebot durch eine bessere Ausnützung kompensiert wird. Bei einer langsamen Angewöhnung können von Mensch und Tier in der Regel Höhen von 4000 bis 5000 m ü. M. ertragen werden. Bei nicht adaptierten Individuen hingegen entstehen Lufthunger, Koordinationsstörungen, Schwindel und dergleichen. Bei Höhen von 8000 m ü. M. stellen sich schwere Krämpfe, gesteigerte Reflexe und schließlich tödliche Störungen lebenswichtiger Funktionen ein.

Beim *Rind,* nicht aber beim kleinen Wiederkäuer, wird in den Anden Südmerikas und im Südwesten von Nordamerika die sogenannte **Brisket Disease** oder *»high altitude disease«* festgestellt. Die Brisket Disease tritt erst in Höhen von etwa 3000 m ü. M. auf; sie wird deshalb auf den Weiden der Alpen nicht beobachtet. Das Leiden ist durch eine Hypertrophie der Muskulatur des rechten Herzens, durch eine Druckzunahme im kleinen Kreislauf (Anstieg des Blutdruckes im Lungenkreislauf von etwa 25 mm Hg auf 50 bis 100 mm Hg), durch eine inkonstante Vermehrung der Erythrozyten und durch recht typische Ödeme im Bereich der Halsunterseite und der Vorderbrust *(brisket = Halsunterseite, »Wamme«)* gekennzeichnet. Die Brisket Disease entwickelt sich im Laufe einiger Wochen; werden die Tiere wieder auf tiefer gelegene Weiden verbracht, so bildet sich die rechtsseitige Herzhypertrophie ganz oder wenigstens teilweise zurück. In den kleinen Ästen der A. pulmonalis entsteht nach und nach eine Verdickung (Hypertrophie) der Media und schließlich eine Verengung der Gefäßlumina, wobei der Strömungswiderstand zunimmt. Die Verdickung der Muskulatur der rechten Herzkammer stellt eine Anpassung an den erhöhten Zirkulationswiderstand im Lungenkreislauf dar.

Bei einer *plötzlichen Verminderung des Luftdruckes* kommt es zur Bildung von Gasblasen, die zu einer Verstopfung von Blutgefäßen führen. Der Stickstoff ist als inertes Gas im Blut nur physikalisch gelöst. Bei einer Dekompression wird die Löslichkeitsgrenze herabgesetzt, und es kommt zur Blasenbildung in Blut und Gewebe.

Ein *plötzlicher Anstieg des Luftdruckes* kommt etwa bei großen Explosionen (vor allem bei Atomwaffen) vor. Es entstehen durch den raschen Druckanstieg Blutungen in die Lungenalveolen, in die Haut und in verschiedene innere Organe.

3.4.2 Chemische Noxen (Intoxikationen, Vergiftungen)

Gifte sind Stoffe, die auf chemischem oder physikalisch-chemischem Wege Struktur und Funktion verschiedener Organe stören. Vergiftungen werden als *Intoxikationen* bezeichnet, die Lehre von den Vergiftungen heißt *Toxikologie*. Wir werden uns im Rahmen der allgemeinen Pathologie nur mit einigen allgemeinen Gesichtspunkten der Toxikologie befassen, für Einzelheiten muß auf die Lehrbücher der Toxikologie verwiesen werden.

Aufnahme der Gifte

Gifte werden per os, per inhalationem oder perkutan zugeführt. Die *exogenen Gifte* stammen entweder aus dem Pflanzenreich, dem Tierreich oder aus der unbelebten Welt. Zu den pflanzlichen Giften gehören die Alkaloide, die Glykoside und viele Toxine im engeren Sinne. Als Beispiel der *Alkaloide* wären Morphin, Kokain, Kodein usw. zu erwähnen. Digitalis und Saponine sind Vertreter der *Glykoside*. *Toxine* sind Gifte besonderer Art; sie enthalten eine *antigene* und eine *toxophore* Gruppe. Nach ihrer Einverleibung veranlaßt die antigene Gruppe die Bildung spezifischer, auf das betreffende Toxin abgestimmte Antikörper (s. S. 105), die ihrer chemischen Natur nach zu den sogenannten Gamma-Globulinen gehören. Toxine werden nicht nur von Viren und Bakterien aller Art gebildet, sondern auch von vielen höher organisierten Pflanzen und Tieren (z. B. Insekten, Spinnen und Schlangen).

Zur Gruppe der *anorganischen* Gifte gehören die Halogene (Fluor, Brom, Jod, Chlor), ferner Arsen-, Phosphor-, Quecksilber-, Blei-, Wismut- und andere mineralische Verbindungen. Die Wirkung vieler Mineralsäuren besteht in einer Koagulationsnekrose (s. S. 259), während die Laugen in der Regel eine Kolliquation des Gewebes hervorrufen. Zu den exogenen Giften gehören ferner viele *organische* Verbindungen wie z. B. Alkohole, Chloroform und Phenolverbindungen sowie gewerbliche Gifte, Insektizide und Unkrautvertilgungsmittel. Diese sind nicht antigen und somit nicht als Toxine zu bezeichnen.

Diesen allgegenwärtigen exogenen Giften, die Mensch und Tier ständig und überall bedrohen, stehen die *endogenen* Gifte gegenüber. Bei denen handelt es sich entweder um Endprodukte des Stoffwechsels, die aus irgendeinem Grunde nicht schnell genug ausgeschieden werden, oder um Produkte des entarteten Stoffwechsels (z. B. bei Ketose, Urämie, usw.). Bei einer starken Niereninsuffizienz werden die sogenannten »harnpflichtigen« Stoffe nicht genügend rasch und unvollständig ausgeschieden, so daß es zu einer Azidose und einer endogenen Intoxikation des Körpers kommt. Die chemische Natur dieser retinierten harnpflichtigen Stoffe ist sehr mannigfaltig. Bei der Ketose der Wiederkäuer (Azetonämie oder Azetonurie) kommt es zufolge einer Überbelastung des Kohlenhydrat-Stoffwechsels bei beschränkter Glukoneogenese zu einer mangelhaften Verbrennung der Fettsäuren. Die sich ansammelnden Moleküle von aktivierter Essigsäure (Azetyl-Coenzym A) können nicht in den Zitronensäure-Zyklus eingeschleust werden, sondern kondensieren zu Azet-Essigsäure. Aus dieser Säure entstehen dann entweder durch Dekarboxylierung Azeton oder durch Reduktion Beta-Hydroxybuttersäure. Diese Ketonkörper führen zu einer endogenen Intoxikation des Organismus, die sich klinisch in Benommenheit, Festliegen und fortschreitendem Kräftezerfall äußert. Pathologisch-anatomisch ist eine degenerative Verfettung der Leber typisch. Die Ketonkörper werden nicht mehr weiter abgebaut und durch die Milchdrüse und vor allem durch den Harn (Azetonurie) ausgeschieden.

Manche Gifte weisen einen unangenehmen Geruch oder Geschmack auf, so daß sie *instinktmäßig* von den Tieren gemieden werden. So enthalten die Ranunkulazeen Geschmacksstoffe, die offenbar auch für das Tier unangenehm sind. Vergiftungen mit Pflanzen ereignen sich fast nur auf Weiden, die mit zuviel Tieren beschickt worden sind oder bei halb verhungerten Wiederkäuern. Gelegentlich können auch Intoxikationen mit Futterpflanzen bei frisch importierten Tieren vorkommen, die offenbar noch keine »Erfahrung« mit den ortsansässigen Futterpflanzen haben. Wohl aus dem gleichen Grund sind auch Vergiftungen auf der Weide bei Jungtieren wesentlich häufiger als bei älteren, erfahrenen Tieren.

Giftwirkung

Die Wirkung der einzelnen Gifte hängt einerseits von der chemischen Zusammensetzung und anderseits von Menge, Konzentration und Einwirkungdauer ab. Bei vielen Giften spielt die Aufnahmeart eine ausschlaggebende Rolle. Eingeatmete Gifte wirken wegen der großen Oberfläche des Lungenparenchyms in der Regel besonders rasch und stark. Bei der peroralen Aufnahme können gewisse »reflexartige« Abwehrmaßnahmen (Vomitus, Diarrhoe, starke Schleimproduktion) eine starke Intoxikation verhindern. Eine perkutane Resorption ist nur bei wenigen toxischen Stoffen möglich. Insekten- und Schlangengifte gelangen durch Stich- oder Bißverletzungen direkt ins Blut und führen rasch lokale und eventuell allgemeine Schädigungen herbei.

Wiederholte kleinere Giftmengen können einen ähnlichen, in seltenen Fällen aber auch einen grundsätzlich anderen Effekt haben als einmalige größere Dosen. Gegen verschiedene Gifte gibt es eine beschränkte *Angewöhnung*. Der Körper kann sich z. B. an Nikotin oder an Alkohol gewöhnen. In gewissen Gegenden kommen sogenannte Arsenesser vor, die täglich Arsenmengen einnehmen, die beim Durchschnittsmenschen absolut tödlich wirken würden. Die erworbene Giftfestigkeit wird als *»Mithridatismus«* bezeichnet. Dieser selten gebrauchte Terminus technicus geht auf König Mithridates VI. zurück. Dieser Herrscher des antiken Kreta ließ sich, allerdings erfolglos, ein aus Entenblut und Gift bestehendes »Gegengift« zusammenbrauen, um sich gegen einen allfälligen Giftmord zu schützen. Neben der erworbenen Giftfestigkeit, die selbstverständlich nur bei den Toxinen mit Immunität gleichgesetzt werden darf, kann auch eine Sensibilisierung oder eine Kumulation auftreten, die sich in einer erhöhten Empfindlichkeit äußert.

Voraussetzung für eine Intoxikation ist ein *Eindringen des Giftes in die Zelle* selbst oder mindestens eine *Adsorption* an die Zelloberfläche. Um diese Voraussetzung zu erfüllen, müssen die Gifte entweder molekular oder wenigstens kolloidal gelöst sein. Zwischen Gift und Zelle müssen überdies bestimmte Affinitäten (Lösungs- oder Adsorptions-Affinitäten) bestehen. Diese im einzelnen noch wenig bekannten Beziehungen zwischen Zelle und Gift lassen es verständlich werden, daß die einzelnen Gifte oft nur auf bestimmte Organe einwirken. In der klinischen Toxikologie werden deshalb häufig die Gifte nach dem Einwirkungsort in Blut-, Nerven-, Leber-, Nierengifte usw. unterteilt.

Die toxischen Stoffe stören auf verschiedene Art die Zelltätigkeit. Zytolytische Gifte zerstören die Erythrozyten (Hämolysine, hämolytische Gifte wie Saponin, gewisse Schlangengifte usw.) oder die Parenchymzellen bestimmter Organe. Andere Gifte bewirken eine Verschiebung der Wasserstoffionenkonzentration oder ändern die Oxydoreduktionsvorgänge. Manche Gifte zerstören oder beeinträchtigen die Fermente oder wirken direkt auf den Stoffwechsel ein (Hydrolasen, Desmolasen, Atemenzyme). Zur ersten Gruppe gehört z. B. die Blausäure, zur letzten z. B. Antivitamine (Dicumarol-Vergiftungen beim Schwein und bei Fleischfressern).

Giftabwehr

Die *Abwehrreaktionen* des Körpers gegen Gifte bestehen entweder in einer *Elimination* der aufgenommenen Giftstoffe oder einer *Entgiftung,* d. h. *Umwandlung* in eine unwirksame oder unlösliche Verbindung. Gegen Toxine werden spezifische Antikörper gebildet, eine prophylaktische oder therapeutische Applikation von Immunseren kann oft gegen die betreffende Toxinart einen weitgehenden Schutz bieten.

Bei der *Elimination von Giften* bedient sich der Organismus der exokrinen Drüsen (Nieren, Schweißdrüsen, Speichel-, Milchdrüsen usw.) der Lunge oder des Darmes. Manche per os aufgenommenen Gifte steigern die Peristaltik (Diarrhoe) oder führen zu Erbrechen. Andere stark reizende Gifte können je nach dem Ort der Aufnahme Tränenfluß, Niesreflexe, Husten, vermehrte Schleimsekretion und dergleichen auslösen. Die Giftstoffe können dadurch rasch entfernt werden, so daß vielfach schwere Organschäden ausbleiben.

Gewisse Giftgase lösen einen Glottiskrampf aus und beeinträchtigen dadurch die Inhalation von Giftdämpfen. Manche Gifte schädigen die eliminierenden Organe: Bei Chrom-, Quecksilber- oder Uranvergiftungen entstehen in den Nierenkanälchen dystrophische oder gar nekrotische Prozesse, bei der vikariierenden Ausscheidung von urämischen Giften durch die Magenschleimhaut stellt sich oft eine hämorrhagische Entzündung ein (Ausscheidungsgastritis). In der Toxikologie dürfen Beobachtungen bei einer Tierart nur in beschränktem Rahmen auf andere Spezies übertragen werden.

Die *Umwandlung* der Gifte in unwirksame Stoffe beruht entweder auf einer Neutralisation durch Puffersubstanzen des Blutes oder der Gewebe, auf einer Oxydation (z. B. Sulfide zu Sulfaten) oder einer Reduktion (z. B. Chlorate zu Chloriden). Gelegentlich werden Gifte in komplexe, unschädliche Verbindungen eingebaut (z. B. Paarung mit Schwefelsäure; Paarung von Blausäure zu Rhodansalzen usw.). Gewisse mineralische Gifte können sich als feine Fremdpartikel im Gewebe (z. B. in Nierenepithelien oder im Bindegewebe) ablagern. Die feinkörnige Ablagerung von Silbersalzen (sogenannten Argyrie oder Argyrismus) in der Niere ist gut bekannt.

Pathologisch-anatomische Veränderungen

Gifte bewirken je nach Dosis und chemischer Zusammensetzung dystrophische Störungen. Entzündungen sind bei Intoxikationen selten; sie können sich aber als sekundäres Ereignis im Anschluß an schwere degenerative Prozesse am Organparenchym einstellen. Eine akute Intoxikation führt zu plötzlichen Funktionsstörungen, die unter Umständen so rasch zum Tode führen, daß pathologisch-anatomisch überhaupt keine eindeutigen Organveränderungen nachzuweisen sind (z. B. Blausäure-, Strychnin- oder Metallvergiftungen). Bei chronischen Vergiftungen können irreversible Störungen in der Leber, der Harnblase, dem Myokard, dem Nervensystem oder der Haut usw. entstehen, die zum Siechtum führen.

Die klinischen und pathologisch-anatomischen Erscheinungen sind bei den verschiedenen Vergiftungen oft wenig pathognomonisch[1], weshalb die chemische Untersuchung von allfälligen Giftresten oder von erbrochenem Material erforderlich ist. Je nach der in Frage kommenden Giftart wird ein Nachweis im Magen- oder Darminhalt, in Leber oder Niere, seltener im Blut, im Nerven- oder Fettgewebe anzustreben sein.

---

[1] pathognomonisch = pathognostisch = typisch für eine bestimmte Krankheit

3.4.3 Alimentäre Krankheitsursachen

Der Körper bedarf einer ständigen Zufuhr von energieliefernden Substanzen (Kohlenhydrate, Eiweiße, Fette), von Gerüst- und Baustoffen (Proteine, Mineralien) sowie von katalytisch wirkenden Substanzen (Vitamine, Salze). Die letztgenannte Gruppe dient der Schaffung von Potentialgefällen, die Gerüst- und Baustoffe werden für den Aufbau und die Erhaltung der Strukturen benötigt. Energiespendende Substanzen liefern dem Körper die Kalorien, die zur Wärmeproduktion und für die körperlichen Leistungen (Wachstum, Milchleistung, Fleischproduktion usw.) gebraucht werden. Die Nahrung muß deshalb in qualitativer und quantitativer Hinsicht adäquat zusammengesetzt sein. Fütterungsfehler werden sich beim Hochleistungstier besonders oft und stark auswirken.

Neben solchen Diätfehlern können Dysfunktionen der Verdauungsorgane – trotz normalem Angebot – zu einer mangelhaften Verwertung der Nahrung führen. Bei einer *Malabsorption* besteht eine verminderte Resorption durch die veränderte Magen-Darmschleimhaut, bei einer *Maldigestion* besteht bei normalen Resorptionsverhältnissen eine eingeschränkte Aufbereitung des Nahrungsbreis (z. B. bei Leber- oder Pankreasinsuffizienz). Eine fehlerhafte Ernährung kann somit exogenen Ursprungs sein (z. B. bei Unterangebot in der Nahrung, Diätfehler) oder auf endogenen Störungen (z. B. Darmschleimhaut, Malabsorption, Maldigestion) beruhen. Wir beschränken uns im folgenden auf einige allgemeine Gesichtspunkte und verweisen für spezielle Fragen auf die Lehrbücher der Ernährungsphysiologie, der Fütterungslehre und der inneren Medizin.

3.4.3.1 Quantitative Störungen der Ernährung

Der Nahrungsbedarf eines gesunden Tieres richtet sich einerseits nach dem Kalorienverbrauch und hängt anderseits von konstitutionellen und psychischen Faktoren ab. Im wesentlichen ist der Energieverbrauch des adulten Tieres abhängig von der (erforderlichen) Wärmeproduktion und der Arbeitsleistung. Jede Störung dieser quantitativen Beziehung führt nach einer gewissen Zeit unweigerlich zu einer Veränderung des Körpergewichtes.

Sinkt oder steigt das Körpergewicht um mehr als 10 % des Soll- oder Idealgewichtes, so spricht man von Magerkeit bzw. von einer Fettsucht. Sowohl bei der Fettsucht als auch bei der Magersucht entwickeln sich Begleiterscheinungen, die zu schweren Krankheiten, im Falle der krankhaften Magersucht sogar zum Tode führen.

Fettsucht, Obesitas, Adipositas

Eine Fettsucht kommt dann zustande, wenn während längerer Zeit mehr Nahrung aufgenommen als verbraucht wird. Es entsteht eine allgemeine Fettsucht, eine *Obesitas* oder *Adipositas*. Eine Unterscheidung zwischen diesen beiden Termini technici wird heute nicht mehr getroffen, hingegen wird eine lokale Fetteinlagerung, z. B. in das Interstitium des Herzmuskels als *Lipomatose* bezeichnet. Bei der Überfütterung (Polyphagie) werden dem Körper Kalorien angeboten, die er – im Unterschied etwa zu den wasserlöslichen Vitaminen – nicht sofort ausscheiden kann. Dieser Energieüberschuß wird in Form von Fettdepots gespeichert. Die Polyphagie ist zweifellos der Hauptfaktor beim Zustandekommen der Obesitas. Ihr können viele, im einzelnen aber kaum beweisbare Ursachen zugrunde liegen; psychische Faktoren spielen nicht nur beim Menschen, sondern zweifellos auch beim Tier eine wichtige Rolle. Der Futterneid in einem Tierkollektiv oder der Spieltrieb führen besonders bei falscher Fütterungstechnik zur Aufnahme einer übermäßigen Nahrungsmenge. Die Bedeutung der endokrinen Drüsen (z. B. Thyreoidea, Nebennieren etc.) für die Fettsucht wurde früher in der Humanmedizin überschätzt.

Beobachtungen aus der Tierzucht lassen erkennen, daß sich bei Rind und Schwein Rassen heraufzüchten lassen, die sich zur Fleisch- und Fettproduktion besonders gut eignen. Konstitutionelle Faktoren spielen bei der Obesitas sicherlich eine Rolle.

Eine Senkung des Kalorienverbrauches hat grundsätzlich den gleichen Endeffekt wie eine vermehrte Kalorienaufnahme. Bei körperlicher Inaktivität werden wesentlich weniger

Kalorien verbraucht. Die Trägheit des fettleibigen Tieres kann Ursache oder Folge einer Fettsucht sein. Die moderne Landwirtschaft macht sich diese Beobachtungen bei der kommerziellen Mast zunutze: Einerseits wird die Energiezufuhr durch eine günstige Futterzusammensetzung und durch optimale Resorptionsverhältnisse (Antibiotika-Beifütterung) gesteigert; anderseits wird die Bewegungsfreiheit der Masttiere eingeschränkt und durch eine optimale Stalltemperatur der Kalorienverbrauch herabgesetzt.

Beim *Morbus* CUSHING besteht eine Überfunktion des Hypophysenvorderlappens (z. B. bei einem Adenom oder einer Hyperplasie), die zu einer Hypersekretion der Nebennierenrinde führt. Es entsteht eine vermehrte Glukoneogenese, eine (Stamm-)Fettsucht, eine Atrophie der Haut (mit Haarausfall) und der Bauchmuskulatur sowie ein Hypogenitalismus. Liegt eine *primäre* Hyperfunktion der Nebennierenrinde vor, so spricht man meist nur von einem CUSHING-*Syndrom* (s. S. 201).

Magerkeit (Magersucht)

Wird das Futterangebot vermindert oder die Resorption im Darm beeinträchtigt, so wird die Energiebilanz negativ, es sei denn, es würden gleichzeitig Einsparungen auf der Ausgabenseite vorgenommen. Eine übermäßige Aktivität (bzw. Nervosität) wird den Fettansatz erschweren. Darmstörungen, z. B. Durchfall oder Acholie, werden eine mangelhafte Resorption zur Folge haben. Darmparasiten entziehen einen Teil der Nahrung und schädigen das Tier oft zusätzlich auf toxischem Wege. Eine endokrin bedingte Magersucht z. B. etwa beim *Morbus* BASEDOW (Hyperthyreoidismus) dürfte unbestritten sein, ist aber beim Tier sehr selten. Bei chronischen Vergiftungen (etwa bei Ketose im Endstadium eines Diabetes mellitus, bei der Fluorose der Wiederkäuer, bei der chronischen Bleivergiftung oder bei einer chronischen Urämie) kommt es zu einer Einschmelzung von Fettdepots und Körpereiweiß und damit zur Abmagerung.

Bei extremem Unterangebot an Kalorien entwickelt sich die Hungerkrankheit. Sie geht einher mit einem allgemeinen Kräftezerfall, einer sog. **Kachexie** (»Auszehrung«). Schließlich kann sich der *Hungertod* einstellen. Diese Zustände treten bei extremen Parasitosen, bei starken chronischen Darmkrankheiten, bei schwersten Leberleiden oder nach langen Hungerperioden auf. Hungerkünstler können bei unbeschränktem Wasserangebot je nach der körperlichen Verfassung 40 Tage (im Extremfall bis 76 Tage) ohne Nahrungszufuhr überleben, vorausgesetzt, daß keinerlei körperliche Belastung hinzukommt. Hunde sollen 40 bis 50 Tage, Pferde bis 30 Tage überleben können, kleine Labortiere wie Mäuse und Ratten hingegen sterben bereits nach 1 bis 3 Wochen. Bei tieferen Außentemperaturen tritt der Hungertod wegen des Wärmeverlustes früher ein. Wird gleichzeitig die Wasserzufuhr unterbunden, so wird die Überlebenszeit beim Menschen auf etwa 10 bis 15 Tage reduziert. Der Verdurstungstod erfolgt meist in der 2. oder 3. Woche. Es kommt zu einer Anreicherung von Elektrolyten, der Stoffwechsel, vor allem auch der Schlackenabtransport wird gehemmt.

Bei fehlender Nahrungsaufnahme werden zuerst die Glykogenreserven in Leber und Muskulatur aufgebraucht, schließlich auch die Fettdepots in den Körperhöhlen und der Unterhaut eingeschmolzen.

In fortgeschrittenen Stadien kommt es zum progressiven Abbau auch der Körperproteine, vor allem der Muskeleiweiße. Es stellt sich deshalb ein fortschreitender Gewichtsverlust ein, die inneren Organe (mit Ausnahme des Gehirns und des Herzmuskels) werden leichter, die Körpertemperatur sinkt – wahrscheinlich als Sparmaßnahme – um etwa 1 °C. In der Phase der Einschmelzung der Fettdepots können eine Hungerketose (unvollständige Fettverbrennung bei bestehendem Glukosemangel) und andere endogene Intoxikationen entstehen.

Bei Kachexie infolge von Darmparasiten oder extrem einseitiger Ernährung kommt es zum *Eiweißmangel-Syndrom*. Der Mangel an Albuminen führt zu einer Störung des onkotischen Druckes im Blut und damit zu generellen Ödemen (s. S. 178), die sich u. a. auch in der Magen- und Darmwand manifestieren und die enterale Resorption stark behindern. Diese Darmödeme sind der Hauptgrund, weshalb bei einem halbverhungerten Tier nur noch eine parenterale Ernährung helfen kann. Der Sektionsbefund solcher Patienten ist durch ein sulziges Ödem des Herzkranzfettes, Aszites, Ödeme des Magen-Darmes und anderer Organe sowie eine deutliche »*Hungeratrophie*« (s. S. 189) einiger innerer Organe und der Muskulatur gekennzeichnet. Die Abbauvorgänge an der Magen-Darmschleimhaut führen zu profusen Durchfällen, in den inneren Organen werden Lipofuszin, Melanin und Hämosiderin abgelagert.

3.4.3.2 Qualitativ insuffiziente Nahrung

Eine Nahrung kann *energetisch* den Anforderungen genügen aber einen *Mangel* an einzelnen essentiellen Faktoren aufweisen. Genügt die qualitative Zusammensetzung der Nahrung den individuellen Anforderungen nicht, so entstehen sogenannte *Mangelkrankheiten,* die zu einer erheblichen Leistungseinbuße, einer Beeinträchtigung des Wachstums und der Fertilität sowie zu verminderter Widerstandskraft führen. Mangelkrankheiten sind nicht immer leicht zu erkennen; sie spielen in der modernen Landwirtschaft wegen der intensiven Nutzung der Haustiere eine große Rolle.

Mangelkrankheiten können grundsätzlich auf folgende Weise zustande kommen:

1. Fehlen eines essentiellen Faktors in der Nahrung, z. B. eines für die betreffende Tierart lebenswichtigen Vitamins oder gewisser Aminosäuren.
2. Zwischen einem bestimmten Mineralstoff und seinem Antagonisten kann ein fehlerhaftes Mischungsverhältnis vorhanden sein; so kann z. B. bei einem Überangebot von Phosphor in der Nahrung ein Kalziummangel entstehen.
3. Die enterale Resorption kann bei Darmstörungen beeinträchtigt werden. Beim Fehlen von Gallensäuren – z. B. bei Stauungsikterus – wird die Resorption der fettlöslichen Vitamine verunmöglicht.
4. Bei gesteigertem Bedarf an einem bestimmten essentiellen Stoff kann es – bei normalen Resorptionsverhältnissen – zu einem relativen Mangel kommen. Bei Gravidität sind z. B. der Kalzium- und der Eisenbedarf wesentlich erhöht; bei chronischem Blutverlust oder bei chronischen Infektionskrankheiten wird in vermehrtem Maße Eisen für die Blutbildung benötigt.
5. Der Synergismus zwischen Elektrolyten und Vitaminen einerseits und dem endokrinen und neurovegetativen System anderseits kann gestört sein, wenn ein essentieller Faktor in der Nahrung fehlt (Jodmangel/Schilddrüse, Vitamin-D-Kalziumstoffwechsel-Parathyreoidea etc.).
6. Bestimmte Antimetaboliten können die Utilisation eines essentiellen Stoffes der Nahrung verhindern oder beeinträchtigen (das Antivitamin Dicumarol z. B. verhindert die Vitamin-K-Wirkung bei der Prothrombinsynthese, Anti-Aneurin-Faktoren führen zur B_1-Hypovitaminose).

Mangelkrankheiten können somit exogenen Ursprungs sein oder auf endogenen Störungen (Verdauungsorgane inklusive Leber und Pankreas) beruhen. Sie sind praktisch von weit größerer Bedeutung als die quantitativen (energetischen) Ernährungsstörungen. Wir werden im Rahmen der allgemeinen Pathologie uns auf folgende Störungen beschränken:

▷ Störungen des Vitamin-Haushaltes
▷ Störungen des Mineral-Haushaltes

Störungen des Vitamin-Haushaltes

Vitamine sind organische Verbindungen, die im Organismus als Biokatalysatoren, als Antioxydantien, Redoxsysteme oder als Coenzyme wirken. Gewisse Vitamine werden bei bestimmten Tierarten im Verdauungsapparat von der Darmflora produziert. Diese Tiere sind auf die exogene Zufuhr solcher Vitamine nicht angewiesen, bei Störungen der Darmflora hingegen wird die Belieferung ungenügend. Manche Vitamine, die von der Darmflora synthetisiert werden, können beim Neugeborenen fehlen, weil hier die erforderlichen Darmbakterien noch nicht vorhanden sind. Es ist deshalb begreiflich, daß der Neugeborene ein beschränktes Vitamindepot mitbringen muß (z. B. Vitamin-A- und -D-Speicherung in der Leber); andere Vitamine werden mit der Kolostralmilch übertragen. Eine ausreichende Vitaminversorgung des Muttertieres ist für die Entwicklung des Neugeborenen daher Voraussetzung.

Die meisten Vitamine sind pflanzlicher Natur, sie müssen mit der Nahrung in Form von Vorstufen oder als fertige Vitamine aufgenommen werden. Die Bezeichnung geht auf die ursprüngliche Vorstellung zurück, daß es sich hier um Amine handelt. Es hat sich im Laufe der letzten 50 Jahre gezeigt, daß nur ein Teil der Vitamine tatsächlich Amincharakter aufweisen. Die klassische Bezeichnung »Vitamin« ist aber beibehalten worden, wobei die einzelnen Arten chronologisch mit den Buchstaben des Alphabetes belegt wurden. Die traditionelle Einteilung in fettlösliche (A, D, E, K) und wasserlösliche (B-Gruppe, C) Vitamine wurde ebenfalls beibehalten.

Der Bedarf variiert bei den einzelnen Tierarten etwas, die Wirkung der einzelnen Vitamine stimmt aber weitgehend überein.

Hypovitaminosen Fehlt ein bestimmtes Vitamin, so entsteht eine sogenannte *Avitaminose*. Diese Zustände sind heute außerordentlich selten geworden, hingegen kann es bei einseitig ernährten oder schnell wachsenden Tieren gelegentlich zu einer sogenannten *Hypovitaminose* kommen. Hypovitaminosen entstehen langsam; sie gehen meistens mit Entwicklungs- und Wachstumsstörungen, bei erwachsenen Tieren mit Unfruchtbarkeit und Allgemeinstörungen einher. Die einzelnen Hypovitaminosen werden von der Pathophysiologie resp. der Inneren Medizin erforscht, die allgemeine Pathologie befaßt sich nur mit den grundsätzlichen Aspekten des Vitaminmangels.

Gerade in der industrialisierten Massentierhaltung und der vielfach forcierten Aufzucht der Jungtiere kommt einer ausreichenden Versorgung mit Vitaminen und Mineralstoffen entscheidende Bedeutung zu.

Eine mangelhafte Versorgung mit Vitaminen kann in praxi auf folgende Weise zustande kommen:

a) Ein Unterangebot eines Vitamins in der Nahrung ist sehr selten geworden. Erst bei sehr langandauernder, einseitiger Ernährung wird sich ein Vitaminmangel einstellen. Ein historisches Beispiel aus der Humanmedizin ist der Skorbut der alten Seefahrer. Beim Haustier besteht oft ein gleichzeitiger Mangel an mehreren Vitaminen und Mineralstoffen.

b) Bei jenen Tierarten, bei denen ein bestimmtes Vitamin von Mikroben im *Verdauungsapparat* synthetisiert wird, kann eine chronische Magen- oder Darmstörung eine Hypovitaminose bewirken. Beim Wiederkäuer wird Vitamin K durch die Mikroben des Pansens synthetisiert, während bei den Tieren mit einhöhligem Magen die Vitamin-K-Produktion durch gewisse Bakterien im Kolon zustande kommt. Die gesunde Ratte muß einen Teil ihres Kotes fressen (Koprophagie), um ihren Bedarf an Vitamin-K zu befriedigen. Wird die Koprophagie verhindert, so wird sich mit der Zeit ein Vitamin-K-Mangel einstellen. Bei mangelnder Kobaltzufuhr sind die Mikroben des Pansens nicht imstande, genügend B_{12} zu bilden. Bei chronischen Verdauungsstörungen wird sich die Vormagen- oder Darmflora ändern, so daß die Eigensynthese gewisser Vitamine vermindert wird. Werden Küken zur Bekämpfung der Kokzidiose Nitrofurazon oder Sulfaquinoxalin während längerer Zeit verabreicht, so wird die Darmflora derart verändert, daß die enterale Vitamin-K-Synthese ungenügend wird. Sulfonamide und Antibiotika können bei peroraler Verabreichung die mikrobielle Vitaminsynthese beeinträchtigen.

c) Bei einer Dysfunktion des Darmes oder bei Malabsorption wird die Resorption der mit der Nahrung aufgenommenen Vitamine beeinträchtigt (sogenannte *Enterokarenz*). Das Vitamin ist zwar in genügender Menge vorhanden, wird aber nur mangelhaft resorbiert. Fettlösliche Vitamine können nur dann resorbiert werden, wenn Gallensäuren im Darm vorhanden sind. Beim Stauungsikterus entsteht deshalb ein Mangel an fettlöslichen Vitaminen.

d) *Antivitamine* Gegen einige Vitamine (A, K, B$_1$, Biotin und Folsäure) sind sogenannte Antivitamine bekannt geworden. Diese Stoffe zerstören entweder das Vitamin oder es kommt zur Einlagerung einer chemisch nah verwandten, vitaminähnlichen Substanz ohne Vitaminwirkung.

Typische Beispiele sind die hochchlorierten *Naphthaline,* die als Konservierungs- oder Schmiermittel in der Technik Verwendung finden. Enthält das Futter solche Naphthaline, so kommt es zu Vergiftungserscheinungen, wobei eine übermäßige Verhornung der Haut (Hyperkeratose) vor allem im Kopfgebiet sowie eine Metaplasie der Epithelien verschiedener Ausführungsgänge auftreten (s. S. 251).

Der Vitamin-A-Gehalt sinkt, selbst eine therapeutische Verabreichung kann den Gehalt kaum normalisieren. Diese A-Hypovitaminose tritt vor allem beim Rind auf; sie ist in Amerika und später auch in Europa als X-Disease (heute »toxische Hyperkeratose«) beschrieben worden. Bei Jungtieren, insbesondere bei Küken, Kälbern und exotischen Tieren aus zoologischen Gärten wird gelegentlich eine A-Hypovitaminose beobachtet, die sich vor allem in einer krankhaft gesteigerten Verhornung (Hyperkeratose) gewisser Schleimhäute und Drüsen manifestieren.

Eine praktisch wichtige Antivitaminwirkung weist das *Dicumarol* auf. Dieser Stoff, der bei gewissen Kleearten aus dem harmlosen Cumarin entsteht, beeinträchtigt die Prothrombinbildung in der Leber. Es entstehen massive, zum Teil generalisierte Blutungen in Schleimhäuten, in der Muskulatur oder in der Subkutis. Diese Substanz wird auch als Rattenvertilgungsmittel verwendet: werden vergiftete Ratten oder Mäuse von Schweinen oder Hunden aufgenommen, so sterben sie unter Umständen an tödlichen Blutungen. Die sogenannte Sweet Clover Disease des Rindes beruht ebenfalls auf einer Anti-Vitamin-K-Wirkung des Dicumarols. Eine Behandlung mit großen Dosen von Vitamin K ist bei diesen Vergiftungen im allgemeinen erfolgreich.

Eine Antivitaminwirkung ist auch beim Vitamin B$_1$ (Aneurin, Thiamin) bekannt geworden. Dieser sogenannte *Antianeurin-Faktor* (Thiaminase) ist in einigen Karpfenarten und anderen Fischen sowie in gewissen Pflanzen zu finden.

Werden solche Fische in rohem Zustand an Silberfüchse verfüttert, so entsteht eine Krankheit, die durch eine progressive Lähmung gekennzeichnet ist *(sogenannte Chastek-Paralyse).* Stoffe im Adlerfarn (Pteris aquilinum) sowie das Quercetin der Eichenrinde können ebenfalls Vitamin B$_1$ inaktivieren. Verschiedene Substanzen mit Antivitamincharakter sind auch bei anderen B-Vitaminen nachgewiesen worden.

Beim Wiederkäuer, speziell beim jugendlichen Masttier, wird eine sogenannte Zerebrokortikalnekrose (CCN) beobachtet, die auf einen Vitamin B$_1$-Mangel zurückgeführt wird. Es ist nicht restlos abgeklärt, ob ein primärer, diätbedingter Vitaminmangel vorhanden ist, oder ob eine Thiaminase in den Vormägen entsteht, die zu einer Zerstörung des Thiamins führt. Wird Vitamin B$_1$ beigefüttert, so läßt sich die Krankheit, wenigstens in den Anfangsstadien, meist beheben. Die Tiere erleiden degenerative Prozesse, schließlich sogar eine Nekrose speziell der grauen Hirnsubstanz (sog. Polioencephalomalazie), die zu typischen neurologischen Ausfallserscheinungen führt.

e) *Endokarenz, relative Hypovitaminosen* Der Vitaminbedarf kann unter Umständen besonders hoch sein. Bei Gravidität und bei manchen Infektionskrankheiten steigt er so stark, daß es trotz eines normalen Angebots zu einer *relativen Hypovitaminose* kommt (sogenannte Endokarenz).

Beim Fleischfresser bewirkt eine einseitige Ernährung mit langkettigen ungesättigten Fettsäuren (z. B. bei Verfütterung von Meerfischen) eine Einlagerung von *Ceroid* ins Fettgewebe *(yellow fat disease).* Schließlich entstehen eine Entzündung des Fettdepots (Steatitis), eine Leukozytose und Fieber. Offenbar liegt hier eine *relative E-Hypovitaminose* vor. Vitamin-E-Zugaben zum Futter haben eine prophylaktische Wirkung. Der toxischen Leberdystrophie und der sog. Maulbeer-Herzkrankheit des Schweines liegt der gleiche Diätfehler zugrunde. Beim jungen Wiederkäuer, seltener beim Fohlen und beim Ferkel, entsteht bei einem Mangel an Vitamin E und/oder Selen die weitverbreitete Weißmuskel-

krankheit (white muscle disease). Diese diätbedingte Myopathie äußert sich in einer Entartung der Herz- und Skelettmuskulatur und führt beim Jungtier häufig zum Tode. Die moderne Landwirtschaft trägt diesen Beobachtungen im allgemeinen Rechnung, das kommerzielle Tierfutter wird künstlich mit ausreichenden Mengen von Vitaminen versehen.

Hypervitaminosen Hypervitaminotische Zustände sind selten; sie beruhen auf einer ungewöhnlich einseitigen Ernährung oder auf ein- oder mehrmaliger parenteraler Verabreichung von sehr großen Vitaminmengen zu prophylaktischen oder – häufiger – therapeutischen Zwecken. Krankhafte Erscheinungen sind beim Haustier (besonders bei Karnivoren) bei einer Überdosierung von Vitamin A oder D nachgewiesen worden. Bei den wasserlöslichen Vitaminen erfolgt eine rasche Ausscheidung über die Nieren.

Eine *A-Hypervitaminose* ist vor allem in der Pädiatrie bekannt, aber auch beim Jungtier können solche Zustände auftreten.

Als die Teilnehmer einer Arktisexpedition wegen Schwierigkeiten in der Nahrungsbeschaffung – entgegen der Warnung der Eskimos – Lebern von Eisbären aßen, erkrankten sie an Haut- und Knochenstörungen. Wir wissen, daß die Eisbärenleber besonders reich an Vitamin A ist.

Beim Haustier lösen hohe Vitamin-A-Gaben – ähnlich wie beim Menschen – Erbrechen, Schwindel, Haarausfall und schließlich schmerzhafte Umbauvorgänge an den Knochen (Hyperostosen und Osteoporosen) aus. Gelegentlich entstehen Knochenfrakturen, manchmal auch multiple Blutungen. Eine A-Hypervitaminose kommt hie und da auch beim erwachsenen Säuger vor.

Bei jüngeren Katzen, die ausschließlich oder vorwiegend mit roher Leber oder gewissen

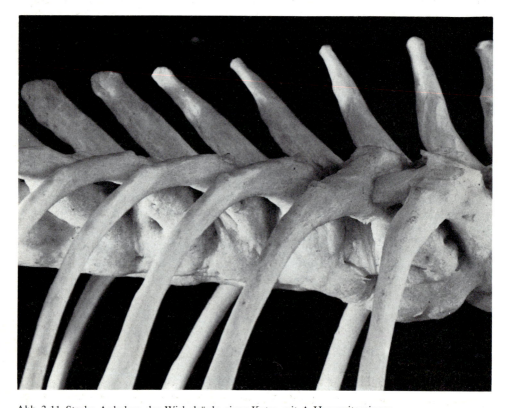

Abb. 3.11 Starke Ankylose der Wirbelsäule einer Katze mit A-Hypervitaminose

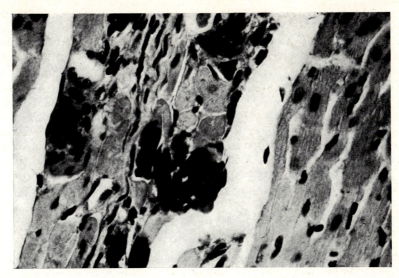

Abb. 3.12 Metastatische Verkalkung der Herzmuskulatur bei experimenteller D-Hypervitaminose (Kaninchen)

Arten von Büchsenfleisch (hoher Gehalt an Leber oder Herzmuskulatur) gefüttert werden, entwickelt sich im Laufe von mehreren Monaten eine A-Hypervitaminose, die sich in schmerzhaften Verkrümmungen und Versteifungen der Wirbelsäule äußert. Die Wirbelgelenke werden durch überbrückende Knochenspangen versteift *(Ankylose)*, wobei oft abgehende Nerven geschädigt werden (Abb. 3.11). Der Prozeß spielt sich vorwiegend in der Halswirbelsäule ab, wahrscheinlich weil sie bei der Katze (z. B. beim Lecken) besonders stark beansprucht wird. Diese erstmals in Australien von SEAWRIGHT (1967) beschriebene hyperostotische Versteifung der Wirbelgelenke führt zu typischen Symptomen (gespannter Gang, steife Hals- und Kopfhaltung, oft Atrophie der Muskulatur des Schultergürtels etc.), die nur dann verschwinden, wenn die Änderung der Fütterung bereits im Anfangsstadium vorgenommen wird. Die Röhrenknochen sind häufig mitverändert.

Eine *D-Hypervitaminose* wird vor allem in der Kleintierpraxis relativ häufig beobachtet. Werden z. B. einer Katze, einem Hund oder einem Kaninchen mehrmals Dosen von 100 000 I.E. Vitamin D eingespritzt, so entwickelt sich eine Hyperkalzämie, die zu metastatischen Kalkablagerungen (s. Abb. 3.12) in der Magenwand, in den Arterien, im Myokard sowie in Niere und Lunge führt. Die elastischen Fasern und in geringem Maße auch die glatten Muskelzellen zeigen eine besondere Affinität zu Kalksalzen. Klinisch stehen profuse Durchfälle, Vomitus und Atembeschwerden, sowie ein rascher körperlicher Verfall im Vordergrund (s. S. 241). Die meisten D-Hypervitaminosen kommen beim Jungtier vor. Bei peroraler Verabreichung werden wesentlich größere Vitamin-D-Mengen ertragen, wobei allerdings eine individuelle Empfindlichkeit besteht.

Störungen des Mineral-Haushaltes

Als Mineralstoffe werden alle durch Dissoziation abspaltbaren, in sich nur anorganisch verketteten Komplexe bezeichnet. Sie dienen einerseits als Baustoffe, andererseits erfüllen sie wichtige Aufgaben im Stoffwechsel, in dem sie das für den Stoffwechsel nötige Potentialgefälle schaffen. Sie sind bei der Erhaltung bzw. Regulation der Wasserstoffionenkonzentration (Pufferung!) maßgeblich beteiligt und schaffen die Vorbedingung für die Osmose. Sie beeinflussen die elektrische Ladung, die Oberflächenspannung und den Quellungszustand der Kolloide. Zwischen Mineralstoffen, Vitaminen, Hormonen und dem neurovegetativen System besteht ein Synergismus. Manche Enzyme enthalten Mineralstoffe. Ein Mineralstoffmangel kann bei einem Unterangebot in der Nahrung zustande kommen.

52   Allgemeine Ätiologie

Bei reiner Milchernährung entsteht beim Kalb oder Ferkel ein Mineralmangel. Die sogenannte *Kuhmilchanämie* der Kälber hängt mit dem geringen Eisengehalt der Muttermilch zusammen; wird Mastkälbern während längerer Zeit nur Kuhmilch verabreicht, so führt dies zu einer *Eisenmangelanämie*. Beim Ferkel, das normalerweise beim Wühlen im Humus des Auslaufs Eisen aufnimmt, kommt es bei einer reinen Stallhaltung zu einer analogen Anämie. Bei Magnesiummangel stellt sich die sogenannte *hypomagnesiämische Tetanie* (Weidetetanie) ein, die sich vor allem bei guten Milchkühen zu Beginn der Grünfutterperiode manifestiert. Neben den eigentlichen Mangelzuständen kann auch eine Überdüngung des Bodens zu Mineralstoffwechselstörungen führen.

Ausgelaugte, falsch oder unzureichend gedüngte Böden beeinflussen die Vegetation, die Futterpflanzen weisen dann einen abweichenden Mineralgehalt auf. In anderen Fällen werden gewisse Pflanzenarten überhandnehmen, so daß es zu einer einseitigen Fütterung kommt. Gewisse Weidepflanzen können in Europa, Südamerika und Hawaii eine metastatische Verkalkung der Kreislauforgane, der Nieren und des Bewegungsapparates hervorrufen. In Voralpenweiden (Höhenlage 800 bis 1200 m ü. M.) wuchert *Goldhafer*, eine Pflanze, die eine Vitamin-D_3-ähnliche Wirkung ausübt. Es kommt zu einer Hyperkalzämie mit Kalkeinlagerungen in die Prädilektionsorgane und schließlich zur Kachexie. Diese Krankheit wird im deutschen Sprachraum als *Kalzinose* der Weiderinder bezeichnet. In Südamerika wird eine ähnliche Störung des Kalzium-Stoffwechsels, die sogenannte *Enteque secco* durch ein Nachtschattengewächs (Solanum malacoxylon) hervorgerufen.

Schließlich kann bei hoher Milchleistung, bei Gravidität oder beim schnell wachsenden Jungtier (Ferkel!) ein *relativer Mineralmangel* zustande kommen. Der Bedarf an Mineralstoffen ist bei diesen Zuständen stark erhöht, so daß der Gehalt im Futter nicht ausreicht.

Als Beispiel einer Kalziumstoffwechselstörung bei der Milchkuh wäre die *Gebärparese* (Milchfieber) zu erwähnen. Eine Kuh scheidet mit der Kolostral-Milch etwa 150 mg%

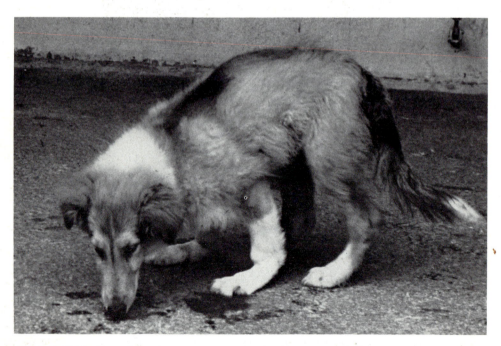

Abb. 3.13 Diätbedingte Osteodystrophie bei einem 3 Monate alten Collie. Die Stellungsanomalie ist auf die mangelhafte Festigkeit (ungenügende Kalkeinlagerung) der Gliedmaßenknochen zurückzuführen

Exogene Krankheitsursachen 53

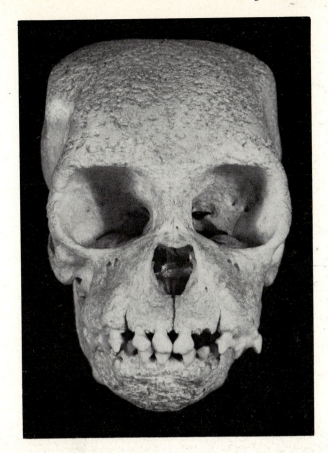

Abb. 3.14 Diätbedingte Osteodystrophie bei einem Affen mit Hyperphosphatämie. Die höckrige Verdickung der Kopfknochen hat zu einer unförmigen Vergrößerung des Kopfes geführt (sogenannte simian bone disease)

Kalzium aus. Bei einer hohen Milchproduktion unmittelbar nach der Trächtigkeit kann der Kalziumverlust nicht mehr kompensiert werden. Es entsteht eine Hypokalzämie, die mit Lähmung und Trübung des Bewußtseins einhergeht.

Wohl ebenso häufig kommt es zu einer Insuffizienz des Mineralstoffwechsels, wenn das mengenmäßige Verhältnis zwischen zwei sich ergänzenden oder antagonistischen Mineralstoffen gestört ist. Bei ausgesprochen phosphorreicher Ernährung entsteht ein Kalziummangel. Abweichungen des Kalzium-Phosphor-Verhältnisses im Futter bewirken beim jugendlichen Organismus eine *Osteodystrophie* (Abb. 3.13), bei der Milchkuh eine *Osteomalazie*. Die kompensatorische Mobilisation von Mineralstoffen aus den Knochen führt zur *Osteoporose*, wobei in der Regel ein Eiweißmangel mit hineinspielt.

Ein übermäßiges Angebot an Phosphor mit der Nahrung kann zu einer Hyperphosphatämie und Hypokalzämie führen. Es entsteht eine mangelhafte Verkalkung der Röhrenknochen (juvenile Osteodystrophie), die sich in Wachstumsstörungen und Deformation der Röhrenknochen äußert. Die fütterungsbedingte Hyperphosphatämie bewirkt eine sekundäre Überfunktion der Parathyreoidea (sek. Hyperparathyreoidismus), die eine Osteodystrophie auslöst, die sich hauptsächlich an den Kopfknochen manifestiert. Eine analoge fütterungsbedingte Hyperphosphatämie entsteht bei Welpen großwüchsiger Hunderassen, die frühzeitig und exzessiv mit Fleisch gefüttert werden. Der sekundäre Hyperparathyreoidismus, ausgelöst durch den hohen Phosphatspiegel im Blut, bewirkt eine Stoffwechselstörung des jugendlichen Röhrenknochens, die sich in mangelnder Festigkeit und vermindertem Längenwachstum äußert. Eine ähnliche Erkrankung scheint bei fleischfressenden Reptilien (juvenile hypertrophische Osteodystrophie) und Affen *(simian bone disease)* (Abb. 3.14) vorzukommen. Beim Pferd entsteht bei einseitiger Fütterung mit phosphorreichen Müllereiabfällen die sogenannte *Krüschkrankheit*.

Gerade die Störungen des Kalzium-Phosphor-Stoffwechsels lassen die innige funktionelle Verknüpfung zwischen Mineral-Haushalt, Vitaminwirkung (Vitamin D) und hormonalen Einflüssen (Parathyreoidea!) erkennen. Das Wissen um diesen vielschichtigen Synergismus ist wichtig für das Verständnis der Mangelkrankheiten.

3.4.4 Belebte Krankheitsursachen (A. Mayr)

3.4.4.1 Grundlagen

Vorbemerkungen

Der Begriff »belebte Krankheitsursachen« ist problematisch, hat sich bis heute aber vor allem aus Vereinfachungsgründen in der allgemeinen Pathologie erhalten. Die Problematik liegt darin, daß man unter diesem Begriff alle Erreger von Infektionen und Seuchen zusammenfaßt, also auch die Viren mit einschließt, obwohl sie nach der Zellentheorie nicht als »belebt« oder »lebend« gelten. Die Einbeziehung der Viren ist jedoch aus folgenden Gründen vertretbar: Zunächst hat die Virusforschung unter dem Eindruck der Aufklärung der Struktur der primitiven Viren die Frage aufgeworfen, ob das Leben wirklich an die Zelle als einfachste Organisationsform gebunden ist, oder ob wir nicht noch einfachere »Lebensformen« kennen, wie wir sie im Virus vor uns haben. Sehr vieles zwingt uns heute, von der Zelle als einfachster Form lebender Materie abzugehen und auch subzelluläre Strukturen, z. B. infektiöse Nukleinsäuren, als »lebend« anzuerkennen. Zum anderen stellt das Virus insgesamt ein komplexes, chemodynamisches und phasenweise biologisch aktives System dar, das neben Vermehrung, Mutabilität und Selbstregulation noch die Eigenschaften der Infektiosität und der potentiellen Pathogenität, also typische Merkmale eines Krankheitserregers aufweist, ohne selbst die Organisationsform einer Zelle zu besitzen. Inzwischen ist man auf noch kleinere infektiöse Pathogene gestoßen, die Viroide. Es handelt sich um zellfremde, subvirale, infektiöse Agentien, und sie gehören deshalb ebenfalls hierher (s. S. 74).

Die belebten Krankheitsursachen werden der großen Gruppe »exogene Krankheitsfaktoren« zugeordnet. Dies ist dann richtig, wenn man alle Infektionserreger als von außen in einen Organismus eindringende oder aus der Umwelt von einem Organismus aufgenommene Pathogene auffaßt. Dabei ist es gleichgültig, ob diese Pathogene intrauterin, transovariell (z. B. beim Geflügel), bei bzw. kurz nach der Geburt oder im Verlaufe des weiteren Lebens übertragen oder aufgenommen werden. Schwierigkeiten bei einer generellen Zuordnung von Infektionserregern zur Gruppe »exogene Krankheitsfaktoren« treten jedoch aus folgenden Gründen auf: Kurz nach der Geburt werden Haut und Schleimhäute des Neugeborenen mit den unterschiedlichsten Keimen »besiedelt«. Die meisten sind fakultativ pathogen, apathogen und Saprophyten. Sie bilden die individuelle Haut- bzw. Schleimhaut- und Darmflora eines jeden Organismus, sind über eine bestimmte Zeit oder zeitlebens schicksalhaft mit ihm verbunden und nützen ihm in der Regel über Keimkonkurrenz, Antibiose, Interferenz, Abbau von organischen Stoffen (z. B. Nahrung und Futter), Synthese von Vitaminen und Wuchsstoffen, Regulation des Dickdarminhaltes u. a. m. Derartige, mit dem Organismus assoziierte Mikroorganismen können durch verschiedenste exogene und endogene Einflüsse (z. B. Immunsuppression, Helferviren u. a. m.) »aktiviert« und zu potentiellen Pathogenen werden. Häufig ist dies der Fall, wenn sie in Körperabschnitte gelangen, wo sie nicht hingehören, z. B. E. coli in den Urogenitaltrakt. Man kann darüber streiten, ob diese wirtseigenen Keime auch noch zu den »exogenen Krankheitsfaktoren« zu rechnen sind. Noch wesentlich problematischer ist eine derartige »Zuordnung« im Falle einer endogenen Virusentstehung.

Infektion, Infektionskrankheit, Seuche

Die Erreger von Infektionen und Krankheiten kommen in der Natur in der Regel nicht als Einzelagentien (physikalische Erregereinheit) vor (Ausnahmen vielleicht endogene Viren, Viroide), sondern bilden Populationen, die mit anderen sich zu kleinsten Lebensgemeinschaften (Synusie, Kleinbiotop, Mikrobiotop) zusammenschließen, die tief in der *Biozoenose* (belebte Umwelt eines Individuums) verwurzelt sind. Die Biozoenose stellt die der Synusie übergeordnete Lebensgemeinschaft dar und wird durch den jeweiligen Lebensraum (Biotop), in dem Mensch und Tier leben, geprägt. Biozoenose und Biotop bilden zusammen funktionelle Einheiten, die man überall antrifft und die wir als *Ökosysteme* bezeichnen. Sie sind gekennzeichnet durch von Energie betriebene Stoffkreisläufe als Ergebnis des Zusammenspiels von Biozoenose und Biotop. Die Ökosysteme bilden die *Biosphäre*.

Alle Lebewesen in einem Ökosystem, von den kleinsten bis zu den höchsten organisierten Vertretern, den Vögeln und Säugern, haben in ihrer Evolution komplizierte Wechselbeziehungen symbiotischer, synergetischer, aber auch parasitärer Art ausgebaut. Unsere Haus- und Nutztiere gehören derartigen Ökosystemen an und müssen sich deshalb von Geburt bis zum Tode in dem für die jeweilige Haltungsform typischen Lebensraum mit ihrer belebten Umwelt, insbesondere mit den darin vorkommenden Kleinstlebewesen auseinandersetzen. Die Auseinandersetzung kann nützlich, schädlich oder ohne Folgen ablaufen. Das Interesse der Medizin gilt einmal den Organismen, die dem Tier helfen, z. B. bei der Nahrungsverwertung oder durch Antibiose, durch Keimkonkurrenz, durch Interferenz usw., und zum anderen den Schädlingen, die zu Infektionen und Krankheiten führen. Als Erreger von Infektionen und Krankheiten sind folgende Gruppen von Bedeutung:

1. Mikroorganismen ohne gesicherte Zellstruktur
2. Mikroorganismen mit gesicherter Zellstruktur
3. Metazoische Parasiten

Zur Gruppe 1 gehören die *Viroide* und die *Viren*. Mikroorganismen mit gesicherter Zellstruktur sind: *Bakterien, Pilze* und *Protozoen*. Als metazoische Parasiten gelten: *Helminthen, Acanthocephalen, Pentastomiden* und *Arthropoden*.

Nicht alle Spezies dieser drei Gruppen sind Krankheitserreger. Die vielfältigen Wechselbeziehungen, die zwischen Mensch und Tier einerseits und Vertretern dieser drei Organismengruppen andererseits möglich sind, lassen sich grob in positive und negative Wechselbeziehungen einteilen. In beiden Fällen ist immer der Mensch oder das Tier der *Wirt,* während der Mikroorganismus oder Vielzeller den *Gast* spielt.

Bei den positiven Gast-Wirt-Wechselbeziehungen unterscheiden wir vier verschiedene Formen:

1. Den *Kommensalismus,* wenn der Gast (Kommensale) vom Überschuß des Wirtes lebt.
2. Den *Mutualismus,* ein Zusammenleben, welches sowohl dem Gast (Mutualist), als auch dem Wirt zum gegenseitigen Vorteil gereicht, ohne daß eine Lebensnotwendigkeit für einen der beiden Partner besteht.
3. Die *Symbiose,* ein Zusammenleben, bei dem beide Partner (Symbionten) aufeinander angewiesen sind und in einem Abhängigkeitsverhältnis stehen, welches ein Leben ohne den anderen nicht mehr gestattet.
4. Die *Phoresie,* hier gewährt der Wirt seinem Gast (Phorent) nur Transportgelegenheit.

Das Grundprinzip der negativen Wechselbeziehungen ist ein »gegeneinander« gerichtetes Verhalten, das man pauschal als *Antagonismus* ansprechen kann. Die antagonistischen Beziehungen reichen von der Rivalität um Nährstoffe bis zur physischen Vernichtung eines Partners der Lebensgemeinschaft und führen stets zum *Parasitismus*.

Beim Parasitismus zieht der Gast aus der Verbindung mit dem Wirt bedeutende Vorteile und schädigt ihn. Damit wird der Gast zu einem *pathogenen Erreger*. Diese vermehren sich auf Kosten des Wirtes und schädigen ihn insofern, als sie durch ihre Vermehrung im Wirt zu einer gestörten Leistung von Zellen, Geweben oder Organen führen.

Innerhalb der pathogenen Erreger unterscheidet man zwischen *obligat pathogenen* und *fakultativ pathogenen* Parasiten. Die einen führen nach dem Befall eines Wirtsorganismus stets zu Infektionen und Krankheiten, die anderen nur dann, wenn bestimmte prädisponierende Faktoren gegeben sind. Mikroorganismen, die ihren Nährstoffbedarf aus totem, organischem Material decken und nicht parasitär existieren müssen, nennt man *Saprophyten*. Saprophyten können sich im Darmkanal, im Urogenitaltrakt, auf der Haut, an den äußeren Schleimhäuten usw. eines Wirtes ansiedeln. Obwohl sie als Krankheitserreger wenig Bedeutung haben, müssen sie aber trotzdem in den Bereich der Infektions- und Seuchenmedizin mit einbezogen werden, weil Mensch und Tier in ständiger oder vorübergehender Gemeinschaft mit ihnen leben. Sie können auf Mensch und Tier ohne Einfluß sein, können aber auch gelegentlich nützen oder schaden. Eine scharfe Trennung zwischen pathogenen Mikroorganismen und Saprophyten ist deshalb nicht möglich.

Wenn saprophytäre Mikroorganismen in einem höher entwickelten Tier leben, spricht man häufig von *Endosymbiose*. Unter diesem Begriff versteht man ein gesetzmäßiges Zusammenleben zweier verschieden gearteter Partner, wobei der eine im Körper des anderen, zumeist des wesentlich höher organisierten, Aufnahme findet und die wechselseitige Anpassung einen solchen Grad von Innigkeit erreicht hat, daß die Vermutung berechtigt ist, es könne sich dabei um eine dem Wirtsorganismus nützliche Einrichtung handeln. Bei Menschen und höheren Tieren sind zahlreiche saprophytäre Organismen im Verdauungstrakt vorhanden. Daneben trifft man jedoch im Magen und Darmkanal auch die mit der Nahrung aufgenommenen, dort aber nicht vermehrungsfähigen Organismen. Diese werden, wenn sie nicht verdaut werden, wieder vom Körper ausgeschieden, weshalb man sie als *Passanten* bezeichnet. Nur wenn das biologische Gleichgewicht im Verdauungstrakt gestört ist, können sich dort auch andere darmfremde Keime als Parasiten (z. B. Proteus, Aerogenes, Pseudomonas spp. u. a.) vermehren und Gesundheitsstörungen hervorrufen. Der Ort des Zusammenlebens ist bei Menschen und Tieren der Dickdarm und bei Wiederkäuern auch der Pansen, sowie bei einigen Tieren auch der einhöhlige Magen. Im Dünndarm sind bei gesunden Menschen und Tieren nur die mit der Nahrung aufgenommenen, noch nicht verdauten Keime anzutreffen. Die Aufgabe der Saprophyten im Magen und Darmkanal besteht darin, die durch die Verdauungssäfte nicht verarbeiteten Stoffe abzubauen, die nötigen wasserlöslichen Vitamine und Wuchsstoffe zu synthetisieren und die Reaktion des Dickdarminhaltes zu regulieren, damit unerwünschte Fäulnisprozesse und die Ansiedlung von Krankheitserregern verhindert werden.

Die Auseinandersetzung zwischen nichtpathogenen und pathogenen Erregern mit einem Wirt im Zusammenspiel mit der Umwelt kann zu folgenden Verlaufsformen führen:

1. zur Besiedlung
2. zur Infektion
3. zur Infektionskrankheit und
4. zur Seuche

Unter **Besiedlung** versteht man die Ansiedlung von nichtpathogenen Mikroorganismen an Haut und Schleimhaut eines Wirtes und ihre Vermehrung. Diese Eigenschaft von nicht pathogenen Mikroorganismen, sich in einem Wirt ansiedeln und vermehren zu können, wird als *Kommunikabilität* und die daran beteiligten Mikroorganismen als *kommunikabel* bezeichnet. Kommunikabilität steht damit der Infektiosität gegenüber.

Unter **Infektion** (lat. inficere = hineinbringen) oder *Ansteckung* versteht man das Eindringen (aktiv oder passiv), das Haften und die Vermehrung von pathogenen Erregern in einem Makroorganismus (Wirt). Als *infektiös* bezeichnet man lebende oder tote Vektoren (Träger), die derartige, vermehrungsfähige Erreger mit sich führen. Entsprechend wird als *Infektiosität* die Eigenschaft von pathogenen Erregern angesprochen, in einen Makroorganismus einzudringen, sich im Zellverband ansiedeln (haften), vermehren und weiter ausbreiten zu können.

Kontagiosität kennzeichnet die Fähigkeit der Erreger, von einem infizierten Organismus ohne Zwischenglied direkt per Kontakt auf nicht infizierte Wirte überzugehen und eine

Infektion auszulösen. Kontagiosität setzt Infektiosität voraus. Alle kontagiösen Krankheiten sind Infektionskrankheiten, aber nicht alle Infektionskrankheiten sind kontagiös. Die Kontagiosität hängt häufig u. a. von der Zellaffinität, von der Menge, der Virulenz und der Tenazität der infektionsfähigen Erreger ab, die ausgeschieden und aufgenommen werden.

Infektionen, bei denen nur eine Erregerspezies im Spiele ist, nennt man *Monoinfektion*. Wird ein infizierter Organismus mit dem gleichen Erreger wieder infiziert, solange von der Erstinfektion her noch vermehrungsfähige Keime vorhanden sind, dann spricht man von *Superinfektion*.

Eine *Reinfektion* liegt dann vor, wenn ein Wirt nach Überstehen einer Infektion, d. h. zu einem Zeitpunkt, in dem keine vermehrungsfähigen Erreger mehr vorhanden sind, mit dem gleichen Erreger neu infiziert wird. Die Reinfektion ist zeitlich nicht begrenzt. Infektionen, an denen gleichzeitig mehr als eine Erregerart beteiligt sind, nennt man *Mischinfektionen*. Mischinfektionen, bei denen auf eine bereits bestehende Infektion noch eine zusätzliche Infektion mit einer anderen Erregerart folgt, bezeichnet man als *Sekundärinfektion*.

Von einer **Infektionskrankheit** spricht man dann, wenn es als Folge einer Infektion zu einer abartigen Reaktionsweise im Sinne einer gestörten Leistungsfähigkeit kommt, die sich in klinisch faßbaren Krankheitserscheinungen äußert. Voraussetzung ist eine absolute bzw. relative Empfänglichkeit des Wirtes. Infektionskrankheiten sind Krankheitsprozesse, bei denen die pathologischen Erscheinungen ursächlich direkt oder indirekt auf die Einwirkungen von Mikroorganismen oder metazoischen Parasiten, deren Leibessubstanz oder deren Toxine zurückzuführen sind. Früher unterschied man zwischen Infektions- und Invasionskrankheiten (Krankheiten durch metazoische Parasiten). In der neueren Literatur trennt man jedoch nicht mehr auf.

Unter *Pathogenität* (Pathos = Leiden) versteht man die Eigenschaft eines Mikroorganismus oder metazoischen Parasiten, nach dem Eindringen, dem Haften und der Vermehrung in einem Wirt, zu einer lokalen oder allgemeinen Störung des Leistungsvermögens (functio laesa) zu führen und eine Infektionskrankheit erzeugen zu können. Da das Entstehen einer Infektionskrankheit vom Erreger *und* Wirt abhängt, betrifft der Pathogenitätsbegriff nicht allein den Erreger, sondern das Erreger-Wirtssystem.

Die Pathogenität ist auf die Art (species) eines Erregers bezogen, nicht auf eine Variante, einen Stamm oder eine Kolonie. Sie ist eine Grundeigenschaft, eine Potenz, die wirken kann, aber nicht muß. Eine pathogene Art, bezogen auf ein bestimmtes Erreger-Wirtssystem, kann niemals apathogen werden, da diese Grund-Fähigkeit einer ganzen Art nicht verloren geht. Dagegen kann der Grad der krankmachenden Eigenschaften (Virulenz) von Stämmen einer Art stark schwanken.

Die pathogene Reaktion ist verknüpft mit der *Wirtsspezifität* eines Erregers. Erreger, die nur für eine Wirtsspezies pathogen sind, bezeichnet man als *monophage Erreger*. Besteht Pathogenität für mehrere Wirtsarten, spricht man von *polyphagen Erregern*.

Unter *Virulenz* versteht man den Grad der krankmachenden Eigenschaften eines bestimmten Stammes aus einer pathogenen Erregerart in einem bestimmten Wirt und unter definierten Infektionsbedingungen. Der Virulenzgrad kann innerhalb der Stämme einer Art erheblich schwanken. Man unterscheidet stark, schwach und nicht virulente (avirulente) Stämme.

Virulent oder avirulent ist stets nur ein Stamm einer pathogenen Art. Werden Wirt und Umweltbedingungen geändert, so kann sich die Virulenz des Stammes gleichfalls verändern oder gleichbleiben. So können die Abwehrkräfte des Wirtes, die Umwelt-Temperatur, die Luftfeuchtigkeit usw. synergistisch oder antagonistisch wirken. Jede an und für sich pathogene Erreger-Art kommt in der Natur in zahlreichen Stämmen unterschiedlicher Virulenz vor.

Die Gründe, warum Infektionen zu Krankheiten führen sind komplex. Die wichtigsten Ursachengruppen sind:

1. Direkte Schädigung von Organen oder des Gesamtorganismus durch die Vermehrung des Erregers.

2. Bildung von Toxinen und Pyrogenen bei der Vermehrung des Erregers.
3. Veränderung von Stoffwechselfunktionen und Enzymreaktionen durch die Auseinandersetzung Wirt und Erreger.
4. Immunpathologische Vorgänge.
5. Indirekte Schadwirkungen.

Jede der fünf Gruppen besteht aus einer Reihe von Einzelfaktoren und Faktorenkombinationen, die für sich oder in Relation zu anderen Gruppen dieser Art wirksam werden.

In der Gruppe 1 dominieren all die Erreger, die sich intrazellulär vermehren und dadurch die Zellen schädigen und zerstören (z. B. Virusarten). In der Gruppe 2 haben die bakteriellen und pilzbedingten Erkrankungen das Übergewicht, denn die meisten Bakterien und Pilze produzieren bei ihrer Vermehrung Giftstoffe, die für den Makroorganismus eine akute Toxizität besitzen. In der Gruppe 3 können die unterschiedlichsten Erreger-Wirts-Beziehungen zu Veränderungen im Hormonhaushalt, in der Stoffwechselfunktion oder bei Enzymreaktionen führen. Zu den immunpathogenen Folgen von Infektionen (Gruppe 4) gehören die Infektallergien, die Autoimmun-Krankheiten, die Immunkomplex-Krankheiten, die Antikörper- bzw. Immunzell-vermittelten Zellschädigungen u. a. m. Indirekte Schadwirkungen (Gruppe 5) werden häufig durch metazoische Parasiten ausgelöst. Während der Wanderphase von Strongylus vulgaris-Larven entstehen z. B. im Bereich der vorderen Gekrösearterie Thromben. Loslösung oder Auflösung dieser Thromben verursachen embolische Koliken beim Pferd.

Als **Seuche** bezeichnet man die Anhäufung einer Infektionskrankheit in einem bestimmten Gebiet über eine bestimmte Zeit. Viele Seuchen wandern zwischen Mensch und Tier wechselseitig hin und her. Die Erforschung ihrer Vorgänge beim Menschen fällt unter den Begriff *Epidemiologie* und der beim Tier unter den Begriff *Epizootologie*. Häufig entstehen dabei Mißverständnisse, so daß sich der Begriff »Epidemiologie« allein durchgesetzt hat, gleichgültig, ob es sich um Seuchen beim Menschen oder Tier handelt.

Epidemiologie bzw. Epizootologie

Hauptaufgabe der Epidemiologie und Epizootologie ist die Aufklärung der Ursachen und der Verbreitung von Infektionskrankheiten unter Menschen und Tieren; d. h. die Seuchenlehre beschäftigt sich mit dem Erscheinen und Schicksal eines infektiösen Agens in einer Population bis zu seinem Verschwinden, mit dem Befall der Menschen und Tiere dieser Population durch den Infektionskeim und mit all den umweltbedingten, scheinbaren Zufälligkeiten und Schleichwegen, über die der Erreger übertragen wird.

Im Mittelpunkt der Epidemiologie steht zwar der erkrankte Mensch oder das erkrankte Tier. Das Gesamtgebiet der Epidemiologie umfaßt darüber hinaus jedoch alle anderen belebten und unbelebten Faktoren in einem Biotop, die am Zustandekommen einer Seuche unmittelbar als Vektoren, Wirte oder Zwischenwirte und mittelbar als Erregerreservoire beteiligt sind. Die Epidemiologie muß sich deshalb sehr viel mit der Umwelt beschäftigen und all die Umweltfaktoren studieren, welche das Entstehen und die Ausbreitung von Seuchen ermöglichen, begünstigen oder verhindern können.

Die Auffassung erscheint jedenfalls unzulänglich, daß es für das Zustandekommen einer Epidemie immer genüge, wenn in einen Kreis von Empfänglichen ein ansteckend Kranker gerät oder einige wenige. Überall in der Welt gibt es empfängliche Individuen in großer Zahl für fast jede Seuche, und beinahe überall hin kommen gelegentlich Ansteckende fast jeder Seuche. Und doch sehen wir, wie in gewissen Gegenden ein Ansteckender zu einem jähen Ausbruch einer Seuche genügt, dieselbe Seuche sich aber in anderen Zeiten oder in anderen Gebieten trotz Eindringens einer Anzahl Ansteckender nicht rührt. Ein Seuchenausbruch ist eben nicht dadurch geklärt, daß wir wissen, die Krankheit wird durch den oder den Erreger übertragen und die seuchengefährdete Population hatte Gelegenheit zur Aufnahme des Erregers.

Eine Seuche tritt mehr oder minder plötzlich auf und besitzt das Gepräge einer gefährlichen, ansteckenden Krankheit.

Exogene Krankheitsursachen 59

Seuchenerreger sind folglich stets Erreger von Infektionskrankheiten; nicht alle Erreger von Infektionskrankheiten aber sind Seuchenerreger. Der Erreger einer Infektionskrankheit wird in der Regel erst dann zum Seuchenerreger, wenn er neben seiner Fähigkeit der Infektiosität noch besondere Eigenschaften hinsichtlich seiner krankmachenden Wirkung, seiner Übertragbarkeit, seiner Widerstandsfähigkeit oder seines biologischen Verhaltens besitzt. Förderlich sein können:

1. *Erhöhte Virulenz,* wodurch die Schwere des Krankheitsbildes bedingt wird.
2. *Hohe Kontagiosität,* was zu einer raschen Ausbreitung der Infektion führen kann.
3. *Hohe Widerstandsfähigkeit* (Tenazität) gegen äußere Einflüsse, wodurch sich die Überlebenschance in der Außenwelt erhöht und die Verbreitung der Erreger sowie die Entstehung von zum Teil explosionsartigen Seuchenausbrüchen begünstigt werden.
4. An die Stelle erhöhter Kontagiosität kann auch die biologische Übertragung durch lebende Vektoren treten, in denen eine Vermehrung von Seuchenerregern stattfindet (Arthropoden-Seuchen).

Während Infektiosität und Virulenz eines Erregers die »Gefährlichkeit« einer Infektionskrankheit bedingen und für das Zustandekommen einer Seuche unentbehrliche Voraussetzungen sind, führen Kontagiosität, Tenazität und biologische Übertragung zur Anhäufung von Krankheitsfällen und bestimmen damit den Seuchencharakter. Zur Entstehung einer Seuche genügt es durchaus, wenn dabei nur eine der letzten Eigenschaften vorhanden ist.

Die Seuchen lassen sich nach ihrer Entstehung und Ausbreitung in drei große Gruppen einteilen:

1. *Endemien* bzw. Enzootien
2. *Epidemien* bzw. Epizootien
3. *Pandemien* bzw. Panzootien

Als *endemisch* bezeichnet man eine Seuche, die ohne zeitliche Begrenzung in einem bestimmten Gebiet, in einem Land oder Klimabereich bodenständig vorkommt und nicht die Neigung hat, sich über weitere Strecken auszudehnen. Die Krankheitshäufigkeit ist dabei in der Regel niedrig. Die Endemie kann über lange Zeit gesehen langsam abnehmen, zunehmen oder auf etwa gleicher Höhe bleiben; dementsprechend errechnen sich fallende, steigende oder gleichbleibende Trends mit einem negativen, positiven oder nahe bei 0 liegenden Richtungskoeffizienten R.

Unter einer *Epidemie* versteht man das gehäufte, aber zeitlich und räumlich begrenzte Auftreten einer Infektionskrankheit in einer Population. Es kann sich dabei auch um die Ausbreitung von endemischen Krankheiten in örtlicher und zeitlicher Begrenzung handeln, wobei die Krankheitsdichte zunimmt. Im weiteren Sinne handelt es sich bei Epidemien stets um eine starke Häufung von gleichen Erkrankungen in einem größeren Gebiet. Innerhalb der *Epidemien* unterscheidet man:

1. *Explosionsepidemien,*
2. *Kontaktepidemien,*
3. *Provokationsepidemien,*
4. *Komplexe Epidemien,*
5. *Arthropoden-Epidemien.*

Unter *Pandemien* versteht man die Ausbreitung einer Epidemie ohne örtliche Begrenzung, also einen Seuchenzug, der in einem begrenzten Zeitabschnitt ganze Erdteile, zumindestens aber Länder erfaßt. Der große Umfang einer Pandemie bedingt ein Mindestmaß an Zeit für den Ablauf, die wie z. B. bei Influenza-Pandemien etwa ein Jahr beträgt. Eine Pandemie kann auch Jahrzehnte dauern, wie die Beispiele der Diphtherie-Pandemie des 19. Jahrhunderts in Europa oder die Pest-Pandemie des 20. Jahrhunderts in Afrika beweisen. Trotz ihres zeitlichen und räumlichen Umfanges stellt die Pandemie eine große biologische Einheit dar. Die Verlaufskurve ist durch einen langsamen Anstieg, bei dem mehrere Vorgipfel in regelmäßigem Abstand folgen, und durch einen schnellen Abfall mit kurzen Remissionen

Tab. 3.4 Überblick über die verschiedenen Möglichkeiten einer Erregerausscheidung durch infizierte Organismen

Gruppe	Art der Ausscheidung über
Direkte Ausscheidung	1. Nasen- und Rachensekret, in das die Erreger durch die Schleimhäute des oberen Atmungs- und Verdauungstraktes über die Speicheldrüsen und Tonsillen gelangen können 2. Kot 3. Urin 4. Augensekret 5. Milch 6. Scheidensekret 7. Nachgeburt und Lochialsekret 8. Spermien (Ejakulat) 9. Haut- und Schleimhautveränderungen
Indirekte Ausscheidung	1. Blut im Stadium der Bakteriämie, Sepsis und Virämie 2. Kadaver 3. Schlachtprodukte und Abfall

charakterisiert. Die Erregerübertragung nimmt ihren Ausgang in der Regel von klinisch inapparent infizierten oder von kranken Tieren (Tab. 3.4). Neben der direkten *Ausscheidung* können Erreger auch indirekt von einem Infizierten in die Umwelt gelangen. In diesen Fällen sind die Quellen einer Weiterverbreitung das Blut von Tieren im Stadium der

Tab. 3.5 Überblick über die verschiedenen Arten der direkten Erregerübertragung

Art der Übertragung	Medien, Wege usw.
Schmierinfektionen, Kontaktinfektionen	Über die Mund- und Nasenhöhle, die Augen und die Haut (Berühren, Belecken, Beschnuppern, schmutzige Hände usw.)
Tröpfcheninfektion	Nasen- und Speichelsekret
Verletzungen der Haut und Schleimhäute	Kratzwunden, Bisse, Pfropfung bei Pflanzen
Geschlechtsakt	Schleimhäute der Genitalien
Diaplazentar und intrauterin	1. Transdezidual-hämatogen 2. über die intervillösen Räume 3. über die Zottengefäße 4. über das infizierte Fruchtwasser und über die choriale Deckplatte 5. über die infizierten Eihäute auf dem transmembranösen Wege
Germinativ, transovariell	Eier bei Vögeln Eier bei Mücken und Zecken (biologische Erregerübertragung)
Saugakt	1. Milch 2. mechanisch

Tab. 3.6 Möglichkeiten der indirekten Übertragung durch leblose Vektoren

Art	Medien
Nahrungsmittel und Futter	Eier und Eierprodukte, Milch und Milchprodukte, Fleisch und Fleischprodukte, Fisch und Fischprodukte, Getreide, Gras, Heu usw., Küchenabfälle, Schlachtabfälle
tierische Verarbeitungsprodukte	Därme, Felle, Federn u. a. m.
Wasser	Abwasser, Oberflächenwasser
Luft	Staub, Blütenstaub
Boden	Schlamm, Schmutz, Erde u. a. m.
Gebrauchsgegenstände	Bekleidung, Geschirr, Küchengeräte, Stallgeräte u. a. m.
Fäkalien	Kot, Mist, Jauche u. a. m.

Virämie, Sepsis oder Bakteriämie, an dem Insekten saugen, die Geschlechtsorgane (Geschlechtsakt, diaplazentare, germinale Übertragung) oder das ganze Tier bzw. Teile davon, wenn es als Beute gefressen wird, als Kadaver oder Aas die Umgebung verunreinigt oder wenn es für die Herstellung von Lebens- oder Futtermittel dient. Schlachtprodukte, Schlacht- und Küchenabfälle sind häufig der Ausgangspunkt von Infektionen und Seuchen.

Die *Erregerübertragung* auf einen neuen Wirt kann *direkt* oder *indirekt* erfolgen.

Dabei gibt es Keime, die stets nur auf Wirte der gleichen Spezies übergehen (monophage Erreger) und andere, die ein sehr breites Wirtsspektrum besitzen (polyphage Erreger).

Der direkte Kontakt (Tab. 3.5) zwischen Infizierten und Empfänglichen schafft zahlreiche Möglichkeiten einer Erregerverschleppung. Neben der Schmier- und Tröpfcheninfektion, den Biß-, Kratz- und sonstigen Wundinfektionen verdienen besondere Aufmerksamkeit die Übertragungen durch Kadaver- und Aasmahlzeiten, sowie diejenigen, die über den Geschlechts- und Saugakt laufen.

Ein eigenes Kapitel stellen schließlich die diaplazentaren, intrauterinen und transovariellen Übertragungen dar.

Einen immer größeren Raum in der Epidemiologie nimmt die *indirekte Übertragung* ein. Der Mittler, der den Erreger von einem Infizierten zu einem Empfänglichen weiterträgt, wird als Vektor bezeichnet. Dabei unterscheidet man *unbelebte* (Tab. 3.6) und *belebte Vektoren* (Tab. 3.7 u. 3.8).

Alle übertragbaren Krankheiten, gleichgültig, ob es sich um kontagiöse oder nicht kontagiöse Infektionskrankheiten handelt, bilden im Verlaufe ihrer Übertragung sog. Infektketten aus, auf denen der Erreger von Individuum zu Individuum direkt oder indirekt, über lebende oder unbelebte Vektoren wandert. Die Infektketten bauen sich auf aus einem Anfangsglied, aus Zwischengliedern (meist mehrere) und aus einem Endglied. Infektketten, bei denen der Erreger von einem Warmblüterorganismus auf einen anderen Warmblüter übertragen wird, bezeichnet man als homogene Infektketten und untergliedert sie in *homonom* (gleiche Spezies) und *heteronom* (unterschiedliche Spezies).

Schalten sich Arthropoden oder andere Nicht-Warmblüterorganismen biologisch in die Übertragung ein, dann haben wir es mit einer *heterogenen* Infektkette zu tun, gleichgültig, ob es sich dabei um mono- oder polyphage Erreger handelt. Bei monophagen Erregern ergibt sich dann eine *heterogene, homonome* Infektkette. Entsprechend bezeichnet man bei den polyphagen Erregern, die durch Arthropoden biologisch übertragen werden, die Infektkette als *heterogen, heteronom*.

Die ständigen Quellen einer Infektkette sind die *Erregerreservoire*. Man versteht darunter Warmblüterorganismen als Wirt oder Kaltblüterorganismen als Zwischenwirte, in denen

Tab. 3.7 Möglichkeiten der indirekten Übertragung durch belebte Vektoren: *Biologische* (zyklische) *Übertragung* (überwiegend Hauptübertragung, teilweise Nebenübertragung)

Art der Überträger		Status des Parasitierens	Charakteristika der biologischen Erregerübertragung
Gruppen	Arten		
Ekto- parasiten	Stechmücken, Glossinen, Flöhe, Leder- zecken, Bettwanzen	temporär	1. Überträger wird zum Zwischenwirt 2. Vermehrung im Vektor, oft Voraussetzung für neue Infektiosität 3. extrinsische Inkubationszeit
	Ohrenzecken, Schildzecken, Herbstmilben, Saugmilben, Sandfloh, Läuse	stationär	4. Vektor bleibt ständig infektiös 5. Erreger kann transovariell auf die Nachkommen übergehen 6. Erreger geht bei Häutung des Überträgers nicht verloren 7. Vektor kann den Erreger beliebig oft übertragen
Endoparasiten	Magenfliegen, Dasselfliegen, Grabmilben, Haarbalgmilben, Lungenwürmer, Darmwürmer, Finnen	stationär	

Tab. 3.8 Möglichkeiten der indirekten Übertragung durch belebte Vektoren: *mechanische* (zyklische) *Übertragung* (überwiegend Gelegenheits- oder Zufallsübertragung)

Art der Übertragung	Mechanismus	bevorzugte Überträger
Äußere Übertragung	taktile Übertragung	1. Menschen- und Tierverkehr 2. Vögel und Wildtiere 3. Körperungeziefer: Läuse, Flöhe, Wanzen 4. Hausungeziefer: Fliegen, Mücken 5. Gemeindeungeziefer: Ratten, Mäuse 6. Freilandungeziefer: Zecken, Milben, Egel 7. Plankton 8. Heuschrecken, Frösche, Fische usw.
Innere Übertragung	phagäre, exkretorische Übertragung (Kot usw.)	Fliegen, Mücken, Läuse, Flöhe, Milben, Zecken
	alimentäre Übertragung (Saug- und Beißakt)	
	Übertragung über Endo- parasiten	Lungenwürmer, Darmwürmer, Finnen, Fliegenlarven

sich der Erreger vermehrt oder ausgeschieden bzw. von denen er übertragen wird, ohne daß sie selbst dabei schwer erkranken.

Pathogenese

Allgemeines Pathogenetisch wie klinisch lassen sich die Infektionskrankheiten in zwei große Gruppen einteilen, 1. in lokal bzw. örtlich ablaufende Infektionskrankheiten (Lokalinfektionskrankheiten) und 2. in Krankheiten, die den Gesamtorganismus betreffen (Allgemeininfektionskrankheiten). Zwischen diesen beiden Gruppen bestehen pathogenetisch wie funktionell Unterschiede. Die Allgemeininfektionskrankheiten zeigen in ihren Verlaufsformen in der Regel eine ganz bestimmte *biologische Gesetzmäßigkeit,* die sich in allen empfänglichen Wirten immer wiederholt. Verlaufsformen, die für die einzelnen Allgemeininfektionskrankheiten typisch sind, bezeichnet man als normiert.

Bei den Lokalinfektionskrankheiten unterscheidet man 1. Verlaufsformen, die sich ohne Toxinwirkung manifestieren und 2. Verlaufsformen, bei denen die Toxinwirkung der sich vermehrenden Erreger den Gesamtorganismus betrifft. Die Unterschiede zwischen Lokal- und Allgemeininfektionskrankheiten sind in Tab. 3.9 zusammengestellt. Beide Krankheitsgruppen können auf zweierlei Art entstehen: 1. durch Erreger, die *von außen* an den Körper gelangen oder in ihn eindringen *(exogen)* und 2. durch bestimmte schwach virulente, fakultativ pathogene Keime, Saprophyten oder Symbionten, die aus verschiedenen Gründen plötzlich krankmachende Wirkungen entfalten *(endogen).* Die endogene Entstehung hat besonders bei den Lokalinfektionskrankheiten eine Bedeutung, z. B. als Fokal- oder Herdinfektion.

Jede Lokalinfektionskrankheit kann unter bestimmten Umständen in eine Allgemeininfektionskrankheit übergehen.

Tab. 3.9 Unterschiede zwischen Lokalinfektions- und Allgemeininfektionskrankheiten

Lokalinfektionskrankheit	Allgemeininfektionskrankheit
keine normierte Inkubationszeit	normierte Inkubationszeit
stark abhängig von äußeren Einwirkungen	innere Gesetzmäßigkeit
Eintrittspforte ist gleich Manifestationsorgan	Eintrittspforte von Manifestationsorgan verschieden
kein phasenweiser Ablauf	i. d. R. gesetzmäßiger, phasenweiser Ablauf der pathogenetischen Ereigniskette
Erregerausbreitung lokal (keine Generalisierung)	Erregerausbreitung über Blut, Lymphstrom, ZNS (Generalisierung)
Gesamtorganismus am Infektionsgeschehen nicht beteiligt	Gesamtorganismus beteiligt
keine Änderung der Reaktionslage des Gesamtorganismus (Ausnahme Intoxikationen)	stufenweise Änderung der Reaktionslage des Gesamtorganismus (Normergie – Hyperergie – Hypergie – Anergie)
hauptsächlich lokale Haut- und Schleimhauterkrankungen	unterschiedliche, innere Organsysteme betroffen
i. d. R. keine Immunität nach Überstehen, gelegentl. kurzdauernde, örtliche Haut- bzw. Schleimhautimmunität (bei Ektotoxinbildnern, gute humorale Immunität)	häufig komplexe Immunität nach Überstehen

Die Allgemeininfektionskrankheiten gliedern sich in:

1. zyklische Verlaufsformen
2. Sepsis
3. Allgemeinkrankheiten, die nicht zyklisch zustande kommen, insbesondere chronische und neurale Verlaufsformen
4. virusbedingte Tumorkrankheiten
5. Krankheiten, bedingt durch immunpathogene Folgen einer Infektion
6. Sonderformen, insbesondere infektiöse Faktorenkrankheiten und Mischinfektionen.

Inkubation Unter Inkubation versteht man allgemein das Stadium zwischen der Haftung des Erregers in einem Organismus (Beginn der Infektion) und dem Auftreten erster klinischer Erscheinungen. Die Dauer dieser Phase wird als *Inkubationszeit* definiert. Bei solchen Infektionskrankheiten, für die eine allgemeine Empfänglichkeit besteht, hat die Inkubationszeit eine gesetzmäßig bestimmte Länge. Ist eine Empfänglichkeit nicht unbedingt gegeben, dann kann ein Infekt unter Umständen mehr oder weniger lange symptomlos ruhen, bis eine veränderte Reaktionslage die Krankheitsentwicklung auslöst.

Bei den zyklischen Infektionskrankheiten stellt die Inkubation das 1. Stadium in den Wechselbeziehungen Erreger–Wirt dar. Sie ist hier typisch für die einzelnen Erregerarten, die Dauer läßt sich festlegen, d. h. die Inkubationszeit ist normiert.

Bei Lokalinfektionskrankheiten dagegen gibt es keine normierte Inkubation (falsche Inkubation).

Lokalinfektionskrankheiten Den lokalen Infektionskrankheiten ist – die Intoxikationen ausgenommen – gemeinsam, daß der Infektionsprozeß und die dadurch ausgelösten Krankheitserscheinungen in der Regel in der Haut und den Schleimhäuten, gelegentlich in den inneren Organen, örtlich lokalisiert sind und nicht die Tendenz haben, den Gesamtorganismus mit einzubeziehen.

Die Lokalinfektion hat keinen Stadienaufbau. Sie beginnt und endet als Organmanifestation. Zu den lokalen Infektionskrankheiten gehören zahlreiche Organkrankheiten, z. B. Gallen- und Harnblasenentzündungen, die Wundinfektionen, die infektiösen Augen- und Ohrenerkrankungen und auch seuchenartig auftretende Krankheiten, denen typische klinische Bilder zugeordnet sind und die wegen ihrer leichten Übertragbarkeit gefährliche Ausmaße annehmen können. Dies trifft z. B. für viele Geschlechtskrankheiten bei Mensch und Tier zu (Gonorrhoe, Vibriosis, Trichomoniasis), für Erkrankungen des oberen Respirations- und Digestionstraktes und für solche des Darmkanals. Auch die Tetanusinfektion gehört hierher. Sie bildet aber zusammen mit den anderen Anaerobier-Infektionen, deren krankmachende Wirkung auf eine Toxinproduktion zurückgeht, eine besondere Gruppe von Lokalinfektionen, bei denen der Gesamtorganismus zwar nicht von der Infektion, wohl aber durch die Toxinwirkung betroffen ist.

Für alle echten Lokalinfektionskrankheiten ist typisch, daß die Ansiedlung des Erregers in der Regel nicht über Blut-, Lymph- oder Nervenweg vermittelt wird. Der Erreger siedelt sich entweder direkt an oder der Infektionsprozeß wird durch schon vorhandene Keime der besiedelten äußeren oder inneren Schleimhäute gestaltet. Erfolgt eine Verschleppung des Erregers über das Blut, so ist sie rein zufällig, kommt aus einem Lokalherd (Fokalinfektion) und führt zu einem lokalen Sekundärherd. Eine allgemeine Infektion im Sinne einer Generalisierung tritt dagegen nicht ein. Weiter ist typisch, daß der Gesamtorganismus am Infektionsgeschehen auch bezüglich spezifischer Abwehr nicht beteiligt ist. Eine Ausnahme stellen all die Lokalinfektionen dar, bei denen es zu einer Intoxikation kommt. In der Regel handelt es sich dabei um stark antigen wirkende Ektotoxine. Gegen diese bakteriellen Toxine bildet der Organismus eine gute humorale, antitoxische Immunität aus. Sie neutralisiert das Toxin, d. h. die Giftwirkung, sie verhindert jedoch nicht die Vermehrung des Erregers bzw. eine Neuinfektion.

Allgemeininfektionskrankheiten *Zyklische Verlaufsform* Für die zyklische Verlaufsform von Infektionskrankheiten ist typisch, daß von der Infizierung bis zur Erkrankung eine *gesetzmäßig genormte, phasenweise Ereigniskette* abläuft. Der Infektionsprozeß muß dabei immer die gleichen Stadien durchlaufen, damit es zur Organmanifestation und somit zum Ausbruch der Erkrankung kommen kann. Die *Organmanifestation* steht am Ende der pathogenetischen Ereigniskette.

Als Hauptphasen, welche zyklische Infektionskrankheiten charakterisieren, gelten

1. *Ansiedlung und Vermehrung* des Erregers an der Eintrittspforte oder am Haftort (1. Stadium),
2. *Generalisierung* des Erregers über den ganzen Körper (2. Stadium),
3. *Organmanifestation* des Erregers (3. Stadium) und
4. *Spätstadien* (4. Stadium): anhaltende Vermehrung und Ausbreitung des Erregers oder Begrenzung der Vermehrung und Ausbreitung des Erregers.

Für die zyklischen Virusinfektionskrankheiten ist zudem typisch, daß sich zwischen das 1. und 2. Stadium eine Zwischenphase einschaltet, nämlich die Vermehrung des Erregers in den *primär-affinen Organen*.

Eine Besonderheit kennzeichnet bestimmte neurale, zyklisch ablaufende Infektionskrankheiten. Hier erfolgt die Generalisierung des Erregers mit Organmanifestation im Zentralnervensystem nicht über den Blutweg, sondern über die *Nervenbahnen*.

Auch klinisch laufen die zyklischen Infektionskrankheiten phasenweise ab. Vom 1. bis 2. Stadium dauert die *Inkubationszeit*. Mit Beginn des 2. Stadiums endet die Inkubation und es kommt zum Auftreten der *ersten klinischen Erscheinungen,* das sind *Fieber* und uncharakteristische *Allgemeinsymptome* (Störung des Allgemeinbefindens, Appetitlosigkeit usw.). Das 3. Stadium ist charakterisiert durch die für die jeweilige Infektionskrankheit *typischen klinischen Erscheinungen* (Leit- bzw. Hauptsymptome). Gegen Ende des 3. und Beginn des 4. Stadiums klingen die Hauptsymptome der Krankheit ab, und es beginnt die *Rekonvaleszenz*. Bei schweren Verlaufsformen dauert die Vermehrung und Verbreitung des Erregers an, und die Krankheit endet tödlich oder wird chronisch (4. Stadium). Nicht jede zyklische Infektion läuft bis zum letzten Stadium ab. Sie kann in jeder Phase abstoppen. Dies führt dann in der Regel zu *subklinischen, abortiven* oder *persistierenden* Verlaufsformen.

Sepsis Die Sepsis stellt ein Bindeglied zwischen Allgemeininfektionskrankheit und Lokalinfektionskrankheit dar. Ihrer Natur nach gehört die Sepsis zur Allgemeinerkrankung, entstehungsmäßig ist sie aber mit einer Lokalerkrankung schicksalhaft gekoppelt. Aus der Lokalinfektion wird nämlich dann eine septische Allgemeinerkrankung, wenn sich Erreger im Blut ansammeln und dadurch schwere, allgemeine Krankheitserscheinungen entstehen. Pathogenetisch ist die Sepsis an das Vorhandensein eines Lokalherdes gebunden, der mit der Blut- und Lymphbahn in Verbindung steht. Das Stadium eines hohen Erregergehaltes im Blut darf nicht mit dem einer Generalisierung bei den zyklischen Infektionskrankheiten verwechselt werden.

Die für die Entstehung der Sepsis so wichtige Lokalinfektion ist meist klinisch, immer aber pathologisch-anatomisch faßbar und läuft dem Blutstadium zeitlich voraus.

SCHOTTMÜLLER hat die Sepsis wie folgt definiert: »Sepsis liegt dann vor, wenn sich innerhalb des Körpers ein Herd gebildet hat (Lokalinfektion), von dem aus konstant oder periodisch Bakterien in den Kreislauf gelangen (Allgemeininfektion) derart, daß durch diese Invasion subjektive und objektive Krankheitserscheinungen ausgelöst werden.«

Bei der Sepsis unterscheidet man:

1. den Sepsisherd,
2. die Verbindung von diesem zur Blutbahn,
3. die Allgemeininfektion und schließlich
4. deren Folgen.

Klinisch äußert sich die akute Sepsis zuerst durch Fieber, Störung des Allgemeinbefindens, Tachykardie, Schweißausbruch und Schüttelfrost. Die Zunge ist trocken und bräunlich belegt (septische Zunge). Die Blutsenkung ist erhöht, die Milz vergrößert.

Häufig ist der Sepsisherd eine Wunde.

Allgemeininfektionskrankheiten des Nervensystems Bei den neuralen Infektionskrankheiten überwiegen die Allgemeininfektionskrankheiten. Lokale Formen kommen zwar vor, sind aber selten. Sie entstehen in der Regel durch Wunden und Ansiedeln des Erregers an bestimmten Nerven oder in den Hirnhäuten.

Die Entstehung der Allgemeininfektionskrankheiten des Nervensystems erfolgt über:

1. Blutweg,
2. Nervenweg,
3. Lymphweg,
4. Gehirn-Rückenmarkshäute.

Pathogenetisch läßt sich ein Teil der Allgemeininfektionskrankheiten des Nervensystems den zyklisch ablaufenden Infektionskrankheiten zuordnen. Das Manifestationsorgan ist hier das Nervensystem. Daneben gibt es Erkrankungen, die nicht zyklisch zustande kommen.

Infektionen des Nervensystems betreffen:

1. das Zentralnervensystem,
2. das periphere Nervensystem,
3. beide Teile zusammen mit besonderer Betonung des einen oder anderen Systems.

Die wichtigsten bakteriellen, seuchenhaften Erkrankungen des ZNS sind Listeriose (Schaf, Ziege, Rind, Schwein), Escherichia coli und Streptokokken (vor allem bei Jungtieren), Tuberkulose (Rind), Salmonellose (Hund, Silberfuchs) und Haemophilus somnus (Rind).

Bei den virusbedingten Erkrankungen des ZNS unterscheidet man

1. spezifische Krankheiten, bei denen das ZNS das einzige Manifestationsorgan darstellt. In anderen Organen ist eine Virusvermehrung möglich, es entstehen hierdurch aber keine Ausfallserscheinungen.
2. Allgemeinkrankheiten, in deren Verlauf neben anderen Organmanifestationen auch ein Befall des ZNS eintreten kann.

Zur Gruppe 1 gehören: Tollwut, Borna, Pseudowut, lymphozytäre Choriomeningitis, Scrapie, zahlreiche Arbovirus-Enzephalitiden.

Die wichtigsten Vertreter der Gruppe 2 sind: Polioencephalomyelitis der Küken, Teschener Schweinelähmung, THEILERsche Krankheit der Maus, Coxsackie, Bluetongue, Pferdepest, EMC-Infektionen, Influenza, SSPE, Staupe, Rinderpest, Schweinepest, Adenoviruserkrankungen, Herpeserkrankungen, Geflügelpest, Newcastle-Erkrankung, bösartiges Katarrhalfieber der Rinder.

Die *klinischen Erscheinungen* bei bakteriellen und viralen Erkrankungen werden ausgelöst:

1. durch direkte Schädigung des Nervensystems über die Vermehrung des Erregers,
2. indirekt durch Schädigung des Nervensystems über Toxine und andere biologische Substanzen, die bei der Vermehrung des Erregers entstehen,
3. durch allergische Prozesse, die sich im Verlaufe der Auseinandersetzung Erreger–Wirt entwickeln und besonders das ZNS betreffen. Hierbei dominieren die Allergien vom Spättyp.

Die histologischen Veränderungen sind unterschiedlich. Man unterscheidet grundsätzlich:

1. die nichteitrigen Prozesse (in der Regel virale Infektionen),
2. die eitrigen Prozesse (in der Regel bakterielle Infektionen).

Chronische Infektionskrankheiten Bei den chronischen Infektionskrankheiten handelt es sich um ein Ursache-Wirkungs-Geschehen, bei dem weder Wirt noch Erreger in der Lage sind, die Auseinandersetzung zu ihren Gunsten zu entscheiden und zu beenden. Art der Auseinandersetzung und Folgen sind dabei unterschiedlich. Das Charakteristikum der chronischen Krankheit ist das Persistieren von progressiven Gesundheitsschäden über einen längeren Zeitraum, die entweder durch eine direkte oder indirekte Folge der Erregervermehrung und durch ganz unterschiedliche klinische Reaktionen von seiten des Wirtes ausgelöst werden. Weiter ist typisch, daß chronischen Infektionen häufig immunpathologische Vorgänge zugrunde liegen.

Zwei gegenteilige Reaktionsweisen sind dabei zu unterscheiden. Einerseits liegt eine verminderte Aktivität des spezifischen oder unspezifischen Abwehrsystems vor. Die Ursache hierfür kann ganz unterschiedlich sein: Alter, Immunsuppression (medikamentell, infektiös usw.), temporäre Immunparalyse usw. Durch die verzögerte Reaktionsweise des Immunsystems wird jene akute Inflammation verhindert, die nach alter ärztlicher Erfahrung zur restitutio ad integrum führt. Daraus ergibt sich eine Möglichkeit der Entstehung und des Persistierens von chronischen Infektionen. Umgekehrt sind die Ursachen des chronischen Verlaufes mancher Infektionskrankheiten allergische Prozesse, die bis zu den Bildern einer Autoimmunkrankheit führen. Häufig handelt es sich dabei um immunzell-gebundene Allergien, also um Allergien vom Spättyp, wie wir sie z. B. bei der chronischen Tuberkulose vorfinden.

Ein chronischer Verlauf von Infektionskrankheiten kann a priori vorliegen. Ein typisches Beispiel sind die sog. »slow virus«-Infektionen. Die Erreger derartiger Infektionen gehören den unterschiedlichsten Virusgruppen an, führen aber zu pathogenetischen Prozessen, die sich in vieler Hinsicht gleichen: zellgebundene Prozesse, Glomerulonephritis, kongenitale Infektion, Gametopathien, Immunsuppression, Keimträgertum. Die wichtigsten Viruskrankheiten, die derartige Krankheitsprozesse initiieren, sind: Lymphozytäre Choriomeningitis, Aleutenkrankheit der Nerze, subakute sklerosierende Panenzephalitis, Röteln, infektiöse Anämie, Serumhepatitis, Visna der Schafe, Scrapie, Zytomegalie-Infektionen, neoplastische Leukämien, Leukosen beim Tier, Borna-Krankheit der Pferde.

Chronische Infektionskrankheiten können sich daneben aus akuten Verlaufsformen wie auch aus klinisch inapparenten, insbesondere persistierenden Infektionen entwickeln.

Pathogenetisch können die chronischen Infektionskrankheiten sowohl Allgemein- wie Lokalinfektionskrankheiten sein. Erstere dominieren. Dabei unterscheidet man chronische Infektionskrankheiten, die zyklisch zustande kommen und solche, bei denen kein zyklisches Geschehen bekannt ist.

Infektiöse Faktorenkrankheiten Unter »infektiösen Faktorenkrankheiten« versteht man eine gestörte Leistungsfunktion, die dadurch zustande kommt, daß normalerweise harmlose Infektionen durch nicht-mikrobielle Faktoren gehäuft zu klinisch faßbaren Krankheitserscheinungen führen. Für die Ätiologie dieser Erkrankungen sind zwar – wie der Name sagt – bestimmte Erreger oder Erregerkombinationen verantwortlich, für das gehäufte Übergehen der Infektion in eine Krankheit dagegen die nicht-mikrobiellen Faktoren. Als Erreger treten Viren, Bakterien, Pilze und Protozoen auf, die entweder eine geringe Virulenz besitzen oder nur fakultativ pathogen sind. Der Manifestationsindex derartiger Infektionen ist gewöhnlich sehr niedrig, er liegt in der Regel unter 1%. Durch das Zusammenwirken mit nicht-mikrobiellen Faktoren kann er aber so stark erhöht werden, daß es zu einer für diese Infektion nicht üblichen Anhäufung von Erkrankungen kommt. Als Ursache dafür wirken ganz unterschiedliche Vorgänge innerer und äußerer (umweltbedingter) Art. Innere Stressoren sind z. B. hormonelle Dysfunktion, Immunsuppression, körperliche und psychische Belastungen, Fehlernährung usw., wichtige äußere Stressoren Erkältung, Klimawechsel, Transport, »Crowding«, Hospitalismus. Gemeinsam ist ihnen allen, daß sie zu einer Minderung der Infektabwehr des Organismus führen.

Bei den »infektiösen Faktorenkrankheiten« spielen Mischinfektionen eine oft entscheidende Rolle. Neben den die Krankheit auslösenden, nicht mikrobiellen Faktoren ist es häufig das synergistische Zusammenwirken von an und für sich banalen Infektionen, das die Entstehung von Faktorenkrankheiten mikrobiell vorbereitet. Den viral-bakteriellen Kombinationen kommt hierbei eine besondere Bedeutung zu.

Klinisch inapparente Infektion Nicht jede Infektion führt zur Krankheit. Viele Infektionen, gleich welcher Art, verlaufen ohne jegliche Krankheitssymptome, bzw. ohne erkennbare Schädigung der Wirtssysteme. Der Erreger vermehrt sich aber und wird ausgeschieden. Eine functio laesa des betroffenen Wirtssystems fehlt. Infektionen, die ohne Krankheitssymptome bzw. ohne erkennbare Schädigung des befallenen Wirtssystems ablaufen, bezeichnet man als klinisch inapparente Infektion. Dieser Zustand kann zeitlich begrenzt oder zeitlich nicht begrenzt sein.

Die klinisch inapparente Infektion läßt sich pathogenetisch in zwei große Gruppen unterteilen, und zwar

1. in die subklinische Infektion und
2. in die persistierende Infektion.

Unter »subklinischer Infektion« versteht man ein Infektionsgeschehen, bei welchem der Übergang von der Infektion zur Krankheit durch eine starke Wirtsabwehr verhindert wird. Die subklinische Infektion steht ganz im Zeichen einer kämpferischen Auseinandersetzung zwischen Erreger und Wirt. In der Regel obsiegt der Wirt. Als Folge kommt es nach einer bestimmten Zeit zu einer Eliminierung des Erregers und zu einer Umstimmung des Organismus. Je nach Art des eingesetzten Abwehrmechanismus kann diese Umstimmung in eine sterile Immunität oder in eine kurzfristige Resistenzsteigerung ohne Immunitätsbildung einmünden.

Eine subklinische Infektion kann jederzeit vor der Eliminierung des Erregers in eine akute Infektionskrankheit übergehen, wenn der Organismus in seiner Abwehr durch die verschiedensten Streß-Faktoren geschädigt wird. Besonders enge Beziehungen bestehen zu abortiven Erkrankungen, wobei sich nicht immer die Grenzen zwischen beiden genau festlegen lassen.

Die persistierenden Infektionen kann man grob aufgliedern in:

1. latente Infektionen,
2. tolerierte Infektionen und
3. okkulte (maskierte) Infektionen.

Die *latente Infektion* ist durch einen Gleichgewichtszustand zwischen Aggression des Erregers und Abwehr des Wirtes charakterisiert. Beide Partner tolerieren sich so lange, bis einer dem anderen gegenüber im Vorteil ist, d.h. eine latente Infektion läßt sich jederzeit aktivieren (Immunsuppression, Bestrahlung, Zytostatika, Streß u. a. m.).

Der latenten Infektion steht die *tolerierte Infektion* diametral gegenüber. Der Wirt toleriert den Mikroorganismus, der sich deshalb ungehemmt vermehren kann. Es besteht keine zelluläre Immunabwehr. Eine Aktivierung ist nicht möglich. Die Infektion wird in der Regel intrauterin oder perinatal erworben und beruht häufig auf der Ausbildung einer immunologischen Toleranz.

Bei der *okkulten* oder maskierten *Infektion* kommt es zu einer Assoziierung des Erregers mit der Zelle in der Weise, daß die Infektiosität des Erregers für ganz oder über eine bestimmte Zeitspanne verschwindet. Das Erregergenom bleibt dabei erhalten und wird bei der Zellteilung auf die Tochterzellen übertragen.

Zwischen latenten, tolerierten und okkulten Infektionen gibt es fließende Übergänge. Sehr enge Beziehungen bestehen auch zu den chronischen Erkrankungen (s. Abb. 3.15).

Allen drei Arten von persistierenden Infektionen ist gemeinsam, daß sie zum *Keimträgertum* führen; bei der latenten und tolerierten Infektion ist damit gleichzeitig ein *Dauerausscheidertum* verbunden.

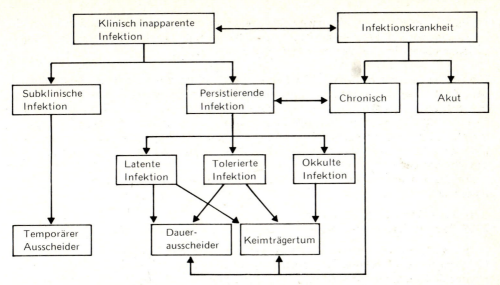

Abb. 3.15 Gliederung und Folgen klinisch inapparenter Infektionen und ihre Beziehung zu chronischen Infektionskrankheiten

3.4.4.2 Viren als Krankheitsursache

Unter »Virus« versteht man ein infektiöses Agens (Stoff), das bei Einzellern, Pflanzen, Tieren und Menschen Krankheiten erzeugen kann, und das strukturell und funktionell einfacher organisiert ist als die kleinsten bisher bekannten Krankheitserreger mit gesicherter Zellstruktur. Es fehlen ihm der Stoffwechsel und die Reizbarkeit. Es kann sich nur innerhalb lebender Zellen vermehren, d. h., es benötigt für seine Vermehrung die Ribosomen einer Wirtszelle, was auf einen absoluten Parasitismus hinweist. Außerhalb einer Zelle ist das Virus biologisch inaktiv (Fehlen des Stoffwechsels, Unfähigkeit zur Vermehrung). Die Größe der Viren schwankt zwischen 15–30 nm bei den kleinsten und 200 nm und darüber bei den größten Vertretern. Ihrer Form nach sind sie sehr vielgestaltig (s. Abb. 3.16).

Im Gegensatz zu anderen Mikroorganismen besitzt ein Virus nur eine Art von Nukleinsäure, entweder *Ribonukleinsäure (RNS)* oder *Desoxyribonukleinsäure (DNS)*, die mit dem Virusprotein eine biologische Einheit bildet. Die Art der jeweiligen Nukleinsäure steuert die Art seiner Vermehrung, d. h. die Biosynthese seiner spezifischen Organisation zum Zwecke der eigenen Übertragung auf andere Zellen.

Ein Virus wird allein durch seine Nukleinsäure reproduziert, während die anderen, infektiösen Agentien von der vollen Summe ihrer Bestandteile vermehrt werden. Die Vermehrung erfolgt nicht durch Zweiteilung, sondern in einer Anzahl getrennter Prozesse in Form einer biochemischen Synthese, wobei Nukleinsäure und Eiweiß getrennt synthetisiert werden.

Damit stellt das Virus ein komplexes, chemodynamisches, biologisch aktives System dar, das neben Vermehrung, Vererbung, Mutabilität und Selbstregulation noch die Eigenschaften der Infektiosität und einer potentiellen Pathogenität, also die typischen Eigenschaften eines Krankheitserregers aufweist, ohne selbst die Organisationsform einer Zelle zu besitzen.

Das reife Viruspartikel wird morphologisch als *Virion* bezeichnet. Einfach aufgebaute Viren bestehen nur aus einem Nukleinsäuremolekül und einem Proteinmantel, dem *Kapsid*, das die Nukleinsäure schützend umschließt. Kapsid mit Nukleinsäure nennt man *Nukleokapsid*. Die meisten kleinen Viren besitzen keine weiteren Strukturelemente. Sie sind unbehüllt, nackt: das Nukleokapsid ist bei ihnen identisch mit dem Virion.

Am Kapsid kann man elektronenmikroskopisch eine Anzahl von *Kapsomeren* (morphologische Untereinheiten) unterscheiden, die über chemische Verbindungen zusammengehal-

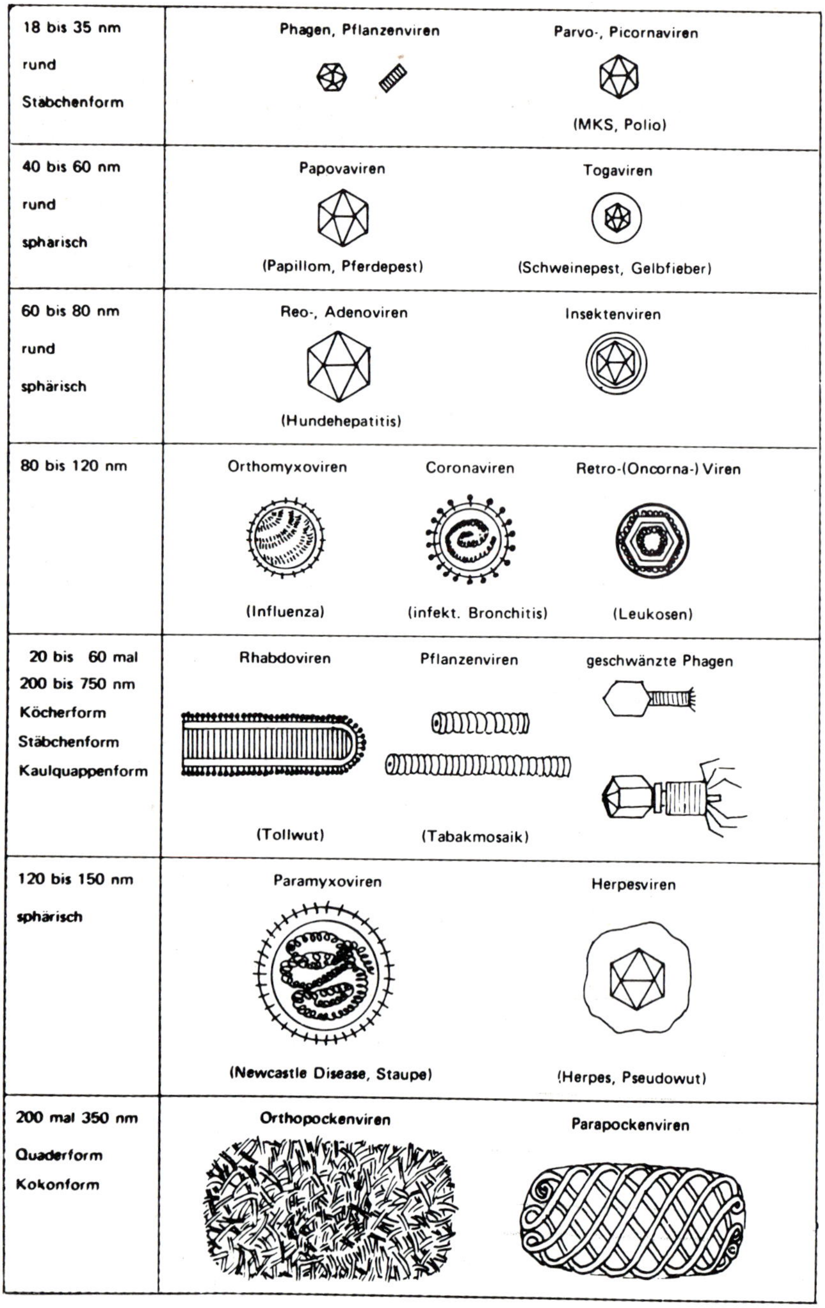

18 bis 35 nm rund Stäbchenform	Phagen, Pflanzenviren	Parvo-, Picornaviren (MKS, Polio)	
40 bis 60 nm rund sphärisch	Papovaviren (Papillom, Pferdepest)	Togaviren (Schweinepest, Gelbfieber)	
60 bis 80 nm rund sphärisch	Reo-, Adenoviren (Hundehepatitis)	Insektenviren	
80 bis 120 nm	Orthomyxoviren (Influenza)	Coronaviren (infekt. Bronchitis)	Retro-(Oncorna-) Viren (Leukosen)
20 bis 60 mal 200 bis 750 nm Köcherform Stäbchenform Kaulquappenform	Rhabdoviren (Tollwut)	Pflanzenviren (Tabakmosaik)	geschwänzte Phagen
120 bis 150 nm sphärisch	Paramyxoviren (Newcastle Disease, Staupe)	Herpesviren (Herpes, Pseudowut)	
200 mal 350 nm Quaderform Kokonform	Orthopockenviren	Parapockenviren	

Abb. 3.16 Relative Größe und Formen bei Viren

ten werden. Ein Kapsomer setzt sich in der Regel aus mehreren *Protomeren (Monomeren, Struktureinheiten)* zusammen, die chemisch aus Polypeptiden bestehen.

Bei einem großen Teil der Viren wird das Nukleokapsid noch von einer mehr oder weniger dichten, aus Lipoproteinen bestehenden Hülle (Peplos) umgeben, die auch Projek-

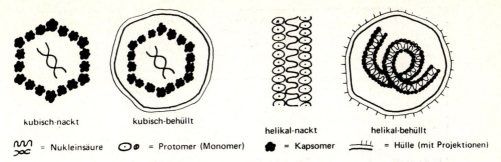

Abb. 3.17 Schematische Darstellung einfach aufgebauter Viren und ihrer wichtigsten Komponenten

tionen *(Peplomeren)* tragen kann. Nukleokapsid mit Hülle ergeben dann zusammen das komplette Virion (behüllte Viren). In den Abb. 3.17–3.19 sind die wichtigsten Aufbauprinzipien von Viren dargestellt.

Die chemisch-physikalische Zusammensetzung eines Virus wird bestimmt

1. durch die Art und Größe der Nukleinsäure,
2. durch die Virusproteine bzw. die Zahl und Anordnung der Polypeptide und

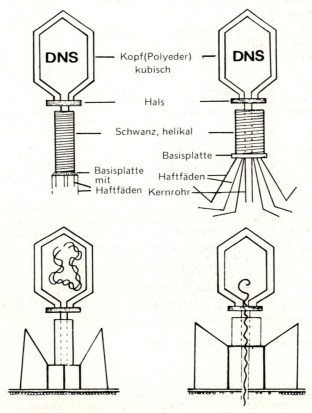

Abb. 3.18 Binaler oder kombinierter Aufbau (T-förmiger Phage). *Unten:* Haftung, Penetration und Injektion der DNS über das Kernrohr durch die enzymatisch angedaute Zellwand

72 Allgemeine Ätiologie

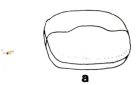 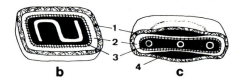

1 – Doppelmembran mit Filamenten
2 – Oberflächenprotein
3 – Nukleoid (core) mit Triplett und Nukleoidmembran
4 – Lateralkörper

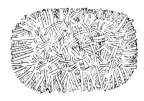 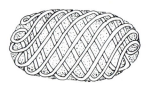

Orthopockenvirus   Parapockenvirus
Anordnung der Proteinfilamente in der äußeren Hülle

Abb. 3.19 Komplexer Aufbau (Sonderform), bei Pockenviren quaderförmiges Partikel (a) im Horizontalschnitt (b) und im Längsschnitt (c)

Tab. 3.10 Kriterien für die Einteilung der Viren in Familien

Nuklein-säuretyp	Kapsid-symmetrie	behüllt, nackt	Ort der Kapsid-bildung	Ort der Kapsid-umhüllung	Äther-resistenz
DNS	kubisch	nackt	Kern	–	stabil
	helikal	behüllt	Kern	Kernmembran	labil
		nackt			
		behüllt			
	binal	nackt			
	komplex	behüllt	Zytoplasma	Zytoplasma	z. T. stabil
RNS	kubisch	nackt	Zytoplasma	–	stabil
	helikal	behüllt	Zytoplasma	intraplasmatische Membranen	labil
		nackt			
		behüllt	Zytoplasma	Zellmembran	labil
	?	behüllt	Zytoplasma	Zellmembran	labil
				intraplasmatische Membranen	labil

3. durch sonstige Komponenten wie Lipide (Phospholipide, Cholesterin), z. T. auch Kohlenhydrate (Glykoprotein, Glykolipid).

Physikalische Eigenschaften, die sich aus diesen Funktionen ableiten, sind neben der Größe und Form auch die charakteristische Dichte eines Virus. Letztere kann zwischen 1,1 bei bestimmten behüllten Viren und 1,5 bei sehr kleinen und kompakten, unbehüllten Viren schwanken. Die Sedimentationskonstante einer Virusart stellt eine weitere ähnlich begründete physikalische Eigenart dar. Grundsätzlich hat nur das komplette vermehrungsfähige Virus unter natürlichen Bedingungen infektiöse und pathogene Eigenschaften. Daneben besitzt es in der Regel auch Antigenität und Immunogenität.

Die Klassifizierung der Viren erfolgt primär nach morphologischen und biochemischen und erst sekundär nach biologischen Eigenschaften. Die wesentlichen Einteilungskriterien sind in der Tab. 3.10 zusammengestellt.

Parallel zur endgültigen *Klassifizierung* (Taxonomie) wird gleichlaufend eine *Nomenklatur* der Viren angestrebt, wie sie für andere biologische Bereiche bereits eingeführt ist. Die grobe Gliederung der Viren erfolgt nach Familien (z. B. Picorna-*viridae*) und Genera (z. B. Entero*virus*). In jedes Genus ordnet man die entsprechenden Virusarten ein und verwendet für sie mehr und mehr binominelle lateinische Namen, bestehend aus dem Genusnamen und einem einmaligen, abgekürzten Signalelement, z. B. Enterovirus hominis 1 (h-1) polio (= Poliomyelitisvirus des Menschen). Weitere Untergliederungen werden nach serologi-

Tab. 3.10 Kriterien für die Einteilung der Viren in Familien: Fortsetzung

Kapsomeren[+]	Viriondurchmesser	Virionform	Molek.-gewicht der NS[++]	Virusfamilie
32	18–22	Ikosaeder	1,2–1,8	Parvoviridae
72	43–53	Ikosaeder	3/5	Papovaviridae
252	70–90	Ikosaeder	20–29	Adenoviridae
1500	200	Polyeder	130–140	Iridoviridae
162	100–150	sphärisch	100–120	Herpetoviridae
		Stäbchen		Phagen, Insektenviren
				nicht bekannt
		Polyeder u. Schwanz		Phagen
–	ca. 230 × 300	Quader, Kokon	160–200	Poxviridae
32	20–30	Ikosaeder	2,6–2,8	Picornaviridae
32	60–80	Ikosaeder	15	Orbivirus Reoviridae
92	75–80			Reovirus
		Ikosaeder		Phagen, Insektenviren
? 32	40–70	sphärisch	4	Togaviridae
		Stäbchen		Pflanzenviren
2–2,5[+]	90–100	sphärisch	?	Bunvaviridae
6–9[+]	90–120	sphärisch	2–5	Orthomyxoviridae
12–15[+]	90–120	sphärisch	2–4	(Metamyxovirus)
18[+]	150–300	sphärisch	7	Paramyxoviridae
18[+]	70 × 175	Köcher	4	Rhabdoviridae
–	ca. 100	sphärisch	10–12	Retroviridae
–	50–150	sphärisch	3,5	Arenaviridae
	70–120	sphärisch	?	Coronaviridae

[+] = Helixdurchmesser; [++] = mal 10^6

schen Unterschieden (in Serotypen und Subtypen) vorgenommen (z. B. Orthomyxovirus A equi 1 und A equi 2). Mit der binominellen Namensgebung steht man aber noch am Anfang. Die meisten Viren werden zunächst unter ihren bisher üblichen Namen, die überwiegend die Krankheit oder teilweise Abkürzungen aus ihrer Entdeckungsgeschichte widerspiegeln, weitergeführt.

Einige Infektionen bzw. Infektionskrankheiten von Säugern, Pflanzen und Bakterien werden von pathogenen Agentien übertragen, die »virus-ähnlichen« Charakter haben, die aber keine Struktur wie komplette Viren besitzen. Man faßt sie allgemein unter dem Begriff *Viroide* zusammen. Als Viroide werden derzeit folgende biologische Einheiten diskutiert:

1. Freie infektiöse Nukleinsäuren (bei Pflanzen als infektiöse Agentien nachgewiesen),
2. infektiöse Proteine,
3. Episome bzw. Transfer-Faktoren.

Die Vermehrung eines Virus wird allein durch sein Nukleinsäuremolekül gesteuert. Es enthält alle Informationen für die Synthese der Nachkommen-Viren. Da die Virus-NS von einer oder mehreren Proteinschichten umgeben ist, kann ein Virus mit seiner Vermehrung erst beginnen, wenn es in eine empfängliche Zelle gelangt, seine Proteinhüllen entfernt wurden und die Nukleinsäure freigesetzt ist. Neues Virus wird dann von der Zelle nicht als Ganzes, sondern zunächst in Form seiner Einzelkomponenten in einer Reihe biochemischer Prozesse synthetisiert, wobei je nach Virusart unterschiedliche Elemente der infizierten Zelle am Aufbau beteiligt sind. Wenn die Virus-NS den geeigneten Platz in der Zelle erreicht hat, vermehrt sie sich logarithmisch und steuert die Proteinsynthese für das Viruskapsid. Die neuen Viruskomponenten werden dabei im Überschuß produziert. Schließlich erfolgt ihr stufenweiser Zusammenbau zu neuen Virionen und die Freisetzung der fertigen Viruspartikel aus der Zelle. Diese können dann wiederum neue Zellen infizieren. Die Virus-Vermehrungszyklen wiederholen sich. Je nach Virusart – ob RNS- oder DNS-Virus, hüllenloses oder behülltes Virion – sind die virusspezifischen Reproduktionsprozesse in der Zelle verschieden. Es lassen sich aber eine Reihe gemeinsamer Phasen unterscheiden.

Die wichtigsten Stadien der Virusreproduktion sind:

A. *Frühstadium*
1. Adsorption
2. Penetration
3. Uncoating (Freiwerden der NS aus der Umhüllung), gleichzeitig mit oder nach der Penetration
4. Eklipse
4.1. Umschreibung (Transskription) von Boten- oder messenger-RNS (mRNS) an der Virus-NS-Schablone
4.2. Umsetzung (Translation) der mRNS-Information in Frühproteine (Enzyme)
4.3. Synthese neuer Virus-NS
4.4. Umschreibung neuer mRNS
4.5. Umsetzung in Spätproteine (Kapsidproteine)

B. *Reifungsstadium* (Maturation)
4.6. Bildung weiterer virusspezifischer Komponenten (Antigene, Hämagglutinine etc.)
4.7. Zusammenbau der Komponenten zum Nukleokapsid bzw. Virion
4.8. Umhüllung des Nukleokapsids (Budding)

C. *Spätstadium*
5. Elution des Virion
5.1. durch direkte Ausschleusung, über Mikrovilli oder mittels Budding
5.2. durch Zellysis
6. Persistenz des Virus in der Zelle (Zellgebundenheit, Latenz, okkult)
7. Transformation der Zelle zu proliferativem oder tumorartigem Wachstum
8. intrazellulärer Virusabbau

Unmittelbar nach der Phase der Adsorption, bei bestimmten Viren auch erst nach der Penetration, kann man in der infizierten Zelle kein infektionstüchtiges Virus mehr nachweisen. Diese Phase, die mit dem Uncoating beginnt und bis zum Auftreten des ersten infektionstüchtigen Nachkommenvirus (noch innerhalb oder erst außerhalb der Zelle) dauert, wird als *Eklipse* bezeichnet. Als *Latenzphase* gilt der Zeitraum, bis erstmals *außerhalb* der Zelle neugebildetes, infektionstüchtiges Virus auftritt. Bei Viren, die erst beim Austritt über die Zellmembran umhüllt und fertiggestellt werden, deckt sich die Latenzperiode mit der Eklipse. Alle direkten Vermehrungsvorgänge vollziehen sich also in dieser Periode, die vom Frühstadium bis in das Reifungsstadium reicht.

Viruskodierte Enzyme kontrollieren alle intrazellulären Prozesse dieser Phase und regulieren vor allem die Umschreibung und die Übersetzung der zellulären und viralen Informationen.

Die pathogene Wirkung der Viren beruht einmal auf der zellschädigenden Wirkung bei ihrer Vermehrung in der Zelle. Hierdurch kommt es zu Ausfallserscheinungen, die sich dann, wenn zahlreiche Zellen betroffen sind, auf das Organ und über dieses auf den Gesamtorganismus auswirken. Nicht alle bei Virusinfektionen beobachteten Krankheitserscheinungen lassen sich aber so einfach erklären.

Im Rahmen der Interaktionen zwischen Virus und Zelle kann grobschematisch zwischen drei verschiedenen Vorgängen unterschieden werden:

1. Zellzerstörende Prozesse (bei zytoziden Viren),
2. zelltransformierende Vorgänge (onkogene Viren),
3. Nebeneinander der Systeme ohne erkennbare Zellschädigung oder mit nur partieller Zell-Dysfunktion.

Zellschädigende und zellzerstörende Prozesse sind nicht bei allen Virusarten die Regel. Bestimmte Viren führen in geeigneten Zellsystemen zu Proliferationen oder zur Transformation der Zelle in eine Tumorzelle. Vielfach kann sich in einer infizierten Zelle ferner mehr oder weniger intensiv Nachkommenvirus replizieren, ohne daß Stoffwechsel und Funktion der Zelle dabei wesentlich beeinträchtigt werden. Die Zelle bleibt ohne nachweisbare Veränderungen und produziert unbegrenzt (persistierende Infektion) oder zeitlich begrenzt Virus. In bestimmten Fällen kann eine Zelle virusspezifisch geschädigt und sogar zerstört werden, wenn nur virusspezifisches Material, nicht aber reife Nachkommenviren gebildet werden (abortive Krankheit).

Kompliziert werden die Interaktionen zwischen Virus und Zelle weiter dadurch, daß Zellen durch die Virusinfektion Oberflächenantigene erhalten und vom Wirtsorganismus deshalb als »fremd« empfunden werden, wodurch Autoimmunkrankheiten entstehen. In diesen Fällen führt die Virusvermehrung

▷ zur Freisetzung von Wirtszell-Antigen,
▷ zur Modifizierung von Wirtszell-Antigen und fungiert als »helper-determinant«,
▷ zu einer Funktionsschwäche des Virusgenoms (Freisetzung von ungenutztem genetischem Material).

Die immunpathogenen Vorgänge bei Virusinfektionen beschränken sich aber nicht hierauf. Es sind noch folgende immunpathogene Mechanismen bei Virusinfektionen bekannt:

1. Bestimmte Viren vermehren sich in den Zellen des Immunsystems. Dadurch kommt es entweder zu einer *Immunsuppression* oder zu einer *Steigerung der Immunvorgänge* mit all ihren pathogenen Folgen.
2. Die immunologische Reaktion des Wirtes gegen die sich vermehrenden Virusantigene führt zur Bildung von zirkulierenden Virus-Antikörper-Komplexen, als deren Folge *Immun-Komplex-Krankheiten* auftreten.
3. Durch die Virusinfektion induzierte neue Antigene an der Oberfläche der infizierten Zellen treten mit spezifischen Antikörpern plus Komplement in Reaktion und bewirken dadurch eine *»antikörpervermittelte Zelldestruktion«*.

4. Immunzellen reagieren mit Virusantigenen (freies Antigen, Zelloberflächenantigen) in der Weise, daß es zu *immunzellvermittelten Zellschädigungen* kommt.
5. Virusspezifische Antikörper oder Immunzellen reagieren mit virusinduzierten Oberflächenantigenen von Zellen, freien Virusantigenen oder zellassoziierten Antigenen in der Weise, daß *Allergien vom Soforttyp oder Spättyp* entstehen.

3.4.4.3 Bakterien als Krankheitsursache

Bakterien sind die kleinsten Mikroorganismen mit gesicherter Zellstruktur (Prokaryonten). Sie verfügen über alle drei, eine Zelle charakterisierende Eigenschaften: Vermehrung, Stoffwechsel und Reizbarkeit. Gleichzeitig stoßen wir bei ihnen erstmals auf Mikroorganismen, die überwiegend nicht als Krankheitserreger auftreten, sondern ein notwendiges Glied für die Umsetzung der Materie darstellen und deshalb für das Leben unbedingt notwendig sind.

Die kleinsten Durchmesser der Bakterien liegen zwischen 0,2 und 2 μm. Morphologisch erscheinen sie als Stäbchen, Kugeln oder Spiralen. Eine Bakterienzelle baut sich von innen nach außen aus folgenden Elementen auf (s. Abb. 3.20 u. 3.21):

1. *Kernäquivalent* (ohne Kernmembran),
2. *Zytoplasma mit Einschlüssen*,
3. *Zytoplasmamembran*,
4. *Zellwand*,
5. *Kapsel* (Schleimschicht),
6. *Geißeln*.

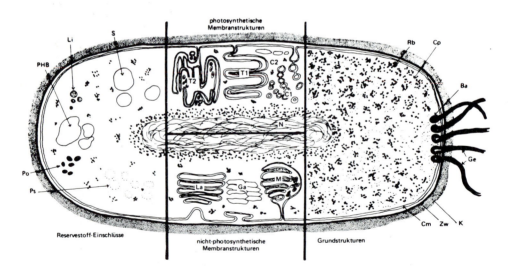

Ba = Basalkörper
Cl = Vesikeln oder „Chromatophoren"
C2 = Chlorobium-Vesikeln
Cm = Zytoplasmamembran
Cp = Zytoplasma
Ca = Gasvakuolen
Ge = Geißel
K = Kapsel
La = Lamellenkörper
Li = Lipidtropfen
M = Mesosom
N = Nukleusregion
PHB = Poly-β-hydroxybuttersäure-Grana
Po = Polyphosphate
Ps = Polysaccharid-Grana
Rb = Ribosomen
S = Schwefeleinschlüsse
T1 = lamelläre Thylakoide
T2 = tubuläre Thylakoide
ZW = Zellwand

Abb. 3.20 Aufbau der Bakterienzelle (Protocyte) im Querschnitt nach SCHLEGEL

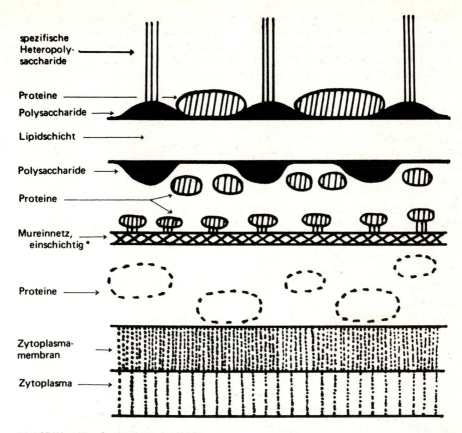

* bei GRAM-positiven Species stets mehrschichtig

Abb. 3.21 Zellwandaufbau GRAM-negativer Bakterien nach DE PETRIS

Weitere Elemente von Bakterien sind *Endosporen* und *Fimbrien* bzw. *Pili*.

Nach außen wird das Zytoplasma der Bakterienzelle durch die *Zytoplasmamembran* abgeschlossen. Das Zytoplasma stellt keine homogene Proteinsuspension dar, sondern wird durch feine intraplasmatische Membranen in einzelne Reaktionsräume unterteilt, innerhalb derer sich im wesentlichen die Plasmagrundsubstanz und die Ribosomen der Bakterienzelle befinden. Es ist besonders reich an Enzymen für den Auf- und Abbau von Stoffen sowie an löslichen Ribonukleinsäuren, messenger- (m) RNS und transfer- (t) RNS. Die Zahl der Ribosomen einer Bakterienzelle wird mit 5000–50 000 angegeben. Außerdem sind darin noch Zelleinschlüsse, sogenannte Vakuolen oder Grana, anzutreffen, die Speicherstoffe enthalten. In osmotisch inerter Form (d. h. wasserunlöslich) kommen darin als Reservestoffe vor: Polysaccharide (Stärke, Glykogen u. a.), Fette (Triglyzeride), Polyphosphate, Schwefel und bei manchen Arten vor allem Poly-β-hydroxybuttersäure.

Die Zytoplasmamembran besteht aus drei Schichten, zwei dunklen von 2–3 nm Dicke und einer helleren mit einem Durchmesser von 4–5 nm. Die Zytoplasmamembran wirkt als osmotische Schranke und kontrolliert den Stoffein- und -austritt. Dementsprechend sind die Systeme des aktiven Transports der Stoffe und die dafür erforderlichen substratspezifischen Permeasesysteme in ihr lokalisiert.

Für die Formgebung der Bakterienzelle ist die *Zellwand* verantwortlich. Sie ist kein starres Gebilde, sondern verfügt über Elastizität. Die Dehnbarkeit innerhalb bestimmter Grenzen unter gleichzeitiger Verleihung von Halt und Festigkeit verdankt die Bakterienzellwand dem

Aufbau aus Polymeren, bei denen es sich um ein Peptidoglykan, das Murein handelt. Das Murein bildet das Stützskelett der Zellwand. Diesem sind je nach Bakterienart verschiedene Substanzen auf- und eingelagert. Dabei besteht ein Unterschied in der Ein- bzw. Mehrschichtigkeit des Mureinnetzes bei den Bakterien, wonach sie sich in zwei große Gruppen, in grampositive (mehrschichtig) und gramnegative (einschichtig) Bakterien einteilen lassen.

Die Zellwand ist im Gegensatz zur Zytoplasmamembran nur für Salze und niedermolekulare Stoffe durchlässig.

Viele Bakterien verfügen darüber hinaus auch noch über eine *Makrokapsel*. Darunter wird eine Umhüllung der Bakterienzelle mit Schleim verstanden, wobei es sich um ein stark wäßriges, polysaccharidhaltiges Material handelt, welches Bakterien vor äußeren Einflüssen zu schützen vermag. In vivo sind derart bekapselte Bakterien resistent gegenüber Phagozytose, wodurch ihre Virulenz gegenüber unbekapselten Formen der gleichen Spezies erhöht ist. Zu weiteren Bauelementen der Bakterienzelle gehören als spezielle Ausstattung nur ganz bestimmter Arten die *Geißel* für die aktive Fortbewegung und die *Endospore* für das Überleben unter ungünstigen Milieubedingungen. Geißeln können bei Bakterien in Ein- und Mehrzahl vorhanden sein. Sie bestehen aus Flagellin, einem dem Myosin der Muskelzellen ähnlichen Protein. Die Geißeln entspringen unterhalb der Zytoplasmamembran.

Die Bildung von Sporen bei Bakterien steht nicht im Zusammenhang mit der Fortpflanzung. Es handelt sich hierbei ausnahmslos um eine Dauerform, in die allerdings nur ein Teil der Bakterienarten überwechseln kann. Die Sporen sind ihrer Bildung nach Endosporen. Im reifen Zustand besitzen sie bis zu sechs Hüllen. Innen befindet sich wie bei jeder vegetativen Bakterienzelle das Zytoplasma mit Kern und die übliche Elementarmembran oder Zytoplasmamembran; es folgt die Zellwand der Spore, die Sporenrinde aus Glykopeptid-Polymeren, sowie eine innere und äußere Sporenhülle. Letztere kann mehrschichtig sein.

Von der Begeißelung unabhängig können Bakterien auf ihrer Zelloberfläche noch dünne (d = 25 nm), lange (bis 12 μm) Fäden in einer Zahl von einigen wenigen bis zu mehreren Tausenden aufweisen, die als *Fimbrien* oder *Pili* bezeichnet werden.

Bakterien vermehren sich, von wenigen Ausnahmen abgesehen, nur durch *Zweiteilung* oder *binäre Spaltung* (Spaltpilze oder Schizomyceten). Am Anfang dieser ungeschlechtlichen Vermehrungsform steht stets die Teilung des Kerns. Bei den gramnegativen Stäbchenbakterien wird die Aufteilung der Mutterzelle auf zwei Tochterzellen durch Einschnürung von außen her vollzogen. Bei den grampositiven Stäbchenbakterien kommt es vor der endgültigen Querteilung zur Septenbildung. Kugelbakterien teilen sich in verschiedenen Ebenen, wodurch Verbände mehrerer Zellen entstehen. Je nach Zahl der Teilungsebenen kommen bei ihnen Paarbildung (Diplokokken), Ketten (Streptokokken), Tetraden oder Pakete (Sarcinen) vor. Auch Stäbchen lösen sich oftmals nicht sofort nach der Teilung voneinander, so daß sie verschiedentlich auch in Ketten anzutreffen sind. Ein der Sprossung bei Pilzen vergleichbarer Vorgang wird bei einzelnen apathogenen Bakterienformen beobachtet, wenn sie durch Knospenbildung Nachkommen hervorbringen (Blastobacter, Rhodopseudomonas, Methylomonadaceae u. a. m.).

Das *Wachstum* der Bakterien zielt weniger auf die Vergrößerung von Volumen, sondern vielmehr auf die Erhöhung der Zellzahl ab. Man unterscheidet dabei folgende Phasen:

1. Anlauf- oder lag-Phase,
2. Phase der Zweiteilung,
3. stationäre Phase,
4. Absterbephase.

Beim Wachstum auf der Oberfläche fester Substrate entwickeln die Bakterien Kolonien. Ihre Bildung kommt durch Anhäufung von Nachkommen zustande. Hat ein derartiger Klon eine Zellzahl von mehreren Millionen erreicht, wird er als Kolonie mit bloßem Auge sichtbar.

Beziehen Bakterien die lebensnotwendige Energie aus der elektromagnetischen Strahlung, dem Licht, werden sie *phototroph* genannt. Gewinnen sie sie aus Reduktions- und Oxydationsprozessen, sind sie *chemotroph*. Können Bakterien anorganische Verbindungen wie H_2S, NH_3 oder auch H_2 als Spender von Wasserstoff nutzen, werden sie als *lithotroph* bezeichnet. Handelt es sich dabei um organische Verbindungen, verhalten sie sich *organotroph*. Daraus können sich verschiedene Kombinationen ergeben, z. B. *photolithotroph* oder *chemolithotroph*. Die Mehrzahl aller Bakterien beziehen die Energie aus Reduktions- und Oxydationsprozessen, verwenden organische H_2-Donatoren und sind damit *chemoorganotroph*. Daneben werden in bezug auf die C-Quelle die Bezeichnung *autotroph* und *heterotroph* verwendet. Autotroph sind jene Bakterien, die den Kohlenstoff des CO_2 innerhalb ihrer Zellen fixieren können; die anderen, die ihn dazu nur organischen Verbindungen entnehmen können, sind heterotroph.

Die Klassifizierung der Bakterien erfolgt in Ordnungen, Familien, Gattungen und Arten. In der neuesten Auflage von Bergey's »Manual of Determinative Bacteriology« (1974), dem Standardwerk für Systematik und Nomenklatur der Bakterien, wurde die Einteilung in Ordnungen allerdings nur noch in Ausnahmefällen aufrechterhalten, da bei vielen Bakterien nur Gattung und Art mit ausreichender Sicherheit definiert werden können und bereits die Zuordnung zu Familien Schwierigkeiten bereitet.

Die Kriterien für die Einteilung der Bakterien sind aus Tab. 3.11 ersichtlich.

Tab. 3.11 Systematik der Bakterien (nach Bergey's Manual of Determinative Bacteriology, 1974)

Abt. II der Procaryotae:

Die Bakterien
Teil 1
Phototrophe Bakterien

Teil 2
Gleitende Bakterien

Teil 3
Bakterien mit Scheiden

Teil 4
Bakterien mit Sprossung
und/oder Anhängen

Teil 5
Spirochaeten
- Ordnung   Spirochaetales
- Familie   Spirochaetaceae
- Gattung I   Spirochaeta
- Gattung II   Cristispira
- Gattung III Treponema
- Gattung IV   Borrelia
- Gattung V   Leptospira

Teil 6
Spiralige und gebogene Bakterien
- Familie   Spirillaceae
- Gattung I   Spirillum
- Gattung II   Campylobacter

Teil 7
Gramnegative aerobe Stäbchen und Kokken
- Familie   Pseudomonadaceae
- Gattung I   Pseudomonas
- Gattung II   Xanthomonas
- Gattung III Zoogloea
- Gattung IV   Gluconobacter

Weitere Gattungen unbestimmter Zuordnung
- Gattung   Alcaligenes
- Gattung   Brucella
- Gattung   Bordetella
- Gattung   Francisella u. a.

Teil 8
Gramnegative fakultativ anaerobe Stäbchen
- Familie   Enterobacteriaceae
- Gattung I   Escherichia
- Gattung II   Edwardsiella
- Gattung III   Citrobacter
- Gattung IV   Salmonella
- Gattung V   Shigella
- Gattung VI   Klebsiella
- Gattung VII   Enterobacer
- Gattung VIII   Hafnia
- Gattung IX   Serratia
- Gattung X   Proteus
- Gattung XI   Yersinia
- Gattung XII   Erwinia
- Familie   Vibrionaceae
- Gattung I   Vibrio
- Gattung II   Aeromonas
- Gattung III   Plesiomonas
- Gattung IV   Photobacterium
- Gattung V   Lucibacterium

Weitere Gattungen unbestimmter Zuordnung
- Gattung   Chromobacterium
- Gattung   Flavobacterium
- Gattung   Haemophilus
- Gattung   Pasteurella
- Gattung   Actinobacillus
- Gattung   Streptobacillus u. a.

Tab. 3.11 Systematik der Bakterien: Fortsetzung

Abt. II der Procaryotae:

Teil 9
Gramnegative anaerobe Bakterien
    Familie   Bacteroidaceae
    Gattung I   Bacteroides
    Gattung II   Fusobacterium
    Gattung III Leptotrichia
Weitere Gattungen unbestimmter Zuordnung
    Gattung   Selenomonas u. a.

Teil 10
Gramnegative Kokken und kokkoide Bakterien
    Familie   Neisseriaceae
    Gattung I   Neisseria
    Gattung II   Branhamella
    Gattung III Moraxella
    Gattung IV Acinetobacter

Teil 11
Gramnegative anaerobe Kokken
    Familie   Veillonellaceae
    Gattung I   Veillonella
    Gattung II   Acidaminococcus
    Gattung III Megasphaera

Teil 12
Gramnegative chemolithotrophe Bakterien

Teil 13
Methanproduzierende Bakterien

Teil 14
Grampositive Kokken
    Familie   Micrococcaceae
    Gattung I   Micrococcus
    Gattung II   Staphylococcus
    Gattung III Planococcus
    Familie   Streptococcaceae
    Gattung I   Streptococcus
    Gattung II   Leuconostoc
    Gattung III Pediococcus
    Gattung IV Aerococcus
    Gattung V   Gemella
    Familie   Peptococcaceae
    Gattung I   Peptococcus
    Gattung II   Peptostreptococcus
    Gattung III Ruminococcus
    Gattung IV Sarcina

Teil 15
Endosporenbildende Stäbchen und Kokken
    Familie   Bacillaceae
    Gattung I   Bacillus
    Gattung II   Sporolactobacillus
    Gattung III Clostridium
    Gattung IV Desulfotomaculum
    Gattung V   Sporosarcina

Teil 16
Grampositive asporogene stäbchenförmige Bakterien
    Familie   Lactobacillaceae
    Gattung I   Lactobacillus
Weitere Gattungen unbestimmter Zuordnung
    Gattung   Listeria
    Gattung   Erysipelothrix u. a.

Teil 17
Aktinomyceten und verwandte Organismen
Coryneforme Gruppe von Bakterien
    Gattung I   Corynebacterium
    Gattung II   Arthrobacter
                    Genera insertae sedis
                    Brevibacterium
                    Microbacterium
    Gattung III Cellulomonas
    Gattung IV Kurthia
    Familie   Propionibacteriaceae
    Gattung I   Propionibacterium
    Gattung II   Eubacterium
    Ordnung   Actinomycetales
    Familie   Actinomycetaceae
    Gattung I   Actinomyces
    Gattung II   Archnia
    Gattung III Bifidobacterium
    Gattung IV Bacterionema
    Gattung V   Rothia
    Familie   Mycobacteriaceae
    Gattung I   Mycobacterium
    Familie   Frankiaceae
    Familie   Actinoplanaceae
    Familie   Dermatophilaceae
    Gattung I   Dermatophilus
    Gattung II   Geodermatophilus
    Familie   Nocardiaceae
    Gattung I   Nocardia
    Gattung II   Pseudonocardia
    Familie   Streptomycetaceae
    Familie   Micromonosporaceae
    Gattung I   Micromonospora
    Gattung II   Thermoactinomyces
    Gattung III Actionobifida
    Gattung IV Thermomonospora
    Gattung V   Microbispora
    Gattung VI Micropolyspora

Teil 18
Rickettsien
    Ordnung   Rickettsiales
    Familie   Rickettsiaceae
    Tribus   Rickettsieae
    Gattung I   Rickettsia
    Gattung II   Rochalimaea
    Gattung III Coxiella

Tab. 3.11   Systematik der Bakterien: Fortsetzung

Abt. II der Procaryotae:

Teil 18		Teil 19	
Rickettsien		Mykoplasmen	
Tribus	Ehrlichieae	Klasse	Mollicutes
Gattung I	Ehrlichia	Ordnung	Mycoplasmatales
Gattung II	Cowdria	Familie	Mycoplasmataceae
Gattung III	Neorickettsia	Gattung I	Mycoplasma
Tribus	Wolbachieae	Familie	Acholeplasmataceae
Familie	Bartonellaceae	Gattung I	Acholoplasma
Gattung I	Bartonella	Weitere Gattungen unbestimmter Zuordnung	
Gattung II	Grahamella	Gattung	Termoplasma
Familie	Anaplasmataceae	Gattung	Spiroplasma
Gattung I	Anaplasma		
Gattung II	Paranaplasma		
Gattung III	Aegyptionella		
Gattung IV	Haemobartonella		
Gattung V	Eperythrozoon		
Ordnung	Chlamydiales		
Familie	Chlamydiaceae		
Gattung	Chlamydia		

Tab. 3.12   Kriterien der Einteilung von Bakterien

1. Grundform:	z. B. Kokken, Stäbchen, Spirillen, Spirochaeten u. a.
2. Größe:	z. B. kurze plumpe Stäbchen oder lange schlanke Stäbchen
3. Lagerung der Grundform zueinander:	z. B. Lagerung der Kokken in Haufen = Staphylokokken, in Ketten = Streptokokken
4. Beweglichkeit:	beweglich (durch Geißeln oder flexibles Achsialfilament) – unbeweglich (geißellose Bakterien)
5. Färbbarkeit:	Unterteilung auf Grund der Färbbarkeit nach GRAM in grampositive (blau) und gramnegative (rot) Bakterien
6. Sporenbildung:	nicht sporenbildende Stäbchen (Bakterien) – sporenbildende Stäbchen (Bazillen)
7. Koloniemorphologie:	Größe, Form, Konsistenz, Farbe, Lichtdurchlässigkeit, Geruch, Textur, Randstrukturen
8. Züchtbarkeit und Abhängigkeit von Nährstoffen:	aerob (unter Sauerstoffzutritt) – anaerob (unter Sauerstoffentzug), anspruchslos (z. B. Wachstum in synthetisch zusammengesetzten Medien) – anspruchsvoll (z. B. Bedarf an nativem Eiweiß)
9. biochemische Leistungen:	Verwertung von C- und N-Verbindungen als Energiequelle
10. Antigenaufbau:	nachweisbar mittels verschiedener serologischer Methoden
11. Besonderheiten:	Kapselbildung, Zelleinschlüsse, verstärkte Anfärbung an den Polen, Säure- und Alkalifestigkeit etc.

Die Verbreitung der Bakterien in der Natur wird maßgeblich von der Lebensweise dieser Organismen bestimmt, die sich ihrerseits wiederum aus der Zugehörigkeit der Keime zu einem bestimmten Ernährungstyp ergibt. Da diese Kleinlebewesen hauptsächlich chemoorganotroph sind, kommt bei ihnen *Saprophytismus, Parasitismus, Mutualismus* und gelegentlich auch ein Zusammenleben in *Symbiose* vor. Die Mehrzahl aller Bakterien und Pilze lebt als Saprophyten und ist deshalb im Boden anzutreffen, dort wo die größte Anhäufung von toter organischer Materie vorliegt. Ein Zusammenleben von Tieren mit Bakterien ist bei niederen Tieren häufiger anzutreffen als bei höheren Tieren. Bei Säugern und Vögeln sind Bakterien Bestandteil der natürlichen *Körperflora*. Jedoch nur, wenn Bakterien bei Pflanzenfressern in den Vormägen oder innerhalb der Blindsäcke des Darmes die Spaltung von Zellulose übernehmen, üben sie symbiontische Funktionen aus. Im Bereich der Körperoberfläche sowie der äußeren Schleimhäute des Respirations- und Urogenitaltraktes stehen ihnen für die Entwicklung nur die vom Körper abgestoßenen toten Zellen zur Verfügung. Innerhalb des Darmes von Tieren profitieren sie außerdem von jenen Stoffen der Nahrung, welche der Makroorganismus nicht genutzt hat. Sie treten hier als regelrechte »Mitesser« oder sog. *Kommensalen* auf. Untersuchungen an keimfreien Tieren haben ergeben, daß eine bessere Entwicklung ohne eine solche Besiedlung des Darmes mit Bakterien und Hefen möglich ist. Somit besteht ein deutlicher Unterschied zur Funktion der Pansenflora von Wiederkäuern. Einige der innerhalb der Intestinalflora von Tieren vorkommenden Arten sind auch in der Lage, bei Milieuveränderungen durch verschiedene auf den Makroorganismus einwirkende Noxen (z. B. Fütterungsumstellungen, Überernährung oder undisziplinierte Anwendung von Antibiotika oder bei Standortänderungen) von der saprophytischen Lebensweise im Darm zur parasitischen Lebensweise mit Befall des Körperinnern überzugehen. Diese Bakterien gelten als *fakultative Parasiten*. Es besteht darin ein großer Unterschied zu *obligaten Parasiten*. In ihrer Existenz sind diese stets auf einen Wirt angewiesen, jedoch nicht immer rufen sie bei diesem auch eine Krankheit hervor. Den höchsten Grad von Anpassung haben von den *obligat zellparasitisch* lebenden Bakterien die *Rickettsien* erlangt, da sie dem Wirtsorganismus nicht nur die für ihr Leben notwendigen Nährstoffe entziehen, sondern der Wirt ihnen zugleich auch die für die einzelnen Stoffwechselleistungen erforderliche Energie zur Verfügung stellen muß.

Die Pathogenese bakterieller Infektionen unterliegt zwar bezüglich Epidemiologie, Ausbreitung im Organismus und Immunbiologie den allgemeinen Grundprinzipien von Infektionskrankheiten, weist aber bezüglich Angriffsort der pathogenen Wirkungen Unterschiede zu den Viruskrankheiten und den durch Pilze verursachten Krankheiten auf.

Viele krankmachende Wirkungen bei bakteriellen Infektionen lassen sich auf die Aktivität von Toxinen, Pyrogenen und Fermenten zurückführen. Sie können auf zweifache Weise in einen Makroorganismus gelangen:

1. *Bei der Vermehrung der Bakterien im Wirt* nach einer Infektion (exogen, endogen) und
2. durch *Aufnahme toxin- und pyrogenhaltiger Lebens- und Futtermittel,* in denen sich die entsprechenden toxinbildenden Bakterien außerhalb des Makroorganismus vermehrt haben (z. B. Botulinum-Toxin, Toxine von Staphylokokken in Lebens- und Futtermitteln).

Unter **Toxinen** verstehen wir antigenwirkende, wasserlösliche, spezifische Giftstoffe, die im Tier- und Pflanzenreich gefunden oder von Bakterien, Pilzen, Protozoen oder Viren erzeugt werden.

Die bakteriellen Toxine teilt man allgemein in

1. *Ekto-* oder *Exotoxine* und
2. *Endotoxine* ein.

Funktions- und bildungsmäßig ist diese Einteilung überholt. Unter *Ektotoxinen* versteht man Toxine mit Proteincharakter, die nicht an die Bakterienzelle gebunden sind und von den sich vermehrenden Mikroorganismen in das sie umgebende Milieu abgegeben werden. Sie sind sehr starke Antigene.

Unter *Endotoxinen* versteht man Giftstoffe, die mit der physikalischen Einheit der Mikroorganismen unlösbar verbunden sind und erst nach Zerfall der Bakterien frei werden. Überwiegend sind die Endotoxine fixe Bestandteile der Zellwand. Sie besitzen eine schwache Antigenität.

Häufig kann man bei Ektotoxinen eine spezifische Affinität zu bestimmten Zellen und Geweben feststellen, durch die die bekannten schweren und typischen Krankheitsbilder verursacht werden. Ektotoxine wirken z. B. neurotoxisch, wie bei Tetanus oder Botulismus, oder sie haben hämatotoxische, nekrotisierende oder allgemein giftige, d. h. *letal* wirkende Eigenschaften, wie z. B. bei den 12 verschiedenen Toxinen der Clostridium perfringens-Gruppe.

Die Endotoxine, unter denen man auch die abgetöteten Bakterien selbst oder die aus ihnen gewonnenen Zellwandkomplexe verstehen kann, lösen bei parenteraler Einverleibung eine Kombination von spezifischen und unspezifischen Reaktionen aus, wie z. B. Fieber, Verschiebung des weißen Blutbildes, Blutdruckabfall, Aktivierung der Fibrinolyse, vorübergehende Abnahme der unspezifischen Resistenz, Permeabilitätsstörungen der Gefäßwände, Beeinflussung der Herztätigkeit u. a. m. Die Reaktionen sind dabei stark dosisabhängig und können sogar entgegengesetzt ausfallen, je nachdem ob viel oder wenig Toxin einverleibt wird. So können z. B. geringe Endotoxindosen einen Fieberstoß auslösen, während toxische Dosen häufig einen Fieberanstieg vermissen lassen.

Ein weiterer Unterschied zwischen Endo- und Ektotoxinen liegt darin, daß erstere sehr häufig die unspezifische Abwehrlage (Resistenz) eines infizierten Organismus erhöhen und gleichzeitig auch das Antikörperbildungsvermögen steigern. Da derartige Endotoxine meist über den Darmkanal aktiv werden, gewinnt die Darmflora in dieser Hinsicht eine große Bedeutung, wie bei keimfrei aufgezogenen Tieren bewiesen wurde.

Unter *Enterotoxinen* versteht man alle mikrobiellen Toxine, die über den Darmkanal aufgenommen und resorbiert werden, z. B. die Endotoxine der Darmbakterien oder die Ektotoxine von Staphylococcus aureus. Enterotoxine können also sowohl Endo- als auch Ektotoxine sein.

Die meisten menschen- und tierpathogenen Keime bilden mehrere Toxine. Entsprechend kann man regelrechte Toxinformeln für die einzelnen Bakterien, z. B. für bestimmte Clostridienarten, aufstellen.

Die bakteriellen Toxine sind pathogenetisch ganz unterschiedlich zu beurteilen. Grundsätzlich hat man dabei zu unterscheiden zwischen

1. *Toxinen, die über eine Toxämie zu Krankheiten führen* und
2. *Toxinen, die nicht über das Blut ihre pathogene Wirkung entfalten.*

Zur Gruppe 1 gehören praktisch alle Enterointoxikationen (Enterotoxämien) und Toxinwirkungen, die von außerhalb des Darmes liegenden, örtlichen Infektionsprozessen ihren Ausgang nehmen, z. B. bei Rauschbrand, Pararauschbrand und malignem Ödem und anderen Clostridieninfektionen.

Zur Gruppe 2 gehören die bakteriellen Toxine, welche über das Nervensystem Krankheiten erzeugen (z. B. Tetanustoxine usw.) und die *örtlich* wirksam sind, indem sie histotoxische Veränderungen z. B. Nekrosen und Ödeme induzieren.

Krankheitszustände, die durch das Eintreten einer erheblichen Menge von Toxinen in den Blutkreislauf verursacht werden, bezeichnet man als *Toxämien* im Unterschied zur Bakteriämie und Septikämie, wobei die lebenden Erreger selbst im Blut zirkulieren. Die pathogene Wirkung der Toxine kann durch Lagerung und durch Behandlung mit bestimmten Chemikalien (Jod, Ascorbinsäure, Formalin usw.) und auch physikalisch aufgehoben werden, ohne daß dabei gleichzeitig die antigene Wirkung des Toxins verloren geht. Derartige, ihrer *toxophoren Gruppe* beraubten Toxine bezeichnet man als *Toxoide* oder als *Anatoxine*. Sie bilden die Grundlage für die Herstellung von sog. *Toxoidimpfstoffen,* die heute aus der modernen Immunprophylaxe z. B. gegen Tetanus oder gegen Diphtherie nicht mehr wegzudenken sind.

Leider lassen sich nicht alle Toxine auf diese Weise in Toxoide umwandeln. Bevorzugt an Eiweiß gebundene Toxine kann man gut in Toxoide überführen, während dies bei an Polysaccharide gebundenen Toxinen schwieriger ist.

Toxine mit antigener Wirksamkeit veranlassen den Organismus, entsprechende Antikörper auszubilden. Durch den Nachweis derartiger Antikörper kann man umgekehrt wieder auf die entsprechenden Infektionen schließen. *Antitoxische Antikörper* sind also nicht nur für die Prophylaxe, sondern auch für die Diagnose wichtig.

Unter *bakteriellen Pyrogenen* versteht man thermostabile und nicht dialysierbare biologische Produkte von Bakterien, die bei Warmblüterorganismen nach ihrer Verabreichung klinisch als Hauptsymptom Fieber erzeugen.

Nach den heutigen Kenntnissen sind in der Zellwand von Bakterien, besonders der gramnegativen, die Endotoxine enthalten. Nach Abspaltung der Proteinkomponente verlieren die Stoffe ihre spezielle immunbiologische Funktion als Vollantigene. Das verbleibende Lipopolysaccharid, das sog. undegradierte Lipopolysaccharid nach WESTPHAL, stellt das *eigentliche bakterielle Pyrogen* dar.

Im Gegensatz zu bakteriellen Toxinen besitzen die Fieberstoffe selbst keinen *Ferment- oder Fermenthemmcharakter.* Sie lösen neben dem Fieber im Organismus eine Vielzahl von Aktivierungen gewisser Zellsysteme, Ferment- und Gerinnungsfaktoren aus.

Zu einem weiteren Teil ist die Giftigkeit der Fieberstoffe durch *Gefäßlähmung bei Aufnahme in den Gefäßwänden* bedingt. Diese Aufnahme kann zu einer Überlastung des entgiftenden retikuloendothelialen Systems in Leber und Milz führen. Unter bestimmten quantitativen Bindungsverhältnissen der Antikörper mit den Bakterieninhaltsstoffen kann es zu einer Ablagerung in der Gefäßumgebung mit rheumatisch-entzündlichen Erkrankungen kommen. Diese Erscheinungen machen sich besonders in der Niere, an den Gelenken und im Herzmuskel bemerkbar.

Neben den bakteriellen Toxinen und Pyrogenen schalten sich auch bestimmte *bakterielle Fermente* nachhaltig in die pathogenetische Ereigniskette bakterieller Erkrankungen ein.

Von einigen Bakterienarten werden *Lezithinasen* gebildet. Unter ihrer Wirkung kommt es zur Hämolyse *(hämolytische Toxine).*

Ein weiteres als Enzym fungierendes Toxin stellt die *Hyaluronidase* dar. Sie fördert das Eindringen der Keime und die Resorption ihrer Gifte, indem sie die Hyaluronsäure spaltet, welche mit den Muzinen die Gewebe abdichtet und vor dem Eindringen von Fremdstoffen schützt. Ein in ähnlicher Richtung aktives Ferment ist die *Kollagenase* bestimmter Bakterien. Sie lockert den festen Zusammenhalt der Bindegewebsfasern und -schichten auf, da sie die Kollagene des Körpers abbaut.

Einen fast gegenteiligen Effekt bewirkt die *Streptokinase,* die bei der Vermehrung von pathogenen Streptokokken entsteht. Sie löst Fibringerinnsel auf und kann deshalb auch therapeutisch eingesetzt werden, z. B. zur Behandlung von Thrombosen, von Thrombophlebitiden, von frischen Myokardinfarkten oder zur Verhinderung von Rethrombotisierungen.

Virulente Staphylokokken besitzen einen anderen Angriffsmechanismus. Sie bilden eine *Koagulase* und begünstigen die Koagulation des Fibrins. Dies bewahrt sie vor der Phagozytose und beschränkt die Infektion auf einen umschriebenen Herd.

Bei den angeführten Beispielen giftiger Bakterienprodukte handelt es sich um scharf voneinander getrennte und für die jeweilige Bakterienart spezifische Substanzen. Aber auch ganz gewöhnliche Metaboliten des Mikrobenstoffwechsels können Schäden setzen, wenn sie bei einer bestimmten Lokalisation oder in hohen Konzentrationen gebildet werden, und dies sogar dann, wenn sie mit den Stoffwechselprodukten des Wirtes identisch sind.

Die Viren der Bakterien nennt man **Bakteriophagen** oder nur **Phagen.** Die Phagen sind wirtsmäßig hoch spezialisiert, d. h. für jede Bakterienart gibt es andere Phagen, die nur ihrem Wirt etwas anhaben können, während sie »fremde« Bakterien vollkommen ungeschoren lassen. Bislang sind über 100 verschiedene Phagenspezies bekannt. Man kann sie nach der Art ihres Wirtes ordnen, z. B. in Phagen der Colibakterien, Phagen der Typhus- und Paratyphusbakterien, der Staphylokokken, der Vibrionen, der Corynebakterien usw.

Dringt ein Phage in ein Bakterium ein, so wird der gesamte Stoffwechsel des Bakteriums so umgesteuert, daß nicht mehr die für das Fortleben des Bakteriums notwendigen Stoffe synthetisiert, sondern nur noch Bausteine für das Virus reproduziert werden.

Das Bakterium geht dadurch zugrunde, es wird aufgelöst, lysiert. Nun gibt es aber auffällige Ausnahmen von dieser Regel.

Es gibt zahlreiche äußerlich normale Bakterienzellen, die laufend Phagen erzeugen, ohne selbst geschädigt zu werden. Bei den Bakterien bezeichnen wir dieses Phänomen als *Lysogenie*. Die von den lysogenen Bakterien abstammenden Phagen sind voll virulent und lösen neu befallene Bakterien auf. Die lysogenen Bakterien selbst können dagegen von den virulenten Phagen nicht angegriffen und vernichtet werden. Es ist nun weiter interessant, Infektion mit sog. »temperenten« Phagen erwerben, d. h. lysogenisiert werden können. Die temperenten Phagen töten eine Bakterienzelle nicht oder nicht unbedingt im Gegensatz zu den »normalen«, üblichen Phagen. Sie sind in einer lysogenisierten Zelle im sog. *Prophagenstadium* aufbewahrt. Eine durch Infektion mit temperenten Phagen lysogenisierte Bakterienzelle überträgt diese Eigenschaft auf alle Tochterzellen, ohne daß diese dabei aufgelöst werden. Ganz vereinzelt geschieht dies jedoch dann und wann. Es kommt zu einer Rückwandlung der sog. Prophagen in die infektionstüchtige Form eines normalen Phagen. Jede Zelle, in der diese Rückwandlung eintritt, stirbt. Sie lysiert, wobei infektionsfähige Phagen in Freiheit gesetzt werden (s. S. 348).

3.4.4.4 Pilze als Krankheitsursache

Die Pilze wurden bis vor kurzem zu den Thallophyta des Pflanzenreiches gerechnet. Ihr Vegetationskörper oder Thallus besteht meist aus unverzweigten oder verzweigten, feinen Pilzfäden (Hyphen), die bei den niederen Formen noch ohne Querwände, bei den höheren Formen dagegen septiert sind. Ihre Zellen weisen stets einen echten Zellkern auf, verfügen aber über keine assimilatorischen Farbstoffe. Die Pilze werden nach ihrer vegetativen Wuchsform und der Ausbildung geschlechtlicher Fortpflanzungsorgane in drei Klassen eingeteilt: *Phycomycetes, Ascomycetes* und *Basidiomycetes*. Bei einer Reihe echter Pilze kennt man bis zum heutigen Tage nur die ungeschlechtliche Vermehrungsform (sog. Nebenfruchtform), während die geschlechtliche Fortpflanzung (sog. Hauptfruchtform) fehlt oder die Bedingungen für eine solche bisher noch unbekannt geblieben sind. Diese als unvollständig bekannten Pilze, auch *Fungi imperfecti* genannt, lassen sich dadurch in die oben aufgeführten drei Klassen des natürlichen Systems nicht einfügen. Für sie mußte ein auf anderen Gemeinsamkeiten fußendes System nach den vorhandenen morphologischen oder auch physiologischen Eigenschaften geschaffen werden, das auch für diese Pilze eine Ordnung nach Arten und Gattungen gestattet.

Von den Bakterien unterscheiden sich die Pilze außer im Auftreten eines echten Zellkerns, d. h. eines gut vom Plasma abgesetzten Kerns mit Chromosomen (meist mehrere), Kernmembran und Nukleolus, in der gelegentlichen Vielzelligkeit des Thallus und in der wechselnden und oft komplizierten Fortpflanzungsweise, aus der eine große Reichhaltigkeit verschiedener Fortpflanzungsformen und eine besondere Vielgestaltigkeit in der Morphologie resultiert. Einen Überblick über die für die Tiermedizin wichtigen Pilze vermittelt die Tab. 3.13.

Im Aufbau entspricht die Pilzzelle im wesentlichen der Pflanzenzelle, lediglich die Chromatophoren fehlen. Dadurch unterscheidet sich die Lebensweise eines Pilzes grundsätzlich von derjenigen grüner Pflanzen. Es wird angenommen, daß die Pilze durch Mutation, die zum Verlust der Bildungsfähigkeit von Chlorophyll führte, ursprünglich aus Grünalgen hervorgegangen sind. Hinsichtlich der Ribosomen bestehen keine Abweichungen von Zellen höherer Pflanzen (80 S-Partikel). Von den Mitochondrien kann allerdings bei manchen niederen Formen nur eines vorhanden sein. Auch die für die Kernteilung wichtigen Zentriolen kommen nicht immer vor, und die Kernspindelbildung unterbleibt dadurch. Als Gerüstsubstanz der Zellwand besteht ein Unterschied zur Pflanzenzelle in der Weise, daß außer Zellulose auch andere Glukane und Polysaccharide sowie sogar Chitin anzutreffen sind. Verschiedentlich verfügt die Pilzzelle (Zoosporen u. a.) über Geißeln, 1–2, selten vier an der Zahl, aufgebaut aus zwei zentralen Einzel- und neun peripheren Doppelfibrillen. Wie bei anderen höheren Organismen verläuft die der Zellteilung vorausgehende Kernteilung bei Pilzen durch *Mitose* (s. Abb. 3.22).

Tab. 3.13 Zusammenstellung der für die Tiermedizin wichtigen Gattungen der Pilze

1. Klasse:	*Myxomycetes*, Schleimpilze		**Anhang:**	
2. Klasse:	*Phycomycetes*, Algenpilze		Klasse:	*Deuteromycetes*
Subklasse:	Zygomycetidae			oder *Fungi imperfecti*
Ordnung:	Mucorales		Ordnung:	Cryptococcales
Gattung:	Mucor⁺		Gattung:	Cryptococcus
	Rhizopus⁺			Torulopsis
	Absidia			Pityrosporum
	Haplosporangium			Rhodotorula
	Syncephalastrum⁺			Trichosporon
	Mortierella			Candida
	Coccidioides (?)		Ordnung:	Moniliales
	Rhinosporidium (?)		Familie:	Moniliaceae
3. Klasse:	*Ascomycetes*, Schlauchpilze		Gattung:	Histoplasma
Subklasse:	Proascomycetidae			Blastomyces
Ordnung:	Endomycetales			Sporotrichum
Gattung:	Endomyces			Geotrichum
	Saccharomyces			Cephalosporium
	Hansenula			Trichoderma⁺
	Pichia			Monosporium
	Saccharomycopsis			Veticillium
Subklasse:	Euascomycetidae			Pithomyces⁺
Ordnung:	Eurotiales			Trichothecium⁺
	Eurotium			Aspergillus
Gattung:	Allescheria			Penicillium⁺
Ordnung:	Sphaeriales			Scopulariopsis⁺
Gattung:	Chaetomium⁺			Paecilomyces⁺
Ordnung:	Clavicipitales			Gliocladium⁺
Gattung:	Claviceps⁺			»Dermatophytes«
4. Klasse:	*Basidiomycetes*, Ständerpilze			Mikrosporum
Subklasse:	Phragmobasidiomycetidae			Trichophyton
Ordnaung:	Uredinales			Keratinomyces
Gattung:	Puccinia⁺		Familie:	Dematiaceae
Ordnung:	Ustilaginales		Gattung:	Curvularia⁺
Gattung:	Ustilago⁺			Phialophora
	Tilletia⁺			Cladosporium⁺
Subklasse:	Holobasidiomycetidae			Alternaria⁺
Ordnung:	Polyporales			Stachybotrys⁺
Gattung:	Merulius⁺⁺		Familie:	Tuberculariaceae
			Gattung:	Fusarium⁺
				Myrothecium⁺
				Dendrodochium⁺
				Epicoccum
			Ordnung:	Sphaeropsidales
			Gattung:	Diplodia⁺

(?) = Zuordnung noch unsicher – ⁺ = Toxinbildner – ⁺⁺ = hygienische Bedeutung

Im Gegensatz zu den Bakterien kennen wir bei den Pilzen eine *ungeschlechtliche* und eine *geschlechtliche Fortpflanzung*. Im allgemeinen wechseln beide Vorgänge miteinander ab, weshalb man auch bei Pilzen von einem *Generationswechsel* spricht. In jeder Generation entstehen *einzellige*, nur bei höheren Formen auch *mehrzellige Fortpflanzungszellen* oder Sporen, von denen die ungeschlechtlich bzw. *vegetativ* gebildeten Formen der Verbreitung, die in Verbindung mit einem Geschlechtsvorgang erzeugten Formen dagegen der Erhaltung der Art dienen. Sowohl die bei der ungeschlechtlichen als auch die bei der geschlechtlichen Fortpflanzung erzeugten Sporen können entweder *exogen* an besonders dafür spezialisierten Mycelelementen oder auch *endogen* in eigens dafür vorgesehenen Sporenbehältern gebildet

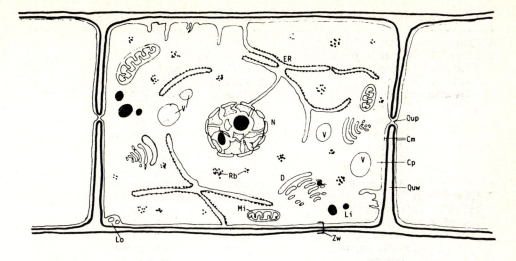

Cm = Zytoplasmamembran
Cp = Zytoplasma
D = Dictyosomen (GOLGI-Apparat)
ER = Endoplasmatisches Retikulum
Li = Lipidtropfen
Lo = Lomasomen
Mi = Mitochondrien

N = Nukleus mit Nukleolus
Qup = Querwandporus
Quw = Querwand (Septum)
Rb = Ribosom
V = Vakuolen
Zw = Zellwand

Abb. 3.22 Aufbau der Pilzzelle (Eucyte) im Querschnitt

werden. Während bei der ungeschlechtlichen Vermehrung lediglich eine einfache Verteilung der Zellsubstanz der Mutterzelle auf die nachfolgenden Tochterzellen erfolgt, geht bei der geschlechtlichen Vermehrung der Bildung neuer Zellen erst eine *Vereinigung (Kopulation)* zweier geschlechtlich verschieden determinierter oder gelegentlich auch undeterminierter Zellen voraus. Nach stattgefundener *Plasma- und Kernverschmelzung* erfolgt die *Reduktionsteilung*. Erst dann entwickelt der Pilz Sporen.

Neben der *typischen Zellteilung* oder *einfachen Querteilung* der Zelle, wie sie vornehmlich bei Bakterien vorkommt, kennen wir bei Pilzen noch verschiedene Abarten der typischen Zellteilung, von denen die *Sprossung* bzw. *Abschnürung* und die *freie Zellbildung* die wichtigsten sind.

Beim Vorgang der Sprossung wird die Mutterzelle nicht wie bei der typischen Zellteilung halbiert, sie treibt vielmehr einen Auswuchs unter gleichzeitiger Äquationsteilung des Kernes an der Stelle aus der Zelle, wo später eine Querwand die neu gebildete Zelle abtrennen soll. Auf diese Weise entstehen beispielsweise die als Sproßzellen oder Blastosporen bezeichneten Fortpflanzungsformen. Auf ähnliche Weise, jedoch durch regelrechte Abschnürung entwickeln sich auch die Konidien der höheren Pilze sowie die Basidiosporen der Basidiomyceten. Durch freie Zellbildung entstehen dagegen die Sporangiosporen und Ascosporen, d. h. auf sich wiederholende freie Kernteilung erfolgt eine willkürliche Zuordnung von Plasmasubstanz zu den gebildeten Kernen und eine ebenso willkürliche Bildung einer Zellmembran aus der Leibessubstanz der Mutterzelle.

Hefen sind Pilze, die sich fast ausnahmslos vegetativ durch Sprossung vermehren. Eine Reihe von Arten bilden daneben auch Ascosporen. Diese Spezies gehören den Protascomycetes an, während die anderen zu den *Fungi imperfecti* zählen. Konidien- oder sporangiosporenbildende Pilze sind vor allem die *Schimmelpilze*.

Alle Pilze benötigen für ihre Vermehrung eine organische Kohlenstoffquelle, d. h. sie sind im Gegensatz zu den grünen Pflanzen und auch einigen Bakterienarten *Kohlenstoff-hetero-*

troph. Einige Pilze büßten auch die Fähigkeit zur Wuchsstoffsynthese ein und sind deshalb auch *Wuchsstoff-heterotroph*. Wegen der Abhängigkeit von dem Vorhandensein einer organischen Kohlenstoffquelle leben die Pilze entweder als *Saprophyten* oder als *Schmarotzer* und *Parasiten* in höheren Pflanzen und Tieren. Einige Spezies kommen auch beim Menschen vor. Nur in besonderen Fällen treten die Pilze auch als *Symbionten* höherer Organismen in Erscheinung, denen sie als Gegengabe für die Bereitstellung verwertbarer organischer Kohlenstoffverbindungen vor allem Wirkstoffe zur Verfügung stellen.

Pilze, die bei höheren Lebewesen Krankheiten verursachen, kommen bei den Phycomyceten, Ascomyceten und Basidiomyceten, sowie bei den *Fungi imperfecti* vor. Im Gegensatz zu den Bakterien befallen Pilze jedoch häufiger den pflanzlichen als den tierischen Organismus. Da Mensch, wie Tier sehr viel pflanzliche Nahrung aufnehmen, müssen auch die Pilzinfektionen der Pflanzen, soweit diese als Nahrungs- und Futtermittel dienen, berücksichtigt werden. Über die Nahrung werden nämlich nicht nur die Pilze als vermehrungsfähige Einheiten, sondern vor allem die *Stoffwechselprodukte* der Pilze und ihre Toxine aufgenommen. Letztere führen zu Intoxikationen, die mehr und mehr Bedeutung erlangen.

Phycomyceten führen vornehmlich zu Erkrankungen bei *Fischen* und *Insekten*. *Säugetiere* und *Vögel* sowie der *Mensch* werden dagegen häufig von *Ascomyceten* und von den zu den *Fungi imperfecti* gehörenden Pilzen befallen. Nach der Art der Lokalisation und der krankmachenden Wirkung lassen sich die Pilzerkrankungen gliedern in:

1. *Dermatomykosen*
2. *Systemmykosen* und
3. *Mykotoxikosen*.

Die *Dermatomykosen* beschränken sich auf die Oberfläche des Körpers. Bei den *Systemmykosen* handelt es sich um disseminierte oder generalisierte innere Erkrankungen, wobei gelegentlich auch die Haut befallen sein kann. Die *Mykotoxikosen* stellen Vergiftungen dar, die im Gegensatz zu den Dermatomykosen und Systemmykosen nicht durch die Entwicklung von Pilzen im Gewebe, sondern lediglich durch die Aufnahme von Pilztoxinen mit dem Futter hervorgerufen werden.

Die Entstehung einer Mykotoxikose setzt voraus, daß sich Pilze, bevor sie in den Organismus gelangen, bereits im Futter angereichert haben. Es handelt sich deshalb bei den Erregern der Mykotoxikosen vielfach um primäre Pflanzenparasiten, deren Stoffwechselprodukte sekundär eine Toxinwirkung im tierischen Organismus entfalten. Ein wichtiger Pilz, der sich außerhalb von Mensch und Tier vermehrt und durch sein Toxin in Nahrungs- und Futtermitteln gefährlich wirkt, ist *Aspergillus flavus*. Er stellt den Hauptproduzenten von *Aflatoxin* dar.

Bei den Aflatoxinen handelt es sich um eine Gruppe von chemisch nahe verwandten Difurocumarinen, welche in erster Linie von Aspergillus flavus LINK, aber auch von einigen anderen Aspergillus-Arten, sowie von Stämmen der Gattung Penicillium LINK beim Befall von Produkten pflanzlicher oder tierischer Herkunft gebildet werden.

Das Molekulargewicht der Aflatoxine ist in der Größenordnung von 312 und 330 relativ klein und vermutlich dafür verantwortlich, daß in vivo gegen diese Stoffe keine Antikörper gebildet werden. Die *akute* Form einer Mykotoxikose durch Aflatoxin ist stets außer durch einen starken Leberzellschaden durch das Auftreten von Schäden an den blutbildenden Zentren und an den Nervenbahnen gekennzeichnet. Bei den Veränderungen in der Leber stehen Lebernekrosen und Gallengangsproliferationen, in älteren Fällen auch Zirrhosen im Vordergrund. Es kommen Hämorrhagien in verschiedenen Bereichen des Körpers hinzu. Die neurotoxische Wirkung der Aflatoxine führt zu kurz andauernden Krämpfen und partiellen Lähmungen.

Bei einer chronischen Belastung mit subletalen Dosen der starken Aflatoxine werden nahezu bei allen Tierarten das Leberparenchym und der Leberstoffwechsel in Mitleidenschaft gezogen. Es kommt zu Degenerationen, Verfettung und Nekrosen der Leberzellen. Als Folge einer verminderten Leistungsfähigkeit des Organs treten Aszites und Ödeme, manchmal auch Ikterus auf.

Tab. 3.14 Wichtige toxinogene Schimmelpilze, alphabetisch geordnet

Alternaria longipes	Fusarium graminearum (Gibberella zeae)
A. tenuis	F. moniliforme
Ascochyta viciae	F. nivale
Aspergillus amstelodami	F. oxysporum
A. candidus	F. poae
A. chevalieri	F. roseum (Gibberella saubinettii)
A. clavatus	F. sambucinum
A. flavus	F. scirpi
A. fumigatus	F. sporotrichiella
A. giganteus	F. tricinctum
A. luchuensis	Gliocladium fimbrinatum
A. melleus	G. roseum
A. nidulans	Myrothecium verrucaria
A. niger	Penicillium citreo-viride
A. ochraceus	(P. toxiccarium)
A. oryzae	P. citrinum
A. parasiticus	P. cyclopium
A. restrictus	P. expansum
A. sydowi	P. glaucum
A. terreus	P. griseofulvum
A. versicolor	P. islandicum
A. wentii	P. notatum
Byssochlamys fulva	P. oxalicum
(Paecilomyces)	P. puberulum
Cephalothecium roseum	P. purpurogenum
Chaetomium cochliodes	P. rubrum
C. globosum	P. rugulosum
Cladosporium cladosporoides	P. simplicissimum
C. epiphyllum	P. urticae (P. patulum)
C. fagi	P. viridicatum
Claviceps paspalia	Rhizoctonia leguminicola
C. purpurea	Scopulariopsis spp.
Dendrodochium toxicum	Sporodesmium bakeri
Diplodia zeae	(Pithomyces sp.)
Endoconidium temulentum	Stachybotrys alternans
Endothia parasitica	Trichoderma viride
Epicoccum nigrum	Trichothecium roseum
Fusarium avenaceum	Ustilago spp.
F. culmorum	
F. equiseti	

Neben den Aflatoxinen sind bisher etwa 100 verschiedene Pilztoxine bekannt.

Einen Überblick über die wichtigsten toxinogenen Schimmelpilze vermittelt Tab. 3.14 und über Mykotoxine, die natürlicherweise Mykotoxikosen verursachen Tab. 3.15. In der Tab. 3.16 sind die wichtigsten Mykotoxine nach ihrem Toxizitätsgrad geordnet.

Die Entstehung einer Mykose ist dagegen stets mit dem Eindringen der Pilze in das Gewebe verbunden. Bei den Mykosen unterscheidet man *endogene Mykosen* und *exogene Mykosen*. Erreger von endogenen Mykosen sind nur *fakultativ pathogen*. Sie kommen im Gegensatz zu den Erregern der exogenen Mykosen, nämlich den *obligat pathogenen* Pilzen, auf der Körperoberfläche und in den Hohlorganen des tierischen Organismus vor. Damit sie zu Krankheiten führen, bedarf es einer zusätzlichen Noxe (Streß), wodurch die Abwehrkraft geschädigt wird.

Die Schadwirkung bei Mykosen können auf folgende Weise entstehen:

1. mechanisch, durch Bildung von Kurz- und Langsprossen = Pseudomycel. Die umliegenden Körperzellen gehen durch Druckatrophie zugrunde (Beispiel: Candidiasis);

Tab. 3.15 Mykotoxine, die natürlicherweise Mykotoxikosen verursachen (abgeleitet von CIEGLER 1975)

Mykotoxin	toxinogene Schimmelpilzart	empfindliche Tierart	biologische Wirkung
Aflatoxin	A. flavus, A. parasiticus	Säugetiere, Fische, Vögel	Hepatotoxin, Karzinome
Citrinin	P. viridicatum, P. citrinum	Schwein	Nephrotoxin
Diplodiatoxin	Diplodia maydis	Rind, Schaf	Nephritis, Enteritis
Maltoryzin	A. oryzae	Rind	Tod
Ochratoxin A	P. viridicatum A. ochraceus	Schwein, Mensch?	Nephrotoxin
Penitrem A	P. palitans P. crustosum	Rind, Pferd, Schaf	Tremor, Konvulsion
Psoralene	Sclerotinia sclerotiorum	Mensch	Dermotoxin
Slaframine	Rhizoctinia leguminicola	Rind	exzessives Speicheln
Sporodesmine	Pithomyces chartarum	Rind, Schaf	Hepatotoxin, Gesichtsekzem
T-2 Toxin	F. tricinctum	Rind, Mensch?	Hautnekrosen, Hämorrhagien
Vomitoxin	F. graminearum	Schwein, Mensch?	Erbrechen
Zearalenon (F-2 Toxin)	Gibberella zeae	Schwein	Vulvovaginitis Abortus
unbekannt	Phomopsis leptostromiformis	Schaf	Hepatotoxin

A = Aspergillus – P = Penicillum – F = Fusarium

Tab. 3.16 Mykotoxine, geordnet nach ihrem Toxizitätsgrad (LD_{50}) (abgeleitet von MEYER und LEISTNER 1970)

hohe Toxizität	mittlere Toxizität	geringe Toxizität
Aflatoxine	Aspergillinsäure	Byssochlaminsäure
Citreoviridin	Aspertoxin	Fumagillin
Cyclopiazonsäure	Citrinin	Fusarinsäure
Diacetoxyscirpenol und T-2 Toxin	Cyclochlorotin	Fusidinsäure
	Gliotoxin	Gentisinsäure
Ergot- und Clavinalkaloide	Iridioskyrin und Rubraskyrin	Geodin
		Glauconsäure
Luteoskyrin	β-Nitropropionsäure	Griseofulvin
Maltoryzin	Penicillinsäure	Kojisäure
Nivalenol und Fusarenon	Penitreme	Mycophenolsäure
	Psoralene	Oxalsäure
Ochratoxine	Roridine und Verrucarine	Trichothecin und Trichodermin
Patulin		
Sporodesmine	Rubratoxine	Viridin
Sterigmatocystin	Rugulosin	Xanthocilline
Zearalenon und F-3 Toxin	Slaframine	

2. enzymatisch, durch die Absonderung von Enzymen, die die Körperzellen zur vollständigen Auflösung bringen. Die Pilzzelle ist dabei durch eine gelatinöse Kapsel vor Phagozytose durch den Makroorganismus geschützt (Beispiel: Cryptococcose);
3. mechanisch und durch *Endotoxine,* die in Freiheit gesetzt werden, wenn sich der Makroorganismus mit der Pilzinfektion auseinandersetzt (Beispiel: Aspergillose). Die dabei das Gewebe nekrotisierenden Toxine sind im Falle eines Befalls mit Aspergillen von jenen ebenfalls toxischen Stoffwechselprodukten dieser Pilze (Ektotoxine) eindeutig verschieden, die von den gleichen Spezies bei der unsachgemäßen Lagerung von Futtermitteln gebildet werden.

Die bei den Pilzen vorkommenden Toxine lassen sich wie bei den Bakterien in *Endo- und Ektotoxine* einteilen. Die Mykotoxine sind einfach aufgebaut und haben geringe Molekulargewichte. Sie sind in der Regel weniger toxisch als bakterielle Toxine, werden dafür aber in größeren Mengen produziert. Ihre pathogenen Wirkungen beruhen im wesentlichen auf folgenden Vorgängen:

1. Wirkung auf blutbildende Zentren (Leukopenie, Anämie),
2. Wirkung auf Nerven,
3. hepatotoxische Wirkungen,
4. östrogene Wirkungen,
5. karzinogene Wirkung und
6. Beeinflussung des Spermas.

3.4.4.5 Protozoen als Krankheitsursache (Einzeller)

Die *Protozoen* gehören zu den am höchsten organisierten Mikroorganismen. Teilweise werden sie schon als Übergänge zum Tierreich angesehen. Von den rund 20 000 bekannten Arten leben nur einige parasitisch und führen bei Mensch und Tier zu Krankheiten.

Die Protozoenzelle ist häufig in ein *Ekto-* und *Endoplasma* mit einem oder mehreren Zellkernen differenziert. Nach außen ist sie durch eine *Pellikula* (Membran) begrenzt. Zur Gestalterhaltung dienen *feine Fäden (Stützfibrillen),* die an der Oberfläche oder im Innern des Körpers verlaufen (Lamblien, Ciliaten), oder stabartige Gebilde (*Achsenstäbe* bei Trichomonaden). Bei den parasitischen Protozoen haben die Entwicklungsstadien, welche den Wirt verlassen und der Übertragung dienen, besondere Schutzhüllen. Derartige Formen bezeichnet man als *Zysten* (Dauerformen). Ähnliche Oberflächenmembranen besitzen auch die *Sporen* bei den Sporozoen. Die einzelnen Differenzierungen einer Protozoenzelle bezeichnet man als *Organellen* (Schutz- und Stützorganellen, Bewegungsorganellen, Stoffwechselorganellen). Für die Bewegung sorgen *Geißeln* oder *Flagellen* (Flagellaten) oder *Wimpern* bzw. *Cilien* (Ciliaten). Protozoen ohne Geißeln oder Wimpern bewegen sich durch Protoplasmakontraktionen (Pseudopodien, Myoneme) fort. Die Nahrungsaufnahme erfolgt entweder durch einen *Zellmund (Cytostom),* der zum Teil mit Geißeln oder Cilien besetzt ist, oder durch *Phagozytose* bzw. *Pinozytose.* Die Vermehrung ist häufig ungeschlechtlich mittels *Zweiteilung (Schizogonie).* Daneben kommen eine *geschlechtliche Vermehrung* (Sporozoen, Ciliaten) und eine *Konjugation* vor.

Die Klassifizierung des Stammes der Protozoen erfolgt in Unterstämme, Klassen, Ordnungen, Familien und Gattungen. Die wichtigsten Erreger von Protozoenerkrankungen sind:

Trypanosomen (Blut- und Gewebeparasiten, Übertragung durch blutsaugende Arthropoden),
Trichomonaden (Deckseuchenerreger),
Giardien (Lamblien, Duodenum-Parasiten),
Piroplasmen mit den zwei Familien *Babesien* und *Theilerien* (Blutparasiten, Übertragung durch Zecken),
Kokzidien (Eimerien, Darmparasiten),
Toxoplasmen (Zellparasiten, häufig klinisch inapparente Infektion),
Sarkosporidien (Muskelparasiten).

Die durch Protozoeninfektionen verursachten Krankheiten entstehen auf verschiedene Weise. Die Trypanosomen sind *Blut- und Gewebeparasiten*. Sie führen zu akuten und chronischen Erkrankungen mit Anämie, Ödemen, Alopezie und Abmagerung. Die Trichomonaden besiedeln die Präputialhöhle und die Penisgruben des Bullen, der sie auf die Rinder überträgt. Hier vermehren sie sich in der Vaginalschleimhaut und wandern von dort zum Uterus und Eileiter. Die durch sie ausgelösten Aborte entstehen nach 6–16 Wochen langer Trächtigkeit. Die Babesien vermehren sich in den Erythrozyten, zerstören sie und führen dadurch zur Hämoglobinurie, Anämie und Intoxikationen. Die Theilerien vermehren sich durch Schizogonie (Kochsche Kugeln) in Lymphozyten und leben als *Trophozoiten* in Erythrozyten. Als Folge davon entwickeln sich Lymphknoten-, Milz- und Leberschwellungen, Petechien in Endokard und Nieren, Lungenödem und Geschwüre im Darm. Die Kokzidien befallen die Endothelzellen der Lymphkapillaren und die Epithelzellen des Intestinums, wodurch es zu katarrhalischen, diphtheroid-nekrotisierende Enteritiden mit petechialen und diffusen Hämorrhagien im Dünndarm kommt (Rote Ruhr).

Die meisten Protozoen sind also *Endoparasiten*, leben im Blut (Plasma, Leukozyten, Erythrozyten), in den Epithelzellen des Darmes oder der Genitalschleimhaut (Eimerien) oder vermehren sich im Organgewebe. Häufig kommen dabei klinisch inapparente Verlaufsformen zustande, die durch Streß aktiviert werden können. Auffällig ist auch eine besondere Affinität zum embryonalen Gewebe und zum Fetus (Toxoplasmen, Leishmanien).

3.4.4.6 Metazoische Parasiten als Krankheitsursache (vielzellig)

Die wichtigsten *metazoischen Parasiten*, die beim Tier zu Krankheiten führen können, gehören zu den *Helminthen* (Trematoden, Zestoden, Nematoden), den *Acanthocephalen* (Riesenkratzer), den *Pentastomiden* (Zungenwürmer) und den *Arthropoden* (Zecken, Milben, Wanzen, Haarlinge, Läuse, Flöhe, Fliegen und Mücken). Die metazoischen Parasiten sitzen entweder in oder auf der Haut *(Ektoparasiten)* oder halten sich in Geweben oder Körperhöhlen auf *(Endoparasiten)*. Die Schadwirkung für den Wirt erfolgt entweder durch den Parasiten selbst, oder es werden indirekt durch die Anwesenheit der Schmarotzer Reaktionen ausgelöst, die zur Erkrankung führen. Entsprechend muß man zwischen *direkten* und *indirekten Schäden* unterscheiden. Im einzelnen lassen sich die Schäden auf folgende Ursachen zurückführen:

1. Auf den Entzug von Körpermaterial des Wirtes (Flüssigkeit, Zellen, Blut), das ihnen als Nahrung dient,
2. auf giftige Stoffwechselprodukte (Speichel, Magendarminhalt),
3. auf Produkte ihres postmortalen Zerfalls (Autolyse), die benachbarte oder – nach Ausbreitung durch Blut oder Lymphe – entferntere Organe schädigen,
4. auf Verlegung von Hohlorganen (Darm) oder Kanälen (Gallengänge, Bronchien),
5. auf Verletzungen von Haut oder Schleimhäuten beim Blutsaugen oder Festsetzen (Stechfliegen, Zecken),
6. auf die Übertragung von bestimmten Mikroparasiten (Protozoen, Bakterien oder Viren) durch den Stich oder Biß von Mücken, Fliegen oder Zecken.

Nicht ohne Bedeutung sind gelegentlich die mit der Stich- oder Bißverletzung durch akzidentell eingeimpfte Bakterien entstandenen Infektionen.

Unter *Helminthen* versteht man die endoparasitischen »Würmer«. Fast alle Organe des Wirbeltierkörpers können durch sie befallen werden. Am stärksten betroffen ist der Verdauungstrakt. Es folgen Respirationstrakt und Leber. Daneben kommen Larven und reife Würmer im Blut- und Gefäßsystem, in der Muskulatur, im Nervensystem, in den Körperhöhlen, im Urogenitalsystem und auf der Haut vor. Für die Entwicklung der Würmer ist typisch:

1. Notwendigkeit eines Brutaustrittes aus dem Wirt der Elterntiere,
2. Einschaltung von Zwischenwirten,

3. Unterbrechung der Entwicklung durch Zwischenwirte.

Ein Heranreifen im gleichen Wirt, Generation auf Generation, kommt bei den Helminthen selten vor.

Die *Acanthocephalen* sind harmlose, mit einer primären Leibeshöhle versehene, stets getrennt-geschlechtliche Helminthen. Ihr auffälligstes Merkmal ist der hakenbewehrte, einziehbare Rüssel. Sie bewohnen als Darmparasiten alle Wirbeltiere. Am stärksten befallen sind die Fische. Ein Massenbefall mit Kratzern kann besonders beim Schwein und bei Entenküken zum Tode führen. Die Schäden entstehen durch Einengung des Darmlumens und Verletzung der Darmwand durch die mit Haken versehenen Rüssel der Kratzer. Die Verletzungen sind gute Eingangspforten für Sekundärinfektionen.

Die *Pentastomiden* leben als adulte und juvenile Formen ausschließlich endoparasitisch bei Wirbeltieren. Endwirte sind Reptilien, Vögel und Säuger, Zwischenwirte Fische und Amphibien. In den Endwirten leben die Zungenwürmer ausschließlich im Respirationstrakt, bei Säugern hauptsächlich in den Nasengängen und Nebenhöhlen.

Die *Arthropoden* sind Ekto- und Endoparasiten. Als Ektoparasiten leben alle blutsaugenden Insekten, Milben und Zecken. Der Endoparasitismus kann sich – bei Milben und Fliegenmaden – auf die Epidermis beschränken oder auf tiefere Hautschichten, innere Organe oder Körperhöhlen erstrecken. Durch die parasitische Lebensweise, durch Blut- und Flüssigkeitsentzug, Gewebezerstörung, Speichel-, Toxin- und Kotabgabe kommt es beim Wirt zu lokalen oder Allgemeinreaktionen, so daß die Parasiten zur unmittelbaren Krankheitsursache werden können.

Die wichtigste Bedeutung besitzen Arthropoden aber als *Krankheitsüberträger.* Hierzu sind sie durch ihre große Zahl, die geringe Größe, die versteckte Lebensweise, ihre Verbreitung, den engen Kontakt mit Mensch und Haustier und ihren Ektoparasitismus besonders geeignet. Sie können beim Blutsaugen Krankheitserreger, die im Blut der Wirte sind, aufnehmen und bei einem erneuten Saugakt auf gesunde Wirte übertragen. Grundsätzlich unterscheidet man bei der indirekten Übertragung durch lebende Vektoren die *mechanische* und die *biologische Übertragung.* Bei der mechanischen Übertragung verschleppen die Arthropoden die Krankheitserreger rein mechanisch, wie die Bienen den Pollenstaub. Bei der biologischen Übertragung vermehrt sich der Erreger im Arthropoden, ja die Vermehrung im Zwischenwirt ist oft für eine Neuinfektion notwendig. Hierdurch werden die Arthropoden zu nie versiegenden *Erregerreservoiren* für Viren, Bakterien und Protozoen, und damit schließt sich wieder der Kreis der Krankheitsüberträger, die alle schicksalhaft in der *Biozoenose* verwurzelt sind.

4 Immunologie

Th. Schliesser

4.1	Einleitung	94	4.3.3.3	Antikörper und Immunglobuline .. 105
4.2	Resistenz	95	4.3.3.4	Kinetik, Steuerung und Beeinflussung der Antikörperbildung 108
4.2.1	Faktoren physikalischer, chemischer und mikrobieller Art	96	4.3.3.5	Die Antigen-Antikörper-Reaktion . 113
4.2.2	Zelluläre Faktoren	97	4.4	Immunität 114
4.2.2.1	Phagozytose	97	4.4.1	Passive Immunität 114
4.2.2.2	Interferon	97	4.4.2	Aktive Immunität 116
4.2.3	Humorale Faktoren	98	4.5	Allergie 117
4.2.3.1	Komplement-System	98	4.5.1	Überempfindlichkeit vom anaphylaktischen Typ (Typ I) 118
4.2.3.2	Properdin	99		
4.2.3.3	Opsonine	100	4.5.2	Überempfindlichkeit vom zytotoxischen Typ (Typ II) 119
4.3	Das Immunsystem	100		
4.3.1	Allgemeine Kennzeichen	100	4.5.3	Komplexvermittelte Überempfindlichkeit (Typ III) 119
4.3.2	Antigene	101		
4.3.2.1	Chemische Stoffklassen	101	4.5.3.1	Reaktion vom Arthus-Typ 120
4.3.2.2	Herkunft der Antigene	102	4.5.3.2	Reaktion vom Typ der Serumkrankheit 120
4.3.3	Die Immunantwort	103		
4.3.3.1	Ablauf und Wesen der Immunantwort	103	4.5.4	Überempfindlichkeit vom verzögerten Typ (Typ IV) 121
4.3.3.2	Theorien der Antikörperbildung	105		

4.1 Einleitung

Unter den krankheitsbestimmenden inneren Faktoren wird immunologischen Vorgängen mehr und mehr Bedeutung zugemessen. Die Immunologie ist die Lehre von den Stoffen und Mechanismen, die zu einer spezifisch veränderten Reaktionsfähigkeit des Organismus führen, und den Folgen, die daraus entstehen können. Aus kleinen Anfängen heraus hat sich dieses Gebiet in wenigen Jahrzehnten zu einem medizinischen Grundlagenfach und Wissenschaftszweig entwickelt, dem zentrale Bedeutung zukommt. Die Fülle neuen Wissens ist enorm gestiegen, was nicht ausschließt, daß auch heute noch wichtige immunologische Phänomene unterschiedlich gedeutet werden oder einer restlosen Klärung bedürfen. Die Systematisierung eines so ausgedehnten und komplexen Wissensgebietes für Unterrichts- und Lehrzwecke macht daher eine Beschränkung des Stoffes unumgänglich. Das gilt besonders für eine überblicksmäßige Darstellung im Rahmen dieses Lehrbuches. Für eine Vertiefung des Wissens muß daher auf das Studium einschlägiger Fachliteratur verwiesen werden.

Krankheitsbereitschaft, Krankheitsentstehung und Krankheitsverlauf werden entscheidend von der Abwehrlage und der Reaktionsfähigkeit des Organismus bestimmt. In besonderem Maße gilt das für Vorgänge, die bei der Infektionsabwehr eine Rolle spielen. Grundsätzlich stehen höheren Wirbeltieren dazu zwei qualitativ und quantitativ verschiedene Systeme zur Verfügung: 1. *Abwehrmechanismen unspezifischer Art,* die für die natürliche Widerstandsfähigkeit (Resistenz) verantwortlich sind, 2. *Abwehrmechanismen immunologischer Art,* die sich durch große Spezifität, ausgeprägtes Erinnerungsvermögen und eine gewisse Latenzzeit auszeichnen. Obwohl die Schutzinfektionen eindeutig im Vordergrund stehen, können in beiden Systemen ablaufende Reaktionsvorgänge auch Anlaß zur Entstehung pathologischer Prozesse (Allergie) geben.

Das Abwehrsystem ist so gestaffelt, daß bei der erstmaligen Auseinandersetzung mit einem körperfremden Agens zunächst die unspezifischen Resistenzmechanismen in Tätigkeit treten. Gelingt dem Wirt eine Unschädlichmachung oder örtliche Begrenzung nicht, oder erfolgt zu einem späteren Zeitpunkt ein weiterer Kontakt mit dem gleichen Agens, kommen in einer Art zweiter Abwehrstufe die spezifischen immunologischen Mechanismen zur Wirkung. Beide Formen der Abwehr werden allerdings bei den höheren Wirbeltieren nicht nur nebeneinander aktiv, sondern sie sind über mannigfaltige Wechselbeziehungen und Rückkopplungsmechanismen eng miteinander verknüpft und funktionell vielfach kaum zu trennen.

Dieses komplexe Abwehrsystem der Wirbeltiere geht auf eine lange *phylogenetische Entwicklung* zurück. Die wirbellosen Arten im Tierreich verfügen nur über unspezifische Mechanismen der Abwehr oder Eliminierung körperfremder Substanzen. Grundlage ist die Phagozytose, die daneben sogar auch für die Aufnahme und Verdauung von Nahrung eingesetzt werden kann. Wirbellose besitzen noch kein spezifisches immunologisches Erinnerungsvermögen bei wiederholten Kontakten mit »körperfremden« Substanzen und i. d. R. daher auch noch nicht die Fähigkeit zur Abstoßung von Fremdgeweben (Transplantaten). Hinweise auf gewisse Abstoßungsmechanismen wurden bisher nur in Experimenten mit Regenwürmern gefunden.

Erst ab den niedersten Wirbeltieren, den Fischen, beginnt mit der Entwicklung lymphoider Organe und Gewebe eine zunehmende Trennung in eine unspezifische und spezifische Körperabwehr. Letztere läßt sich erstmals bei den primitivsten lebenden Wirbeltieren (Schleimaale, Neunauge) nachweisen, die schon über Ansätze eines lymphatischen Systems verfügen. Die höherstehenden und bereits mit Thymus und Milz ausgestatteten Knorpelfische sind bereits zur Bildung von spezifischem Immunglobulin fähig. Über die Knochenfische, Amphibien und Reptilien wird mit fortschreitender Evolution der lymphatischen Organe bis hin zu den Vögeln das Immunsystem dann immer differenzierter. Dabei nimmt die Bursa FABRICII der Vögel als lymphoides Organ entwicklungsgeschichtlich eine besondere Stellung ein. Die strukturell und funktionell höchste Differenzierung haben die Abwehr- und Immunmechanismen schließlich bei den Säugetieren gefunden. Ein der phylogenetischen Entwicklung vergleichbarer Vorgang der allmählichen Reifung und Differenzierung in Resistenz- und Immunmechanismen wiederholt sich in der *Ontogenese.* Das ist auch ein Grund, weshalb bei Feten und Neugeborenen die Infektionsabwehr noch nicht voll funktionsfähig ist.

4.2 Resistenz

Die Resistenz beruht auf einem breiten Spektrum von Mechanismen, die dadurch charakterisiert sind, daß ihnen eine Spezifität gegen bestimmte Noxen fehlt und sie mehr der allgemeinen Krankheits- und Infektionsabwehr dienen. Die verantwortlichen Faktoren sind größtenteils von Anfang an in einem Organismus vorhanden, d. h. ererbt und angeboren. Vielfach erreichen sie aber ihre volle Funktionsfähigkeit erst einige Zeit nach der Geburt unter den stimulierenden Einwirkungen des Kontaktes mit der Umwelt. In ihrer Gesamtheit sind sie mitbestimmend für die Eigenschaften der Disposition, Konstitution und Kondition. Diese konstitutiven Resistenzmechanismen sind oftmals auch an physiologischen Vorgängen beteiligt und greifen funktionell eng ineinander. Bei den höheren Wirbeltieren sind sie teilweise eng mit der spezifischen Abwehr (Immunität) gekoppelt. Die den Resistenzmechanismen zugrundeliegenden Faktoren können in drei Hauptgruppen eingeteilt werden.

4.2.1 Faktoren physikalischer, chemischer und mikrobieller Art

Eine *mechanische Barriere* gegen das Eindringen von Infektionserregern in einen Wirt bilden Haut und Schleimhäute. Die Schutzwirkung der Haut beruht vornehmlich auf der hohen Trockenheit der obersten Epidermisschichten und dem physiologischen Säuremantel (pH 3–4) an der Oberfläche, die einer Ansiedlung und Vermehrung von Bakterien und Pilzen entgegenwirken. Bevorzugt durchbrochen wird die Barriere daher bei anhaltender Durchfeuchtung, sowie durch traumatische Einwirkungen verschiedenster Art (z. B. Scheuer- oder Druckstellen, entlang von Haarbälgen und Hautdrüsen, Insektenstiche).

Auf Schleimhäuten sorgen auf mechanischem Wege die verschiedenen Sekrete und Absonderungen (z. B. Speichel, Nasensekret, Tränenflüssigkeit) für einen laufenden Abtransport von Schadstoffen. Dieser Effekt wird im Bereich der Luftwege noch verstärkt durch die Tätigkeit des Flimmerepithels. Eine zusätzliche wichtige Rolle spielen *mikrobizide Substanzen* in Schleimhautabsonderungen. Im Respirations- und Verdauungstrakt findet sich ebenso wie in Speichel und Tränenflüssigkeit das Enzym *Lysozym*, das hauptsächlich von Leukozyten und Makrophagen gebildet wird. Es ist in der Lage, das Mukopeptidgerüst der Zellwände von Bakterien (insbesonders grampositiver) hydrolytisch zu spalten und Bakterien dadurch abzutöten oder zu schädigen. Mukoproteine in Sekreten können u. U. auch kompetitiv die Anheftung viraler Neuraminidase an Rezeptoren der Schleimhautzellen und damit eine Einschleusung von Viren (z. B. Influenzaviren) verhindern. Ergänzt wird diese unspezifische Barrierewirkung durch sekretorische Immunglobuline (IgA) spezifischer Art. Es ist verständlich, daß daher bei Schädigungen der Schleimhautepithelien, z. B. durch Austrocknung, starke Temperaturschwankungen, chemische Stoffe oder Schadgase in der Stalluft, das Haften von Infektionen begünstigt wird.

Auch die *Körpertemperatur* greift in das System der Infektionsabwehr mit ein. Der Warmblüterorganismus besitzt eine natürliche Widerstandsfähigkeit gegen Mikroorganismen, deren Vermehrungsoptimum deutlich unter 37 °C liegt. Andererseits kann eine Erhöhung der Körpertemperatur auf über 37 °C auch die Vermehrung von an den Warmblüterorganismus eng adaptierten Krankheitserregern in gewissem Umfange hemmen. Daraus ergibt sich eine der Bedeutungen des *Fiebers* für die unspezifische Abwehr. Neben der direkten thermischen Einwirkung auf pathogene Mikroorganismen und ihre Produkte ist zudem ein fördernder Einfluß auf zelluläre und humorale Resistenzmechanismen nicht ausgeschlossen (z. B. Steigerung der Phagozytose und der Empfindlichkeit gegenüber Komplement).

Von *chemischen Faktoren* sind neben dem schon erwähnten sauren pH der Hautoberfläche noch die antagonistischen Wirkungen des sauren Magensaftes, der gallensauren Salze im Dünndarm und die pH-regulierende Funktion der physiologischen Dickdarmflora auf eine Keimbesiedlung zu erwähnen. Auch die Sauerstoffspannung im Gewebe und gewisse Stoffwechselprodukte können an der unspezifischen Abwehr beteiligt sein. Für bestimmte Erreger, wie z. B. Anaerobier (Clostridien), liegen im Gewebe nur dann optimale Vermehrungsbedingungen vor, wenn der O_2-Gehalt auf ein Minimum reduziert ist, während es sich bei Aerobiern umgekehrt verhält. Purine aus dem intermediären Stoffwechsel können die Vermehrung von Darmbakterien (Salmonellen, Klebsiellen, Yersinien) fördern. Erythrit, ein 4wertiger Alkohol, der in größeren Mengen in Placenta und fetalen Flüssigkeiten von Rindern vorkommt, soll für die Organotropie von Brucella abortus mitverantwortlich sein.

Das *hormonale Gleichgewicht* zwischen den Wirkstoffen des endokrinen Systems stellt eine weitere Voraussetzung für die Aktionsfähigkeit unspezifischer Abwehrmechanismen dar. Bekannt ist vor allem die streßbedingte, durch Erkrankung oder therapeutische Gaben verursachte resistenzmindernde Wirkung von ACTH bzw. Cortison bei Infektionskrankheiten. Auch alters- und ernährungsbedingte oder durch Strahlenbelastung induzierte Veränderungen im Hormonhaushalt können ähnliche Folgen nach sich ziehen.

Als »*extrakorporaler Abwehrmechanismus*« besitzt schließlich noch die *physiologische Mikroflora*, die sich auf äußeren und inneren Schleimhäuten eines Organismus befindet (Nasen-Rachenraum, Darm), eine unspezifische Schutzfunktion. Ihr Aufbau beginnt mit der Geburt durch Kontakt mit »zufällig« in der Umgebung vorhandenen Mikroorganismen.

Diese stimulieren und aktivieren zelluläre und humorale Abwehrmechanismen und beeinflussen damit auch entscheidend die Funktion des Immunsystems. Außerdem ist die physiologische Mikroflora mit ihrem hohen Anteil an apathogenen Mikroorganismen auch bis zu einem gewissen Grade in der Lage, eine antagonistische Wirkung auf die Ansiedlung pathogener Keime auszuüben. Schädigungen der Mikroflora (z. B. durch exogene Noxen oder Antibiotika) ebnen häufig den Weg für ein Eindringen von Krankheitserregern und für daraus folgende gesundheitliche Störungen.

4.2.2 Zelluläre Faktoren

4.2.2.1 Phagozytose

Der wichtigste Faktor im zellulären System ist die Phagozytose. Man versteht darunter den unter bestimmten Grenzflächenvoraussetzungen stattfindenden Vorgang der aktiven intraplasmatischen Aufnahme korpuskulärer Elemente aller Art durch polymorphkernige Granulozyten und mononukleäre Phagozyten. Zweck der Phagozytose ist die Entfernung von Fremdkörpern aus Kreislauf und Geweben. Die Phagozytose gehört zu den Resistenzmechanismen, die von Anfang an zwar anlagemäßig vorhanden sind, aber erst einige Wochen nach der Geburt in vollem Umfange funktionsfähig werden. Die zur Phagozytose befähigten Zellen sind teils organ-gebunden und geweblich fixiert, teils frei beweglich (polymorphkernige Granulozyten, mononukleäre Phagozyten, Thrombozyten). Die beweglichen Phagozyten zeigen *Chemotaxis,* d. h. sie werden durch Zellbestandteile oder Stoffwechselprodukte von Erregern (Polysaccharide, Proteine) zur Emigration aus der Blutbahn veranlaßt. Auch von anderen Fremdstoffen (z. B. Kohle- und Stärkepartikeln) kann eine analoge Wirkung ausgehen. Serumfaktoren (Komplement) können nach ihrer Aktivierung daran mitbeteiligt sein.

Die Phagozytose läuft in mehreren Phasen ab, ist vielen Einflüssen unterworfen und hat verschiedene Folgen. Sie bildet funktionell den wichtigsten Teil des Vorganges der *Entzündung* (s. S. 290 ff.).

Für den Haftmechanismus spielt die Bindungsfähigkeit von Membranrezeptoren eine große Rolle. Z. B. werden Erreger, die Kontakt mit spezifischen Antikörpern hatten, besonders gut phagozytiert und vernichtet. Gehemmt werden kann die Phagozytose, wenn Krankheitserreger durch besondere Kapselsubstanzen geschützt sind (Milzbrandbazillen, Pneumokokken) oder phagozytenschädigende Toxine gebildet werden (Staphylokokken). Dies weist auf Zusammenhänge mit dem Virulenzgrad von Mikroorganismen hin.

Die Speicherung von Antigenen und degradierten Komponenten von Krankheitserregern in Makrophagen ist für die Einleitung und Ausbildung spezifischer immunologischer Abwehrreaktionen (Immunität, Allergie) von großer Bedeutung. Im ungünstigen Falle können aber auch im Innern von abgestorbenen Mikrophagen überlebende Krankheitskeime nach der Aufnahme durch Makrophagen in die verschiedenen Organe des lymphatischen Systems weiter verschleppt werden und so u. U. zur Metastasierung beitragen.

4.2.2.2 Interferon

Interferone sind zelluläre Glykoproteine (Mol. Gew. 15 000–40 000 Daltons, hohe pH-Stabilität) mit antiviraler und antiproliferativer Wirkung. Sie können von allen lebenden Zellen im Organismus, besonders aber von Zellen des lymphoiden Systems in Leber und Milz sowie von Leukozyten synthetisiert und in die Umgebung abgegeben werden.

Die Bildung von Interferon setzt eine Induktion voraus, wobei als Reize sowohl infektiöse als auch inaktivierte Viren, Bakterien und bakterielle Endotoxine, Glykoproteine pflanzlicher Herkunft und synthetische Polymere in Fragen kommen. Als wichtigste Gruppe nichtviraler Induktoren gelten synthetische und natürliche doppelsträngige Nukleinsäuren.

Induktoren und Art der Zellsysteme beeinflussen Molekulargewicht und chemisch-physikalische Eigenschaften der gebildeten Interferone. Man unterscheidet derzeit drei

Hauptgruppen: α-IFN (mit mehreren Subtypen), β-IFN (mit zwei Subtypen) und γ-IFN (sog. Immun-Interferon). Letzteres besitzt die stärkste biologische Wirkung.

Die Wirkung der Interferone ist relativ speziesspezifisch, d.h. ihre größte biologische Aktivität entfalten sie in Zellen der Tierspezies, in der sie entstehen bzw. aus der sie isoliert werden. Ihre Halbwertszeit im Organismus beträgt nur wenige Tage. Die Wirkungsbreite der Interferone ist sehr groß und erstreckt sich auf folgende Bereiche:

▷ *Antivirale Wirkung*
  Hemmung der viralen Proteinsynthese bei zytoziden Viren
  Hemmung der Reifung und/oder Ausschleusung der RNS-Tumorviren
▷ *Antizelluläre Wirkung* (auf nicht infizierte Zellen)
  Veränderungen der Zellmembran
  Induktion zellulärer Enzyme
  Wachstumshemmung von Zellen (in Gewebekulturen)
▷ *Regulatorische Wirkung auf Zellen des Immunsystems*
  Aktivitätssteigerung von Makrophagen und bestimmten Lymphozyten
  Einfluß auf Antikörperbildung und Überempfindlichkeitsreaktionen vom verzögerten Typ
▷ *Antitumorale Wirkung*
  Rückbildung von Tumoren in Versuchstieren (Bildung von »natural-killer«-Zellen)

Als Möglichkeiten der klinischen Anwendung von Interferon in der Medizin werden der therapeutische Einsatz bei Viruskrankheiten und bei Krebserkrankungen des Menschen diskutiert und derzeit erprobt. Dabei kann entweder Interferon, das von arteigenen Zellkulturen gewonnen wird, direkt zugeführt werden oder man verwendet Interferon-Induktoren, welche die körpereigene Synthese und Produktion stimulieren. Solche Induktoren können auch bei Tieren eingesetzt werden. Es ist zu beachten, daß Interferon zwar die intrazelluläre Virusvermehrung hemmt bzw. bremst, aber nicht viruzid wirken und eine Infektion verhindern kann.

4.2.3 Humorale Faktoren

Verschiedene unspezifische Abwehrstoffe sind in Globulinfraktionen des Serums vorhanden. Sie bilden unentbehrliche Hilfsfaktoren für die phagozytäre Abwehr, die in vielfältiger Weise beeinflußt und unterstützt wird.

4.2.3.1 Komplement-System

Beim *Komplement*[1] (C) handelt es sich um einen thermolabilen Komplex verschiedener Proteine (Inaktivierung bei 56 °C), die im Normalserum aller Warmblüter vorkommen. Er besteht aus 9 Komponenten (C 1–9), die zum Teil auch Unterfragmente aufweisen. Bildungsstätten sind Leber und Makrophagen. Die einzelnen Komponenten liegen zunächst als inaktive Proenzyme vor, die nach dem Prinzip einer »Enzymkaskade« in einer festgelegten Reihenfolge durch hydrolytische Spaltung aktiviert werden. Man unterscheidet einen klassischen Reaktionsweg und einen Alternativweg.

Der *klassische Reaktionsweg* verläuft folgendermaßen: Die Subfragmente von C1 bilden bei Anwesenheit von Ca^{++} einen Komplex, in dem nach Bindung von C1q an die Fc-Region (vgl. Abb. 2) eines Immunkomplexes (Antikörperaggregate von IgG oder IgM) das Subfragment C1s Esterase-Aktivität erlangt.

Die aktivierte C1-Komponente bewirkt die Aktivierung von C4 und C2, wodurch die wichtige C3-Komponente aktiviert wird. Über das Subfragment C3b läuft der Aktivierungsprozeß dann weiter über C5, dessen Subfraktion C5b mit C6 und C7 aktivierte Komplexe mit

---

[1] Der Begriff Komplement (compleo lat. = ich ergänze) wurde von P. EHRLICH (1900) anstelle der von BUCHNER (1889) gewählten Bezeichnung »Alexin« (alexo gr. = ich verteidige) eingeführt.

Tab. 4.1 Wirkungen aktivierter Komplementproteine und ihrer Fragmente

C-Komponenten bzw. Fragmente	Wirkung
3a; 5a	Histaminfreisetzung aus Mastzellen mit Erhöhung der Kapillarpermeabilität (Anaphylatoxin-Wirkung)
5a; (5b, 6, 7; 3a)	Chemotaxis auf polymorphkernige Leukozyten
3b; 5b	Immunadhärenz und Opsonisation: Bindung von Ag-AK-C-Komplexen an Mikrophagen, Makrophagen und andere Zellen (Erythrozyten), Erhöhung der Empfindlichkeit gegenüber Phagozytose
8; 9	Membranschädigung und zytotoxische Aktivität: Lysis von Erythrozyten und gramnegativen Bakterien. Steigerung der Durchlässigkeit der Plasmamembran von kernhaltigen Zellen

hoher Membranaffinität bildet. Dieser membrangebundene Komplex bindet C8 und C9, wobei als Folge einer letzten Enzymaktivierung dann schließlich Membranschädigungen an Zellwänden (Bakteriolyse, Zytolyse, Hämolyse) entstehen. Der klassische Weg der Komplement-Aktivierung läuft somit über C1 → C4 → C2 zu C3 und von da weiter zu C5 bis C9 (die Komponenten wurden numeriert, bevor die Reihenfolge der Reaktionen ermittelt war).

Der »*Alternativweg*« umgeht die ersten Stufen und mündet direkt bei der Aktivierung von C3 in den normalen Reaktionsablauf ein. Dieser Alternativweg steht in Verbindung mit dem *Properdinsystem* (s. 4.2.3.2), das durch Immunaggregate unter Beteiligung von IgA und IgE oder durch andere Stoffe (Endotoxine, Polysaccharide, Zymosan) aktiviert wird.

Im Reaktionsablauf kommt somit dem C3 eine besonders wichtige Funktion zu, es ist auch im Serum am reichlichsten vorhanden. Weitere biologische Funktionen der C-Komponenten bzw. ihrer Fragmente betreffen die *Chemotaxis*, die *Opsonierung* (s. 4.2.3.3) und die Freisetzung vasoaktiver Amine (Tab. 4.1). Das Komplementsystem ist einerseits eine wesentliche Voraussetzung für das Gelingen der Infektionsabwehr, andererseits kann es aber auch an Gewebsschädigungen beteiligt sein, die aus Überempfindlichkeitsreaktionen entstehen.

4.2.3.2 Properdin

Als Properdin (perdere lat. = zerstören) wird ein zuerst von PILLEMER (1954) beschriebener Resistenzfaktor im Normalserum bezeichnet, der ein Makroglobulin mit Enzymcharakter (Mol. Gew. 184 000 Daltons) darstellt. Seine Existenz war lange umstritten. Es entfaltet seine Wirkung zusammen mit dem Komplement-System und ist wie dieses hitzelabil (Inaktivierung durch 56 °C während 30 min). Properdin wird aus einer inaktiven Vorstufe durch Endotoxin (Lipopolysaccharide, Lipid A) gramnegativer Bakterien, andere mikrobielle Produkte wie Proteasen und Zymosan (einem Kohlehydrat aus Zellwänden von Hefen) oder durch bestimmte Immunglobulin-Aggregate (IgA, IgE) aktiviert. In diesem Zustand aktiviert es dann selbst die biologisch wichtigen C3-Komponenten des Komplementsystems und bildet daher einen Alternativmechanismus (*Alternativ* oder *Nebenschlußweg*) für die Auslösung von Phagozytose und Zytolyse (siehe Komplement). Das Properdin-Komplement-System bzw. der »Umweg« der Komplement-Aktivierung stellt einen vom Immunsystem getrennten Weg zur Stimulierung der zellulären Abwehr und der unspezifischen Antigenelimination dar.

Properdin findet sich in den Seren verschiedener Säugetiere in unterschiedlicher Konzentration, besonders hoch soll der Serumspiegel bei der Ratte und beim Rind sein. Seine Wirkung als Aktivator von C3 ist vom Vorhandensein von Mg^{++} abhängig. Da der Mg-Gehalt des Blutplasmas bei neugeborenen Kälbern 25–30 % unter den Normalwerten liegen kann, wurde ein möglicher Zusammenhang mit der geringen Phagozytoseaktivität zu diesem Zeitpunkt vermutet.

4.2.3.3 Opsonine

Serumbestandteile, welche die Phagozytose fördern, bezeichnet man allgemein als *Opsonine*. Sie sind in der Lage, die Oberfläche von Bakterien so zu verändern, daß diese phagozytiert werden können (opsoneo gr. = ich bereite zur Nahrung vor). Während man früher eine rein unspezifische Wirkung annahm, weiß man heute, daß an dem Vorgang der *Opsonierung* (oder *Opsonisation*) sowohl Immunglobuline als auch Komponenten des Komplement-Systems beteiligt sind. Sie werden durch korpuskuläre Antigene (Bakterien, Viren, fremde Zellen) an Rezeptoren auf der Oberfläche von phagozytierenden Zellen gebunden und damit »zur Verdauung vorbereitet«. Die opsonin-bedingte Bindung (Adhärenz) ermöglicht eine leichtere und schnellere Eliminierung von Fremdstoffen im Rahmen der Infektionsabwehr. Sie spielt aber auch bei immunologischen Vorgängen, wie der Eliminierung von Lymphozyten nach Gaben von Antilymphozytenserum oder von Erythrozyten durch Autoantikörper bei der hämolytischen Anämie, eine Rolle.

4.3 Das Immunsystem

4.3.1 Allgemeine Kennzeichen

Die Grundfunktionen des Immunsystems bestehen in der Unterscheidung von »körpereigenem und körperfremdem« bzw. vom Organismus »als körperfremd angesehenen« Materials, sowie in dessen Unschädlichmachung durch Neutralisierung, Eliminierung oder Metabolisierung. Dies geschieht im Verlaufe der Immunantwort, die den Zweck hat, die Individualität und Integrität des Organismus zu sichern.

Die Immunantwort und die dabei ablaufenden Reaktionen versetzen den Organismus in den Zustand einer »*spezifisch veränderten Reaktionsfähigkeit*«. Dieser Zustand tritt nur als Folge eines vorausgegangenen Kontaktes mit einem »fremden« Agens auf und ist somit eine »erworbene« Eigenschaft. Die erworbene, spezifische Reaktionsfähigkeit und die dadurch möglichen spezifischen Immunreaktionen können sich grundsätzlich in zwei sehr unterschiedlichen Wirkungen äußern:

▷ Spezifischer Schutzeffekt *(Immunität)*, der vor allem der Abwehr gegen Krankheitserreger und ihrer Toxine dient.

▷ Gewebsschädigende Effekte *(Allergie* oder *Überempfindlichkeit)*, die in Form verschiedener immunpathologischer Reaktionstypen auftreten.

Alle Immunreaktionen, nützliche und schädliche, zeigen im wesentlichen drei gemeinsame Besonderheiten: die Spezifität, die Latenzzeit, das Erinnerungsvermögen.

Spezifität ist die fundamentale Erscheinung, daß das Produkt einer Immunantwort nur mit dem Agens (oder strukturell sehr ähnlichen Substanzen) reagieren kann, welches die Immunreaktion ausgelöst hat. Darauf beruht z. B. die Tatsache, daß Tiere und Menschen gegen *einen* ganz bestimmten Krankheitserreger immun, d. h. geschützt sein können, während sie für andere voll empfänglich sind. Die Spezifität kann sehr eng begrenzt sein und sich z. B. sogar auf bestimmte Typen innerhalb einer Art von Krankheitserregern erstrecken (z. B. Serotypen des MKS-Virus). Sie kann manchmal aber auch etwas weiter reichen, so daß übergreifende Reaktionen zwischen nahe verwandten und strukturell ähnlichen Agentien möglich werden (z. B. Kreuzimmunität zwischen Masern- und Staupevirus, zwischen Pest- und Pseudotuberkuloseerreger).

Als *Latenzzeit* (oder Latenzphase) bezeichnet man den Zeitraum, der zwischen dem »Erkennen eines körperfremden Stoffes« und dem Auftreten der ersten Reaktionsprodukte einer Immunantwort, oder u. U. auch dem Eintritt einer belastbaren Immunität, auftritt. Die Dauer der Latenz, die eine Folge des schrittweisen Ablaufes einer Immunreaktion nach ihrer Stimulierung ist, kann in relativ weiten Grenzen schwanken. Sie beträgt i. d. R. mehrere Tage bis Wochen nach erstmaligem Kontakt mit einem spezifisch stimulierenden Agens, sie ist wesentlich verkürzt bei einem wiederholten Kontakt mit demselben Stoff. Die verkürzte

Latenzphase steht in Zusammenhang mit der Besonderheit des »Erinnerungsvermögens«.
Das *Erinnerungsvermögen* beruht auf dem sog. *»immunologischen Gedächtnis«*. Träger des Gedächtnisses sind bestimmte Zellen des lymphoiden Systems (s. 4.3.3.1), die nach einem Primärkontakt mit einem »körperfremden Stoff« sensibilisiert werden und diesen Stoff dann in Erinnerung behalten. Als Antwort auf einen späteren Zweitkontakt mit den gleichen Substanzen wird über diese sehr langlebigen »Gedächtniszellen« *(Memory-Zellen)* dann eine immunologische *»Sekundärreaktion«* in Gang gesetzt, die sich von der Primärreaktion durch den früheren Eintritt, eine erhöhte Intensität und, sofern es sich um eine Schutzwirkung handelt, eine längere und effektivere Immunität wesentlich unterscheidet. Dieses Phänomen macht man sich vor allem bei der Durchführung von Schutzimpfungen zunutze, bei denen durch Wiederholungen ein über lange Zeiträume, u. U. sogar lebenslang, bestehender Impfschutz erzielt werden kann. Die Fähigkeit zur verstärkten Sekundärreaktion erfordert allerdings auch einen gewissen Mindestabstand zwischen Primär- und Zweit- bzw. Wiederholungsimmunisierung. Vom Menschen ist bekannt, daß ein immunologisches Gedächtnis noch nach über 20 Jahren vorhanden sein kann (s. 4.3.3.4).

4.3.2 Antigene

Als *Antigen* (= Abkürzung für Anti-somato-gen, d. h. Antikörperbildner) im klassischen Sinne gilt jede Substanz, die fähig ist, eine Immunantwort zu induzieren und mit dem Produkt dieser Antwort (Antikörper, sensibilisierte Zellen) spezifisch zu reagieren. Solche Substanzen besitzen die Eigenschaft der *Antigenität*. Sofern Antigene lediglich an der Induktion einer Immunantwort beteiligt sind, werden sie auch als *Immunogene*, ihre Eigenschaft als *Immunogenität* bezeichnet.

Die frühere Ansicht, daß nur »körperfremde« Stoffe antigen bzw. immunogen wirken, hat sich als nicht haltbar erwiesen. Einerseits gibt es nämlich »körperfremde« Substanzen, die unter bestimmten Bedingungen toleriert werden (= *Tolerogene*), d. h. keine Immunantwort auslösen (s. Immuntoleranz S. 112). Andererseits können aber auch manchmal »körpereigene« Stoffe antigene Wirkung entfalten. Solche als *»Autoantigene«* bezeichneten körpereigenen Substanzen oder Zellen bilden die Ursachen der sog. *Autoimmunkrankheiten*.

Die Antigenität einer Substanz hängt entscheidend von der Molekülgröße und der Struktur ab. Die Fähigkeit zur spezifischen Reaktion ist dabei nur auf bestimmte Bezirke des Antigenmoleküls, die sog. *antigenen Determinanten* beschränkt. Diese befinden sich meistens in endständiger oder randnaher Stellung an Ketten und Seitenketten eines Moleküls. Im allgemeinen wirkt eine Substanz um so stärker antigen bzw. immunogen, je größer das Molekulargewicht ist. Im gleichen Sinne wirken auch Molekülaggregate verstärkend auf die Antigenität. Stoffe mit einem Molekulargewicht unter ca. 3000 Daltons sind nicht antigen.

Niedermolekulare Substanzen können allerdings Antigenität erlangen, wenn sie experimentell oder in vivo an größere Eiweißmoleküle als Träger (*»Carrier«*) gebunden werden. Solche Komplexbildungen spielen teilweise bei Überempfindlichkeitsreaktionen gegen Medikamente (Penizillinallergie) oder chemische Stoffe (Kontaktallergien) eine Rolle. Man bezeichnet Substanzen, die allein keine Immunantwort erzeugen und erst durch die Koppelung an größere Trägermoleküle volle Antigenität bzw. Immunogenität erlangen, allgemein als *Haptene* (Halbantigene, unvollständige Antigene). Diese unvollständigen Antigene verfügen praktisch nur über intakte determinante Bereiche und sind daher in der Lage, gegebenenfalls mit vorhandenen spezifischen Antikörpern oder sensibilisierten Zellen spezifisch zu reagieren (z. B. Tuberkulin).

4.3.2.1 Chemische Stoffklassen

Ihrer chemischen Struktur nach sind die meisten Antigene *Proteine*. Für ihre unterschiedliche Antigenität und Spezifität sind vor allem kleinste Unterschiede in der Primärstruktur (Aminosäurensequenz) und den weiteren Strukturformen (Sekundär-Tertiär-Quartärstruktur) verantwortlich. Proteinantigene sind z. B. Eialbumin, Serum-Albumine und -Globuline, Hämoglobin, Myoglobin, Kollagen, Hormone, Enzyme, Bestandteile von Viren (Kapsid) und Bakterien (Zellwand, Geißeln), Toxine von Bakterien, Zellproteine usw. Denaturierung durch thermische Einwirkungen (Hitze) und chemische Substanzen (z. B. Phenol, Formaldehyd) führt zu einem vollständigen oder teilweisen Verlust der Antigenität.

Eine wichtige Rolle als Antigene spielen *Polysaccharide.* Sie weisen große strukturelle Vielfalt auf und kommen in allen Zellwänden, im Bindegewebe, im Schleim *(Mukopolysaccharide)* und als Kapselsubstanzen von Bakterien (Pneumokokken, Streptokokken, Pasteurellen) vor. In Verbindung mit Proteinen *(Glykoproteide)* und Lipiden *(Lipopolysaccharide)* besitzen sie große Bedeutung in der Blutgruppenserologie und in der Bakteriologie (Endotoxine, O-Antigene von gramnegativen Bakterien). Am Aufbau determinanter Gruppen, welche die Antigenspezifität bedingen, sind dabei als Monosaccharide häufig einfache Hexosen wie Glukose, Galaktose, Mannose und Fruktose beteiligt. Im Gegensatz zu Proteinantigenen werden Polysaccharidantigene nicht so leicht denaturiert.

Native *Nukleinsäuren*, wie z. B. DNS, sind nicht antigen, weil die Stränge der Doppelhelix über die Nukleobasen (Purin-Pyrimidinbasen) verbunden sind und daher als determinante Gruppen nicht zugänglich sind. Dagegen wirkt denaturierte, einsträngige DNS, bei der die Basen freigegeben sind, als Hapten. Das ist sowohl für experimentelle Fragestellungen (Herstellung von Antiseren gegen Nukleobasen nach Koppelung an Trägerproteine) nutzbar zu machen als auch u. U. klinisch bedeutsam (Glomerulonephritis durch lösliche DNS-Antikörperkomplexe bei Lupus erythematosus).

Lipide, die u. a. wichtige Bestandteile biologischer Membranen bilden, sind allein i. d. R. nicht antigen (Ausnahme Kardiolipin mit Haptenwirkung). Als Blut- und als Zellipide liegen sie meistens als Lipoprotein-Komplexe, als Glykolipide (z. B. »FORSSMAN-Antigen«) oder Lipopolysaccharide (LPS und O-Antigene gramnegativer Bakterien) vor. Sie sind daher zwar Bestandteile von Antigenkomplexen, aber für deren Spezifität nicht verantwortlich.

4.3.2.2 Herkunft der Antigene

Ihrer Herkunft nach lassen sich Antigene und Antigenkomplexe zwei Gruppen zuordnen:

Mikrobielle Antigene

Dazu gehören z. B. Nukleokapsid- und Hüllenantigene von Viren, Kapsel-, Zellwand- und Geißelantigene von Bakterien, Oberflächenantigene von Chlamydien, Rickettsien und Mykoplasmen, Pilzantigene, Toxine und Stoffwechselprodukte von Mikroorganismen.

Antigene aus Tier- und Pflanzenzellen

Zellen von höher organisierten tierischen und pflanzlichen Organismen enthalten eine entsprechend größere Anzahl verschiedenster Antigene und besitzen in ihren Antigenmustern typische Spezifitäten.

Die *Speziesspezifität,* die alle Individuen einer Art umfaßt, beruht auf dem Vorhandensein arteigener Proteine und ermöglicht mit Hilfe spezifischer Antiseren z. B. die Differenzierung von menschlichem Eiweiß, Rinder-, Pferde-, Schweine-, Hunde-, Kanincheneiweiß etc.

Das Phänomen, daß manche Individuen innerhalb einer Spezies spezifische antigene Eigenschaften besitzen, die bei anderen Individuen der gleichen Art nicht vorkommen, schreibt man *allogenen Antigenen* oder *Isoantigenen* zu. Beispiele dafür sind die Blutgruppenantigene bei Mensch und Tieren sowie die *Histokompatibilitätsantigene,* die bei der Transplantatabstoßung eine wichtige Rolle spielen. Ihre Antigen-Muster sind genetisch festgelegt und werden vererbt, so daß sich innerhalb einer Spezies abgrenzbare Gruppen mit einheitlichen Isoantigenen unterscheiden lassen.

Andererseits können in Geweben verschiedener Spezies auch Antigene der gleichen Spezifität auftreten. Man bezeichnet sie als *heterophile Antigene.* Ihre *Heterospezifität* beruht auf gemeinsamen Determinanten mit Antigenen anderer Lebewesen oder sogar von Mikroorganismen. Ihr liegt dabei keineswegs eine phylogenetische oder funktionelle Verwandtschaft zugrunde, sondern eine mehr zufällige Ähnlichkeit chemischer Strukturen. Typisches Beispiel ist das »FORSSMAN-*Antigen*«, das eine gemeinsame Antigenkomponente darstellt, die in Erythrozyten verschiedener Spezies (Mensch, Schwein, Schaf, Ziege), in Leber-, Niere- und Lungengewebe vom Pferd, aber nicht bei Rind, Kaninchen und Ratte vorkommt. Das gleiche Antigen findet sich darüber hinaus auch in Kapselpolysacchariden bestimmter Serotypen von Bakterien (Pneumokokken, Shigellen). Eine andere Heterospezifität besteht zwischen bestimmten 0-Antigenen von E. coli und der antigenen Aktivität der menschlichen Blutgruppe B.

4.3.3 Die Immunantwort

4.3.3.1 Ablauf und Wesen der Immunantwort

Auf den Kontakt mit einem Antigen kann der Körper auf zwei verschiedene Arten immunologisch antworten:

1. Durch Synthese und Abgabe von freien Antikörpern *(Immunglobulinen)* in das Blut und in andere Körperflüssigkeiten (= *humorale Antikörper*). Die Antikörper können dann durch direkte Bindung Antigene neutralisieren oder durch Anheftung auf der Oberfläche korpuskulärer Antigene diese »zur Phagozytose vorbereiten« (Opsonisation).
2. Durch Bildung von »sensibilisierten« Lymphozyten mit antikörperähnlichen Strukturen auf ihrer Oberfläche (= *zellgebundene Antikörper*). Diese sind Träger der zellvermittelten Immunität, die sich in verschiedenen Reaktionen äußern kann (Transplantatabstoßung, Überempfindlichkeit vom »verzögerten Typ«).

Beide Reaktionen sind gleichzeitig, aber in unterschiedlichem Maße an einer Immunantwort beteiligt. Eine zentrale Rolle spielen dabei zwei verschiedene, aus einer gemeinsamen Vorläufer-Stammzelle im Knochenmark (Knochenmarks-Stammzelle) hervorgehende Populationen von Lymphozyten (s. Abb. 4.1):

1. T-Lymphozyten (T-Zellen)

Sie entstehen Thymus-abhängig und wandeln sich bei Antigenstimulation in *T-Lymphoblasten* um. Diese proliferieren und üben dann verschiedene Funktionen aus. Sie differenzieren sich zu *T-Effektorzellen*, die entweder an zellulären Immunreaktionen mit einem »Killer«-Effekt auf Zielzellen *(Zytolyse)* beteiligt sind oder die Mediatoren *(Lymphokine)* freisetzen, welche immunologische Reaktionen vom Spättyp auslösen (s. 4.5.4). Sensibilisierte T-Lymphoblasten können aber auch Funktionen als T-Helferzellen, T-Suppressorzellen und Gedächtniszellen (Memory-Zellen) übernehmen. *T-Helferzellen* kooperieren mit B-Zellen in der Weise, daß die Antigenstimulation von B-Zellen über verschiedene Einwirkungsweisen verstärkt wird, wodurch sich die humorale Antikörperbildung erhöht. Diese Kooperation ist vor allem für die Produktion von Antikörpern gegen Proteinantigene notwendig. Andere Antigene, vornehmlich Polysaccharide, stimulieren dagegen B-Zellen unabhängig von den T-Helferzellen zur Antikörperbildung.

T-Suppressorzellen haben einen gegenteiligen Effekt. Sie sind in der Lage, sowohl die Aktivitäten von B-Zellen als auch anderer T-Zellen einzuschränken. Sie bilden daher einen wichtigen Teil des Kontroll- und Regulationsmechanismus der Immunantwort.

Gedächtniszellen wirken als Informationsspeicher. Sie sind sehr langlebig und verantwortlich für eine nach wiederholtem Antigenreiz eintretende schnellere und mit höherer Spezifität verbundene Immunreaktion (Sekundärantwort).

2. B-Lymphozyten (B-Zellen)

Sie entwickeln sich bei Vögeln in der Bursa FABRICII, bei anderen Tieren in äquivalenten lymphoiden Organen und Geweben (Lymphfollikel und Keimzentren der Tonsillen, der

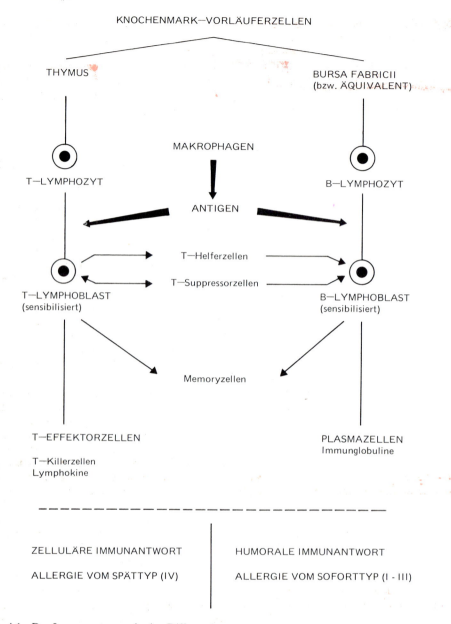

Abb. 4.1   Das Immunsystem und seine Differenzierung

Peyerschen Platten im Darm und anderer Gewebe). Durch Antigenstimulierung werden die B-Lymphozyten zu *B-Lymphoblasten* transformiert, die als Vorstufen der Plasmazellen gelten. Die reife *Plasmazelle* ist in der Lage, Antikörper zu synthetisieren und zu sezernieren. B-Zellen dieser Stufen können aber auch mit T-Zellen (T-Helfer- und T-Suppressorzellen) kooperieren oder sich zu *Gedächtniszellen* differenzieren. Die von Plasmazellen produzierten Immunglobuline sind für die humorale Immunantwort und für verschiedene Formen allergischer Sofortreaktionen verantwortlich.

An der Präsentation des Antigens für die T- und B-Zellen sind *Makrophagen* maßgebend beteiligt. Sie können zwar Antigene nicht spezifisch erkennen, sie aber aufnehmen, transportieren, an ihrer Zelloberfläche konzentrieren und den immunkompetenten Lymphozyten in besonders effektiver Form zugänglich machen (s. S. 293).

Die *Erkennung eines Antigens* durch die T- und B-Lymphozyten erfolgt durch Rezeptoren an der Zelloberfläche, die spezifisch mit ihm reagieren. Diese Reaktion hat Signalfunktion auf die Zelle, die sich in einen Lymphoblasten transformiert, der durch weitere Zellteilungen dann zur Bildung von spezifischen Zellklonen führt (s. S. 296).

4.3.3.2 Theorien der Antikörperbildung

Die Theorien über den Mechanismus, durch den ein Antigen die Bildung seines spezifischen Antikörpers auslöst, lassen sich in zwei Gruppen einteilen, Instruktions- und Selektionstheorien.

Den *Instruktionstheorien* lag die Vorstellung zugrunde, daß jede immunologisch kompetente Zelle zur Bildung jedes möglichen Antikörpers fähig sei. Dabei sollte das Antigen als Matrize dienen, an der sich die Antikörper-Moleküle so falten, daß eine Antigen-Bindungsstelle entsteht.

Nach den *Selektionstheorien* ist die Antikörper-Spezifität als genetische Information in einem Lymphozyten bereits a priori vorhanden, und Moleküle dieses Antikörpers sind in die Zellmembran eingebaut. Innerhalb der verschiedenen Lymphozyten eines Organismus ist daher eine Vielzahl von Antikörper-Spezifitäten präformiert. Ein bestimmtes Antigen wird nur von solchen Lymphozyten erkannt und gebunden, die eine entsprechende Bindungsstelle an ihrer Oberfläche haben, welche zum Antigen »paßt, wie der Schlüssel zum Schloß«. Durch die spezifische Bindung wird die Zelle zur Differenzierung und Teilung stimuliert, so daß ein Klon von Lymphozyten mit der Fähigkeit zur Bildung identischer Antikörper entstehen kann (*Klon-Selektionstheorie* von BURNET).

Diese Vorstellung gilt derzeit als weitgehend bestätigt. Sie geht im Unterschied zu P. EHRLICH'S genialer »Seitenkettentheorie« aus dem Jahre 1900, nur davon aus, daß immunkompetente Zellen auf ihrer Oberfläche nicht gleichzeitig Rezeptoren gegen verschiedene Antigene tragen und zur »multipotenten« Antikörperbildung fähig sind, sondern, daß die antikörperbildende Zelle »unipotent« d. h. auf ein ganz bestimmtes Antigen hin geprägt ist.

Nach neueren Untersuchungen kommt eine *»Multipotenz«* nur den undifferenzierten Stammzellen des Immunsystems zu, in denen die Gene für die variablen und konstanten Abschnitte der H- und L-Ketten eines Immunglobulin-Moleküls noch getrennt vorliegen. Erst im Verlaufe der Differenzierung der Immunzellen während der Embryogenese wird dann eines der variablen Gene mit einem konstanten verschmolzen und damit die *»Unipotenz«* zur Bildung eines spezifischen Antikörpers festgelegt. Das »Ein Gen – ein Protein«-Dogma muß im Falle der Immunglobuline anscheinend zu einem »Zwei Gene – eine Eiweißkette«-Postulat modifiziert werden. Dies ermöglicht dem Organismus mit einer relativ geringen Zahl von Genen eine hohe Zahl potentieller Antikörper-Spezifitäten abzudecken. Man nimmt an, daß im Körper über eine Million auf verschiedene Antigene spezialisierte Lymphozyten vorhanden sind, die zunächst jeweils nur in geringer Zahl vorliegen. Durch den Kontakt mit »ihrem« Antigen wird dann eine selektive Vermehrung induziert und damit eine große, zur spezifischen Antikörpersynthese fähige Zellpopulation gebildet.

4.3.3.3 Antikörper und Immunglobuline

Immunglobuline (Ig) sind Proteine, die von Plasmazellen gebildet werden und im Blutserum und in Gewebsflüssigkeiten vorkommen. Bei der elektrophoretischen Auftrennung der Serumeiweiße finden sie sich hauptsächlich in der *Gammaglobulinfraktion*. Immunglobuline werden von normalen Tieren ständig produziert. Als spezifische Antikörper bezeichnet man Immunglobuline, die als Ergebnis einer Stimulation durch Antigene entstehen. Ihre Bildung ist eine Funktion des B-Zellsystems und erfolgt unter Beteiligung lymphoider Gewebe in Milz, Lymphknoten, Schleimhäuten des Gastrointestinaltraktes und der Luftwege. Infolge der Vielfalt der Antigene besitzen die Immunglobuline ein enormes Ausmaß an Heterogenität, obwohl sie strukturell große Ähnlichkeiten aufweisen.

Struktur der Immunglobuline

Die Grundeinheit aller Immunglobuline bilden vier Polypeptidketten, die paarweise angeordnet und durch Disulfidbrücken miteinander verbunden sind. Jedes Paar besteht aus einer *schweren Hauptkette* (H-Kette, Mol. Gew. 50 000) und einer *leichten Kette* (L-Kette, Mol. Gew. 25 000), die symmetrisch zu einer Y-förmigen Struktur zusammengefügt sind (Abb. 4.2).

Das intakte Molekül kann durch Enzyme (Papain) zu anderen Fragmenten abgebaut werden, von denen zwei in der Lage sind mit dem Antigen zu reagieren (als *Fab* bezeichnet = *fragment antigen binding*). Das dritte ist dazu nicht fähig, ist aber kristallisierbar (als *Fc* bezeichnet = *fragment crystalline*). Das Fc-Stück ist eine Region des Antikörpermoleküls mit verschiedenen biologischen Eigenschaften: es bindet nach der Reaktion mit einem Antigen Komplement, mit ihm lagert sich ein zytophiler Antikörper an Zelloberflächen an, es reagiert mit Protein A (einer Substanz aus der Zellwand von Staphylokokken) und es erfüllt Transportfunktionen, denn nur Antikörper mit einem kompletten Fc-Stück dringen durch Gefäßendothelien und können damit u. a. auch über die Plazenta vom mütterlichen in den fetalen Kreislauf übertreten.

H- und L-Ketten weisen außerdem zwei verschiedene Teile auf:
▷ einen *variablen Teil* im Fab-Stück, der Träger der jeweiligen Spezifität für die Antigenbindung ist,
▷ einen *konstanten Teil,* der Teilbereiche des Fab-Stückes beider Ketten und das gesamte Fc-Stück der H-Kette umfaßt, und dementsprechend mehrere biologische Eigenschaften besitzt.

Als Ausgangsmaterial für die Struktur- und Sequenzanalysen dienten vor allem monoklonale Immunglobuline (Myelomproteine).

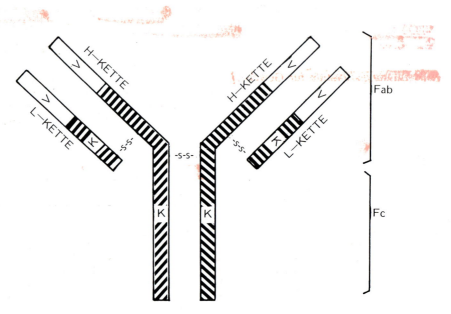

Abb. 4.2 Grundmodell eines Immunglobulin-Moleküls (IgG). V = variabler, K = konstanter Teil von H- und L-Kette

Immunglobulin-Klassen

Entsprechend der Primärstruktur der H-Ketten unterscheidet man fünf verschiedene Klassen von Immunglobulinen. Man bezeichnet sie mit einem großen lateinischen Buchstaben hinter der Abkürzung Ig. Einige wichtige Eigenschaften sind in Tab. 4.2 zusammengestellt.

Immunglobulin G (IgG) entspricht dem in Abb. 4.2 gezeichneten Modell. Es bildet mengenmäßig den Hauptteil der Immunglobuline, entsteht besonders bei der immunologischen Sekundärreaktion und hat mit über 20 Tagen die längste Halbwertzeit der Ig-Klassen. IgG-Moleküle sind im Kolostrum enthalten, und können Kapillarwände passieren. Sie sind intra- und extravaskulär an vielen Abwehrreaktionen beteiligt, vor allem gegen Virusantigene und bakterielle Toxine, und sie werden über das Fc-Fragment besonders stark an Oberflächenrezeptoren von Makrophagen und B-Lymphozyten gebunden (Förderung der Phagozytose). IgG-Aggregate aktivieren Komplementfaktoren und sind an komplementabhängigen zytotoxischen Überempfindlichkeitreaktionen beteiligt.

Immunglobulin M (IgM) tritt in der Phylogenese und Ontogenese als erstes Ig auf. Sein Molekül besteht aus einem Polymer von fünf an den Fc-Stücken sternförmig verbundenen 4-Peptid-Grundeinheiten und besitzt daher mehrfache Bindungsstellen *(Pentavalenz)*. Diese Mehrfachvalenz ist Ursache einer sehr hohen Bindungsfähigkeit an korpuskuläre Antigene (starke agglutinierende und zytolytische Aktivität) und eine intensive Komplementaktivierung. IgM-Antikörper erscheinen frühzeitig, d. h. vor IgG, bei einer Immunantwort (Primärreaktion) und finden sich, da sie Kapillarwände normalerweise nicht passieren können, vorzugsweise intravaskulär (zirkulierende Antikörper) und im Kolostrum.

Immunglobulin A (IgA) liegt im Blut als Monomer vor; neigt aber zur spontanen Bildung von Polymeren. In Sekreten (Speichel, Tränen- und Nasensekret, muköse Sekrete der Lunge und des Darmtraktes, Vaginalsekret und Samenflüssigkeit) tritt es meistens als Dimer (S-Wert von 11) auf und wird als »*Sekretorisches IgA*« bezeichnet. Es wird lokal von Plasmazellen synthetisiert und sezerniert. Funktionell bildet es eine wesentliche Barriere im Bereich der wichtigsten Eintrittspforten der Mikroorganismen in den Körper. IgA-beschichtete Mikroorganismen haften nicht an der Oberfläche von Schleimhautzellen. IgA ist in der Lage Virusantigene und Toxine zu neutralisieren, sowie Komplement (C3) über den »Alternativweg« zu aktivieren.

Immunglobulin D (IgD) kommt nur in sehr geringen Konzentrationen im menschlichen Serum vor und scheint Rezeptorfunktionen auf der Oberfläche von antikörperbildenden Zellen (Lymphozyten) zu besitzen.

Immunglobulin E (IgE), das die gleiche Grundstruktur wie die anderen Ig besitzt, ist in Serum und Gewebsflüssigkeiten nur in geringer Menge vorhanden. Ursache ist die besonders hohe Bindungs-Affinität für Gewebe, wo es insbesondere an Mastzellen gebunden wird. Durch Antigenkontakt kommt es zur Degranulation dieser Zellen und Freisetzung vasoaktiver Amine (Histamin, histaminähnliche Substanzen). Dieser Vorgang bildet für das Zustandekommen von Überempfindlichkeitsreaktionen vom anaphylaktischen Typ das auslösende

Tab. 4.2 Eigenschaften der Immunglobin-Klassen

Eigenschaften	IgG	IgM	IgA	IgD	IgE
Sedimentationskonstante (S)	7	19	7, 11[1]	7	8
Molekulargewicht	150 000	900 000	160 000[2]	185 000	200 000
Zahl der 4-Peptideinheiten	1	5	1, 2	1	1
Antigen-Bindungsstellen	2	10	2 (u. mehr)	2	2
% des Gesamt Ig (Msch.) im Serum	80	6	13	1	0,002
Halbwertszeit (Tage)	23	5	6	3	2
Komplementbindung	+	+	–	–	–
Plazenta-Passage	+	–	–	–	–

[1] Sekretorisches IgA – [2] Sekretorisches IgA 360 000

Moment. Antikörper mit dieser Eigenschaft werden auch als *Reagine* bezeichnet. Vermehrt tritt IgE vor allem im Verlauf parasitärer Erkrankungen auf.

4.3.3.4 Kinetik, Steuerung und Beeinflussung der Antikörperbildung

Sowohl bei natürlichen Infektionen als auch bei Schutzimpfungen erfolgt die Antikörperbildung in charakteristischer Weise. Ein Erstkontakt mit einem Antigen hat eine *Primärantwort* zur Folge. Nach einer Latenzphase (*lag*-Phase) von wenigen Tagen ist mit empfindlichen Methoden der Beginn der Antikörperbildung bereits nachweisbar. Von da ab nimmt die Antikörpermenge annähernd »exponentiell« bis zu ihrem Maximum nach ca. 10–12 Tagen weiter zu (*log*-Phase). Nach Erreichen des Höhepunktes bleibt je nach Tierart, Antigenmenge und Antigentyp entweder ein hoher Antikörperspiegel über längere Zeit in Form eines Plateaus erhalten, oder die Antikörpermenge sinkt nach Erlöschen der Synthese sofort wieder mehr oder weniger schnell ab. Im Prinzip verläuft die Primärantwort bei verschiedenen Wirbeltieren gleichartig, sie unterscheidet sich aber u. U. in der Länge der einzelnen Phasen (schnell reagieren Kaninchen und Hühner, langsam reagieren z. B. Pferde und wechselwarme Tiere). Bei der frühzeitigen Antikörperbildung wird vor allem IgM synthetisiert.

Erfolgt später eine zweite Applikation oder ein erneuter Kontakt mit dem gleichen Antigen kommt es zur *Sekundärantwort*. Bei ihr ist gegenüber der Primärantwort die Latenzzeit stark verkürzt, das Maximum der Antikörperbildung wird früher erreicht, die Menge der Antikörper ist i. d. R. größer und sie persistieren länger. Eine solche auch als »*spezifische anamnestische Reaktion*« bezeichnete Immunantwort geht meist mit einer verstärkten IgG-Antikörper-Synthese einher. Die gesteigerte Intensität der Antikörperproduktion beruht dabei nicht auf einer erhöhten Syntheseleistung der Einzelzelle, sondern auf dem Vorhandensein einer großen Zahl antikörper-produzierender Zellen. Diese proliferieren sofort beim Zweitkontakt mit einem Antigen aus dem Pool antigen-sensitiver »Gedächtniszellen«, die sich nach einer Primärantwort gebildet haben.

Die *Kontrolle der Antikörperproduktion* erfolgt durch Rückkopplungs-(»feed-back«)-Mechanismen. Diese haben zu verhindern, daß die durch ein Antigen stimulierte Immunantwort zu einer überschießenden Proliferation von Antikörper-bildenden Zellen und Zellklonen führt und damit unerwünschte Folgen (wie z. B. multiple Myelome, Lymphome, Leukämie) entstehen. Die Wirkungsweise dieses offensichtlich sehr komplexen Regelsystems ist nur teilweise geklärt.

Aus experimentellen Arbeiten ist bekannt, daß in vivo gebildete Antikörper (vor allem spätes IgG) selbst als Regulatoren wirken können, indem sie Antigen-Determinanten blockieren, die sonst eine konstante Lymphozytenstimulation hervorrufen würden. Daneben kann als gesichert angesehen werden, daß auch gewisse T-Zellen (*T-Suppressorzellen*) an der Hemmung oder Beendigung von Immunreaktionen beteiligt sind. Sie stellen Antagonisten zu den *T-Helferzellen* dar und können nach experimentellen Befunden (vor allem an thymektomierten Versuchstieren) sowohl die Aktivitäten anderer T-Zellen einschränken als auch die Immunantwort der B-Zellen kontrollieren. Für die letztere Wirkung könnten verantwortlich sein: eine Verhinderung der Erkennung des Antigens, eine Limitierung der B-Zell-Proliferation, die Blockierung der Differenzierung von B-Lymphoblasten in Plasmazellen oder ein Interferenzeffekt auf T-Helferzellen.

Abbau von Immunglobulinen

Immunglobuline sind nach ihrem Auftreten im Blut einem *katabolen Abbau* in ihre Aminosäurenbausteine unterworfen. Die Geschwindigkeit des Abbaues wird i. d. R. als biologische *Halbwertszeit* (HWZ) angegeben und schwankt je nach Ig-Klasse (vgl. Tab. 4.2). Es bestehen jedoch auch Unterschiede zwischen verschiedenen Tierarten, wobei sich eine Beziehung zwischen HWZ und Körpergewicht ableiten läßt (tägliche relative Abbaurate = umgekehrt proportional zum Körpergewicht).

HWZ (Tage) für IgG: Pferd 19–25, Rind 21, Schwein 11, Hund 8, Meerschweinchen 8, Kaninchen 6, Ratte 5, Maus 4,5.

HWZ (Tage) für IgM: Pferd, Rind 5, Kaninchen 3–4, Meerschweinchen 1, Maus 0,2–0,6.
Verstärkter Stoffwechsel bei Fieber hat eine erhöhte Abbaurate von Immunglobulinen zur Folge. Auch nach der Fixierung an zirkulierendes Antigen werden Immunglobuline sehr viel rascher als ohne eine solche Bindung aus dem Kreislauf eliminiert.

Einfluß von Antigen und Adjuvantien

Die eben beschriebenen Gesetzmäßigkeiten treten mit den meisten, auch den bei Infektionserregern vorkommenden Antigenen auf. Beeinflußt werden Immunantwort und speziell Immunglobulinbildung aber zusätzlich durch Natur, Menge und Applikationsart eines Antigens. Bei natürlichen Infektionen spielen deshalb Erregerart, Invasivität und Toxizität sowie Eintrittspforte für die Antikörperbildung eine große Rolle. Bei der künstlichen Immunisierung bedient man sich des Zusatzes von sog. *Adjuvantien* zu Impfstoffen, um eine Immunreaktion zu verstärken oder u. U. überhaupt erst zu ermöglichen.

Die wichtigsten Adjuvantien sind:

1. Aluminiumverbindungen (Alaun, Al(OH)$_3$).
2. Freundsches Adjuvans (FA) aus dünnflüssigem Mineralöl und einem Emulgator (= inkomplettes FA) oder mit Zusatz hitzeabgetöteter Mykobakterien (= komplettes FA). Die wässerige Antigenphase wird mit dem FA zu einer stabilen Wasser-in-Öl-Emulsion verarbeitet.
3. Bakterien und Bakterienprodukte: Mykobakterien, Bordetella pertussis, Corynebacterium parvum, Endotoxine (LPS) aus Kolibakterien oder Salmonellen, Peptidoglykane grampos. Bakterien (Streptokokken, Mykobakterien).
4. Makromolekulare Substanzen: Dextrane, Agargel, Methylzellulose, Tapioka u. a.
5. Oberflächenaktive Substanzen: Saponin, quaternäre Ammoniumbasen mit langen Alkylketten.

Dem Adjuvans-Effekt liegen entsprechend der Vielzahl verwendbarer Substanzen verschiedene und komplexe Mechanismen zugrunde, die nur teilweise bekannt sind. Stoffe wie Al(OH)$_3$, Freundsches Adjuvans, Alaun und Tapioka führen z. B. zur örtlichen Granulom- oder sogar Abzeßbildung mit verstärkter Makrophagenaktivität bei gleichzeitiger langer Persistenz des Antigens am Ort der Injektion (Antigendepot). Dies bewirkt eine besonders intensive Bildung antigen-stimulierter Zellklone mit verstärkter Immunantwort. Auf diese Weise kann vor allem bei gewissen Proteinantigenen (Toxoide, Globuline), die allein kaum eine Antikörperbildung auslösen, durch Adsorption an einen anorganischen Träger die immunogene Wirkung gesteigert werden *(Adsorbatimpfstoffe)*. Ein ähnlicher Effekt läßt sich bei löslichen Proteinantigenen auch erzielen, wenn sie nach Präzipitation mit spezifischem Antiserum in Form von Antigen-Antikörperkomplexen verabreicht werden. Voraussetzung ist allerdings, daß ein Antikörperüberschuß besteht.

Komplettes FA regt aber auch aufgrund seines Mykobakteriengehaltes, ähnlich wie Bordetella pertussis-Suspensionen, die T-Zell-abhängige Immunantwort stark an, wodurch über den Kooperationsmechanismus (T-Helferzellen) gleichzeitig die humorale Immunglobulinbildung durch das B-Zellsystem mit verstärkt wird. Andererseits stimulieren z. B. LPS und Dextrane ausschließlich die B-Zell-abhängige Immunantwort.

Genetische Kontrolle der Immunantwort

Nach allgemeiner Erfahrung reagieren Tiere einer gleichen Spezies auf eine Antigenverabreichung immunologisch durchaus unterschiedlich. Durch Inzucht konnten bei Mäusen und Meerschweinchen reine Linien gezüchtet werden, die entweder die Eigenschaft besaßen, gegen bestimmte Antigene mit einer Immunreaktion zu antworten (»responder«) oder nicht bzw. nur schwach zu reagieren (»non-responder«, oder »low-responder«). Die gleiche genetische Abhängigkeit wurde auch bei Ratte und Rhesusaffe festgestellt und bildet daher offensichtlich ein allgemeingültiges Phänomen. Man weiß, daß das oder die für eine Immunantwort verantwortlichen Ir-Gene (= *Immun response-Gene*) bei Maus und Meerschweinchen dominant vererbt werden und nur die zellulären und humoralen Immunreaktionen kontrollieren, die von T-Zellen stimulierenden Antigenen ausgehen.

Gefunden wurde außerdem eine enge funktionelle und räumliche Beziehung zwischen Ir-Genen und Genen, welche die sog. Histokompatibilitäts-Antigene steuern.

Histokompatibilitäts-Antigene sind jene zellulären Determinanten, die für jedes Individuum einer Spezies spezifisch sind und bei Organtransplantationen zwischen genetisch verschiedenen Individuen zur Abstoßungsreaktion führen (vgl. Überempfindlichkeitsreaktionen vom Spättyp). Sie werden nach den MENDELschen Gesetzen vererbt und sind nur in eineiigen Zwillingen gleich.

Antiseren gegen Histokompatibilitäts-Antigene hemmen bei Meerschweinchen die zelluläre Reaktion gegen solche Antigene, die der Kontrolle durch die Ir-Gene unterliegen. Genetische Analysen bei reingezüchteten Mäuselinien ergaben, daß auf dem mit H-2 bezeichneten Chromosomenabschnitt die Gen-Loci für die Histokompatibilitäts-Antigene und die Ir-Gene in enger Nachbarschaft zusammenliegen. Es kann angenommen werden, daß das Prinzip der genetischen Kontrolle der Immunantwort, das bei Maus und Meerschweinchen schon gut erforscht ist, auch für andere Säugetiere und den Menschen gültig ist.

Reifezustand des Immunsystems

Die immunologische Reaktionsfähigkeit entwickelt sich parallel zur Ausbildung der für die Immunantwort verantwortlichen lymphatischen Organe. Entsprechend der morphologischen Entwicklung erreicht auch die Funktionsfähigkeit des Immunsystems erst schrittweise den endgültigen Stand. Dieser ontogenetische Reifungsprozeß des Einzeltieres ist Ausdruck der phylogenetischen Evolution des Immunsystems (s. 4.1).

Die Entwicklung beginnt im ersten Drittel der Trächtigkeit mit der Bildung der immunologischen Stammzellen in der fötalen Leber und im Knochenmark sowie ihrer Einwanderung und Differenzierung zu kleinen Lymphozyten zuerst im Thymus und später in der Milz. Von da ab tritt *Immunkompetenz* auf und mit der weiteren Reifung erfolgt dann eine zunehmende quantitative und qualitative Differenzierung zur Fähigkeit zellvermittelter Immunreaktionen und der humoralen Immunantwort. Im Hinblick auf das Eintreten der Immunkompetenz und den Ausbildungsgrad des Immunsystems während des fötalen Lebens bestehen aber bei verschiedenen Tierarten große Unterschiede (Tab. 4.3). Thymus und Bursa FABRICII sind zwar bei allen Säugetieren bzw. Vögeln zum Zeitpunkt der Geburt bzw. des Schlüpfens gut entwickelt, aber die Ausbildung der übrigen Lymphorgane kann sehr unterschiedlich weit fortgeschritten sein. Als zum Zeitpunkt der Geburt immunologisch »unreif« gelten Nager

Tab. 4.3 Speziesbedingte Unterschiede in der Ontogenese des Immunsystems (nach Angaben von AMBROSIUS u. RUDOLPH, 1978, und v. FELLENBERG, 1978)

Spezies	Trächtigkeits- (bzw. Schwangerschafts- oder Brut-)Dauer (Tage)	Besiedlung von Thymus (Tage p.c.)	Milz	Erste Immunreaktion zellulärer Art (Tage p.c.)	Antikörperbildung
Rind	284	42–45	80–100	264	118
Schaf	150	41–43	58–60	77	66
Schwein	114	28–38	51–57		74
Hund	65	27–30	54	40–48	56
Kaninchen	32	14–20	28–32	27	31
Meerschweinchen	65	26		62	1. Woche
Ratte	21	14–16	bei	21	nach
Maus	21	13–18	bzw. ab	21	Geburt
Hamster	16	10–11	Geburt		
Huhn	21	9–11	1–17	2–3 Tage nach Schlupf	
Mensch	280	55–84	90–150	98	112

Abkürzung: p.c. = post conceptionem

(Meerschweinchen, Ratte, Maus, Hamster) und das Huhn, bei denen die erste Antikörperbildung erst einige Tage post partum bzw. nach dem Schlupf eintritt. Rind, Schwein, Schaf und Mensch sind wesentlich früher »reif«; bei ihnen sind Immunkompetenz und Fähigkeit zu zellvermittelten Immunreaktionen sowie zur Antikörperbildung schon um die Mitte der Trächtigkeit bzw. der Schwangerschaft vorhanden. Fleischfresser (Hund, Katze) erlangen sie ca. 2–3 Wochen vor der Geburt. Die von Tierart zu Tierart schwankende Reaktionsfähigkeit des Immunsystems beim Neugeborenen ist somit weniger durch unterschiedliche Reifungsprozesse an sich bedingt als vielmehr eine Folge der Tatsache, daß die Geburt zu verschiedenen Zeitpunkten der Ontogenese erfolgt.

Neben einer zunehmenden Intensität der Immunantwort im Laufe der Reifung lassen sich auch qualitative Veränderungen beobachten. So werden z.B. durch zelluläre Immunreaktionen *Xenotransplantate* zu einem ontogenetisch früheren Zeitpunkt abgestoßen als *Allotransplantate*. Andererseits werden i. d. R. zunächst nur Antikörper der IgM-Klasse gebildet, während IgG und IgA erst später folgen.

Immundefekte und Immunsuppression

Ungenügende Ausbildung oder Schädigungen des Immunsystems können dazu führen, daß der Organismus unfähig ist, auf die Einwirkung von Antigenen mit einer der Norm entsprechenden Immunantwort zu reagieren. Je nachdem, ob von solchen Schädigungen der Thymus und die von ihm abhängigen T-Zellen oder die thymusunabhängigen B-Zellen betroffen sind, kommt es zum totalen oder partiellen Ausfall zellvermittelter Immunreaktionen oder einer ausbleibenden oder verminderten Immunglobulinsynthese. Häufig sind jedoch infolge des Kooperationsmechanismus auch beide Formen der Immunantwort gleichzeitig mehr oder weniger beeinträchtigt.

Ein *primärer Immunmangel,* der vor allem von frühkindlichen Erkrankungen her bekannt ist, ist meistens die Folge genetisch bedingter Anomalien bei der Entwicklung zum reifen Immunsystem. Er kann beruhen

a) auf einem B-Zellmangel, der zur *Agammaglobulinämie* und zur erhöhten Anfälligkeit besonders gegenüber bakteriellen (pyogenen) und mykotischen Infektionen führt (kindliche, geschlechtsgebundene Agammaglobulinämie vom BRUTON-Typ),
b) auf einem T-Zellmangel, der auf einer angeborenen *Thymushypoplasie* basiert und besonders mit einer erhöhten Anfälligkeit gegen Viren und T-Zell-abhängige Antigene sowie einer verminderten humoralen Antikörperbildung einhergeht,
c) auf einem Stammzellmangel, der zu einem besonders schweren, kombinierten Immundefekt des T-Zell-abhängigen zellulären *und* B-Zell-abhängigen humoralen Systems führt und sich in einer generellen Schutzlosigkeit gegenüber Infektionen äußert.

Experimentell läßt sich ein B-Zelldefekt durch neonatale Bursektomie bei Küken, ein T-Zellmangel durch neonatale Thymektomie erzeugen.

Ein relativer Mangel an Immunglobulinen *(Hypogammaglobulinämie)* ist bei Neugeborenen von Haussäugetieren, die mütterliche Antikörper ausschließlich über das Kolostrum erhalten, nicht selten. Als Ursachen kommen sowohl eine verminderte Immunglobulinbildung und -ausscheidung des Muttertieres als auch eine ungenügende oder zu späte Aufnahme der Kolostralmilch, oder Resorptionsstörungen im Darm in Frage.

Ein *sekundärer Immunmangel* tritt als Folge anderer Schadwirkungen oder Erkrankungen ein und betrifft das ausgereifte Immunsystem. Beeinträchtigt werden können sowohl die zellvermittelte Immunität als auch die humorale Antikörperbildung. Letzteres ist z. B. der Fall bei der infektiösen Bursitis des Huhnes (Gumboro Krankheit), einer Virusinfektion, bei der aus einer Zerstörung der Bursa FABRICII in den ersten Lebenswochen für das spätere Leben eine mangelhafte Antikörperbildung resultiert. Verminderte Immunglobulinproduktion kann aber auch bei B-lymphoproliferativen Krankheiten (lymphatische Leukämie, Myelom) oder bei hyperkatabolischen Zuständen (z. B. Enteropathien mit extremen Proteinverlusten, Nierenerkrankungen mit Urämien) entstehen. Zellvermittelte Immunreaktionen werden in ähnlicher Weise durch neoplastische Erkrankungen der lymphoiden Organe oder

Infektionen, bei denen lymphoides Gewebe direkt betroffen wird, infolge T-Zellmangels abgeschwächt oder unterdrückt.

Zu den weiteren Ursachen eines sekundären Immunmangels zählen alle *immunsuppressiven Mittel* oder Verfahren, die entweder unbeabsichtigt (z. B. im Rahmen therapeutischer Maßnahmen) oder gezielt (z. B. zur Vermeidung von Transplantatabstoßungen) verwendet werden und einen negativen Effekt auf das Immunsystem ausüben. Hervorgerufen wird eine solche Wirkung z. B. durch ionisierende Strahlen (Röntgenstrahlen), durch Antimetaboliten und Medikamente, welche die Nukleinsäure- bzw. Proteinsynthese hemmen (z. B. Purin-, Pyrimidin-, Folsäureantagonisten, Cyclophosphamid, Antibiotika wie Actinomycin und Chloramphenicol, Kortikosteroide), und auf biologische Art durch Gaben von Antilymphozytenserum.

Diese Mittel und Verfahren können eine oder, was häufiger ist, mehrere Aktivitäten des Immunsystems mit unterschiedlichen Wirkungsgraden beeinflussen. Die Hauptangriffspunkte und Wirkungen sind:

a) Die immunologisch kompetenten Zellen, wobei entweder die Antigenerkennung oder Transformation, Proliferation und Differenzierung dieser Zellen verhindert werden,
b) Suppression zellulärer Immunreaktionen durch Zerstörung spezifisch sensibilisierter T-Zellen oder Effektorzellen.
c) Schädigung der »Gedächtniszellen« und damit Ausbleiben der immunologischen »Sekundärantwort«,
d) Störung der Proteinsynthese in den Plasmazellen mit mangelhafter Bildung von zirkulierenden Antikörpern.

Ein breites immunsuppressives Wirkungsspektrum besitzen ionisierende Strahlen, Antimetabolite, Cortison und Antilymphozytenserum (Wirkung auf a–c). Von Actinomycin wird angenommen, daß es durch Hemmung der RNS-Synthese die Sensibilisierung der Lymphozyten durch Antigene stört, andere Antibiotika (Chloramphenicol, Streptomycin, Erythromycin) beeinträchtigen vornehmlich die humorale Antikörperbildung (Wirkung auf d). Die meisten Angriffspunkte betreffen die Primärantwort; die Sekundärantwort ist für immunsuppressive Effekte weniger empfindlich.

Alle immunsuppressiv wirkenden Präparate oder Verfahren erhöhen grundsätzlich die Anfälligkeit gegenüber Infektionen (auch gegenüber »banalen« Krankheitskeimen) beträchtlich. Generell werden auch andere Zellen des lymphatischen und erythropoietischen Systems sowie metabolisch aktives Gewebe geschädigt, weshalb mit unterschiedlich schweren Nebenwirkungen zu rechnen ist.

Immuntoleranz

Immuntoleranz ist die antigen-spezifische Reaktionsunfähigkeit eines Individuums, das normalerweise gegen dieses Antigen immunologisch reagiert. Man kann auch sagen, daß eine spezifische, antigenabhängige »Nichtantwort« des Immunsystems besteht. Die Reaktionsfähigkeit gegenüber anderen Antigenen ist aber erhalten. Im Gegensatz zur Immunsuppression, die antigen-unabhängig verläuft, fußt die Toleranz somit auf einer Wechselbeziehung zwischen Antigen und Immunsystem. Das Ausbleiben einer spezifischen Immunantwort, d. h. das Tolerieren eines Antigens hängt eng mit Natur und Menge des Antigens sowie dem Reifegrad des Immunsystems zusammen. Mit fortschreitendem Reifungsprozeß nimmt die Bereitschaft zur immunologischen Toleranz ab. Die Toleranz kann sowohl zum Ausfall zellvermittelter Immunreaktionen als auch zum Ausbleiben einer humoralen Antikörperbildung führen und sie kann auch wieder verlorengehen *(Toleranzbruch)*. Ihre Dauer hängt von der Anwesenheit des Antigens ab.

Eine *natürliche Immuntoleranz* wird für das physiologische Ausbleiben einer Immunreaktion gegen körpereigene Antigene (Autoantigene) verantwortlich gemacht und ermöglicht dem Organismus, eigenes Gewebe von »fremden« zu unterscheiden. Dazu ist ein früher Kontakt der Autoantigene mit dem reifenden Immunsystem im Verlaufe der Ontogenese nötig, durch den die Entstehung einer Immunreaktion unterdrückt oder blockiert wird. Die

Periode für die Induktion dieser spontanen Toleranz gegen Autoantigene reicht vom ersten Auftreten lymphoider Elemente bis zum Einsetzen der Immunkompetenz, ist also in hohem Maße speziesabhängig (s. Tab. 4.3).

Unter der Einwirkung endogener oder exogener Faktoren kann die *Autotoleranz* durchbrochen werden. Autoantigene werden dann als »fremd« empfunden und es setzt eine gegen körpereigenes Gewebe gerichtete Bildung von zytotoxischen Auto-Immunzellen oder/und Auto-Antikörpern ein. So entstehen *Autoimmunkrankheiten (Autoaggressionskrankheiten)*.

Eine *erworbene Toleranz* gegen Fremdantigene kann sowohl durch Kontakt in der Embryonal- und Fetalphase als auch zu einem späteren Zeitpunkt (um die Geburt oder nach der Geburt, im adulten Organismus) induziert werden. Der Embryo, Fetus oder Neugeborene nimmt körperfremde Antigene als »eigen« an, solange er immunologisch unreif ist. Solche, auch als *Tolerogene* bezeichneten Fremdantigene, rufen dann beim späteren Kontakt mit dem ausgereiften Immunsystem keine Immunantwort hervor, sondern werden toleriert. Auf diese Weise kann sich z. B. nach intrauterinen Infektionen Toleranz gegen Krankheitserreger entwickeln, die zur Folge hat, daß postnatal über lange Zeit eine klinisch latente Infektion mit Erregerausscheidung bestehen kann (Beispiele: Lymphozytäre Choriomeningitis (LCM) der Maus, vertikal übertragbare onkogene RNS-Viren).

Bei adulten Tieren konnte experimentell Toleranz sowohl durch wiederholte sehr kleine Dosen *(»low zone tolerance«)* als auch durch sehr hohe Dosen *(»high zone tolerance«)* eines Antigens induziert werden, während eine mittlere Dosis des gleichen Antigens eine Immunantwort auslöste. An der Toleranz bei niedriger Dosierung sollen die T-Lymphozyten, an der nach hoher Dosierung T- und B-Lymphozyten beteiligt sein. B-Zellen erlangen die Fähigkeit zur Immunantwort schneller zurück als T-Zellen. Ein Toleranzeffekt bei erwachsenen Individuen läßt sich leichter erzielen, wenn zum Zeitpunkt der Torogeneinwirkung die Aktivität des Immunsystems durch Immunsuppression (Bestrahlung, medikamentell) eingeschränkt ist. Für die Aufrechterhaltung der Toleranz ist die Persistenz eines Tolerogens im Organismus eine wichtige Voraussetzung. Lösliche Antigene wirken stärker tolerogen als in partikulärer Form vorliegende Antigene (z. B. Bakterien, Antigen-Antikörperaggregate), die von Makrophagen rasch aufgenommen werden.

Im Hinblick auf den genauen Mechanismus der Toleranzentstehung sind noch viele Fragen offen. Eine entscheidende Rolle spielen offensichtlich die kleinen Lymphozyten. Beteiligt sind wahrscheinlich mehrere Phänomene, wie z. B. eine fehlende Antigenaufbereitung durch Makrophagen, der Verlust der Antigen-Erkennung durch die dafür zuständigen Lymphozyten, die Wirkung von T-Suppressorzellen oder eine Blockade von Oberflächenrezeptoren an T-Helferzellen durch Antigen-Antikörper-Komplexe.

4.3.3.5 Die Antigen-Antikörper-Reaktion

Die Antigen-Antikörper-Reaktion besteht aus der Vereinigung eines Antigens mit seinem homologen Antikörper und den dabei entstehenden Folgen. Sie kann in vivo und in vitro ablaufen.

In der *ersten Stufe* kommt es zwischen dem determinanten Teil eines Antigenmoleküls (Antigendeterminante) und der komplementären Bindungsstelle seines Antikörpermoleküls zu einer spezifischen Wechselwirkung in Form einer nicht-kovalenten Bindung. Dieser primäre Vorgang, der nach dem Schlüssel-Schloß-Prinzip erfolgt, ist gewöhnlich unsichtbar. Die Bindungsstärke hängt davon ab, wie eng die räumliche Annäherung und wie groß die Summe der beteiligten Bindungskräfte sind (Ionen-, Wasserstoffbrücken-, hydrophobe Bindungen, van-der-WAALSCHE-Kräfte).

In der *zweiten Stufe* manifestieren sich die Folgen der primären Wechselwirkung, die zu einem Antigen-Antikörper-Komplex geführt hat, in Form verschiedener Phänomene. Diese bedingen einerseits in vivo entweder eine spezifische Immunität oder pathologische Immunreaktionen, andererseits können in vitro sichtbare Reaktionsprodukte (Präzipitate, Agglutinate, Zellyse) entstehen.

In vitro durchgeführte Antigen-Antikörper-Reaktionen haben beträchtliche Bedeutung für die Diagnostik von Infektionskrankheiten, für Immunitätskontrollen und für die experimentelle Immunologie. Unter Verwendung eines bekannten Antigens lassen sich im Blutserum (oder anderen Körperflüssigkeiten) präzipitierende, agglutinierende, komplementbindende, hämolysierende oder neutralisierende Antikörper nachweisen, die im Verlaufe von Infektionskrankheiten oder immunpathologischen Zuständen auftreten. Andererseits dienen künstlich hergestellte Immunseren zur hochempfindlichen Identifizierung von Antigenen jeglicher Art, gegen welche spezifische Antikörper gebildet werden können (infektiöse Organismen und ihre Partialantigene, Blut- und Gewebezellen, Zellbestandteile, Serumproteine aller Arten und Klassen, Hormone, Enzyme u. a.).

In vivo bildet die Antigen-Antikörper-Reaktion die *Grundlage der spezifischen Abwehr* gegen die verschiedenen Formen und Arten der Krankheitserreger. Die Antikörperbindung führt bei löslichen toxischen Produkten (z. B. Bakterientoxinen) zur direkten Neutralisation des Toxins. Bei korpuskulären Antigenen, vor allem Bakterien, induziert die Bindung an den Antikörper (Antigen-Antikörperkomplex) erst die weiteren Vorgänge, die letztendlich zur Eliminierung und Zerstörung infizierender Organismen führen (Aktivierung der Komplement-Komponenten bis zur komplementabhängigen Zytolyse, Chemotaxis, Opsonierung und Steigerung der Phagozytose, Heraufsetzung der Gefäßpermeabilität mit vermehrter Diapedese von Entzündungszellen). Bei ausgeschleusten (extrazellulären) Viren kann durch Bindung an Antikörper die Anheftung der infektiösen Partikel an neue Zellen verhindert und dadurch die Virusausbreitung gehemmt werden (s. 4.4).

Als *pathologische Folgen* einer Antigen-Antikörper-Bindung können *allergische Reaktionen* verschiedener Typen auftreten (Anaphylaxie, Zytotoxizität, Immunkomplex-Krankheiten, zellvermittelte Überempfindlichkeit). An ihrem Zustandekommen sind durch die Antikörperbindung ausgelöste Vorgänge, wie z. B. die Freisetzung vasoaktiver Amine (Histamin, Serotonin) oder komplementaktivierende Prozesse, maßgebend beteiligt (s. 4.5).

4.4 Immunität

Immunität bezeichnet den Zustand einer *erworbenen, spezifischen Abwehrfähigkeit* gegen Krankheitserreger. Sie beruht auf dem Vorhandensein spezifisch gebildeter Immunglobulin-Antikörper (humoraler, sekretorischer Art) und/oder spezifisch sensibilisierter Immunzellen. Im allgemeinen wirken humorale Antikörper vorwiegend gegen extrazellulär vorliegende infektiöse Organismen, ihre Bestandteile oder Produkte, während gegen intrazellulär parasitierende Krankheitserreger zellvermittelte Reaktionen im Vordergrund stehen (s. Tab. 4.4).

Immunität kann auf natürliche Art und Weise erworben oder künstlich induziert werden. Grundformen bilden die *passive* und die *aktive Immunität*. Ihre Entstehungsmöglichkeiten zeigt Abb. 4.3.

4.4.1 Passive Immunität

Passive Immunität kommt durch die Übertragung vorgeformter, fertiger Antikörper eines immunen Spenders auf einen nicht-immunen Empfänger zustande. Die Schutzwirkung tritt sofort ein, nimmt aber infolge des Abbaues der Immunglobuline bereits im Laufe der ersten 2–3 Wochen rasch ab.

Auf *natürliche Weise* erfolgt eine passive Übertragung von der Mutter auf das Neugeborene entweder während der fetalen Entwicklung (*diaplazentar*) oder über den *Dottersack*) oder postnatal mit der Kolostralmilch (*kolostral*). Welcher Weg beschritten wird, hängt bei Säugern primär von der Art der Plazentation ab (Tab. 4.5). Huftiere und Wiederkäuer, bei denen ein Antikörpertransport weder diaplazentar noch über Dottersackgefäße möglich ist, werden praktisch ohne Immunglobuline geboren. Daraus ergibt sich zwangsläufig die Bedeutung einer möglichst frühzeitigen und ausreichenden Versorgung neugeborener Tiere mit Kolostralmilch. Die Immunglobuline des Kolostrums stammen zum großen Teil aus dem Blutserum

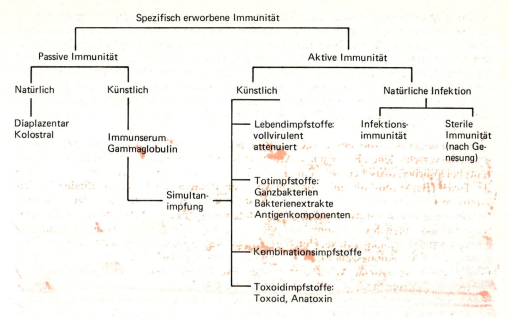

Abb. 4.3 Möglichkeiten erworbener Immunität

der Muttertiere und werden im Euter selektiv kurz vor der Geburt bis zum Zehnfachen der Blutkonzentration angereichert (vor allem IgG$_1$). In geringerem Maße tritt IgM über, während IgA hauptsächlich in der Milchdrüse selbst synthetisiert wird (bei Pferd, Schwein und kleinen Wiederkäuern, nicht aber beim Rind!). Post partum fällt der Immunglobulingehalt der Kolostralmilch von Gemelk zu Gemelk rasch ab (Bedeutung des Erstgemelkes!). Die

Tab. 4.4 Hauptsächlichste Immunitätsmechanismen gegen Infektionserreger und Parasiten

Erreger	Schutzmechanismus
Viren	*Zellvermittelte Immunität:* Zytolyse virusbefallener Zellen; Makrophagenaktivierung durch Lymphokine; T-Helferzellen *Humorale Antikörper:* Blockade viraler Rezeptoren auf Zelloberfläche *Sekretorische Antikörper:* Lokale Rezeptorenblockade auf Schleimhautzellen
Bakterien	*Humorale Antikörper:* Immunadhärenz an Phagozyten, Opsonierung und Phagozytose; Neutralisierung von Toxinen
Mykobakterien (z. T. auch Brucellen, Listerien)	*Zellvermittelte Immunität:* Zytotoxizität, Makrophagenaktivierung durch Lymphokine
Pilze	*Zellvermittelte Immunität*
Protozoen	*Zellvermittelte Immunität:* bei intrazellulärem Parasitismus (Leishmanien, Toxoplasmen) *Humorale Antikörper:* gegen extrazelluläre Stadien im Blut (Plasmodien, Trypanosomen, Babesien), jedoch besitzen verschiedene Entwicklungsstadien unterschiedliche Antigenität
Helminthen	*Humorale Antikörper (IgE):* bei Befall von Geweben (Wurmlarven, Trichinella), vermutet wird Abstoßung von Würmern durch Histaminfreisetzung aus Mastzellen (Reagintyp der Allergie)

Tab. 4.5 Plazenta und Antikörperübertragung bei verschiedenen Tierarten

Plazenta	Antikörperübertragung	Tierart
Pl. epitheliochorialis	kolostral	Pferd, Schwein, Rind, Kamel, Tapir, Halbaffen
Pl. syndesmochorialis	kolostral	Schaf, Ziege, Hirsch, Reh
Pl. endotheliochorialis	kolostral und diaplazentar	Hund, Katze, Raubtiere
Pl. haemoendothelialis	diaplazentar	Kaninchen, Meerschweinchen, Ratte, Maus
Pl. haemochorialis	diaplazentar	Primaten, (Mensch), Fledermaus

allgemeine passive Schutzwirkung wird außerdem entscheidend von Grad und Dauer der *Resorption der Kolostralantikörper* aus dem Darm geprägt. Die *Resorptionszeit* ist bei Haussäugern auf die ersten 24–48 h beschränkt (Ratte und Maus bis zu 20 Tage). Wiederkäuer können in dieser Zeit Immunglobuline aller Klassen resorbieren (durch Pinozytose). Schwein, Pferd, Hund und Kleinnager resorbieren IgG besser als IgM. Dem IgA der Milch kommt hauptsächlich lokale Schutzfunktion im Magen-Darmtrakt der Neugeborenen zu, wo es der Adhäsion von Krankheitserregern an Epithelzellen und deren Eindringen in die Schleimhaut entgegenwirkt. Bei Primaten (und Mensch) ist die Resorption kolostraler Immunglobuline unbedeutend.

Beim Geflügel kommt IgG aus dem Kreislauf der Henne in den Dotter des heranreifenden Eies und von da über die Dottersackmembran in die Zirkulation des Embryos (ähnlich dem diaplanzentaren Transfer bei einigen Säugern). Makromolekulare Antikörper wie IgM und IgA werden dagegen nur über den Darm aufgenommen, in den sie kurz vor dem Schlüpfen durch Abschlucken von Eiklar und Amnionflüssigkeit gelangen können.

Künstlich wird passive Immunität durch die parenterale (s. c., i. m., i. v.), selten orale Verabreichung von Immunseren oder vergleichbaren Präparaten erzielt, die antivirale, antibakterielle oder antitoxische Antikörper enthalten. Dies kann in prophylaktischer Absicht *(passive Immunisierung)* oder aus therapeutischen Gründen *(Heilimpfung)* erfolgen. Die *Gewinnung der Immunseren* erfolgt entweder von Tieren, die eine betreffende Infektion überstanden haben *(Rekonvaleszentenserum)* oder von Spendern, die durch gezielte, wiederholte Applikation von Antigenen in geeigneter Form zu besonders intensiver, spezifischer Antikörperproduktion gegen bestimmte Krankheitserreger (z. B. Staupevirus, H.c.c.-Virus, Rotlaufbakterien, Milzbrandbazillen) oder Toxine (z. B. Tetanustoxin, Botulinustoxin, Schlangengifte) angeregt wurden. Da die Antikörper fast ausschließlich in der Gammaglobulin-Fraktion enthalten sind, gelingt durch die alleinige Verwendung dieser Fraktion die Herstellung von besonders hoch konzentrierten und von anderen Serumproteinen freien Immunseren. Als Komplikationen bei der Verabreichung von Seren können allergische Erscheinungen vom Typ der Komplex-vermittelten Überempfindlichkeit (s. 4.5.3.2) auftreten. Damit ist vor allem bei Antiseren heterologer Spender zu rechnen, die als immunologisch »fremd« angesehen werden und gegen die sich Antikörper bilden.

4.4.2 Aktive Immunität

Aktive Immunität kommt entweder im Verlaufe eines natürlichen Infektionsgeschehens oder durch Applikation von antigenhaltigen Impfstoffen *(aktive Immunisierung)* zustande. Ihr Wesen besteht in der aktiven Bildung spezifischer Schutzstoffe auf der Basis einer humoralen und/oder zellulären Immunantwort. Grad (Belastbarkeit) und Dauer der aktiven Immunität werden maßgebend von den pathogenen, antigenen und immunogenen Eigenschaften der verschiedenen Erreger und ihrer Menge sowie von der Reaktionsfähigkeit des Makroorganismus bestimmt. Der Schutzeffekt setzt wegen der Latenzperiode der Antikörperbildung nicht schlagartig nach der ersten Antigenzufuhr, sondern verzögert ein. Bis zum Eintritt einer belastbaren Immunität vergehen daher meistens mehrere Wochen. Dieser gewisse Nachteil wird aber durch den Vorteil einer relativ langen Dauer und die erworbene Fähigkeit zur beschleunigten Sekundärantwort voll ausgeglichen. Ein persistierender Antigenreiz regt die Immunkörperbildung über längere Zeit hinweg an, und das immunologische »Gedächtnis« verstärkt und verlängert sie nach erneuter Zufuhr des gleichen Antigens (bei Reinfektion, Superinfektion, Wiederholungsimpfungen) zusätzlich (4.3).

Im *natürlichen Infektionsgeschehen* kann aktive Immunität im Verlaufe abortiver, subklinischer oder latenter Infektionen entstehen. Ihre Dauer ist von der, wenn auch minimalen und klinisch nicht feststellbaren, Persistenz lebender Erreger im Organismus abhängig (= *Infektionsimmunität*, z. B. bei Tuberkulose, Brucellose). Aktive Immunität bleibt aber auch als temporärer Folgezustand bei Infektionen zurück, die nach klinischer Krankheit zur Genesung führen. In diesem Fall spricht man, sofern die Erreger vollständig aus ihrem Wirt eliminiert sind, von *steriler Immunität*. Schwere des Krankheitsverlaufes und Stärke der Immunität gehen somit nicht parallel. Lokale Infektionskrankheiten immunisieren schlechter als zyklische bzw. Allgemein-Infektionen (vgl. Abb. 4.3).

Der Aufbau einer *künstlichen, aktiven Immunität* unter Ausschaltung schädlicher Nebenwirkungen wird durch die Anwendung von Impfstoffen *(Vakzinen)* erreicht. Dazu bedarf es der Verabreichung lebender oder inaktivierter Krankheitserreger, Erregerbestandteile, Stoffwechselprodukte oder Toxine in immunogener Form. Welche Form und welche Impfstoffart gewählt wird, richtet sich primär nach den besonderen Eigenschaften und virulenzbestimmenden Faktoren der verschiedenen Erregerarten. *Lebendimpfstoffe* enthalten noch vermehrungsfähige, aber in ihrer Virulenz abgeschwächte (attenuierte oder mutierte) Erreger. Sie werden vornehmlich zur Immunprophylaxe gegen Viren, selten gegen bakterielle Infektionen, eingesetzt und verleihen im allgemeinen einen guten Schutz von langer Dauer. *Inaktivierte Impfstoffe* (sog. Totimpfstoffe) enthalten kein vermehrungsfähiges Antigen, sondern entweder die ganzen abgetöteten Erreger oder nur bestimmte Spaltprodukte bzw. Bestandteile der Erreger. Um ihre Immunogenität zu verbessern, benötigen solche Vakzinen meistens Zusätze von Adjuvantien. Um Dauer und Belastbarkeit des Impfschutzes zu erhöhen, sind jährliche Wiederholungsimpfungen angezeigt. Zu den inaktivierten Vakzinen sind im Grunde auch *Toxoidimpfstoffe* zu rechnen, die entgiftete, aber noch immunogene Toxine (Toxoide, Anatoxine) enthalten. *Kombinationsimpfstoffe* bezwecken eine gleichzeitige aktive Immunisierung gegen mehrere Infektionserreger. Sie vereinigen daher Immunogene verschiedener Erregerarten in sich, müssen aber dann so abgestimmt sein, daß keine gegenseitige Beeinträchtigung der Immunogenität der Einzelkomponenten eintreten kann. Wegen möglicher Interferenz eignet sich aus diesem Grunde eine Kombination verschiedener lebender Impfvirusstämme nicht, obwohl eine einzelne Lebendkomponente ohne weiteres mit mehreren inaktivierten Antigenen assoziiert werden kann (vgl. Abb. 4.3).

Herstellung und Abgabe aller Impfstoffe, die Antigene zur aktiven Immunisierung enthalten, unterliegen der *Staatlichen Zulassung und Prüfung* (Impfstoffverordnung-Tiere vom 2. 1. 1978 nach § 79 Abs. 1 des TierSG vom 28. 3. 1980).

4.5 Allergie

Durch Kontakt mit einem Antigen erwirbt der Organismus im Verlaufe einer Immunantwort durch die Bildung von Immunglobulinen und Immunzellen eine *»spezifisch veränderte Reaktionsfähigkeit«*. Sie hat zur Folge, daß auf den erneuten Kontakt mit dem gleichen (homologen) Antigen ein von der normalen (normergischen) Reaktionslage abweichendes Verhalten auftritt.

PIRQUET hat diese andersartige Reaktion insgesamt als *»Allergie«* bezeichnet. Heute wird dieser Begriff enger gefaßt und nur noch auf die *immunpathologischen Phänomene* einer Immunantwort bezogen. Die Begriffe *Allergie* oder *Überempfindlichkeit (Hypersensitivität)* kennzeichnen somit den Zustand einer spezifisch veränderten Reaktionsfähigkeit, in dem durch die Reaktion zwischen Antikörpern bzw. Immunzellen und dem homologen Antigen krankhafte Veränderungen auftreten. Ihrer Art nach sind die entstehenden Gewebsveränderungen zu den Entzündungen zu rechnen. Der Vorgang, der zu einer Allergie führt, wird als Umstimmung, *Sensibilisierung* oder *Allergisierung* bezeichnet. Bei den sensibilisierenden Substanzen kann es sich sowohl um *Vollantigene* als auch um *Haptene* unterschiedlichster Herkunft handeln (Mikroorganismen aller Arten, tierische Zellen und Proteine, Pflanzenpollen, chemische Stoffe, Medikamente usw.). Ihre Aufnahme kann durch *Inhalation* (z. B. Pollen, Staub, Federn, Haare), *Ingestion* (tierische Nahrungsmittel, Medikamente), *Injektion* (Impfstoffe, Medikamente, Insektengifte), *Resorption* (Autoantigene) oder durch *Hautkontakte* (Chemikalien, Desinfektions- oder Reinigungsmittel) erfolgen. Nach der Art des beteiligten Immunmechanismus lassen sich die allergischen Reaktionen in verschiedene Typen einteilen.

4.5.1 Überempfindlichkeit vom anaphylaktischen Typ (Typ I)

An allergischen Reaktionen dieses Typs sind *homozytotrope Antikörper der IgE-Klasse* beteiligt, die mit ihrem Fc-Teil an die Oberfläche von Mastzellen und basophilen Granulozyten fixiert sind. Als homozytotrop bezeichnet man Antikörper, die sich vorwiegend an Zellen der gleichen Tierspezies binden. Die Verbindung eines solchen Antikörpers *(Reagin)* mit seinem homologen Antigen *(Allergen)* setzt aus den Trägerzellen unter Degranulation pharmakologisch aktive Stoffe (Histamin und H-ähnliche Substanzen frei). Diese als *Mediatoren* wirkende vasoaktiven Amine, die vor allem starke Gefäßerweiterung mit Blutdrucksenkung, gesteigerte Gefäßpermeabilität, erhöhte Drüsensekretion und Kontraktionen der glatten Muskulatur (Darm, Bronchien) hervorrufen, bestimmen dann das klinische Bild der anaphylaktischen Reaktion. Die Art der Erscheinungen hängt von der Dosis des Antigens, dem Weg seiner Aufnahme, der Häufigkeit des Antigen-Kontaktes, der tierartlich unterschiedlichen Anfälligkeit bestimmter Organsysteme (Schockorgane) und der individuellen, teils erblich teils phänotypisch bedingten Disposition ab. Zwei Grundformen werden unterschieden, die *generalisierte Anaphylaxie* und die *anaphylaktische Lokalreaktion* (sog. *atopische Allergie*).

Die *generalisierte Anaphylaxie* ist eine Allgemeinerkrankung, die äußerst akut unter dem Bild des anaphylaktischen Schocks oder protrahiert in milderer Form auftreten kann. Der *anaphylaktische Schock* verläuft stürmisch und tritt Minuten bis maximal zwei Stunden nach einer erneuten, meistens parenteralen Allergenaufnahme durch ein sensibilisiertes Tier ein. Symptome und pathologisch-anatomische Bilder können tierartlich etwas verschieden sein *(Einfluß der Schockorgane)*. Bei Pferd, Rind, Meerschweinchen ist (wie beim Menschen) die Lunge hauptsächlichstes Erfolgsorgan, beim Hund Darm und Leber, beim Kaninchen Herz und Lunge. Im Vordergrund stehen i.d.R. hochgradige Kreislaufstörungen mit Blutdruckabfall, u. U. akutes Kreislaufversagen, Lungenödeme und Atemnot. Bei geringerer Histamin-Freisetzung sind milde Verlaufsformen mit Urtikaria, leichtem Fieber, Haut- und Schleimhautödemen (im Kopfbereich, an Euter und Vulva) möglich.

Bei der *lokalen Anaphylaxie* erfolgt die Allergenaufnahme vorwiegend über Haut- oder Schleimhautkontakte. Dementsprechend bestehen die krankhaften Veränderungen hauptsächlich in Dermatitis und Erythemen (z. B. nach Insektenstichen, Flohbissen), Kontaktekzemen (Hundehalsbänder) oder Konjunktivitis und Rhinitis. Symptome sind Juckreiz, Quaddelbildung, Niesen, Atembeschwerden und Ödeme. Häufig liegt der atopischen Allergie auch eine *erbliche (familiäre, rassegebundene) Disposition* zugrunde. Beim Menschen gehören Heuschnupfen und Asthma zur atopischen Allergie.

Als Allergene für die Überempfindlichkeit vom anaphylaktischen Typ kommen tierische und pflanzliche Stoffe (Haare, Wolle, Federn, Pollen, Pilze), Nahrungs- und Futtermittel (Milcheiweiß, Fleisch, Eiproteine), Medikamente (z. B. Penicillin) und Vakzinen sowie in ihnen enthaltene Zusatzstoffe (Suspensionsvermittler) oder heterologe Immunseren in Betracht. In der Praxis gelingt eine klare Trennung zwischen den generalisierten aber milde verlaufenden Formen und den sog. atopischen Reaktionen häufig nicht, zumal an ähnlichen allergischen Erscheinungen andere Typen der spezifischen Überempfindlichkeit beteiligt sein können. Zu verwechseln sind die atopischen Symptome auch mit sog. *anaphylaktoiden Reaktionen,* die auf einer Histaminfreisetzung ohne Beteiligung einer Antigen-Antikörperreaktion basieren (z. B. Photodermatitis).

4.5.2 Überempfindlichkeit vom zytotoxischen Typ (Typ II)

Zytotoxische Reaktionen beruhen primär auf einer Verbindung von Antigenen der Zelloberfläche mit entsprechenden Antikörpern. Dieser Vorgang leitet die weiteren Schritte zur Zerstörung der Zelle ein, die auf verschiedene Art erfolgen kann:

Durch Aktivierung des ganzen Komplementsystems (bis C8 und C9) ist eine direkte Membranschädigung und Zellyse möglich. Weiterhin kann ein Zellabbau durch Phagozytose stattfinden, die entweder durch *Opsonin-Adhärenz* (über das Fc-Stück) oder *Immun-Adhärenz* (über Bindung von aktiviertem C3 an Makrophagenrezeptoren) gefördert wird. Als dritter zytotoxischer Mechanismus kommen noch sog. *K-Zellen* (»Killer«-Zellen) mit Fc-Rezeptoren an ihrer Oberfläche in Frage. Mit diesen Rezeptoren können sie sich an »Ziel«-Zellen, die mit Antikörpern beschichtet sind, anheften und diese ohne Phagozytose zerstören (s. S. 361).

Die antikörperbedingte Zytotoxizität ist an vielen Krankheitsbildern beteiligt, z. B. bei Transfusionszwischenfällen nach Übertragung unverträglichen Blutes, bei der Rhesus-Unverträglichkeit des Menschen, bei allergischen Reaktionen gegen Medikamente mit Haptenwirkung, bei Autoimmunkrankheiten von Tier und Mensch, bei denen Antikörper gegen eigene Erythrozyten (autohämolytische Anämie bei Pferd und Hund) oder andere Gewebe (Schilddrüsenzellen, Basalmembran der Nierenglomerula) gebildet werden. Vermutet werden bei Tieren auch Zusammenhänge zu Fällen von hämolytischem Ikterus neugeborener Fohlen und zu Sterilität infolge zytotoxischer Spermaschädigungen.

4.5.3 Komplexvermittelte Überempfindlichkeit (Typ III)

Immunkomplexe entstehen durch die Vereinigung von löslichen Antigenen mit entsprechenden humoralen und komplementbindenden Antikörpern (vorwiegend IgG). Sie verursachen im Organismus akute entzündliche Reaktionen, denen mehrere Mechanismen zugrundeliegen:

Durch die Bildung und Aktivierung von Komplement werden als Spaltprodukte von C3 und C5 *Anaphylatoxine* gebildet, die aus Mastzellen Histamin mit den bekannten vasoaktiven Wirkungen freisetzen. Diese wirken gleichzeitig chemotaktisch (vor allem C5a) auf polymorphkernige Granulozyten und Makrophagen. Bei der Phagozytose werden aus den Granula auch proteolytische und andere Enzyme extrazellulär abgegeben, welche die Gefäßpermeabilität (unabhängig vom Histamin) weiter erhöhen, die Gewebsschädigung verstärken und die Entzündung intensivieren. Eine zusätzliche Gewebsalteration ist noch durch eine Anlagerung von freien, d. h. nicht an Immunkomplexe gebundenen, aber aktivierten Komplementstufen (C5b, 6, 7) an benachbarte Zellen möglich, die in den Endstufen der Komplementsequenz über C8 und C9 dann ebenfalls lysiert werden (sog. *reaktive Lyse*). Schließlich können Antigen-Antikörperkomplexe auch zu einer *Aggregation von Thrombozyten* führen, wodurch einerseits vasoaktive Amine freigesetzt, andererseits Mikrothromben gebildet werden.

Für die Intensität der komplexvermittelten Überempfindlichkeit ist die absolute Menge an Antigen und Antikörper maßgebend, klinisches Bild und Krankheitsverlauf werden vor allem durch die Mengenverhältnisse sowie die Verteilung der Immunkomplexe im Körper bestimmt. Bei *Antikörperüberschuß* werden die Komplexe schnell präzipitiert und daher meist an der Stelle der Antigenaufnahme lokalisiert (Reaktionen vom ARTHUS-*Typ*). Besteht dagegen *Antigenüberschuß,* so bilden sich lösliche Komplexe, die im Körper verteilt in verschiedensten Geweben immunpathologische Phänomene verursachen (Reaktionen vom Typ der *Serumkrankheit*).

4.5.3.1 Reaktion vom Arthus-Typ

Sie entsteht bei Vorhandensein *präzipitierender Antikörper im Überschuß* sofort nach einer wiederholten Antigeninjektion. Die Reaktion wurde von ARTHUS bei der Immunisierung von Kaninchen mit Pferdeserum zum ersten Mal beschrieben. Typisch ist das rasche Auftreten von örtlicher Erythem- und Ödembildung (innerhalb 10–30 Min.), gefolgt von Hämorrhagien, Gewebsnekrosen und reaktiver Entzündung. Die Abheilung kann, gegebenenfalls unter Narbenbildung, 1–2 Wochen in Anspruch nehmen.

Überempfindlichkeitsreaktionen dieses Typs sind nicht selten. Sie können nach intradermaler oder subkutaner Verabreichung von Vakzinen an bereits immune Tiere auftreten. Die sog. Backsteinblattern beim akuten Hautrotlauf des Schweines werden zu diesem Typ gerechnet. Vom Menschen sind intrapulmonale Reaktionen nach Einatmung von verschiedenen Antigenen bekannt (z. B. sog. *Farmerlunge* nach Inhalation von schimmeligem Heustaub, *Taubenzüchterkrankheit* nach Inhalation von getrocknetem Kot). Klinisch zeigen sich gewisse Ähnlichkeiten mit anaphylaktischen Reaktionen des Typ I. Im Unterschied dazu ist aber eine Beeinflussung durch Gaben von Antihistaminika nicht möglich.

4.5.3.2 Reaktion vom Typ der Serumkrankheit

Die Überempfindlichkeit dieser Art entsteht bei *Antigenüberschuß durch lösliche Immunkomplexe* und führt zu systemischen Reaktionen in verschiedenen Organen. Das Syndrom der Serumkrankheit wurde zum ersten Mal bei der passiven Immunisierung von Menschen mit Tetanusantiserum, das von Pferden gewonnen war, beobachtet. Gegen das Fremdeiweiß des Serums setzt nach einigen Tagen die Bildung von Antikörpern ein, die anfangs in geringer Menge vorliegen und daher auf einen Überschuß an Antigen (Fremdserum) treffen. Dies veranlaßt die Bildung löslicher Antigen-Antikörperkomplexe, die zirkulieren und sich vorwiegend an der Basalmembran von kleinen Blutgefäßen ablagern. Dort kommt es dann zu den gleichen Folgen wie bei der ARTHUS-Reaktion, nämlich zur Freisetzung vasoaktiver Amine, Komplementaktivierung, Chemotaxis und Ansammlung polymorphkerniger Granulozyten, wodurch im Endeffekt die Basalmembran zerstört wird.

Nach der Verabreichung heterologer Immunseren oder Gammaglobuline treten die klinischen Zeichen der Serumkrankheit frühestens nach ca. einer Woche (zwischen 6–21 Tagen) auf. Sie bestehen in Fieber, Urtikaria, schmerzhaften Gelenkentzündungen, Lymphknotenschwellungen, Albuminurie, Kreislaufstörungen. Die Dauer der klinischen Erkrankung beträgt in diesen Fällen mehrere Tage. Die Symptome gehen zurück, wenn mit zunehmender Antikörperbildung der Antigenüberschuß abgebaut bzw. das Antigen eliminiert wird. Ähnliche Reaktionen können grundsätzlich vorkommen, wenn große Antigenmengen entweder künstlich verabreicht werden (z. B. Depotinjektionen von bestimmten Medikamenten) oder im Verlaufe von Infektionskrankheiten auftreten. Die bei letzteren vielfach feststellbare *Glomerulonephritis* beruht häufig auf einer Immunkomplex-Wirkung. Spontan tritt sie z. B. auf bei der Infektiösen Anämie des Pferdes, der Schweinepest, der Mucosal-Disease des Rindes, der Katzenleukose, der Aleutenkrankheit der Nerze und der Lymphozytären Choriomeningitis der Maus. Bei Menschen wurde sie außer bei Viruserkrankungen auch bei anderen Infektionen (Streptokokken, Staphylokokken, Syphilis, Lepra, Malaria) beobachtet.

4.5.4 Überempfindlichkeit vom verzögerten Typ (Typ IV)

Dieser Allergietyp beruht auf einer *Reaktion spezifisch sensibilisierter T-Lymphozyten* mit einem im Gewebe abgelagerten Antigen (z. B. Tuberkulin-Hautreaktion, Kontaktdermatitis) oder mit Gewebezellen, die das Antigen tragen (z. B. Transplantatabstoßung). Der Höhepunkt dieser zellvermittelten Überempfindlichkeitsreaktion wird erst 24–48 Stunden, oder noch später, nach einem erneuten Antigenkontakt, also mit einer gewissen Verzögerung erreicht *(Allergie vom Spättyp)*. Dadurch unterscheidet sich die zellvermittelte Überempfindlichkeit eindeutig von der Überempfindlichkeit der Typen I–III, die unter Beteiligung humoraler Antikörper zum frühen Auftreten allergischer Symptome führt (Allergie vom Soforttyp). Aufgrund ihrer zellulären Basis läßt sich die Allergie vom Spättyp experimentell von sensibilisierten Spendern auf nicht sensibilisierte Empfängertiere nur durch Zellen (Lymphozyten, Makrophagen) passiv übertragen, während dies bei der Allergie vom Soforttyp (Typen I–III) durch Serum oder Plasma gelingt.

In der Frühphase der allergischen Reaktion vom verzögerten Typ kommt es zur Erkennung und zum Kontakt des Antigens mit spezifischen Oberflächenrezeptoren sensibilisierter T-Lymphozyten. Durch diesen Vorgang werden aus den Lymphozyten verschiedene lösliche Faktoren *(Lymphokine)* freigesetzt, die für die klinisch feststellbaren Erscheinungen der nachfolgenden Spätphase verantwortlich sind. Als wichtigste Faktoren werden, vorwiegend aufgrund experimenteller und in vitro-Untersuchungen, angesehen:

a) *Migrations-Inhibitions-Faktor (MIF):* Er hemmt die Auswanderung von Makrophagen.
b) *Hautreaktiver Faktor:* Er stimuliert nach intradermaler Injektion die Auswanderung von Zellen und erhöht wahrscheinlich die Kapillaraktivität.
c) *Monozyten-chemotaktischer Faktor:* Er bewirkt eine Auswanderung von Monozyten an den Ort seiner Entstehung.

Daneben scheinen von Lymphozyten-Mediatoren noch eine Reihe anderer Wirkungen auszugehen, z. B. Zytotoxizität, Mitosestimulierung, Aggregation von Thrombozyten sowie Adhärenz zwischen Makrophagen oder zwischen Lymphozyten und Makrophagen.

Es wird angenommen, daß mehrere dieser Faktoren, die nach und nach aus Lymphozyten nach Antigenkontakt freigesetzt werden, dazu dienen, Monozyten anzuziehen, die Aktivität von Makrophagen zu steigern und sie gleichzeitig aber auch am Ort der Reaktion festzuhalten. Die entstehenden Zellinfiltrate und Zerstörungen von Zellen führen zu einer entzündlichen Reaktion, die abklingt, wenn das Antigen durch Makrophagen abgebaut und die örtliche Lymphokinwirkung infolge Fehlens neuer reaktiver Lymphozyten gestoppt wird.

Prototyp einer Überempfindlichkeitsreaktion vom verzögerten Typ in der Haut ist die sog. *Tuberkulinreaktion*. Nach intradermaler Injektion von Tuberkulin (einem Hapten-haltigen Produkt aus abgetöteten Kulturen von Tuberkulosebakterien) in die Haut eines tuberkulös Infizierten entwickelt sich mit einer Verzögerung von 4–8 Stunden langsam eine erythematöse Schwellung, die nach 24–48 Stunden ihr Maximum erreicht. In der Frühphase der Reaktion findet sich histologisch eine perivaskuläre Infiltration mononukleärer Zellen, die später in eine massive Anhäufung von Lymphozyten, Monozyten und Makrophagen am Ort der Reaktion übergeht. Der Anteil polymorphkerniger Leukozyten bleibt, ganz im Gegenteil zur ARTHUS-Reaktion, gering (in keiner Phase über 30%). Diagnostisch verwertbare allergische Hautreaktionen dieses Typs sind auch die *Brucellin-, Mallein-* und *Histoplasminprobe* (zur Diagnose der Brucellose, des Malleus, der Histoplasmose).

Da wahrscheinlich jede Immunantwort auch eine zellvermittelte Komponente enthält, ist die Ausbildung einer Überempfindlichkeit vom verzögerten Typ kein seltenes Ereignis. Sie kann gegen Viren, Bakterien und bakterielle Abbauprodukte, Pilze, Protozoen und Metazoen (Helminthen) auftreten und spielt teilweise in der *Pathogenese bestimmter Krankheiten* eine Rolle (Verkäsungen bei Tuberkulose, granulomatöse Hautform der Lepra, Exantheme bei Masern und Herpesvirusinfektionen). Bekannt ist auch ihre Rolle für die Entstehung der sog. *Kontaktdermatitis* gegen verschiedene Chemikalien (Chromate, Pikrylchlorid, Phenylen-Diamin), Pflanzeninhaltsstoffe und sonstige Verbindungen, die in Salben, Farbstoffen,

Anstrichen, Heftpflaster, Kosmetika etc. enthalten sind. Durch die Verbindung mit Bestandteilen der Haut werden solche Stoffe mit Haptencharakter zu Antigenen komplettiert, so daß bei wiederholten Kontakten allergische Reaktionen entstehen können. Schließlich beruhen auch manche Formen der *Erst-Abstoßung* von *Allo-Transplantaten* (Haut, Organe) auf einer zellvermittelten Überempfindlichkeit unter Beteiligung sensibilisierter Lymphozyten. Histologisch finden sich dabei, ähnlich wie bei einer Tuberkulinreaktion, vorwiegend Infiltrationen mononukleärer Zellen mit sehr wenigen polymorphkernigen Leukozyten. Für den Abstoßungsmechanismus selbst sind vor allem durch Antigen zu »Killer«-Zellen aktivierte T-Lymphozyten verantwortlich, die ihre Zielzellen zerstören.

5 Mißbildungen

E. KARBE

5.1	Definition und teratogene Entwicklungsphasen	123	5.4.2.2 Mutationen als Mißbildungsursache	131
5.2	Häufigkeit spontaner Mißbildungen	125	5.4.2.3 Chromosomenaberrationen als Mißbildungsursache	132
5.3	Formale Teratogenese	125	Aberration der Geschlechtschromosomen	132
5.3.1	Defektmißbildungen	125	Autosomale Aberration	132
5.3.2	Exzeßmißbildungen	126	Mosaiken	132
5.3.3	Heterotopie	127	5.4.2.4 Chimären	133
5.4	Kausale Teratogenese	127	5.5 Molekulare Teratogenese	133
5.4.1	Exogene Mißbildungsursachen	128	5.6 Hauptgruppen der Mißbildungen	134
5.4.1.1	Physikalische Ursachen	128	5.6.1 Einzelmißbildungen	134
5.4.1.2	Chemische Ursachen	128	5.6.2 Doppelmißbildungen	134
	Arzneimittel	128	5.6.2.1 Freie Doppelbildungen (Gemini)	134
	Alimentäre Ursachen	129	5.6.2.2 Zusammenhängende Doppelmißbildungen (Duplicitates)	135
	Hormone	130	5.7 Verhütung von Mißbildungen	135
5.4.1.3	Virusinfektionen	130		
5.4.2	Endogene Mißbildungsursachen	131		
5.4.2.1	Vererbung von Mißbildungen	131		

5.1 Definition und teratogene Entwicklungsphasen

Veränderungen der Form und Gestalt, die auf Störungen der pränatalen Entwicklung des ganzen Körpers oder seiner Teile zurückgehen, werden als Mißbildungen bezeichnet. Die Benennung hochgradig entstellter Mißgeburten als *Terata (Monstra)* führte zu dem Begriff *Teratologie*, der Lehre von den Mißbildungen. Eine scharfe Abgrenzung der Mißbildungen vom Normalen kann Schwierigkeiten bereiten, da eine gewisse Variabilität der Form und Gestalt als »normal« gilt.

Mißbildungen entstehen, bevor die Entwicklung des betroffenen Organes oder Körperteiles abgeschlossen ist, also in der Regel vor der Geburt. Die meisten Mißbildungen sind deshalb angeboren (kongenital). Die Empfindlichkeit für die Entstehung von Mißbildungen ändert sich im Verlauf der Entwicklung. Im Stadium der Blastogenese werden Störungen in der Regel entweder überwunden, oder sie führen zum Fruchttod, so daß Mißbildungen in dieser Entwicklungsphase, abgesehen von Doppelmißbildungen, kaum zustande kommen. In der folgenden Periode, der Embryogenese, vollzieht sich die Bildung der Organe (Organogenese), wodurch der Embryo für die Entstehung von Mißbildungen besonders anfällig wird. Während der sich anschließenden Phase, der Fetogenese, sind die Möglichkeiten für die Entstehung von Mißbildungen wiederum geringer, da in dieser Wachstumsperiode Schädigungen besser kompensiert werden können. In Einzelfällen werden Mißbildungen jedoch auch noch post partum ausgelöst und zwar besonders bei Tieren mit kurzer Tragzeit. Hiervon

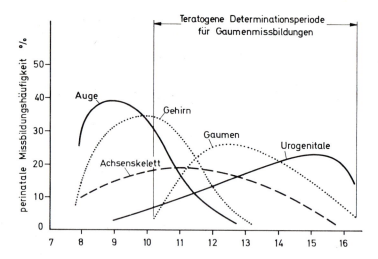

Abb. 5.1 Lokalisation und Häufigkeit von Mißbildungen bei neugeborenen Ratten, verursacht durch einmalige Applikation eines hypothetischen Teratogens, dargestellt in Abhängigkeit vom Applikationszeitpunkt während der Organogenese (modifiziert nach WILSON 1965). Die Applikation des Teratogens z. B. am 13. Gestationstag führt bei den Jungen zu einer Mißbildungshäufigkeit von 26% am Gaumen, 18% am Urogenitale, 17% am Achsenskelett, 4% am Gehirn und 0% am Auge

betroffen wird z. B. das Gehirn wegen der späten Ausdifferenzierung seiner Zellen.

Art und Ausbildung einer Mißbildung hängen weitgehend vom Zeitpunkt der ursächlichen Entwicklungsstörung ab. Fundamentale Strukturveränderungen entstehen vor allem dann, wenn die auslösende Störung bereits während der frühen Organogenese zur Wirkung kommt. An Hand der Struktur einer Mißbildung und der Kenntnis der normalen Keimentwicklung läßt sich der Zeitpunkt ermitteln, bis zu dem die auslösende Entwicklungsstörung eingesetzt haben muß, um die betreffende Mißbildung noch entstehen zu lassen. So muß z. B. beim Offenbleiben einer Lippenspalte die Ursache in einem Stadium vorhanden sein, in dem diese normalerweise noch nicht verschlossen ist. Im Experiment läßt sich der jeweilige empfindliche Entwicklungsabschnitt für exogen bedingte Mißbildungen genau ermitteln.

Jede Mißbildung kann nur in einer bestimmten Periode der Entwicklung ausgelöst werden, die als **teratogene Determinationsperiode** bezeichnet wird (Abb. 5.1). Vor und nach dieser Periode kann die gleiche Ursache nicht die gleiche Wirkung haben, da der empfindliche Zustand entweder noch nicht entstanden ist oder wegen der fortschreitenden Entwicklung bereits nicht mehr vorliegt. Innerhalb der teratogenen Determinationsperiode kann im Experiment ein kurzer Zeitabschnitt ermittelt werden, in dem die Ursache, das Teratogen, ein Wirkungsmaximum bezüglich Häufigkeit oder Ausmaß einer Mißbildung hat, so z. B. für Gaumenspalten bei der Ratte etwa am 13. Tag der Tragzeit (Abb. 5.1); vor und nach dieser Zeit sinkt diese Wirkung des Teratogens bis an die Grenze der teratogenen Determinationsperiode auf Null ab.

Ein Teratogen kann an verschiedenen Körperteilen oder Organen Mißbildungen auslösen, deren teratogene Determinationsperiode in verschiedenen Gestationszeiträumen liegen können. In Abb. 5.1 wird die Wirkung eines hypothetischen Teratogens auf mehrere Körperteile bzw. Organe in Abhängigkeit vom Applikationszeitpunkt während der Trächtigkeit für die Ratte dargestellt. Für die Entstehung einer bestimmten Mißbildung ist die teratogene Determinationsperiode spezifisch und in vielen Fällen von größerer Bedeutung als die Art der auslösenden Ursache, denn zahlreiche unterschiedliche Ursachen können die Bildung einander entsprechender Mißbildungen auslösen, indem sie das empfindliche Gewebe auf verschiedene Weise, aber während einer bestimmten Entwicklungsphase schädigen *(Phasenspezifität)*. So sind inzwischen aufgrund von Tierversuchen über 50 unterschiedliche Ursachen für die Entstehung von Gaumenspalten bekannt geworden. Andererseits können Teratogene aufgrund ihrer besonderen Wirkungsweise zu Mißbildungen führen, welche für die auslösende Noxe charakteristisch sind *(Noxenspezifität)*.

5.2 Häufigkeit spontaner Mißbildungen

Mißbildungen sind häufiger als allgemein angenommen wird. Sie führen zum Teil bereits während der intrauterinen Entwicklung zum Tod. In den früheren Entwicklungsstadien entgehen deshalb letale Mißbildungen gewöhnlich der Beobachtung. Gezielte Untersuchungen an abortierten Feten oder Totgeburten lassen eine besonders große Mißbildungshäufigkeit erkennen. Auch bei Tieren in freier Wildbahn treten Mißbildungen auf, die natürliche Auslese führt jedoch häufig in einem frühen Lebensabschnitt zur Eliminierung der Träger, so daß sie meistens der Feststellung entgehen.

Selbst die in der Tierzucht auftretenden Mißbildungen werden keineswegs alle dem Tierarzt bekannt, teilweise sogar verheimlicht, da der Verdacht auf Erblichkeit einer Mißbildung die betroffene Zucht in Verruf bringen kann. Andere, zum Teil recht häufige Mißbildungen bei Haustieren werden dem Tierarzt zur Behandlung vorgestellt, wie Kryptorchiden, Hernien, Atresia ani oder Persistenz des rechten Aortenbogens. Die systematische Erfassung der Mißbildungen bei Haustieren zur Feststellung der Häufigkeit bereitet jedoch große Schwierigkeiten, da eine unkontrollierte Eliminierung mißgebildeter Tiere stattfindet. Spezielle Untersuchungen beziehen sich meistens auf begrenzte Populationen mit endogen bedingter hoher Mißbildungsrate, die nicht als repräsentativ gelten kann. Für die mißgebildete Zwicke (siehe dort) läßt sich die Häufigkeit jedoch errechnen. Diese Mißbildung tritt bei etwa 90% der heterogeschlechtlichen Rinderzwillinge auf, welche unter 100 Geburten nahezu einmal vorkommen, so daß etwas weniger als 2% der weiblichen Kälber Zwicken sind.

Die Häufigkeit der festgestellten Mißbildungen beim neugeborenen **Menschen** liegt bei etwa 2 bis 3%. Die Untersuchung von Kindern im Alter von einem Jahr läßt jedoch bereits 3 bis 5% als Träger von Mißbildungen erkennen, während diesbezüglich ausgerichtete Sektionen an Menschen jeglichen Alters eine Mißbildungshäufigkeit von etwa 7% ergeben; sie liegt bei abortierten Embryonen und Feten bei 40%.

5.3 Formale Teratogenese

Die Entstehung der Form und Gestalt einer Mißbildung, die formale Teratogenese, wird in der Regel bei Berücksichtigung der normalen Morphogenese während der Entwicklung verständlich. Nach der formalen Genese lassen sich Defekt- und Exzeßmißbildungen sowie Heterotopien unterscheiden, von denen erstere am häufigsten sind.

5.3.1 Defektmißbildungen

Defektmißbildungen entstehen aufgrund des Fehlens einer Anlage **(Agenesie)** oder durch eine Entwicklungshemmung **(Hemmungsmißbildung)**.

1. Fehlende Entwicklung führt zu **Aplasie** (angeborenes Fehlen von Organen oder Körperteilen, so z. B. zur *Anophthalmie (fehlendes Auge)*, *Amelie* (fehlende Gliedmaße) oder *Agnathie* (fehlender Unterkiefer). Unvollständige Entwicklung verursacht **Hypoplasie** (Unterentwicklung) an Organen, Körperteilen oder am gesamten Körper und führt z. B. zu *Mikrophthalmie* (kleines Auge), *Brachygnathie* (verkürzter Unterkiefer), *Nanosomie* (Zwergwuchs) oder zum *Amorphus globosus* (siehe Doppelmißbildungen).
2. Fehlende oder unvollständige Vereinigung verursacht das Bestehenbleiben von embryonalen oder fetalen **Spalten** oder **Öffnungen** und kann weitere Folgen haben. Ein völliges

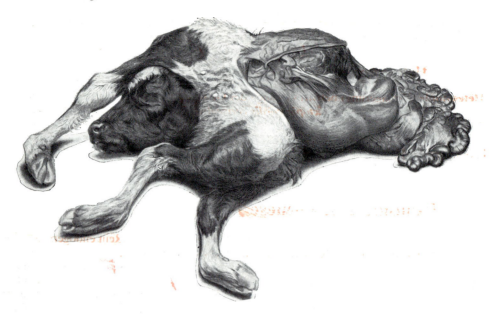

Abb. 5.2. Schistosoma reflexum beim Kalb

Offenbleiben der Medullarrinne führt zur *Rhachischisis totalis*, an einer umschriebenen Stelle der Wirbelsäule zur *Spina bifida*, im Bereich des Kopfes je nach Ausmaß zur *Hemienzephalie* (partielle Gehirnentwicklung) oder zur *Anenzephalie* (fehlende Gehirnentwicklung). Im Bereich der Mundhöhle entstehen so die *Cheiloschisis* (Hasenscharte) oder die *Palatoschisis* (Wolfsrachen), in der medianen Bauchwand die *Hernia umbilicalis* (Nabelbruch) und im Extremfall das *Schistosoma reflexum*, bei dem der ganze Rumpf ventral offen bleibt, so daß die Viscera frei zu Tage treten (Abb. 5.2).

3. Fehlende oder unvollständige **Trennung** führt bei Organen z. B. zur Reduktion der Zahl der Leberlappen, bei Körperteilen zur *Syndaktylie* (Zehenverwachsung) und am Körper als Ganzes zu zusammenhängenden Doppelmißbildungen.
4. Fehlende oder unvollständige Kanalisierung gibt Anlaß zur **Obliteration** bzw. **Atresie** (fehlender Durchgang) oder **Stenose** (verengter Durchgang) von Hohlorganen, z. B. zur *Atresia ani* (Analverschluß) oder zur Stenose bei der Säbelscheidentrachea des Pferdes.
5. Fehlende und unvollständige **Rückbildung** embryonal angelegter Körperteile, die normalerweise nach einem bestimmten Entwicklungsstadium nicht mehr angetroffen werden, führen z. B. zum Vorliegen des MECKELschen Divertikels (Rudiment des Ductus omphalomesentericus) oder zur Persistenz des rechten Aortenbogens. Bei Haussäugetieren mit weniger als fünf Zehen kann *Polydaktylie* (Mehrzehigkeit) durch fehlende Rückbildung bedingt sein.

5.3.2 Exzeßmißbildungen

1. Eine während der Entwicklung vollzogene exzessive Zunahme der Gewebemasse kann Organe, Körperteile oder auch den ganzen Körper betreffen. Eine abnorm große Gehirnmasse z. B. bezeichnet man als *Makrenzephalie*, Rinder mit ungewöhnlich starker, erblich bedingter Bemuskelung besonders der Hinterhand tragen den volkstümlichen Namen *Doppellender*, allgemeinen Riesenwuchs des Körpers als Ganzes nennt man *Hypersomie* oder *Gigantismus*.
2. Eine entwicklungsbedingte zahlenmäßige Vermehrung beobachtet man bei Organen

(z. B. akzessorische Nebennieren) sowie bei Körperteilen (Polydaktylie). Sie kann sowohl durch Teilung als auch durch zusätzliche Bildungsanlagen zustande kommen.

5.3.3 Heterotopie

Heterotopie (Verlagerung) betrifft Organe oder Gewebe. So kann z. B. das Herz subkutan vor der Brustapertur liegen *(Ectopia cordis cervicalis)*. Pankreasgewebe befindet sich aufgrund heteroplastischer Differenzierung in der Magenschleimhaut oder bedingt durch Versprengung in der Milz. Eine verlagerte Hautpartie auf der Kornea oder Konjunktiva wird als *Dermoid* bezeichnet.

5.4 Kausale Teratogenese

Mißbildungen können exogen und/oder endogen ausgelöst werden. Rein endogen ausgelöste Mißbildungen sind vor allem gen- und chromosomenbedingt und stellen wie die rein exogen verursachten Mißbildungen einen Anteil von etwa 10 %, während für die große Mehrheit der Fälle die Ursachen nicht bekannt sind und sowohl endo- als auch exogene Ursachen angenommen werden (Abb. 5.3). Im Einzelfall kann jedoch oft nicht festgestellt werden, ob eine Mißbildung auf endogene oder exogene Ursachen zurückgeht. Die Strukturen zahlreicher bekannter, erblicher Mißbildungen können auch durch exogene Ursachen hervorgerufen werden (sogenannte *Phänokopien*). Die *Penetranz* endogener Mißbildungsursachen wird vielfach durch exogene Faktoren beeinflußt, während andererseits auch die

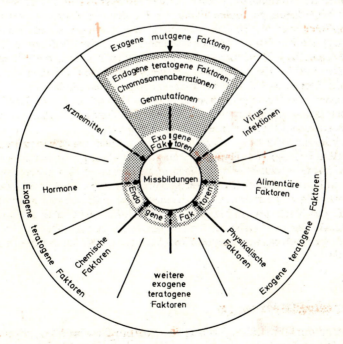

Abb. 5.3. Übersicht über die wichtigsten exogenen und endogenen teratogenen Faktoren und deren Zusammenwirken. Exogene Mutagene können durch Veränderung der genetischen Substanz die Bildung endogener teratogener Faktoren verursachen. Die Penetranz der endogenen Mißbildungsursachen ist jedoch in vielen Fällen unvollständig und zum Teil abhängig von exogenen Faktoren. Andererseits wird die Wirkung von exogenen teratogenen Faktoren häufig durch endogene Faktoren beeinflußt

endogene Disposition bei der Effektivität exogener Teratogene eine große Rolle spielt. Erhebliche Unterschiede in der Reaktion auf exogene Teratogene beobachtet man bereits zwischen verschiedenen Labortierstämmen der gleichen Spezies und besonders zwischen verschiedenen Tierarten, wobei Mißbildungen nicht nur ursachenabhängig, sondern auch artbezogen entstehen, z. B. Gaumenspalten besonders leicht bei der Maus, durch Thalidomid verursachte Mißbildungen bei Primaten.

Mißbildungssyndrome entstehen entweder gleichzeitig in mehreren Organen, wie z. B. Linsentrübung, Herzklappenfehler und Innenohrdefekt beim Rötelnsyndrom des Menschen, oder eine primäre Mißbildung führt zu sekundären Veränderungen, wie man es bei der FALLOTschen Tetralogie des Menschen und mehrerer Haustierarten annehmen kann: Reitende Aorta – Pulmonalisstenose – Septumdefekt – Rechtshypertrophie.

5.4.1 Exogene Mißbildungsursachen

5.4.1.1 Physikalische Ursachen

Mechanische Ursachen spielen bei der Entstehung von Mißbildungen bei Haustieren eine untergeordnete Rolle, sie kommen jedoch gelegentlich vor und entstehen nach Strangulation von Hals oder Gliedmaßen durch die Nabelschnur.

Ionisierende Strahlen (Röntgen- und Gammastrahlen sowie korpuskuläre Strahlen) sind befähigt, besonders in den schnell wachsenden Bezirken der Embryonen oder Feten, Zellen zu schädigen oder sogar abzutöten. Wenn dieser Schaden in der vorgegebenen Zeitspanne nicht kompensiert werden kann, entstehen Mißbildungen an den betroffenen Körperteilen.

Experimentell lassen sich durch Erhöhung der Außentemperatur oder durch Pyrogen-Injektion beim Kaninchen, aber auch bei anderen Versuchstieren, Mißbildungen vor allem am Gehirn auslösen, wobei die Erhöhung der Körpertemperatur des Muttertieres um 2 bis 4 °C für die Dauer von Stunden z. T. schon ausreicht. Die durch ein Alkaloid des Mutterkorns bei der Maus erzielte Wirbelmißbildungsrate kann durch eine Umgebungstemperatur von nur 40 °C erhöht werden. Dagegen scheinen Mißbildungen und Fieber bei spontanen Erkrankungen nicht zu korrelieren.

5.4.1.2 Chemische Ursachen

Mehrere chemische Substanzen mit teratogener Wirkung gehören zu den **Arzneimitteln, Hormonen oder Futtermitteln** und werden in den entsprechenden Abschnitten berücksichtigt. Hier sollen vor allem die **Diazofarbstoffe** Erwähnung finden, die eine Vielzahl von Mißbildungen, vor allem Hydrozephalus (Wasserkopf) verursachen. Die größte Wirksamkeit hat das Trypanblau, von dem 50 mg/kg bei der Maus den optimalen teratogenen Effekt erzielen. Mißbildungen lassen sich sogar mit destilliertem Wasser auslösen. Bei entsprechend hohen Dosierungen können wahrscheinlich mit zahlreichen, völlig unverdächtig erscheinenden chemischen Substanzen teratogene Effekte erzielt werden.

Auch der Mangel an bestimmten lebenswichtigen Stoffen kann teratogen wirken. Dies gilt z. B. für den Sauerstoffmangel sowohl im Experiment (Anenzephalie) als auch bei spontanen Fällen, in denen die Hypoxämie des Muttertieres durch Anämie oder Herzfehler oder die Sauerstoffverknappung des Embryos auch durch Funktionsstörungen der Plazenta sowie der Nabelschnur bedingt sein kann.

Arzneimittel

Primum nihil nocere! Dies gilt in zweifacher Hinsicht bei der Behandlung eines tragenden Tieres, da Arzneimittel nicht nur einen toxischen, sondern auch einen teratogenen Nebeneffekt haben können. Früher herrschte die Ansicht vor, daß die für den Erwachsenen unschädlichen Arzneimittel in der therapeutischen Dosis auch für den Embryo unschädlich sind. Dies trifft zwar für viele Medikamente zu, aber es gibt Ausnahmen. Die teratogene Dosis kann sogar mehrere hundertmal kleiner sein als die toxische Dosis für Adulte.

In Unkenntnis seiner teratogenen Eigenschaften wurde das Beruhigungs- und Schlafmittel *Thalidomid* während mehrerer Jahre beim Menschen zur Anwendung gebracht und in den ersten Schwangerschaftsmonaten gegen Emesis eingenommen. Aufgrund der toxikologischen und klinischen Prüfung galt das Präparat zunächst als außerordentlich gut verträglich, bis das gehäufte Auftreten von Gliedmaßenmißbildungen bei neugeborenen Kindern mit der Einnahme von Thalidomid in Zusammenhang gebracht wurde. Nachträgliche Untersuchungen ergaben, daß die teratogene Dosis beim Menschen zum Teil erheblich kleiner ist als bei Labortierspezies.

Die *tierexperimentellen Untersuchungen* auf teratogene Eigenschaften von Arzneimitteln und Lebensmittelzusätzen sind in der letzten Zeit intensiviert worden, um ähnliche Vorkommnisse zu verhindern. Es werden in der Regel mehrere Tierarten untersucht, wobei vor allem Ratten, Kaninchen und Mäuse Verwendung finden. Ergebnisse von Tierarten, in denen ein Präparat ähnlich metabolisiert wird wie im Menschen, werden bevorzugt berücksichtigt.

Man kann jedoch nicht mit Sicherheit die teratologischen Befunde von einer Tierart auf eine andere oder auf den Menschen übertragen, da artspezifische Unterschiede vorliegen können. In diesem Zusammenhang sei das Cortison erwähnt. Bei mehreren untersuchten Labortierarten löst es Mißbildungen aus (u. a. Gaumenspalten), aber offenbar nicht beim Menschen. Spezielle veterinärmedizinische Beispiele sind auch bekannt geworden. So verursacht das Anthelmintikum Parbendazol bei einer Überdosierung von 60 mg/kg zu Beginn der vierten Trächtigkeitswoche Skelettmißbildungen beim Schaf, nicht jedoch bei Rind, Schwein, Kaninchen oder Hamster, während es wiederum bei der Ratte teratogen wirkt. Verabreicht man Methallibur zur Brunstsynchronisation versehentlich bei tragenden Sauen täglich vom 30. bis 50. Tag, so entstehen u. a. Knochenmißbildungen und herdförmige Alopezie.

Corticosteroide, Insulin, Zytostatika und andere Arzneimittel sind jedoch weiterhin im Gebrauch, obwohl ihre teratogenen Eigenschaften im Experiment und z. T. sogar für den Menschen bekannt sind. Diese Medikamente finden wegen ihrer hervorragenden Wirksamkeit auch heute noch Verwendung, beim Vorliegen von Trächtigkeit muß jedoch abgewogen werden, ob ihre Anwendung unbedingt erforderlich ist. Selbst einige allgemein als harmlos angesehene Arzneimittel wirken in hohen Dosen teratogen, wie z. B. die Vitamine A und D sowie die Salicylate (Aspirin).

Alimentäre Ursachen

Unter den **Giftpflanzen** hat *Veratrum californicum* teratogene Wirkung. Bei Lämmern kommt es zu zyklopenartigen Veränderungen, wenn die Mutterschafe die Pflanze in der frühen Trächtigkeit (um den 14. Tag) aufnehmen. Beim Kaninchen entstehen nur dann entsprechende Mißbildungen, wenn zur Zeit der peroralen Verabreichung der wirksamen Substanz Zyklopamin die Magensäure der tragenden Häsin neutralisiert wird. Die Verfütterung von *Lupinus sericeus* oder *caudatus* an Kühe während der siebenten bis zehnten Trächtigkeitswoche führt im Westen der USA bei den Kälbern u. a. zur *Arthrogryposis* (Krümmung) der Vordergliedmaßen in den Karpalgelenken. Entsprechende und andere Mißbildungen werden in Nordamerika beim Schaf durch Lathyrus und Locoweed sowie beim Schwein durch Verfüttern von Stengeln von Tabakpflanzen verursacht. Auch in Europa muß bei der nicht seltenen Arthrogrypose der Kälber an Pflanzen als Ursache gedacht werden. Das Kolchizin der Herbstzeitlose bewirkt im Experiment bei Maus und Küken Mißbildungen am Zentralnervensystem.

Vitaminmangel tragender Muttertiere kann Mißbildungen auslösen. A-Hypovitaminose verursacht bei Schweinen verschiedenartige Mißbildungen, wie Mikrophthalmus, Hydrozephalus, Zwerchfellhernie, Gaumenspalte sowie Herz- und Urogenitaldefekte. Mangel an Tocopherol, Riboflavin, Folsäure oder Pantothensäure führt bei der Ratte im Experiment zu Mißbildungen an verschiedenen Organen.

Der teratogene Effekt eines Mangels an Spurenelementen kann am Beispiel des Mangans demonstriert werden. Hochgradiger Mangel bei der Henne verursacht *Chondrodystrophie* und Tod des Kükens vor dem Schlüpfen. Beim wachsenden Hühnervogel führt Manganman-

gel zur *Perosis,* welche u. a. durch Deformation der Knochen im Bereich der »Fersen« und seitliches Abgleiten der Achillessehne charakterisiert wird.

Hormone

Im Experiment erweisen sich die meisten untersuchten Hormone in hohen Dosen als teratogen. *Corticosteroide* verursachen vor allem Gaumenspalten, Insulin Skelett- und Gehirnmißbildungen und Keimdrüsenhormone u. a. Intersexe, also Fehlbildungen, bei denen die Geschlechtsorgane wenigstens zum Teil eine zwischengeschlechtliche Stellung einnehmen. Eine durch äußere Einflüsse veranlaßte spontane Bildung eines Intersexes kennen wir beim Rind im Fall *zweigeschlechtlicher Zwillinge* mit frühen plazentaren Anastomosen. Auf diesem Wege erhält der weibliche Embryo vom Zwillingspartner männliches Keimdrüsenhormon, während Embryonen normalerweise weiblichen (mütterlichen) Keimdrüsenhormonen ausgesetzt sind. Der genetisch weibliche Zwillingspartner entwickelt sich zum Intersex, einer sogenannten *Zwicke*. Sie besitzt ein unterentwickeltes weibliches Genitale mit vergrößerter Klitoris, unvollständig entwickelte Anteile der WOLFFschen Gänge sowie mißgebildete Ovarien, die hodenartiges Gewebe enthalten können. Die Entstehung dieser Mißbildung wird auf das Keimdrüsenhormon des Zwillingsbruders zurückgeführt. Es werden aber auch hämatopoietische Zellen und Keimzellen zwischen den Zwillingsembryonen ausgetauscht, so daß XX/XY-Chimären entstehen. Den XY-Zellen im weiblichen Zwilling schreibt man eine »maskulinisierende« Wirkung zu. Nach dieser Ansicht gilt die XX/XY-Chimärenbildung als Ursache für die Entstehung der Zwicke. Diese Mißbildung tritt auch bei Schaf, Ziege und Schwein auf.

5.4.1.3 Virusinfektionen

Ein ursächlicher Zusammenhang zwischen Virusinfektionen und Mißbildung wurde zum erstenmal bei den *Röteln (Rubeola)* des Menschen erkannt. Erkranken schwangere Frauen während der ersten drei Schwangerschaftsmonate an Röteln, so entstehen bei einem großen Teil zu der zu erwartenden Kinder Mißbildungen an Gehirn *(Mikroenzephalie),* Auge *(Mikroophthalmie, Katarakt),* Innenohr *(Cochleadefekt)* oder Herz *(Septumdefekt, Ductus arteriosus* BOTALLI *persistens),* wobei die jeweilige Kombination der Mißbildungen vom Schwangerschaftsstadium zum Zeitpunkt der Infektion abhängt.

Auch bei Tieren spielen Viren als Mißbildungsursache eine Rolle. Das Schweinepestvirus führt über eine Verzögerung von Zellteilung und -reifung beim Ferkel zur Mikrozephalie, das Bluetonguevirus bei Schaf und Rind durch Zellzerstörung zur Hydranenzephalie, bei der die Hemisphären mehr oder weniger fehlen und der normale Schädel vermehrt Flüssigkeit enthält. Das Syndrom Hydranenzephalie-Arthrogryposis des Rindes wird in Japan und Australien vom Akabane-Virus über eine fetale Enzephalitis-Myositis verursacht.

Verschiedene Viren sind Ursache von Kleinhirnhypoplasien, so z. B. das Bluetonguevirus beim Lamm, Mucosal Disease-Erreger beim Kalb und das Panleukopenievirus bei Katzen. Die Viren zerstören Teile der Kleinhirnrinde, was später den Eindruck einer Hypoplasie vermittelt. Beim Nesthocker Katze kann wegen der späten Differenzierung des Kleinhirns noch eine Infektion nach der Geburt die Mißbildung auslösen.

Selbst im bebrüteten Hühnerei können Viren Mißbildungen bedingen, nämlich das Virus der infektiösen Bronchitis einen diagnostisch verwertbaren Verzwergungseffekt.

Während Zytomegalieviren beim Menschen Abort und Gehirnmißbildungen verursachen, scheint beim Rind nur der Abort vorzukommen.

Die nicht-viralen Krankheitserreger haben bei Haustieren nur geringe teratogene Bedeutung; Toxoplasmen, als Mißbildungsursache beim Menschen bekannt, führen z. B. beim Rind eher zum Abort und nur selten zum kongenitalen Hydrozephalus.

5.4.2 Endogene Mißbildungsursachen

Die meisten Mißbildungen sind vor der Geburt determiniert und deshalb *kongenital* (angeboren). Wird ihre Entstehung durch die genetische Konstellation der elterlichen Gameten verursacht, so sind sie außerdem *hereditär* (erblich) und somit endogenen Ursprungs. Aber nicht alle endogen ausgelösten Mißbildungen sind erblich (z. B. Chimären, siehe dort).

5.4.2.1 Vererbung von Mißbildungen

Viele bekannte erbliche Mißbildungen werden *einfach rezessiv* vererbt, so daß sie erst mehrere Generationen nach der sie verursachenden Mutation oder nach Einkreuzung eines heterozygoten Anlagenträgers zu Tage treten. Derartige Erbanlagen können in einer Population eine starke Verbreitung erfahren, insbesondere wenn ein betroffenes männliches Tier häufig zur Zucht verwendet wird. Auf diese Weise vererbte z. B. der phänotypisch gesunde Hengst Superb auf zahlreiche seiner ingezüchteten Nachkommen die letale Mißbildung Atresia coli.

Bekannte *dominant erbliche* Mißbildungen sind relativ selten, da sämtliche Anlagenträger unmittelbar der Selektion anheimfallen bzw. sofort erkannt und aus einer Zucht eliminiert werden können. Ausgenommen hiervon sind Mißbildungen ohne praktische Bedeutung wie das Kolobom bei den Charolais, gleichzeitig ein Beispiel für unterschiedliche Penetranz beim männlichen (100 %) und beim weiblichen Kalb (52 %) sowie bei F_1-Kreuzungen (0 %). Ferner sind solche Fälle häufig, in denen der Mensch sie absichtlich weiterzüchtete, wie z. B. die Kurzbeinigkeit des Dexter-Rindes oder des Krüper-Huhnes. Die homozygoten Anlagenträger sind jedoch in den genannten und in anderen Fällen derart in ihrer Entwicklung gestört, daß sie vor der termingerechten Geburt bzw. vor dem Schlüpfen mißgebildet absterben; sie haben einen rezessiven Letalfaktor.

Es kann angenommen werden, daß sporadisch vorkommende, letale Mißbildungen unbekannter Ursache direkt auf dominante Mutationen zurückgehen, die wegen ihrer dominant letalen Wirkung jedoch nicht weitergezüchtet werden können, was den Nachweis ihres genetischen Ursprungs erschwert.

An der Bildung polygener Mißbildungen sind mehrere Gene beteiligt, die sich rezessiv, dominant oder intermediär zueinander verhalten können. In diesen Fällen spielen exogene Faktoren mit, beim menschlichen polygenen Klumpfuß z. B. mit einem Anteil von 30%.

5.4.2.2 Mutationen als Mißbildungsursache

Erbliche Mißbildungen entstehen wie andere Erbkrankheiten vor allem aufgrund von Mutationen, die im Evolutionsprozeß eine Anpassung von Spezies an veränderte Umweltbedingungen ermöglichen, jedoch ungezielt verlaufen. Mutationen haben in den meisten Fällen nachteilige Folgen. Aus dieser Sicht können erbliche Mißbildungen auch als Begleiterscheinungen im Evolutionsprozeß aufgefaßt werden. Feststellbare Mutanten sind in den allermeisten Fällen **Letal-, Semiletal-** oder **Subvitalfaktoren,** die mit Mißbildungen einhergehen können, aber nicht müssen. So sind die bekannten erblichen Defekte von *Enzymen* im intermediären Stoffwechsel meistens nicht mit Mißbildungen verbunden. Einander entsprechende erbliche Mißbildungen können mehrfach bei einer oder auch mehreren Spezies spontan entstehen. Die Häufigkeit ihres Auftretens kann in einer statistisch erfaßbaren Population zur Bestimmung der Mutationsrate benutzt werden.

Aufgrund errechneter *Mutationsraten* und *Genzahl* kann angenommen werden, daß etwa 30% der menschlichen Gameten neu entstandene Mutanten enthalten, die als Letal-, Semiletal- oder Subvitalfaktoren anzusehen sind. Daran gemessen erscheint die Mißbildungshäufigkeit gering und ist nur so zu erklären, daß Mutanten in vielen Fällen zum frühen Tod des Keimes führen und damit der Beobachtung entgehen. Die Mutationsrate und damit auch die Häufigkeit von Mißbildungen kann durch exogene Einflüsse auf die Keimzellen erhöht werden. Neben chemischen Stoffen, die mit den Nukleinsäuren reagieren, sind vor allem ionisierende Strahlen wirksam, zu denen auch die Röntgenstrahlen gehören. Die Häufigkeit der so ausgelösten Mutanten verhält sich direkt proportional zur Strahlendosis, so daß selbst kleine Dosen, wie sie z. B. in der Röntgendiagnostik üblich sind, wirksam werden; danach gibt es keinen Schwellenwert, unterhalb dessen ionisierende Strahlen für die Keimdrüsen absolut harmlos sind. Einschränkend sei jedoch darauf hingewiesen, daß Chromosomenschäden durch Reparaturmechanismen rückgängig gemacht werden können.

Zahlreiche Mißbildungen haben bezüglich ihrer Struktur große Ähnlichkeit mit stammesgeschichtlichen früheren Formbildungen (z. B. *Polydaktylie* bei Arten mit Reduktion der Zehenzahl). In einigen derartigen Fällen hat man einen genetischen Rückschlag für die Entstehung der Mißbildungen verantwortlich gemacht und sie Atavismen genannt. Eingehende genetische Untersuchungen der Polydaktylie bei mehreren Spezies führten zu der Feststellung, daß vornehmlich neue Mutationen vorliegen, die zum Teil auch noch andere Mißbildungen auslösen, was einen genetischen Rückschlag ausschließt. Während der normalen Embryogenese werden Stadien durchlaufen, die zum Teil Ähnlichkeit mit phylogenetisch älteren Formen haben. Durch die Hemmung einer Entwicklung kann deshalb ein genetischer Rückschlag vorgetäuscht werden. Es gibt wahrscheinlich nur sehr wenige Mißbildungen, bei denen es sich um echte Atavismen handelt.

5.4.2.3 Chromosomenaberrationen als Mißbildungsursache

Zu den Chromosomenaberrationen zählen Karyotypen mit zusätzlichen oder fehlenden Chromosomen oder Chromosomenstücken sowie Translokationen, aber auch Karyotypen mit zusätzlichen Chromosomensätzen. Sie sind sehr oft, aber nicht immer Ursache von Mißbildungen. Die meisten Träger sind nicht lebensfähig und sterben während der intrauterinen Entwicklung. Etwa ein Drittel der menschlichen abortierten Früchte hat Chromosomenaberrationen, ihr Anteil ist am höchsten bei Frühaborten und sinkt mit fortschreitender Entwicklung: er beträgt 4% bei klinisch auffälligen und 0,5% bei allen neugeborenen Kindern.

Aberration der Geschlechtschromosomen

Menschliche XXY-Träger haben hypoplastische Hoden und entsprechende Folgeerscheinungen, die als KLINEFELTER-*Syndrom* bekannt wurden. Die Krankheit gibt es auch beim Bullen, Schafbock und Kater. Da bei der Katze die Gene für die Haarfarben Schwarz und Orange Allele auf X-Chromosomen sind, kennzeichnet Dreifarbigkeit äußerlich männliche Katzen als XXY-Träger. XXXY-Träger sind im Erscheinungsbild ähnlich. Bei Vorhandensein eines X-Chromosoms beeinträchtigen Aberrationen der Geschlechtschromosomen kaum die Lebensfähigkeit, mit Ausnahme der 45,XO-Träger, die beim Überleben unterentwickelte Ovarien mit Folgeerscheinungen zeigen (TURNER-*Syndrom* des Menschen).

Autosomale Aberration

Das Fehlen von einem Autosom macht den Träger i. d. R. lebensuntüchtig, ein zusätzliches Autosom in den meisten Fällen auch. Beim Menschen kennt man jedoch für einige der Autosomen Trisomien, die zu bestimmten Mißbildungssyndromen führen. Am bekanntesten ist die Trisomie 21, der Mongolismus des Menschen (1,7‰ aller Geburten). Eine autosomale Trisomie wurde mehrfach bei mißgebildeten Kälbern mit Brachygnathia inferior (Unterkieferverkürzung) und Kyphose (Wirbelsäulenverkrümmung nach oben) festgestellt.

Mißbildungssyndrome sind beim Menschen auch beim Fehlen von Chromosomenstücken oder bei Translokationen beschrieben worden, andererseits fand man beim Rind Translokationen ohne erkennbare Wirkung.

Mosaiken

Treten Chromosomenaberrationen im Mehrzellenstadium in einer oder gar mehreren somatischen Zellen auf, so unterscheiden sich deren Tochterzellen voneinander, und der Träger besteht aus einem Mosaik von mehreren verschiedenen Karyotypen. Da *ein* Zellklon in überlebenden Trägern i. d. R. normal ist, kann man zusätzlich Karyotypen finden, die für sich allein nicht lebensfähig wären, wie z. B. Polyploidie. Mosaiken mit Chromosomenaberration haben oft Mißbildungen.

5.4.2.4 Chimären

Chimären entstehen dadurch, daß Blastomeren von mindestens zwei Zygoten vermischt werden und gemeinsam einen Embryo bilden. Im Experiment gelingt bei der Maus Ganzkörperchimärenbildung vor dem 32-Zellen-Stadium. Chimären können normal erscheinen, lassen jedoch bei unterschiedlichen Erbanlagen der beteiligten Zygoten entsprechende Unterschiede im Phänotyp erkennen. So hatte eine chimäre Katze ein blaues und ein gelbes Auge *(Heterochromie).* In einzelnen Fällen wurden *Zwitter* bei Rind, Nerz, Katze und Maus als XX/XY-Chimären entlarvt, jedoch liegt den meisten Hermaphroditen und Pseudohermaphroditen eine hormonelle Induktionsstörung zugrunde und keine Chromosomenaberration. Das mißgebildete Genitale der bereits erwähnten Zwicke soll die Folge einer erst im Embryonalstadium zustande gekommenen XX/XY-Chimärenbildung sein.

5.5 Molekulare Teratogenese

Die Veränderungen funktioneller Vorgänge, welche auf molekularer Ebene zur Mißbildungsentstehung Anlaß geben, entziehen sich in vielen Fällen unserer Kenntnis. Zwar vermuten wir bei zahlreichen endogenen Mißbildungen eine ursächliche Enzymopathie, die jedoch in den wenigsten Fällen aufgeklärt werden konnte.

Die Entstehung von Mißbildungen aufgrund exogener Teratogene erscheint in jenen Fällen verständlich, bei denen es auf bekannte Weise zu einer deutlichen Beeinträchtigung der Zellfunktion kommt, wie z. B. nach der Applikation von Zytostatika. Zahlreiche Teratogene einschließlich Pharmaka mit geringer allgemeiner Toxizität wecken nicht den Verdacht auf Teratogenität. In vielen Fällen verdanken sie ihre teratogene Wirkung allein der Tatsache, daß 1. der embryonale intermediäre Stoffwechsel aufgrund seiner besonderen Leistung ausgesprochen anspruchsvoll und empfindlich ist und deshalb leicht gestört werden kann, 2. eine kurzfristige Beeinträchtigung seiner Funktion in bestimmten Zellen die normale Entwicklung verhindert und 3. eine Kompensationsmöglichkeit durch die fortschreitende Entwicklung ausgeschlossen wird. So kann man mit Insulin (Hypoglykämie), Sauerstoffmangel oder 24stündigem Fasten bei der Maus am neunten Tag der Trächtigkeit Mißbildungen wahrscheinlich dadurch auslösen, daß jede Ursache für sich allein in der Lage ist, die Energiezufuhr herabzusetzen. Bei entsprechender Dosierung haben die so entstandenen Mißbildungen auch große Ähnlichkeit untereinander. In anderen Fällen kommen einander entsprechende Mißbildungen offenbar auf verschiedene Weise zustande. Für mehrere Teratogene liegt der Nachweis einer hemmenden Wirkung auf die Aktivität bestimmter Enzyme vor, deren Ausfall teratogenetisch von Bedeutung sein kann. So vermindert das die DNS-Synthese hemmende *Thalidomid* im Experiment u. a. die Aktivität der Protokollagenprolinhydroxylase, welche die Kollagensynthese beeinflußt, die bei der Entstehung der Thalidomid-Mißbildungen gestört sein dürfte. Die Erforschung der molekularen Prozesse bei der Entstehung von Mißbildungen wird wesentlich zu ihrem Verständnis und ihrer Verhütung beitragen.

5.6 Hauptgruppen der Mißbildungen

5.6.1 Einzelmißbildungen

Einzelmißbildungen besitzen im Gegensatz zu Doppelmißbildungen eine durchgehend einfache Skelettachse. Nur wenige Einzelmißbildungen wirken sich am Gesamtkörper aus. Zu diesen gehört der seltene *Situs inversus*, bei dem einige oder alle inneren Organe seitenverkehrt angelegt sind.

Einige generalisierte Störungen der Knochenentwicklung betreffen den Körper als Ganzes und finden deshalb hier Erwähnung. Einfache, *wohlproportionierte Zwerge (Nanosomia primordialis)* sind bereits bei der Geburt abnorm klein und zeigen auch weiterhin verringertes Wachstum. Sie sind als Minusvarianten aufzufassen, die bei mehreren Haustierarten weitergezüchtet werden (Zwergpudel, Pony). Zwergwuchs kann in vielen Fällen auf erbliche innersekretorische Störung besonders der Hypophyse zurückgeführt werden. *Chondrodystrophische (achondroplastische) Zwerge* entstehen aufgrund einer Hemmung des Knorpelwachstums vor allem in den großen Röhrenknochen der Gliedmaßen. Diese Tiere haben deshalb abnorme Proportionen (Dackel, Dexter-Rind, Krüper-Huhn). *Gigantismus* (Riesenwuchs) entsteht bei Hypophysenüberfunktion und gilt als Plusvariante, die zum Teil als Zuchtziel verfolgt wird (Deutsche Dogge). Endokrine Keimdrüsenunterfunktion führt zu eunuchoidem Hochwuchs und gesteigertem Fettansatz (Ochse, Kapaun).

Die meisten Einzelmißbildungen sind auf bestimmte Körperregionen oder Organe beschränkt. Ihre Beschreibung kann den Lehr- und Handbüchern der Speziellen Pathologie entnommen werden.

5.6.2 Doppelmißbildungen

5.6.2.1 Freie Doppelbildungen (Gemini)

Mehrlingsgeburten kommen in der Regel dadurch zustande, daß mehrere Eizellen befruchtet werden und aus jeder Zygote ein Individuum entsteht. Aus einer Zygote können jedoch auch

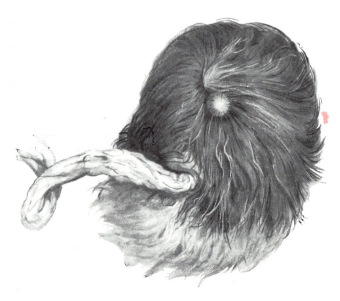

Abb. 5.4. Acardius amorphus vom Rinde

zwei Individuen gebildet werden, die dann als **eineiige Zwillinge** genetisch identisch sind. Sie kommen bei mehreren Haustierarten vor, sind jedoch z. B. beim Rind seltener als beim Menschen. Eineiige Zwillinge entwickeln sich aus einer gemeinsamen Blastozyste, da die kräftige *Zona pellucida* eine räumliche Trennung der Blastomeren verhindert. Die Potenz zur Bildung von zwei Individuen kann wahrscheinlich in verschiedenen Entwicklungsstadien zum Durchbruch kommen, spätestens jedoch bei der Differenzierung der Primitivstreifen.

Zwischen den sich entwickelnden eineiigen Zwillingen bestehen schon frühzeitig Gefäßanastomosen. Kommen nun Unterschiede in der Funktionstüchtigkeit der beiden Herzen zustande, so kann der unterschiedliche Blutdruck in den Plazentaarterien zu einer Umkehrung der Zirkulationsrichtung im Kreislauf des schwächeren Zwillings führen, dessen Herz sich dann nicht normal weiterentwickelt und dessen Blutversorgung unzureichend wird. Diese herzlosen freien Doppelmißbildungen heißen **Akardier,** deren Körper voll ausgebildet sein kann (*Acardius completus*), denen Körperteile fehlen können (*A. acephalus*) oder deren Gestalt unförmig ist (*A. amorphus,* Abb. 5.4. 5.5 A). Je nach dem Grad der Entwicklungshemmung des Herzens unterscheidet man Hemi- und Holoakardier. Akardier können beim Rind auch bei zweieiigen Zwillingen auftreten.

5.6.2.2 Zusammenhängende Doppelmißbildungen (Duplicitates)

Teilweise miteinander verwachsene Zwillinge nennt man Doppelmißbildungen. Sie entwickeln sich in der Regel wie eineiige Zwillinge aus einer Zygote. In der Anlage sind sie fast immer **symmetrisch**. Interessanterweise sind meistens auch die inneren Organe zusammenhängender Doppelmißbildungen symmetrisch angelegt, d. h., der eine Partner hat einen totalen *Situs inversus,* welcher bei eineiigen Zwillingen selten ist und sonst zu den großen Ausnahmen gehört. Vom *Situs inversus* wird jeweils nur der rechte Partner betroffen; die normale Links-Rechts-Orientierung wird wahrscheinlich von der linken Körperseite aus determiniert.

Im Gegensatz zu Einzelmißbildungen liegt bei Doppelmißbildungen mindestens in einem Abschnitt des Achsenskeletts einschließlich Kopf eine Verdoppelung vor. Nach dieser Definition handelt es sich zum Beispiel bei einem doppelt angelegten Daumen nicht um eine Doppelmißbildung.

Die **Duplicitas completa** enthält zwei vollständige Wirbelsäulen, während andere Körperteile im Bereich der Verwachsung im unterschiedlichen Grade den beiden Partnern gemeinsam gehören (Abb. 5.5 A). Die Bezeichnung richtet sich nach dem Ort der Verwachsung, der die Endung – *pagus* hinzugefügt wird. Eine Verwachsung im Bereich von Kopf, Brust und Nabel wird z. B. mit dem Namen Cephalothoracoomphalopagus belegt (Abb. 5.6). Die **Duplicitas incompleta** enthält zwei streckenweise miteinander vereinigte Achsenskelette, deren paarig angelegter Abschnitt entweder am kranialen oder kaudalen Ende (Abb. 5.5 B) und nur höchst selten ausschließlich im mittleren Bereich liegt. Nach diesen Kriterien erfolgt die Benennung in *Duplicitas anterior, posterior* bzw. *media.*

Asymmetrisch zusammenhängende Doppelmißbildungen entstehen dadurch, daß der eine Partner im Wachstum zurückbleibt. Der größenmäßig normal entwickelte Partner heißt *Autosit,* der oft wie ein Anhängsel erscheinende Teil *Parasit* (Abb. 5.5 B). Die Benennung erfolgt wie bei den symmetrischen zusammenhängenden Doppelmißbildungen, denen das Adjektiv »*parasiticus*« angehängt wird.

5.7 Verhütung von Mißbildungen

Nur bei wenigen Krankheitsgruppen spielt die Verhütung eine so wichtige Rolle wie bei den Mißbildungen, da diese in vielen Fällen, einmal entstanden, nicht erfolgreich behandelt werden können. Das Fernhalten der bekannten exogenen Faktoren (Abb. 5.3) vom trächtigen Tier sowie zuchthygienische Maßnahmen führen zum Absinken der Mißbildungshäufigkeit, auch wenn der Erfolg für den einzelnen nicht erkennbar ist.

136 Mißbildungen

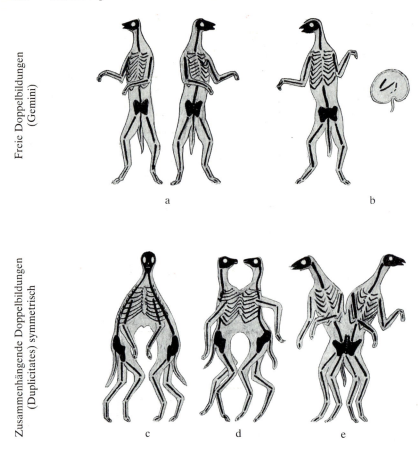

Abb. 5.5 A. Schematische Übersicht über die Doppelbildungen. a Eineiige Zwillinge; b Acardius amorphus; c Cephalothoracopagus; d Thoracopagus; e Ileopagus

An dieser Stelle soll vor allem auf die Gefährlichkeit jener exogenen Faktoren hingewiesen werden, welche die Mutationsrate und damit u. a. auch die Häufigkeit endogen bedingter Mißbildungen erhöhen. Mutagene Wirkung entfalten die ionisierenden Strahlen, die deshalb, z. B. bei der Röntgenbestrahlung, von den Keimdrüsen möglichst fernzuhalten sind. Andere Mutagene finden sich unter den chemischen Substanzen. In diesem Zusammenhang muß besonders an die Arzneimittel, die Zusätze zu Lebens- und Futtermitteln sowie an andere Industrieprodukte gedacht werden. Die Schäden treten bei rezessivem Erbgang erst nach mehreren Generationen zutage, was die Erkennung eines Mutagens verzögert und so eine langfristige Verwendung ermöglicht.

Die Prophylaxe gegen die Entstehung von Mißbildungen soll sich im Rahmen der Präventivmedizin nicht nur auf das Fernhalten der Teratogene vom tragenden Muttertier beschränken, sondern im Hinblick auf kommende Generationen auch den Schutz der gesamten vermehrungsfähigen Population gegen Mutagene beinhalten.

Abb. 5.6 (rechte Seite). Cephalothoracoomphalo pagus vom Schwein

Verhütung von Mißbildungen   137

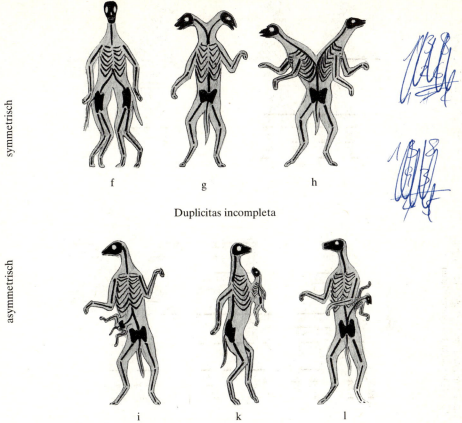

Abb. 5.5 B. f Duplicitas posterior (Dipygus); g Dicephalus; h Duplicitas anterior; i Epigastrius; k Thoracopagus parasiticus; l Ileopagus parasiticus

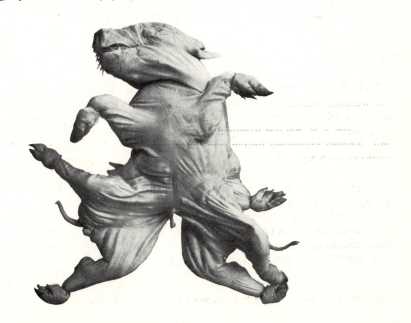

6 Kreislaufstörungen

J. VON SANDERSLEBEN

6.1	Anatomische und physiologische Vorbemerkungen	139		Die Rupturblutung infolge einer Blutdruckerhöhung	157
6.2	Kardial bedingte Kreislaufstörungen	140	6.4.4.2	Die Blutung per diapedesin	158
6.2.1	Störungen an den Klappen des Herzens	141	6.4.4.3	Agonale Blutungen, Schlachtblutungen	160
6.2.2	Krankhafte Prozesse im Myokard	142	6.4.4.4	Folgen der Blutung, die Blutstillung	160
6.2.2.1	Mangelinsuffizienz	142	6.4.5	Die Thrombose	161
6.2.2.2	Utilisationsinsuffizienz	142	6.4.5.1	Physiologie der Blutgerinnung, Leichengerinnsel	161
6.2.3	Druck von außen auf das Herz	142	6.4.5.2	Formale Genese und Beschaffenheit der Thromben	163
6.2.4	Übermäßige Belastung des linken Ventrikels	142		Der Abscheidungsthrombus	163
6.2.5	Akute oder chronische Belastung des rechten Ventrikels	143		Der Gerinnungsthrombus	164
				Der gemischte Thrombus	165
6.2.6	Rhythmusstörungen im Reizleitungssystem	143		Die Kapillarthromben	165
6.3	Allgemeine Kreislaufstörungen, Schock	143	6.4.5.3	Schicksal der Thromben	166
			6.4.5.4	Thrombose und Blutstillung	168
6.3.1	Der hypovolämische Schock	144	6.4.5.5	Die kausale Genese der Thrombose	168
6.3.2	Der Endotoxinschock	144	6.4.5.6	Die Bedeutung der Thrombose für Mensch und Tier	170
6.4	Die örtlichen Kreislaufstörungen	145			
6.4.1	Die örtliche Mangeldurchblutung bzw. Blutleere	145	6.4.5.7	Die Thrombose in Lymphgefäßen	170
6.4.2	Der Infarkt	149	6.4.6	Die Ausbreitung korpuskulärer Gebilde auf dem Blut- und Lymphweg	171
6.4.2.1	Der anämische Infarkt	150	6.4.6.1	Die Embolie im engeren Sinne	171
	Der vollständige anämische Infarkt	150	6.4.6.2	Die Embolie im weiteren Sinne	172
	Der unvollständige anämische Infarkt	151	6.4.6.3	Die Metastase	174
6.4.2.2	Der hämorrhagische Infarkt	151	6.4.7	Das Ödem	175
	Der rote Lungeninfarkt	152	6.4.7.1	Der Flüssigkeitsaustausch zwischen Blut und Gewebe unter normalen und krankhaften Bedingungen	175
	Der rote Leberinfarkt	152			
	Der hämorrhagische Darminfarkt	153			
	Der hämorrhagische Infarkt nach Venenverschluß	153	6.4.7.2	Einteilung der Ödeme nach pathogenetischen Gesichtspunkten	177
6.4.2.3	Metabolische Infarkte	153		Das Stauungsödem	177
6.4.3	Die örtliche Blutfülle (Hyperämie)	153		Das Ödem bei Hypalbuminämie	178
6.4.3.1	Die arterielle Hyperämie	154		Dysorische Ödeme	179
6.4.3.2	Die venöse oder Stauungshyperämie	154		Das mechanische Ödem	180
6.4.3.3	Der Blutstillstand	155	6.4.7.3	Folgen des Ödems	180
	Einfacher Blutstillstand	155	6.4.8	Der Sauerstoffmangel	181
	Die Stase	155	6.4.8.1	Die verschiedenen Formen der Hypoxydose	181
6.4.4	Die Blutung	156			
6.4.4.1	Die Blutung per rhexin	157	6.4.8.2	Morphologische Befunde bei Hypoxydosen	182
	Die traumatische Blutung	157			
	Die Arrosionsblutung	157			

6.1 Anatomische und physiologische Vorbemerkungen

Die Aufgabe der Kreislauforgane (Herz und Blutgefäße) besteht darin, eine den Notwendigkeiten des Lebens angepaßte Blutversorgung der Organe und Gewebe zu gewährleisten. Über das Blut werden nicht nur der in der Lunge aufgenommene Sauerstoff, sondern auch die aus dem Darmkanal stammenden Nährstoffe sowie Wasser transportiert. Darüber hinaus hat es Transportfunktionen für Vitamine, Hormone, Enzyme und intermediäre Stoffwechselprodukte und dient dem Abtransport von Stoffwechselschlacken zu den entsprechenden Ausscheidungsorganen. So kann man mit DOERR und QUADBECK den Blutkreislauf als einen Hilfsmechanismus des Stoffwechsels verstehen. Störungen in diesem Mechanismus können vielschichtige und tiefgreifende Folgen für den Organismus haben.

Zentrales Triebwerk des Gesamtkreislaufes ist das Herz. Es stellt einen Hohlmuskel dar, dessen Zellen einen netzartigen Verband bilden. Mit einem System von Kammern und Klappen wird Richtung und Verteilung des Blutstromes bestimmt. Die Erregung des Herzmuskels und der Erregungsablauf werden vom organeigenen Reizleitungssystem gewährleistet. Die Einregulierung auf die Bedürfnisse des Gesamtorganismus erfolgt über Nervenfasern des Vagus und Sympathikus.

In den großen herznahen Arterien vom elastischen Typ wird die zunächst stoßweise Bewegung des Blutes in einen gleichmäßigen Fluß gebracht. Allmählich ändert sich der Aufbau der Arterienwand in Richtung auf den muskulären Typ als Ausdruck eines Funktionswandels. Aufgabe der mittleren und kleineren Arterien ist im wesentlichen die Blutverteilung auf die Gefäßperipherie. Arterienzweige, die das Ende einer größeren Arterie bilden und nicht unter sich oder mit anderen Arterien in Verbindung stehen (anastomosieren), werden nach COHNHEIM als *Endarterien* bezeichnet. Man findet sie in den Nieren, im Großhirn, in der Netzhaut und der Milz. Örtliche Kreislaufstörungen haben in diesen Organen besonders schwere Folgen (s. Kap. Infarkt). Von *funktionellen Endarterien* spricht man, wenn im Bereiche arterieller Endstrecken nur wenige Anastomosen existieren. Im Falle des plötzlichen Gefäßverschlusses ist die Blutversorgung aus benachbarten Gefäßen nicht rechtzeitig und in ausreichendem Umfang gewährleistet. Derartige Verhältnisse liegen am Herzmuskel vor. Von besonderer Bedeutung für die Kreislaufstörungen ist die sog. *Endstrombahn* (terminale Strombahn nach RICKER). Sie setzt sich aus den Arteriolen, den zugehörigen Kapillargebieten und den postkapillären Venen (Venolen) zusammen. Dieser Abschnitt des Blutgefäßsystems besitzt eine gewisse Selbständigkeit. Durch Eröffnung oder Ausschaltung von Kapillaren kann die Durchblutung verstärkt oder gedrosselt werden. Die Zahl der Kapillaren ist so groß, daß die vorhandene Blutmenge nicht ausreichen würde, alle zu füllen. In Organen bzw. Geweben, in denen zwischen dem Ruhe- und Tätigkeitsbedarf an Blut erhebliche Differenzen bestehen, sind Querverbindungen zwischen Arteriolen und Venolen *(arterio-venöse Anastomosen)* ausgebildet, über die der kapilläre Kreislauf ausgeschaltet werden kann. Die Regulierung geschieht durch Sperrvorrichtungen in der Gefäßwand. Im Bereich der Kapillaren findet der Stoffaustausch statt. Die Kapillare, die auf kürzestem Weg Arteriole und Venole verbindet, wird als *Stromkapillare* bezeichnet. Seitlich abzweigende Kapillaren mit mehr geschlängeltem Verlauf werden *Netzkapillaren* genannt. Neuerdings hat man auch noch sog. *Sphinkterkapillaren* abgegrenzt (ILLIG). Dieser Kapillartyp besitzt an seinem Ursprung Muskelsphinkter. Während man früher den Kapillaren allgemein die Fähigkeit zu einer aktiven Änderung ihrer Lichtung durch Endothelzellen bzw. Adventitiazellen (ROUGET-Zellen) zugesprochen hat, neigt man heute mehr zu der Ansicht, daß die Kapillardurchblutung ausschließlich von den Arterien und Arteriolen her gesteuert wird. Eine Ausnahme bilden lediglich die Sphinkterkapillaren. Aufgrund elektronenmikroskopischer Untersuchung werden Kapillaren mit geschlossenem Endothelbelag und solche mit sog. Porenendothel unterschieden. Auch der Aufbau und die Dicke der Basalmembran ist in den verschiedenen Organen und Geweben Schwankungen unterworfen. Gleiches gilt für Art und Menge der Adventitiazellen.

Die Steuerung des Kreislaufes erfolgt einerseits durch Stoffwechselprodukte der Peripherie (z. B. Histamin, Azethylcholin, Kohlensäure u. a.), zum anderen über blutdruckregulierende Zentren im Mittelhirn und verlängertem Mark sowie durch Presso- und Chemorezeptoren.

Störungen im Kreislaufsystem teilen wir aus vorwiegend didaktischen Gründen in solche ein, die ihre Ursache primär im Herzen oder in den Blutgefäßen haben. Störungen im Bereich der Blutgefäße gliedern sich wiederum in allgemeine und örtliche. Man darf dabei jedoch nicht aus den Augen verlieren, daß Herz und peripherer Kreislauf eng miteinander verbunden sind. Ein Versagen des Herzens führt letztlich auch zu einem Versagen des peripheren Kreislaufes und umgekehrt. So kann z. B. als Folge einer primären Herzinsuffizienz die Blutversorgung der Kreislaufzentren in Gehirn und Medulla ungenügend werden. Daraus resultiert sekundär eine zentral ausgelöste periphere Kreislaufstörung. Als Beispiel für den umgekehrten Gang der Dinge kann eine primäre Kreislaufinsuffizienz unter Beteiligung der Koronargefäße angeführt werden. Sie hat infolge O_2-Mangels im Myokard einen Myokardschaden und damit eine Herzinsuffizienz zur Folge.

Über die allgemeinen Kreislaufstörungen (Schock) finden sich detaillierte Angaben in den Lehrbüchern der Pathologischen Physiologie (Spörri/Stünzi, Potel), gleiches gilt für zahlreiche kardial bedingte Formen, bei denen zusätzlich noch Beziehungen zur Speziellen Pathologischen Anatomie bestehen. Auf diese beiden Teilbereiche des Kapitels »Kreislaufstörungen« kann daher nur zusammenfassend eingegangen werden. Der Schwerpunkt der Darstellung wird auf den örtlichen Kreislaufstörungen liegen.

6.2 Kardial bedingte Kreislaufstörungen

Die Ursachen der kardial bedingten Kreislaufstörungen sind mannigfaltig. Die wichtigsten können aus der nachfolgenden Zusammenstellung entnommen werden:

a. Störungen an den Herzklappen
b. krankhafte Prozesse am Myokard
c. Druck von außen auf das Herz
d. übermäßige kurzfristige Belastung, besonders des linken Ventrikels
e. akute oder chronische Belastung des rechten Ventrikels
f. Schädigungen (Alterationen) des Reizleitungssystems mit Rhythmusstörungen

Das Resultat aller Ursachen ist das gleiche, d. h. es wird in der Zeiteinheit zu wenig Blut gefördert. Als Folge sind Stauungserscheinungen festzustellen, die je nachdem ob das linke oder rechte Herz betroffen ist, bestimmte Lokalisation aufweisen. Da nicht selten jedoch beide Herzhälften gleichermaßen in Mitleidenschaft gezogen werden bzw. eine Links- oder Rechtsinsuffizienz früher oder später auch auf die andere Herzhälfte übergreifen kann, können sich die Befunde verwischen und/oder kombinieren. In der folgenden tabellarischen Übersicht sind die wichtigsten Befunde bei der akuten und der chronischen Links- und Rechtsinsuffizienz des Herzens gegenübergestellt (Tab. 6.1).

Eine besondere Form des Rückstaues stellen die Fälle dar, bei denen die Stauung auf die Pfortader und ihre Verzweigungen beschränkt ist. Ursachen sind Leberzirrhosen und Pfortaderthrombosen. Im allgemeinen kann man feststellen, daß sich langsam entwickelnde und über lange Zeit anhaltende Stauungszustände infolge chronischer Herzinsuffizienz bei Tieren seltener beobachtet werden als beim Menschen. Dies dürfte seine Ursache darin haben, daß Nutztiere vor Ausbildung des Vollbildes geschlachtet, Hunde und Katzen aus Gründen des Tierschutzes euthanasiert werden.

Zu den wichtigsten Ursachengruppen kardial bedingter Kreislaufstörungen ist im einzelnen auf den folgenden Seiten zu sagen:

Tab. 6.1 Befunde bei akuter und chronischer Links- und Rechtsinsuffizienz des Herzens

Linksinsuffizienz Stauung in den kleinen Kreislauf	Rechtsinsuffizienz Stauung in den großen Kreislauf
akut	akut
Rückstau des Blutes in die Lunge, blaurote Farbe des Organs. Erweiterung der Lungenkapillaren infolge des Stauungsdruckes führt zu einer Verdünnung der Basalmembran, Verlangsamung des Blutstromes zum O$_2$-Mangel. Folgen: Erhöhung der Kapillarpermeabilität mit Austritt von Blutflüssigkeit in das Alveolenlumen = Stauungsödem.	Rückstau des venösen Blutes über kraniale und kaudale Hohlvene in den großen Kreislauf. Vergrößerung von Leber, Milz und Niere infolge Blutreichtums. Blaurotfärbung der Schleimhäute (Zyanose). Die Leber ist das geeignetste Organ für die Diagnose einer akuten Stauung im großen Kreislauf. Histologischer Befund: Erweiterung der Zentralvenen und Sinuskapillaren bei intakten Zellbalken.
chronisch	subakut bis chronisch
Große, derbe, schwere, braun verfärbte Lunge. Entstehung kollagener Fasern im eiweißhaltigen Stauungstranssudat in der Wand der Alveolen. Lunge kollabiert dadurch schlecht, ist fester als normal = Lungeninduration. In den Alveolen Auftreten von hämosiderinhaltigen Makrophagen (sog. Herzfehlerzellen). Es handelt sich um abgelöste Alveolarwandzellen, die Erythrozyten phagozytiert und abgebaut haben.	(Befund am Beispiel der Leber erläutert): Blaurot, gelbbraun fleckiges Organ, zunächst vergrößert, später verkleinert. Relativ häufig Fibrinschleier auf der Leberkapsel, Transsudat in der Bauchhöhle (Aszites). Histologischer Befund: Druckatrophie der Zellbalken, hypoxische Leberzellnekrosen bes. im Läppchenzentrum, Kollagenisierung der Retikulumfasern, Erweiterung der Sinuskapillaren, Ausbildung von Stauungsstraßen im Verlauf der Zentralvenen.

6.2.1 Störungen an den Klappen des Herzens

Als Ursachen kommen entzündliche oder degenerative Prozesse in Frage, z. B. die Rotlaufendokarditis des Schweines und die Herzklappenfibrose alternder Hunde. Auch angeborene Fehlbildungen der Klappen kommen vor. Pathologische Prozesse an den Klappen führen entweder zur Einengung des Klappenostiums, d. h. zur *Stenose* oder zur mangelhaften Verschlußfähigkeit, zur *Klappeninsuffizienz*. An kompensatorischen Mechanismen stehen dem Organismus zur Verfügung: die Veränderung der Herzfrequenz und des Minutenvolumens sowie eine Vermehrung der funktionierenden Herzmasse. Letztere wird als *Hypertrophie* (s. S. 267) bezeichnet. Sie stellt den wichtigsten Kompensationsmechanismus dar. Entwickelt sich eine Hypertrophie zum Ausgleich einer Stenose, so kommt es zu einer Verstärkung der Herzmuskulatur, ohne daß dieser eine Erweiterung (Dilatatio) des entsprechenden Herzabschnittes vorausgeht. Man spricht in diesem Fall von einer *konzentrischen Hypertrophie*. Folgt die Hypertrophie auf eine Klappeninsuffizienz, so beobachtet man zunächst eine stärkere Vordehnung der Muskelzellen *(tonogene Dilatation)* und erst im Anschluß daran die Hypertrophie. Es resultiert ein Befund, den man als *exzentrische Hypertrophie* bezeichnet. Über kurz oder lang werden Herzen, die durch Hypertrophie einen Klappenfehler zunächst kompensieren konnten, insuffizient, d. h. sie dilatieren *(myogene Dilatation)*. Die Ursache hierfür ist in einer zunehmenden Verschlechterung der Nährstoff-, Wirkstoff- und Sauerstoffdiffusion und in einer Störung des Abtransportes von Stoffwechselschlacken zu sehen. Wie neuere Untersuchungen gezeigt haben, ist für die mangelhafte Blutversorgung des Myokards nicht das Kapillarsystem verantwortlich zu machen, sondern vielmehr das mangelhafte Anpassungsvermögen der Koronararterien.

X = Erweiterung des Ostiums

6.2.2 Krankhafte Prozesse im Myokard

An erster Stelle sind beim Haustier entzündliche und degenerative Prozesse am Myokard (Myokarditis, Myokardose) zu nennen, auch im Herzmuskel wachsende und sich vermehrende Tumorzellen haben den gleichen Effekt. Die Ätiologie eines Herzmuskelschadens kann sehr unterschiedlich sein. Von besonderer Wichtigkeit sind beim Tier Infektionen mit dem Virus der Maul- und Klauenseuche, Vitamin-E/Selen-Mangel sowie eine Reihe von Stoffwechselerkrankungen. Beim Menschen kommt zirkulatorisch bedingten Myokardschäden durch Lumeneinengung der Koronargefäße bei Arteriosklerose besondere Bedeutung zu.

Die oben angeführten Noxen führen über eine Schädigung der Herzmuskelzellen zu einem Versagen des Herzmuskels, zur myokardialen Insuffizienz. Untersuchungen von FLECKENSTEIN (1967) haben ergeben, daß den Herzinsuffizienzen offenbar als gemeinsame Ursache eine ungenügende Umsetzung von energiereichen Phosphaten (ATP und Kreatinphosphat) zugrunde liegt. Dabei lassen sich zwei Typen unterscheiden:

6.2.2.1 Mangelinsuffizienz

Bei ihr liegt ein Mangel an energiereichem Phospat vor. Er wird verursacht durch Hypoxie, Ischämie, CO-Beatmung oder Stoffwechselgifte wie z. B. Cyanid. Auch Kohlenhydrat- und Kaliummangel werden genannt. Strukturell findet man zu Beginn Veränderungen an den Mitochondrien.

6.2.2.2 Utilisationsinsuffizienzen

Dieser Form liegt eine ungenügende Nutzbarmachung von energiereichen Phosphaten zugrunde. Bei Ca^{++}-Mangel z. B. sind die Myokardzellen nicht nur außerstande, mechanische Spannungen zu entwickeln, sondern sie verlieren auch die Fähigkeit, energiereiche Phosphate im Augenblick der Erregung in ausreichender Menge zu spalten. Es sind eine ganze Reihe von chemischen Verbindungen bekannt, die in der Lage sind, den Ca^{++}-Einstrom in die Zelle zu hemmen oder die Ca^{++}-Ionen vom Wirkungsort am kontraktilen System abzudrängen. In allen diesen Fällen nimmt der Gehalt an energiereichem Phosphat im Myokard zu, aber die Kontraktionskraft sinkt. Extrazelluläre Ca^{++}-Ionen werden bevorzugt durch das transversale tubuläre Kanalsystem (endoplasmatisches Retikulum) ins Innere der Muskelzelle eingeschleust. Verquellung, Verstopfung, Einengung oder Degeneration dieser Tubuli sind demnach das morphologische Substrat der Utilisationsinsuffizienz. Die Insuffizienz des chronisch hypertrophierten Herzens wird diesem Typ zugeordnet.

6.2.3 Druck von außen auf das Herz

Behinderungen der Herzaktionen können durch entzündliche oder nichtentzündlich bedingte Flüssigkeitsansammlungen im Herzbeutel hervorgerufen werden; ähnlichen Effekt haben Verwachsungen der Herzbeutelblätter. Unter diesen Gegebenheiten kann sich das Herz in der Diastole nicht genügend erweitern, die Einflußbahnen (kraniale und kaudale Hohlvene) und die Vorkammern werden komprimiert. Es resultiert eine kardial bedingte Kreislaufstörung.

6.2.4 Übermäßige Belastung des linken Ventrikels

Beim Menschen können allgemeine Parforceleistungen zu einer gewaltigen Linksbelastung des Herzens führen. Erhebliche Dilatationen des linken Herzens, die man ab und an bei Jagdhunden als Folge starker körperlicher Anstrengung findet, dürften auf der gleichen Basis entstanden sein.

6.2.5 Akute oder chronische Belastung des rechten Ventrikels

Sie resultiert aus einer Zunahme des Widerstandes im funktionellen Gefäßgebiet der Lunge. Als Ursache für eine akute Belastung des rechten Ventrikels kommt das Steckenbleiben von Blutgerinnseln in der Arteria pulmonalis in Frage (s. Kap. Thrombose und Embolie). Chronische Verlaufsformen beobachtet man bei allmählich eintretender Einengung der Lungenstrombahn aus den verschiedensten Ursachen. Die Reaktion des Herzens auf die Druckerhöhung wird als Cor pulmonale bezeichnet. Sie besteht zunächst aus einer Rechtsdilatation, die bei plötzlich eintretender Widerstandserhöhung den Tod zur Folge haben kann. Stellt sich die Belastung langsamer ein, so folgt auf die Dilatation eine Hypertrophie. Das derart belastete rechte Herz kann insuffizient werden. Der Befund ist dann durch eine Stauung in den großen Kreislauf gekennzeichnet.

6.2.6 Rhythmusstörungen im Reizleitungssystem

Einzelheiten sind den Lehrbüchern über Pathologische Physiologie zu entnehmen.

6.3 Allgemeine Kreislaufstörungen, Schock

Unter einem Schock versteht man eine akute Insuffizienz des Kreislaufes, bei der ein Mißverhältnis zwischen dem kreisenden Blutvolumen und der Volumenkapazität des Gefäßsystems besteht. Die Kapillardurchblutung ist im Schock derart herabgesetzt, daß funktionelle und/oder morphologisch erfaßbare Veränderungen resultieren. Nachdem sich herausgestellt hat, daß zwischen Schock und Kollaps keine grundsätzlichen Unterschiede bestehen, hat man international den Begriff Kollaps ganz fallen gelassen und spricht nur noch vom Schock. In der Tiermedizin hat sich in den letzten Jahren mehr und mehr die Erkenntnis durchgesetzt, daß dem Schockgeschehen im Ablauf zahlreicher Erkrankungen der Haustiere weit größere Bedeutung zukommt, als dies früher angenommen wurde. Es kann jedoch nicht Gegenstand dieses Lehrbuches sein, den ganzen Schockkomplex im Detail darzustellen und zu diskutieren. Es sollen an dieser Stelle nur die allgemeinen Gesetzmäßigkeiten im Ablauf des Geschehens angesprochen werden.

Das oben erwähnte Mißverhältnis zwischen Blutvolumen und Gefäßvolumen kommt auf verschiedenem Wege zustande. Am Anfang des Schockgeschehens kann ein Blutverlust (hämorrhagischer Schock) oder der Verlust von Blutflüssigkeit in das Gewebe (z. B. nach Verbrennungen) stehen. Dies führt zur Eindickung des Blutes. Im anderen Fall ist es eine Gefäßlähmung bei normalem Blutvolumen, die den Schock einleitet (neurogener Schock). Unter diesen Bedingungen reicht die Gesamtblutmenge nicht mehr aus, das erweiterte Blutgefäßsystem zu füllen. Auch eine plötzliche Verminderung der Herzleistung kann auslösendes Moment eines Schockes sein (kardiogener Schock). Eine gewisse Sonderstellung nimmt der sog. Endotoxinschock ein, auf den noch näher einzugehen ist.

Im Zuge eines Schockes, gleich welcher Genese, wird die terminale Strombahn mangelhaft durchblutet, es entwickelt sich eine ischämische Hypoxydose mit nachfolgenden metabolischen Störungen. Letztere bestehen u. a. in einer hypoxisch bedingten Azidose, gesteigertem Eiweißabbau sowie Störungen des Wasser- und Elektrolythaushaltes. Die metabolischen und hämodynamischen Störungen beeinflussen sich gegenseitig. Sind im Schock Stoffwechselstörungen manifest geworden, so verstärken sie die Kreislaufstörung, und es kann ein lebensbedrohlicher Circulus vitiosus entstehen.

6.3.1 Der hypovolämische Schock

Blutverlust, periphere Gefäßerweiterung und verminderte Herzleistung haben ein Absinken des Blutdruckes *(Hypotonie)* mit verminderter Durchblutung der Körperperipherie zur Folge. Der Organismus versucht durch Kompensationsmechanismen die Kreislaufinsuffizienz auszugleichen. Man spricht von der Zentralisation des Kreislaufes. In dieser Phase I des Schockes werden die venösen Depots geleert und die Herzleistung vermehrt, Flüssigkeit strömt vom Gewebe in die Blutgefäße. Von besonderer Bedeutung ist eine reflektorisch, neurogen oder humoral ausgelöste Konstriktion der Arteriolen der Haut, der Nieren und der Organe des Splanchnikusgebietes. Die Engstellung der Arteriolen erfolgt über Sympatikusimpulse und Katecholaminausschüttung. Die kapilläre Durchblutung wird in den genannten Organen gedrosselt zugunsten der Blutversorgung lebenswichtiger Organe wie Herz, Gehirn und Nebennieren. Dank der Kreislaufumstellung ist ihre Versorgung zumindest für eine begrenzte Zeit ausreichend.

Wirken die den Schock auslösenden Momente weiter bzw. gelingt es auf therapeutischem Wege nicht, die Kreislaufsituation wieder zu normalisieren, tritt der Schock in die Phase II ein. Es kommt zur Verstärkung der hämodynamischen Dysregulation und der metabolischen Störungen. Der Kreislauf befindet sich im Stadium der *Dezentralisation* (beginnende Dekompensation). Auf die Engstellung der Arteriolen im Stadium der Zentralisation folgt eine Vasodilatation in der Kreislaufperipherie. Das Blut versackt in den Kapillargebieten, und auch die lebenswichtigen Organe werden nun unterversorgt. In der terminalen Strombahn kann es zur Aggregation korpuskulärer Blutbestandteile bzw. zur Stase kommen. Diese Schockphase ist zwar noch reversibel, jedoch sind infolge Sauerstoffmangels und metabolischer Störungen nicht selten Gewebsschäden (hypoxische Nekrosen) entstanden, die nur unter Hinterlassen von Defekten verheilen.

Die III. Phase des Schockes ist dadurch gekennzeichnet, daß die Kreislaufstörung irreversibel geworden ist *(Dekompensation)*. Kapillaren, Arteriolen und Venolen sind weit und schlaff *(Vasomotorenkollaps)*. Stase, hypoxische Gewebsschäden und erhöhte Gerinnungsbereitschaft des Blutes führen zur *disseminierten intravasalen Gerinnung* (DIC-Syndrom = disseminierte intravasale Coagulation), die mit einer Aktivierung der fibrinolytischen Aktivität einhergeht. Über den raschen Verbrauch von Fibrin, Thrombozyten usw. entsteht eine *Verbrauchskoagulopathie,* die sich in einer *hämorrhagischen Diathese* äußern kann. Die Schädigung lebenswichtiger Organe hat den Tod zur Folge. Von Bedeutung ist, daß bei dieser soeben geschilderten Form des sog. primären hypovolämischen Schockes die Bildung von Mikrothromben erst in der letzten Schockphase erfolgt.

6.3.2 Der Endotoxinschock

Bakterielle Endotoxine sind auslösendes Moment dieser Schockform. In der Veterinärmedizin spielen die Endotoxine von Kolibakterien die wohl größte Rolle. Auch Schockzustände, die sich als Folge massiver Freisetzung von Gewebsthrombokinase entwickeln, gehören in diesen Formenkreis, weiterhin akute Kreislaufinsuffizienzen im Anschluß an Erkrankungszustände, die durch eine generalisierte Endothelzellschädigung bei gleichzeitiger Insuffizienz der fibrinolytischen Aktivität gekennzeichnet sind (z. B. generalisierte SHWARTZMAN-Reaktion). Allen soeben genannten Schockformen ist gemeinsam, daß es schon in der Initialphase zu Mikrothrombosen kommt, während sie – wie oben ausgeführt – bei den primär hypovolämischen Schockformen erst in der terminalen Phase entstehen. Die fibrinolytischen Aktivitäten erschöpfen sich frühzeitig, es bildet sich schnell eine *Verbrauchskoagulopathie* mit nachfolgender hämorrhagischer Diathese aus. Ist die Mikrothrombenbildung ausgedehnt und verschließen die Gerinnsel größere Kapillargebiete, so resultieren schwere Organschäden. An den Nieren z. B. kann dies zur beiderseitigen Nierenrindennekrose führen.

Nicht immer läuft das Vollbild des Schockes ab. In derartigen Fällen spricht man von sog. *Schockfragmenten.* Fernerhin ist zu berücksichtigen, daß bei den einzelnen Spezies die Disposition der Organe für eine Kreislaufkrise unterschiedlich ist. Beim Menschen werden morphologisch erfaßbare schockbedingte Gewebsveränderungen vor allem in den Nieren, der Leber, dem Magen und Darm, in der Lunge, im Herzen und Gehirn angetroffen. Beim Schwein sind das Splanchnikussystem, das ZNS sowie Lunge und Nieren als „Schockorgane" anzusehen, beim Hund z. B. werden Herz, Dünndarm und Leber genannt.

An der Leiche kann die nicht der Norm entsprechende Verteilung des Blutes, d. h. das Versacken des Blutes in die sog. Schockorgane, als diagnostisches Kriterium gelten. Histomorphologisch spricht das Auftreten von Mikrothromben (s. a. S. 165) in der terminalen Strombahn für einen Schock. Die Kapillargebiete der Lunge und der Niere eignen sich besonders für den Nachweis. Interstitielles und intrazelluläres Ödem sowie disseminierte Nekrosen von Parenchymzellen und schließlich auch komplette infarktartige Nekrosen können als Schockfolgen in Erscheinung treten. In der Lunge finden sich gelegentlich hyaline Membranen, d. h. bandförmige fibrinhaltige Eiweißniederschläge, die der Basalmembran der Alveolen und Bronchiolen aufliegen. Einzelheiten über die schockabhängigen Gewebsveränderungen in den verschiedenen Organen sind den Lehrbüchern der Speziellen Pathologischen Anatomie und Histologie zu entnehmen.

6.4 Die örtlichen Kreislaufstörungen

6.4.1 Die örtliche Mangeldurchblutung bzw. Blutleere

Alle Zustände verminderter Durchblutung der Kreislaufperipherie werden am besten als Ischämien unterschiedlicher Stärkegrade bezeichnet. Im medizinischen Sprachgebrauch wird zwar nicht selten in diesem Zusammenhang von einer Oligämie bzw. Anämie gesprochen, jedoch sind diese Bezeichnungen im Zusammenhang mit örtlichen Durchblutungsstörungen nicht korrekt. Unter einer Oligämie versteht man eine Verminderung der Gesamtblutmenge infolge Blutung oder Wasserverlust. Von einer Anämie sollte man nur dann sprechen, wenn im Gesamtblut eine Verminderung des Erythrozytengehaltes oder der Blutfarbstoffmenge vorliegt.

Bei der *Ischämie* ist zwischen einer *relativen* und *absoluten* zu unterscheiden. Absolut ist sie dann, wenn die Blutzufuhr völlig gesperrt ist. Um eine relative Ischämie handelt es sich, wenn die Blutmenge genügt, ein Organ oder Gewebe im Ruhezustand ausreichend zu versorgen, wenn im Falle der besonderen Anforderung jedoch die Blutzufuhr unzureichend wird. Das klassische Beispiel in der Tierpathologie für eine relative arterielle Ischämie ist das sog. *intermittierende Hinken des Pferdes*. Infolge einer Thrombose, die auf Schadwirkungen durch Larven des Strongylus vulgaris zurückzuführen ist, bildet sich ein partieller Verschluß der Arteria femoralis aus. Im Ruhezustand genügt die Blutmenge, die den Thrombus passiert oder über Kollateralbahnen den Gliedmaßen zugeführt wird, um Symptome nicht in Erscheinung treten zu lassen. Steigt der Blutbedarf bei stärkerer Bewegung an, kommt es zur Mangelsituation, die sich in einer Lahmheit äußert. Das Aussehen ischämischer Bezirke ist durch Blässe, kleineres Volumen und Kühle gekennzeichnet. Die Blässe hängt damit zusammen, daß die Eigenfarbe der Organe und Gewebe infolge der mangelhaften Durchblutung stärker in Erscheinung tritt. Auch die Volumenverringerung geht auf das Minus an Blut zurück. Verminderte Oxydationsvorgänge und damit eingeschränkte Wärmeproduktion sind die Ursachen der Abkühlung, die sich klinisch besonders an oberflächlich gelegenen Teilen bemerkbar macht.

Ursachen für Mangeldurchblutungen verschiedener Grade sind:
1. Einengung oder Verschluß arterieller Gefäße durch Druck von außen (Kompressionsischämie) oder durch Verlegung des Lumens von innen her (Obturationsischämie);
2. Wandveränderungen der Blutgefäße entzündlicher oder degenerativer Natur, die Lumeneinengung bzw. Verschluß zur Folge haben;
3. Krampfzustände der Gefäßmuskulatur (spastische Ischämie);

146 Kreislaufstörungen

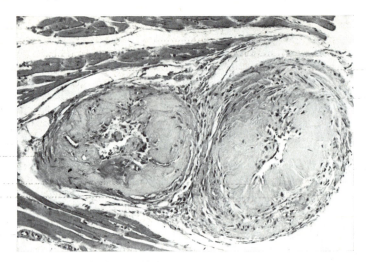

Abb. 6.1 Lumeneinengung infolge Amyloidablagerung in der Wand von Herzarterien beim Hund

4. Versacken des Blutes in bestimmten Organen oder Geweben z. B. im Schock, wobei andere Körperpartien weitgehend blutleer werden (reflektorische oder kollaterale Ischämie).

Massive Flüssigkeitsansammlungen in der Brusthöhle haben eine Kompressionsischämie der Lunge zu Folge. Ein weiteres Beispiel ist die durch Druck eines mit Gas gefüllten Pansens ischämisch gewordene Leber. Thrombose und Embolie (s. S. 161, 171) als Ursache einer Obturationsischämie spielten beim Tier nicht die Rolle, die dieser Genese beim Menschen zukommt. Hierauf wird bei der Besprechung der Thrombose noch einmal zurückzukommen sein. Gleiches gilt für Gefäßerkrankungen, die zur Lumeneinengung bzw. zum Gefäßverschluß Veranlassung geben. Beim Menschen ist in diesem Zusammenhang die Arteriosklerose als wichtigste Erkrankung zu nennen. Man kennt sie zwar auch beim Tier, ihre

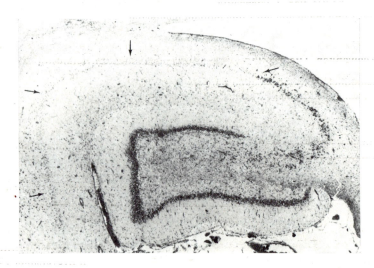

Abb. 6.2 Untergang von Ganglienzellen im Ammonshorn eines Hundes als Folge länger andauernder Krampfanfälle. Im Bereich des durch Pfeile gekennzeichneten Ganglienzellbandes sind die Zellen nur noch schemenhaft erkennbar

Verlaufsformen sind jedoch im allgemeinen leichter und stellen keinen erheblichen Risikofaktor für den peripheren Kreislauf dar. Immerhin sind beim Hund Hyalinisierungen und/oder Amyloidablagerungen in der Wand intramuraler Herzarterien bekannt, die über eine Lumeneinengung mit nachfolgender relativer Ischämie zu Myokardschädigungen führen (Abb. 6.1). Bezüglich des Vorkommens der *spastischen Ischämie* sind vor allem beim Menschen eine Reihe von Krankheiten zu nennen, bei denen ein morphologisches Substrat an den Gefäßen fehlt. Man führt die Ischämie auf krampfartige Kontraktionen mittlerer und kleinerer Gefäße zurück. In der Humanpathologie herrscht die Ansicht vor, daß schwere Nekrosen aufgrund von Gefäßspasmen allein sehr selten sind. Beobachtungen am Menschen, aber auch am Versuchstier, haben gezeigt, daß sich die Krampfzustände meist von selber lösen, bevor sich schwere Schäden im Versorgungsgebiet der betreffenden Arterien entwickeln. Anscheinend entstehen in den ischämischen Gebieten vasoaktive Lokalhormone (H-Substanzen), die den Krampf lösen. Eine Ausnahme machen die Gefäßspasmen beim Ergotismus. Das Alkaloid Ergotamin des Mutterkorns wirkt auf die Gefäßmuskulatur und bringt sie zu einer starken Dauerkontraktion mit nachfolgender Ischämie und Nekrose im Versorgungsgebiet dieser Gefäße. Besonders bei Rindern und dem Geflügel sind Massenvergiftungen durch stark mit Mutterkorn befallenes Getreide beobachtet worden.

Bei der *Epilepsie* des Menschen kommt es zu Gefäßkrämpfen im Gehirn mit dem Resultat, daß bevorzugt in bestimmten Arealen Nervenzellen infolge Sauerstoffmangel absterben. Mit der Zeit nimmt dabei die Großhirnrinde deutlich an Umfang ab. Auch beim Hund kennt man ein Krampfgeschehen im zentralen Nervensystem, wobei man die Anfälle aufgrund gewisser Ähnlichkeiten mit denen bei der Epilepsie als epileptiforme Krämpfe bezeichnet. Das ZNS des Hundes ist anscheinend gegenüber einer ischämisch bedingten Unterversorgung mit Sauerstoff weniger empfindlich als das des Menschen. Ab und zu kann man jedoch in derartigen Fällen sog. ischämisch bedingte Ganglienzellausfälle im Ammonshorn oder in der Großhirnrinde beobachten (Abb. 6.2).

Reflektorische Einflüsse spielen bei der *kollateralen Ischämie* eine Rolle, so muß man z. B. damit rechnen, daß bei rascher Entfernung größerer Flüssigkeitsergüsse aus der Pleurahöhle infolge des schnellen Nachlassens des starken intrathorakalen Druckes auf die Lunge eine Kreislaufinsuffizienz mit Ohnmacht resultiert, die gegebenenfalls tödlich verläuft. Ursache ist die plötzliche Druckentlastung des großen Kapillargebietes der Lunge. Blut strömt aus anderen Organen, u. a. auch aus dem Gehirn, ab und der Lunge zu. Im Gehirn liegt nun eine kollaterale Ischämie vor. Gleichzeitig wird durch die Verminderung des hydrostatischen Druckes im Lungengewebe ein Lungenödem begünstigt.

Die *Folgen* einer örtlichen Mangeldurchblutung oder einer totalen Blutleere können zwischen anscheinend völlig normalem Fortgang der Lebensvorgänge und dem Absterben der Gewebe schwanken. Hierfür sind verschiedene Gegebenheiten verantwortlich zu machen:

1. unterschiedliche Empfindlichkeit der Gewebsarten
2. allgemeiner Zustand des Gewebes
3. der Zeitfaktor
4. die Gefäßarchitektur des betroffenen Gebietes

Die verschiedenen Organe und Gewebe des Körpers sind gegenüber einem Sauerstoff- bzw. Nährstoffmangel sehr unterschiedlich empfindlich. Im allgemeinen gilt, daß die Empfindlichkeit um so größer ist, je höher differenziert ein Gewebe ist. Hirngewebe, insbesondere die Ganglienzellen, werden sehr rasch geschädigt. Sie stellen innerhalb von Sekunden ihre Funktion ein und sterben bei völliger Ischämie nach wenigen Minuten ab. Auch Herzmuskelzellen sind sehr vulnerabel. Experimente am Hund haben gezeigt, daß bei total unterbrochener Blutversorgung unter normothermen Bedingungen nach 20 bis 30 Minuten irreversible Veränderungen an den Zellen eingetreten sind. In den großen drüsigen Organen tritt eine Zellschädigung bei Blutsperre schon nach wenigen Minuten ein, ein irreversibler Zellschaden entsteht erst nach etwa einer Stunde. Die Skelettmuskulatur soll eine Absperrung der Arterien bis zu ca. drei Stunden ertragen können, Knochen und Bindegewebe noch wesentlich länger.

148 Kreislaufstörungen

Der allgemeine Zustand der Gewebe ist insofern von Bedeutung, als momentan sehr aktive Gewebe besonders empfindlich sind. Bei allgemeinen Kreislaufstörungen durch Herzinsuffizienz treten auch die Folgen örtlicher Durchblutungsstörungen schwerer in Erscheinung. So kommt es in der Agonie z. B. an Haut und Muskulatur über hervortretenden Knochen leicht zur Drucknekrose *(Dekubitus)*. Auch das Alter eines Organismus ist von Bedeutung, da ein jüngerer Körper wesentlich anpassungsfähiger ist als ein älterer. Zuletzt sei noch angeführt, daß abgekühltes Gewebe (reduzierter Stoffwechsel) widerstandsfähiger gegenüber einer Anoxie ist als normal temperiertes. Diese Erfahrung stammt aus den Winterfeldzügen und hat zu der praktischen Nutzanwendung geführt, daß z. B. Herzoperationen am unterkühlten Patienten durchgeführt werden.

Weiterhin ist im Hinblick auf die Folgen der Zeitfaktor von Wichtigkeit. Entwickelt sich der Verschluß oder die Einschränkung der arteriellen Durchblutung langsam, so hat der Körper Zeit, Ausgleichs- und Gegenmaßnahmen zu treffen. Wir werden jedoch sehen, daß diese Möglichkeiten beschränkt und in manchen Gebieten des Organismus überhaupt nicht gegeben sind.

Von entscheidender Bedeutung für die Vulnerabilität der Organe und Gewebe mit gestörter Blutversorgung ist ihre Gefäßarchitektur. Gelingt es, das abgesperrte Gebiet über Verbindungen mit anderen Arterien *(Anastomosen)* ausreichend schnell wieder in den Blutstrom einzuschalten, dann werden Veränderungen ausbleiben. Zahlreiche Anastomosen finden sich z. B. an den Arterien der Gliedmaßen und des Darms. Verstopfung und Unterbindung werden in der Regel dann ohne Schaden vertragen, wenn ein *primär vollständiger Kollateralkreislauf* vorhanden ist. Die Abb. 6.3 erläutert die zur Rede stehenden Verhältnisse anhand der Verzweigungen der Arteria mesenterica cranialis beim Rind. Wird an der mit einem Pfeil gekennzeichneten Stelle die Arteria mesenterica verschlossen, so ist dies für die Versorgung des Dünndarms ohne offensichtliche Bedeutung. Von anderer Seite her kann Blut in ausreichender Menge in das abgesperrte Verzweigungsgebiet einströmen. Auch wenn die Anzahl der präformierten Kollateralbahnen nicht allzu groß bzw. das Kaliber der Gefäße nur gering ist, besteht unter gewissen Bedingungen doch die Möglichkeit, daß ein arterielles Durchblutungsdefizit ausgeglichen wird. Voraussetzung hierfür ist, daß für die Schaffung des Ausgleiches genügend Zeit vorhanden ist, d. h. daß das betreffende Gewebe den Mangelzustand temporär ertragen kann. Man weiß, daß sich Kapillaren unter der Wirkung eines vermehrten Blutzuflusses so erweitern und umgebaut werden können, daß sie sich in Bau und Funktion

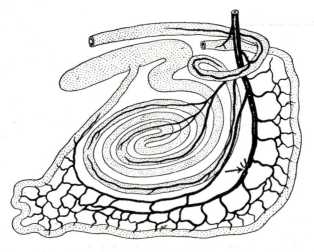

Abb. 6.3 Vollständiger primärer Kollateralkreislauf im Darm eines Rindes. Unterbrechung der Zirkulation bei dem Pfeil hat keine weiteren Folgen

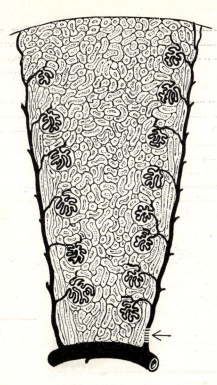

Abb. 6.4 Sogenannte Endarterien. Von der A. arcuata der Niere steigen zwei Aae. interlobulares (corticales) in die Nierenrinde, ohne Anastomosen miteinander einzugehen. Unterbrechung der Zirkulation der einen A. interlobularis bei dem Pfeil bedeutet daher Ausschaltung des ganzen Verzweigungsgebietes von der Blutversorgung und damit weitere Folgen

wie Arterien verhalten. In diesen Fällen spricht man von der Ausbildung eines *sekundären vollständigen kollateralen Kreislaufs*.

In einer ganzen Reihe von Organen, so dem Gehirn, dem Herzen, der Niere und der Milz sowie der Netzhaut des Auges sind nur relativ wenig oder faktisch keine Anastomosen vorhanden. Kommt es zur Unterbrechung oder Einschränkung der arteriellen Versorgung, so reichen die Anastomosen nicht aus, um den Anforderungen zu genügen. Es resultiert ein örtlicher Gewebstod. Die Arterien der genannten Organe werden daher als *funktionelle* bzw. *echte Endarterien* bezeichnet (Abb. 6.4). Das Adjektiv *funktionell* soll dabei zum Ausdruck bringen, daß sich diese Gefäßstrecken genauso verhalten wie arterielle Bahnen ohne Anastomosenbildung. Bei den Organen, die über ein nutritives und funktionelles Gefäßsystem verfügen (Leber und Lunge), liegen die Verhältnisse bei arteriellen Durchblutungsstörungen sehr viel komplizierter. Sie werden bei der nun folgenden Besprechung der Auswirkungen der örtlichen Ischämie abgehandelt.

6.4.2 Der Infarkt

Eine im Gefolge schwerer örtlicher arterieller Durchblutungsstörung auftretende Gewebsnekrose wird als *Infarkt* bezeichnet (abgeleitet von infarcere = hineinstopfen). Man unterscheidet zwischen dem *blassen* (weißen) oder *anämischen Infarkt* und dem *roten* oder *hämorrhagischen*. Entsprechend der arteriellen Blutgefäßversorgung (Endarterien, zwei Gefäßsysteme)

150 Kreislaufstörungen

sind die Infarkte in Herz, Niere, Milz und Gehirn in der Regel anämisch, die in Lunge, Leber und Darmwand hämorrhagisch. Der Gewebsuntergang verläuft im Gehirn unter dem Bilde einer Erweichung *(Kolliquationsnekrose)*, in den anderen Organen unter Gerinnungsvorgängen *(Koagulationsnekrose)*. Am häufigsten ist der Infarkt beim Tier in der Niere lokalisiert, Herz und Gehirn sind weit seltener betroffen als beim Menschen. Die weitaus wichtigste Infarktursache ist die thrombosierende Herzklappenentzündung, in deren Gefolge es zur Embolie (s. S. 171) kommen kann. Die für die Infarktgenese des Menschen so bedeutsame Arteriosklerose der Hirn- und Koronargefäße wird beim Tier nur selten angetroffen.

6.4.2.1 Der anämische Infarkt

Der vollständige anämische Infarkt

Das bei der Infarktbildung ablaufende Geschehen ist besonders gut am Beispiel des Niereninfarktes zu erläutern. Entsprechend der Entstehung in einem Arterienendgebiet hat er Keil- oder Trapezform. Die Spitze des Keiles, bzw. die kürzere Seite des Trapezes, ist gegen das Organinnere gerichtet und die Grundfläche des Keiles, bzw. die längere Seite des Trapezes, mit der äußeren Begrenzung des Organes identisch. Die Lage des Infarktes ist grundsätzlich eine periphere, wobei Tiefe und Breite um so ausgedehnter sind, je größer der verlegte Arterienquerschnitt ist. Eine Verstopfung der Arteria renalis führt zum totalen Infarkt, d. h. zum Absterben der ganzen Niere.

Der frische anämische Infarkt stellt sich etwa acht Stunden nach Eintritt des Gefäßverschlusses makroskopisch als leicht getrübter blasser Bezirk dar, dessen Grenzzone eine schwache Rötung aufweist. Das infarzierte Gebiet ist nach einigen Tagen gequollen und

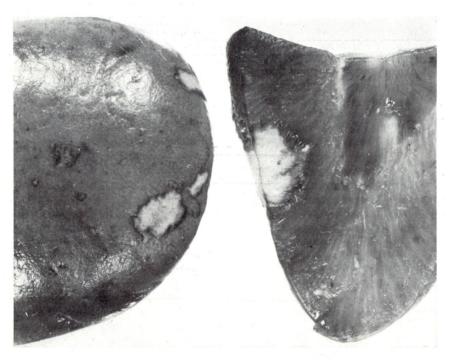

Abb. 6.5 Anämische Infarkte in der Niere eines Schweines. – Links: Aufsicht der Niere. Der hyperämische Randsaum um die helle Nekrosezone ist in der Abbildung an der Schwarzfärbung deutlich zu erkennen. – Rechts: Schnittfläche des Infarktes. Die Keilform ist angedeutet

gelblich gefärbt, es ragt etwas über die Nierenoberfläche empor und ist von einem unterschiedlich breiten roten Randsaum umgeben (Abb. 6.5).

Im histologischen Bild kann man verschiedene Zonen erkennen. Die äußerste subkapsuläre Rindenzone ist nicht selten vom Gewebsuntergang verschont, da eine kollaterale Blutversorgung von Kapselgefäßen aus hier die Nekrose verhindern kann. Im Zentrum des Infarktes sind alle Gewebsbestandteile einer Gerinnungsnekrose verfallen, die Konturen der Glomerula und Tubuli sind jedoch zunächst gut zu erkennen. Auch sind blasse und pyknotische Kerne noch lange anfärbbar. Die Grenze zum völlig intakten Nierengewebe ist nicht scharf. Zwischen der totalen Nekrose und dem erhaltenen Gewebe liegt eine Grenzzone, in der der Gewebsuntergang nicht vollständig ist. Glomerula können erhalten sein, desgleichen das Zwischengewebe. In der äußersten Schicht dieser Grenzzone sind lediglich die besonders O_2-mangelempfindlichen Epithelien der proximalen Tubuli untergegangen. Nahe der totalen Nekrose finden sich ausgewanderte Granulozyten, die einen Demarkationswall um das abgestorbene Gebiet bilden. In der äußeren Grenzzone sind die Kapillaren und kleinen Gefäße blutgefüllt, rote Blutkörperchen sind ausgetreten (hyperämische Randzone). Das Ausmaß des Gewebsschadens wird letztlich davon bestimmt, inwieweit in der Grenzzone die Zirkulation wieder in Gang kommt und durch Diffusion eine Ernährung noch nicht abgestorbener Gewebsbestandteile möglich ist.

Mit der Zeit verfällt das anämisch-nekrotische Gewebe der Auflösung und Resorption. Die Ansichten darüber sind geteilt, ob es zu einer Organisation des Infarktes durch Einsprossen eines gefäßhaltigen Granulationsgewebes mit nachfolgender narbiger Umwandlung kommt oder ob die Infarktnarbe lediglich auf die Induration des erhalten gebliebenen Bindegewebes zurückzuführen ist. Die Narbe, die ein vollständiger Infarkt hinterläßt, ist in der Regel recht typisch. Schemenhaft sind noch Reste des ehemalig nekrotischen Parenchyms in Keilform und das verschlossene Gefäß nachweisbar. In der Narbe können einzelne Mittelstücksprosse erhalten bleiben. Waren mehrere Infarkte vorhanden, so resultiert eine grob granulierte Niere, die als *Infarktschrumpfniere* bezeichnet wird. Narbige Umwandlung eines Infarktes tritt nur dann ein, wenn ein blander (frei von Bakterien) Gefäßverschluß vorlag. Der Ablauf des Geschehens ist ein anderer, wenn gleichzeitig Bakterien in das infarzierte Gebiet gelangen (*septischer Infarkt*). Die nekrotische Zone heilt dann nicht unter Narbenbildung ab. Es kommt zu einer massiven Einwanderung von polymorphkernigen Leukozyten, die den nekrotischen Keil entweder sequestrieren oder das ganze Nekrosefeld eitrig einschmelzen. Im weiteren Verlauf kann sich dann eine Kapsel um den Herd bilden. Derartigen Abszessen ist häufig nicht mehr anzusehen, daß sie primär aus einem anämischen Infarkt hervorgegangen sind.

Der unvollständige anämische Infarkt

Ein inkompletter Niereninfarkt entsteht dann, wenn die Nierenarterienäste nur hochgradig eingeengt, aber nicht völlig verschlossen sind. Die äußere Randzone eines totalen Infarktes zeigt z. B. dieses Bild, es kann aber auch als selbständiges Ereignis in Erscheinung treten. Der Schädigung unterliegen besonders die O_2-mangelempfindlichen Hauptstückepithelien und die dicken Schleifenschenkel. Makroskopisch fällt im Bereich unvollständiger Infarkte besonders eine Reduktion der Breite der Rindenschicht auf, fernerhin eine unscharfe Zeichnung und blaßbraune bis blaßgelbliche Farbe. Im histologischen Bild sieht man die Glomerula eng zusammenstehen, wobei die Schlingen verquollen sein können. Die Harnkanälchen sind hochgradig atrophisch. Ursächlich kommen sowohl unvollständig verschließende Thromben bzw. Emboli in Frage als auch Erkrankungen der Gefäßwand, die mit einer Lumeneinengung einhergehen.

6.4.2.2 Der hämorrhagische Infarkt

Kennzeichen dieses Infarkttypes ist, daß der nekrotische Gewebsbezirk dicht von roten Blutkörperchen durchsetzt ist, die die Gefäßbahnen verlassen haben. Es liegt eine blutige Nekrose vor. Das betroffene Gebiet erscheint schwarzrot, härter und trüber als normal und

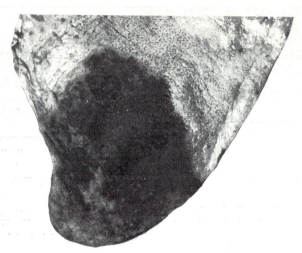

Abb. 6.6 Hämorrhagischer Infarkt an der Peripherie des Mediallappens der Lunge eines Hundes

ragt zumindest anfänglich über die Organoberfläche hervor (Abb. 6.6). In der Form gleichen die hämorrhagischen den anämischen Infarkten, d. h. auch hier ist das Versorgungsgebiet des verschlossenen Gefäßes maßgebend für die Gestalt der Gewebsnekrosen. Bei kleinen anämischen Infarkten kann es vorkommen, daß rote Blutkörperchen sekundär aus der hyperämischen Randzone in das blutleere Zentrum eingepreßt werden und dadurch eine Rotfärbung der Nekrose bedingen. Diese Vorgänge haben jedoch nichts mit der Entstehung eines hämorrhagischen Infarktes zu tun. Die Pathogenese des echten hämorrhagischen Infarktes ist wesentlich komplizierter und auch heute noch umstritten. Sicher dürfte sein, daß er nicht nur auf einem Wege zustande kommt.

Der rote Lungeninfarkt

Er wird beim Haustier nur selten angetroffen. Die Vorstellungen über die Entstehung des hämorrhagischen Lungeninfarktes gehen dahin, daß er sich nur dann ausbilden kann, wenn ein Verschluß eines mittelkalibrigen Astes der Arteria pulmonalis, ein Abfall des Blutdruckes in der Arteria bronchalis und ein Druckanstieg im venösen Bereich der Lunge zusammentreffen. Der Verschluß eines Pulmonalisastes allein hat keinen hämorrhagischen Infarkt zur Folge. Erst unter den Gegebenheiten der oben geschilderten Kreislaufsituation erreicht die hypoxische Schädigung der Kapillar- und Alveolenwände so hohe Grade, daß es zum Blutaustritt und anschließend zur Nekrose der betroffenen Lungenareale kommt. Bei Patienten mit chronischer Lungenstauung zum Beispiel kann sich im Anschluß an eine überlebte Lungenembolie ein hämorrhagischer Lungeninfarkt entwickeln.

Der rote Leberinfarkt

Auch diese Form des Infarktes kommt beim Haustier nur in seltenen Fällen zur Beobachtung. Die hämorrhagisch infarzierten Areale werden im allgemeinen nicht nekrotisch. Dem Infarktgeschehen liegt ein Verschluß eines Astes der Pfortader oder der Arteria hepatica bei gleichzeitiger Blutabflußstörung in den Venae hepaticae bzw. der kaudalen Hohlvene zugrunde.

Der hämorrhagische Darminfarkt

Die Genese des hämorrhagischen Infarktes in der Darmwand ist eine andere als die der entsprechenden Infarkte in Lunge und Leber. Man trifft ihn in der Tierpathologie besonders beim Pferd in Verbindung mit der *verminösen Arteriitis* (Larven des Strongylus vulgaris) an. Wie bereits ausgeführt, neigt der Darm nicht zur Infarktbildung, da seine Arterien über zahlreiche Anastomosen verfügen. Werden jedoch gleichzeitig mehrere Arterien verschlossen oder längere Gefäßstrecken etagenförmig (durch Thromben oder Emboli), dann bleiben Schadwirkungen nicht aus. Die Darmwand ist in diesen Fällen abschnittsweise verdickt und blaurot bis schwarzrot gefärbt. In der Bauchhöhle und im Darmlumen läßt sich blutig gefärbte Flüssigkeit nachweisen. Die Entwicklung des Infarktes erklärt sich in diesen Fällen wie folgt: Ereignet sich ein Gefäßverschluß gleichzeitig an mehreren Stellen, dann reichen auch im Darmbereich die vorhandenen Anastomosen nicht aus, um das von der direkten arteriellen Blutversorgung abgesperrte Gebiet in ausreichend kurzer Zeit mit Blut zu versorgen. Es kommt in den Kapillargebieten sowohl zum Blutdruckabfall als auch zur Schädigung der Wandelemente. Das mit der Zeit über Anastomosen diesem Gebiet zugeführte Blut findet jetzt zwar kein nekrotisches Gewebe vor, aber vorgeschädigte Kapillarbereiche, Blutbestandteile, insbesondere Erythrozyten treten aus, und es entwickelt sich eine hämorrhagische Nekrose.

Der hämorrhagische Infarkt nach Venenverschluß

Im Zusammenhang mit der Besprechung des hämorrhagischen Infarktes muß auch erwähnt werden, daß nicht nur ein Verschluß auf der arteriellen Seite des Kreislaufes derartige Folgen zeigt. Der Verschluß von Venen kann zu dem gleichen Resultat führen. Zur Verlegung des Lumens einer Vene kommt es z. B. durch Druckeinwirkung von außen oder durch ein Blutgerinnsel. In diesem Fall wird, so lange die Kraft des arteriellen Druckes ausreicht, Blut in das Kapillargebiet gepreßt. Mit der Zeit gelangt jedoch nicht mehr genügend arterialisiertes Blut in das überfüllte Gefäßgebiet. Der O_2-mangelbedingte Kapillarwandschaden und der erhöhte Binnendruck haben einen Blutaustritt in Richtung auf das Interstitium und daran anschließend eine blutige Nekrose zur Folge. Bei dieser Form wird meist von einer **hämorrhagischen Infarzierung** des Gewebes, aber auch vom roten Infarkt gesprochen.

6.4.2.3 Metabolische Infarkte

Der Vollständigkeit halber muß vermerkt werden, daß die Bezeichnung Infarkt nicht nur in Verbindung mit örtlichen Kreislaufstörungen verwendet wird. Es gibt z. B. beim Hund in Mark und Papille der Niere nicht selten Ablagerungen von Kalksalzen (oft zusammen mit Lipoiden) in Sammelröhrchen, Kapillaren und interstitiellem Gewebe, die als *Kalkinfarkte* bezeichnet werden. Gleiches gilt für Harnsäurekristalle in den Sammelröhrchen des Papillenbereiches beim neugeborenen Ferkel, die den Namen *Harnsäureinfarkte* tragen. Man kann mit Doerr und Quadbeck diese Typen als metabolische Infarkte bezeichnen und den eigentlichen zirkulatorischen gegenüberstellen.

6.4.3 Die örtliche Blutfülle (Hyperämie)

Unter einer Hyperämie versteht man eine vermehrte Blutmenge in Organen oder Organbezirken. Man unterscheidet eine Hyperämie, die auf einer Vermehrung des arteriellen Zuflusses beruht und als aktive oder arterielle Hyperämie bezeichnet wird, und eine Form, die ihre Ursache in einer Abflußbehinderung im Venenbereich hat. In diesem Fall spricht man von der venösen, passiven oder Stauungshyperämie. Letztere ist in der Regel mechanisch bedingt.

6.4.3.1 Die arterielle Hyperämie

Bei der **aktiven Hyperämie** findet sich eine Erweiterung der Arteriolen, aber auch der Kapillaren und Venolen. Sie ist mit einer Beschleunigung der Blutströmung in der terminalen Strombahn verbunden. Sie kann sowohl im physiologischen Bereich zur Beobachtung kommen als auch die Antwort auf einen pathologischen Reiz und damit eine eigentliche örtliche Kreislaufstörung darstellen. Man trifft sie als *funktionelle Hyperämie* der tätigen Organe, so z. B. als Verdauungsrötung der Magenschleimhaut an. Auch psychische Reize können unmittelbar über Gefäßnerven einwirkend beim Menschen sog. Schamröte oder Zornesröte, d. h. aktive Hyperämie auslösen. Ins Pathologische geht diese Form der Blutfülle in der Haut über, wenn trockene oder feuchte Wärme oder mechanische, aktinische oder chemische Reize mäßigen Grades auf sie einwirken. Da bei der Entzündung gefäßerweiternde Stoffe freiwerden, ist die aktive Hyperämie ein Begleitsymptom entzündlicher Prozesse. Von der einfachen aktiven Hyperämie unterscheidet sich die entzündliche jedoch sehr bald dadurch, daß es wieder zu einer Stromverlangsamung und gegebenenfalls sogar zu einem Stillstand des Blutes im Kapillarbereich kommt. Das Vorliegen einer aktiven Hyperämie ist an einer stärkeren hellen Rötung der Gewebe erkenntlich. Ist ein Organ normalerweise dunkelrot gefärbt (Leber) tritt sie nicht in Erscheinung. Ein weiteres Kennzeichen ist eine Steigerung der Temperatur, die nur an äußeren Körperregionen unmittelbar festzustellen ist.

Im mikroskopischen Bereich unterscheidet sich ein schnell fließender Blutstrom nicht von dem normaler Geschwindigkeit. Neben dem plasmatischen Randstrom findet sich der schneller fließende Achsenstrom. In seinem Zentrum liegen die größten Partikel (Leukozyten), während die kleinsten, die Thrombozyten, sich nahe der Gefäßwand fortbewegen. Erst dann, wenn im Verlaufe einer entzündlichen Hyperämie nach anfänglicher Beschleunigung eine Verlangsamung der Blutströmung eintritt, ändern sich diese Verhältnisse. Es kommt zur sog. *körnigen Strömung der Erythrozyten,* zum *Sludge-Phänomen* (engl. = zähflüssiger Schlamm). Die so entstandenen Aggregate aus roten Blutkörperchen sind größer als Leukozyten und drängen sie nunmehr nach physikalischen Gesetzen in den Randstrom ab. Die Folgen einer derartigen Strömungsveränderung werden im Kapitel Entzündung abgehandelt.

6.4.3.2 Die venöse oder Stauungshyperämie

Sie entsteht dann, wenn es zu einer Verzögerung bzw. völligen Verhinderung des Blutabflusses kommt. Sie ist durch eine Überfüllung der Venen und Kapillaren gekennzeichnet. Organe oder Gewebe mit einer Stauungshyperämie sind durch blaurote Farbe *(Zyanose)*, Vergrößerung und Gewichtszunahme sowie eine deutliche Zeichnung der Venen charakterisiert. In den gestauten Gefäßstrecken kommt es zunächst infolge der Stromverlangsamung zu einer Aufhebung von Achsen- und Wandstrom und über eine Mangelversorgung der Gefäßwand mit Sauerstoff und einer Anreicherung von CO_2 zu einem Kapillarwandschaden. Dieser führt in Verbindung mit dem erhöhten Binnendruck in der terminalen Strombahn zu einem vermehrten Austritt von Blutwasser in den extravasalen Raum. Es resultiert ein *Stauungsödem* (s. S. 177). Über O_2-Mangel und die Anreicherung von Stoffwechselschlacken kann es zur Schädigung von Parenchymzellen und zu ihrem Untergang kommen. Bei länger anhaltenden Stauungen führt der Druck des Blutes zum Schwund von Gewebsbestandteilen *(Druckatrophie)* und häufig auch zur Zubildung kollagener Fasern und zur Kollagenisierung von Retikulumfasern.

Eine Stauungshyperämie erstreckt sich entweder auf das gesamte venöse System des Organismus oder bleibt örtlich beschränkt. Allgemeine Behinderungen des Blutabflusses haben ihre Ursache in einer mangelhaften Herztätigkeit. Unzureichende Entleerung des rechten Vorhofes hat Stauung im großen Kreislauf, die der linken Vorkammer Stauung im kleinen Kreislauf zur Folge. Hierauf wurde bereits bei der Besprechung der kardial bedingten Kreislaufstörungen eingegangen (s. S. 140). Ob es beim Vorliegen örtlicher Blutabflußbehinderungen überhaupt zum Auftreten einer nennenswerten Stauungshyperämie kommt, ist davon abhängig, ob und inwieweit das gestaute Blut über Seitenbahnen *(Anastomosen)* in andere Venen abfließen kann. Ist dies in ausreichend kurzer Zeit gewährleistet, so werden Folgen ausbleiben oder minimal sein. Sind nur kleine Anastomosen angelegt, so können sich diese mit der Zeit als Folge der Druckerhöhung erweitern und die Funktion ausgefallener Gefäßstrecken übernehmen, so daß nach und nach die Stauungserscheinungen zurückgehen. Es gibt aber auch Venen, bei deren Verschluß keine ausreichende, den Abfluß ermöglichende Anastomosenbildung eintreten kann. Dies gilt besonders für die großen Venenstämme der Organe bei plötzlicher Drosselung des Abflusses.

Strömungsbehinderungen in den Venen kommen einmal als Folge von Verstopfungen der Lichtung durch Thromben und zum anderen nach Kompressionen zur Beobachtung. Venenthromben sind bei den Tieren selten, Kompressionsstauungen relativ häufig. Torsionen der Milz (Schwein) oder Verlagerungen im Zusammenhang mit Magendrehungen (Hund) führen zur Kompression der Milzvenen. Bei Lageveränderungen des Darmes in Form eines Volvulus oder einer Längsachsendrehung des großen Kolons beim Pferd kommt der gleiche Mechanismus zum Tragen, ebenso bei eingeklemmten Brüchen. Stets werden die dünnwandigen Venen zuerst komprimiert, während über die dickwandigen Arterien noch Blut zugeführt wird. Schließlich kommt es zum Blutstillstand, über eine Gefäßwandschädigung zum Blutaustritt und als Endresultat zur blutigen Gewebsnekrose, die als *hämorrhagische Infarzierung* bezeichnet wird. Auf den Unterschied, der zwischen einem derartigen Prozeß und der Entstehung eines echten hämorrhagischen Infarktes besteht, wurde bereits bei der Besprechung der Infarktgenese hingewiesen.

6.4.3.3 Der Blutstillstand

Einfacher Blutstillstand

Unter besonderen Bedingungen kommt das Blut im Kapillargebiet völlig zum Stillstand. Ein einfacher Blutstillstand kann z. B. dann eintreten, wenn an der terminalen Strombahn angreifende Reize zu einer Zusammenziehung der Arteriolen und damit gegebenenfalls zum völligen Verschluß des arteriellen Schenkels führen. Unter der Verengung der Zuflußbahnen verlangsamt sich die Blutströmung in den Kapillaren und einzelne rote Blutkörperchen werden erkennbar. Bei totalem Verschluß steht die Blutsäule still, ohne daß sich das Blut in seiner Zusammensetzung verändert hätte. Gelingt es z. B. durch Adrenomimetika die Kontraktion der Arteriolen rechtzeitig wieder rückgängig zu machen, dann setzt sich die Blutsäule wieder in Bewegung.

Die Stase

Unter einer **Stase** versteht man einen im allgemeinen reversiblen Stillstand des Blutes in den Kapillaren, bei dem ein Teil der flüssigen Blutbestandteile aus den Gefäßen in das Gewebe übergetreten ist. Dieser besonderen Form des Stillstandes liegt demnach nicht nur eine Störung in der Blutbewegung zugrunde, sondern auch eine Permeabilitätsstörung. Es beginnt damit, daß das Blut in den Kapillaren und Venen plötzlich sein Plasma verliert, so daß die Erythrozyten dichter zusammenrücken. Sie verschmelzen zu einem optisch homogenen roten Blutfaden, der sich immer langsamer bewegt, obgleich kein vor- oder nachgeschaltetes Hindernis vorliegt. Die roten Blutkörperchen zeigen dabei unter sich und zur Gefäßwand deutliche Neigung zur Adhäsion. Solange noch eine gewisse Blutbewegung im Kapillargebiet festzustellen ist, spricht man von einer *Prästase* oder *peristatischen Hyperämie*. Der prästatische Zustand ist immer reversibel (Abb. 6.7). Ist es zur totalen Stase gekommen, so tritt eine Rückbildung nicht in jedem Falle ein. Die Prästase kann bei Einwirkung starker Noxen übersprungen werden.

Von besonderer Wichtigkeit ist die Feststellung, daß es beim Eintreten einer Stase nicht zu Gerinnungsphänomenen kommt, d. h. nicht zur Fibrinabscheidung. So erklärt sich auch die Tatsache, daß sich eine Stase wieder völlig zurückbilden kann, wenn der Blutdruck in den vorgeschalteten Arterien steigt und die aggregierten Erythrozyten in Bewegung bringt und wieder in Einzelzellen auflöst. Bei einer über längere Zeit bestehenden Stase muß jedoch

156 Kreislaufstörungen

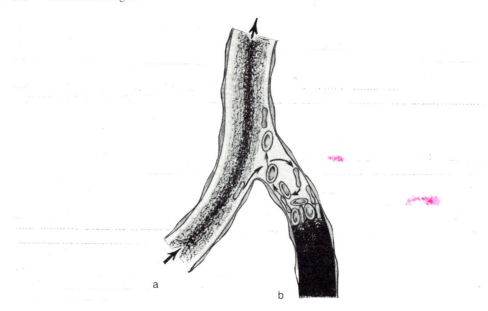

Abb. 6.7 a = Normaler Blutstrom. – b = Stasis, völliger Stillstand der Blutsäule mit engstem Zusammenliegen der Blutkörperchen (im Bild schwarz). Darüber beginnende Auflösung der roten Masse durch Wiederingangkommen des Blutstromes

damit gerechnet werden, daß schließlich eine echte Thrombose folgt. Sie ereignet sich dann, wenn die Blutplättchen in der stagnierenden Blutsäule zerfallen.

Die Ansichten über die Pathogenese der Stase haben sich in neuerer Zeit nicht unerheblich gewandelt. Heute sieht man die Ursache in einer primären Schädigung der Gefäßwand. Vasomotorische Phänomene spielen nur eine unterstützende Rolle. Hauptangriffspunkt der Noxe ist die Gefäßwand selbst. Ein Beweis für die Richtigkeit dieser These ist die Tatsache, daß es mit Hilfe pharmakologischer Mittel, die auf die Gefäßnerven oder die Gefäße selber wirken, nicht gelingt, eine Stase zu beheben. Das Experiment hat fernerhin gezeigt, daß entzündliche Durchblutungsstörungen z. B. am Kaninchenohr (Prästase und Stase) auch nach völliger Ausschaltung aller Nerven an der Ohrwurzel zwar verzögert werden, aber sonst in voller Stärke und gleicher Art ablaufen. Fragt man nach der kausalen Genese der Prästase bzw. Stase, so kann man alle die Noxen anführen, die einen Entzündungsreiz setzen. Die Stase und ihre Vorstufen stellen die eigentliche entzündliche Durchblutungsstörung dar, in deren Ablauf und Folge der Austritt flüssiger und korpuskulärer Blutbestandteile, die sog. Exsudation erfolgt (s. Kap. Entzündung).

6.4.4 Die Blutung

Das Austreten von Blut aus den Gefäßen bezeichnet man als **Blutung, Hämorrhagie** oder Extravasation. Der Blutaustritt kann in das Gewebe hinein, in Körperhöhlen oder präformierte Hohlraumsysteme von Organen und auf freie Oberflächen erfolgen. Nach dem Ursprung der Blutung unterscheidet man zwischen arteriellen, venösen und kapillären. Kleine punktförmige Hämorrhagien werden *Petechien*, größere spritzartige scharf umschriebene *Ekchymosen* und unscharf umschriebene Gewebsblutungen von flächenhafter Beschaffenheit *Sugillationen* bzw. *Suffusionen* genannt. Bei größeren, gut abgesetzten Blutungen spricht man von *Hämatomen*. Zahlreiche Blutungsformen haben im medizinischen Sprachgebrauch besondere Namen, von denen eine Anzahl angeführt werden soll: *Epistaxis* = Nasenbluten, *Haemoptoe* = Lungenblutungen, *Haematemesis* = Bluterbrechen, *Metror-*

Gehirnblutung = Apoplexie

rhagie = Blutungen in den Uterus, *Haematurie* = Blut im Harn, *Melaena* = Blutungen in den Magen-Darmtrakt, *Haemoperikard* = Blutansammlung im Herzbeutel, *Haemothorax* = Bluterguß in den Brustraum, *Haemaskos* oder *Haemoperitoneum* = Blutaustritt in die Bauchhöhle, *Haemarthros* = Blutung in eine Gelenkhöhle.

Der Blutaustritt kann Folge einer Zusammenhangstrennung der Gefäßwand sein (*Haemorrhagia per rhexin*). Erfolgt er durch die Wand kleiner Gefäße, die lichtmikroskopisch intakt ist, so spricht man von einer *Haemorrhagia per diapedesin*.

6.4.4.1 Die Blutung per rhexin

Man unterscheidet der Ursache nach verschiedene Unterformen.

1.) Die traumatische Blutung

Ihr liegt eine Kontinuitätstrennung der Gefäßwand infolge mechanischer Gewalteinwirkung zugrunde (Schnitt, Stich, Zerquetschung, Zertrümmerung, Schuß). In diese Gruppe sind auch die Blutungen zu rechnen, die im Verlauf der Wanderung von Parasitenlarven zustande kommen. Neben der mechanischen Einwirkung durch die Larven können bei einigen Arten von den Parasiten abgeschiedene Gerinnungshemmstoffe hinzukommen, die die Blutungsbereitschaft fördern. Sehr häufig entstehen bei Larvenwanderung Blutungen in der Leber. Wird auch die Leberkapsel in Mitleidenschaft gezogen, können die Tiere in die Bauchhöhle hinein verbluten.

Kaverne = krankhafter Hohlraum bes. in Lunge

2.) Die Arrosionsblutung

Sie wird auch als Blutung *per diabrosin* bezeichnet und tritt dann auf, wenn die Gefäßwand durch pathologische Prozesse angenagt oder angefressen wird. Dies kann von außen oder von innen her erfolgen. Häufig entstehen dabei zunächst nur kleine Öffnungen, in die sich das Blut einwühlt. Damit wird die Basis für größere Gefäßwanddefekte geschaffen. Infrage kommen insbesondere entzündliche Prozesse und bösartige Geschwülste. Beim Menschen spielen Arrosionsblutungen im Zusammenhang mit Magen- und Zwölffingerdarmgeschwüren eine erhebliche Rolle. Auch beim Schwein finden sich Todesfälle infolge Verblutung in den Magen (Arrosion von Blutgefäßen bei Geschwürbildung in der Pars oesophagea). Infolge von Einschmelzungsprozessen der Gefäßwand kommt es bei der kavernösen Lungentuberkulose des Menschen zu gefürchteten Lungenblutungen. Obgleich Kavernenbildung auch beim Tier beobachtet werden kann, unterbleibt in der Regel die Blutung, da sich die Blutgefäße in ihrer Umgebung durch eine demarkierende Entzündung gegen den fortschreitenden Gewebszerfall schützen.

3.) Die Rupturblutung infolge einer Blutdruckerhöhung

Dieser Blutungstyp hat im allgemeinen das Vorliegen einer *Gefäßwandläsion* zur Voraussetzung, jedoch sind auch Fälle bekannt, bei denen zumindest lichtmikroskopisch ein Primärschaden nicht nachgewiesen werden konnte. Prototyp dieser Blutung ist die Gehirnblutung (*Apoplexie*) beim Menschen, die ihre Ursache in der Arteriosklerose der Hirngefäße und einer Blutdruckerhöhung (*Hypertonie*) hat. Die Arteriosklerose dieser Gefäßstrecke ist beim Tier sehr selten, daher hat die apoplektische Blutung keinerlei Bedeutung. Bei Rennpferd und Schwein werden gelegentlich bei starker Aufregung und damit verbundener Blutdruckerhöhung Zerreißungen der Aorta nahe ihres Ursprungs festgestellt. In diese Gruppe der Blutungen gehören auch die Rupturen der linken Vorkammer, die hin und wieder beim Hund im Gefolge einer Insuffizienz der Bikuspidalis angetroffen werden. Durch Überdehnung der Vorkammerwand kommt es zu Wandläsionen und bei der sich anschließenden Ruptur zum Bluterguß in den Herzbeutel (*Herztamponade*). Von Bedeutung sind auch Zerreißungen der Bauchaorta beim Truthuhn. Die primäre Gefäßwandschädigung ist wahrscheinlich diätetisch bedingt, die Ruptur ereignet sich im Gefolge von Aufregungszuständen.

6.4.4.2 Die Blutung per diapedesin

Bei dieser Form der Hämorrhagie kommt es an den Kapillaren, Venolen und kleinsten Venen zum Blutaustritt, während der arterielle Schenkel der terminalen Strombahn so gut wie nicht beteiligt ist. Der Austritt des Blutes erfolgt fast immer sehr rasch. Voraussetzung ist eine diffus ausgebreitete Undichte der Wand der Gefäße bzw. eine Störung im Gerinnungssystem des Blutes. Im histologischen Präparat kann man keine Gefäßwandrisse erkennen, jedoch zeigen diffizilere Untersuchungen, daß Läsionen der Grundhäutchen und/oder der Endothelzellen vorliegen. Auch die Schädigung des Eiweiß-Schutzfilmes auf dem Endothel muß in Rechnung gestellt werden (vergleiche auch Kapitel Thrombose). Eine Diapedesisblutung wird durch eine Strömungsverlangsamung begünstigt, mitunter sogar veranlaßt, sie ist jedoch nicht Voraussetzung. Als treibende Kraft für die Beförderung der Erythrozyten durch die Gefäßwand ist der Gefäßinnendruck anzusehen, d. h. der Austritt erfolgt passiv. Bei arteriospastisch bedingter Strömungsverlangsamung kommt es daher kaum zu Diapedesisblutungen. Auch im Bereich venöser Stauungen und bei einer Stase beobachtet man den Austritt roter Blutkörperchen (Abb. 6.8). Dies ist ein Hinweis dafür, daß stagnierendes Blut unter hohem Druck stehen kann.

Eine der wichtigsten Ursachen für die Blutung per diapedesin ist der Sauerstoffmangel mit nachfolgender Schädigung der Kapillarwand. Als Beispiel hierfür können die Erstickungsblutungen *(Asphyxieblutungen)* angeführt werden, die besonders subpleural, subepikardial und in der Thymuskapsel angetroffen werden. Es gibt eine Reihe von Erkrankungen, bei denen Diapedesisblutungen gehäuft auftreten. Man bezeichnet die Bereitschaft zu dieser krankhaften Reaktion als *hämorrhagische Diathese* (siehe Tab. 6.2).

Eine *symptomatische Purpura* (hochrote Blutungen) wird bei vielen unter dem Bilde einer Septikämie verlaufenden Infektionskrankheiten gesehen (Abb. 6.9). Man bezeichnet diese Erkrankungen auch als *hämorrhagische Septikämien* (z. B. Milzbrand, Pasteurellosen). Als Ursache der gesteigerten Durchlässigkeit der Gefäßwand für rote Blutkörperchen werden infektiös-toxische Schädigungen angegeben. Bei den Virusinfektionen Schweine- und Geflügelpest hat das Zusammenwirken von Endothelläsionen, Verbrauchskoagulopathie und peripherem Blutplättchenverschleiß die Diathese zur Folge. Eine weitere durch Diapedesisblutungen gekennzeichnete Erkrankung ist der sog. *Morbus maculosus* (Blutfleckenkrankheit). Hierbei handelt es sich um eine Nachkrankheit, die insbesondere nach Streptokokkeninfektionen (allergisch bedingt) auftritt. Eine sehr eindrucksvolle, aber ätiologisch noch unge-

Tab. 6.2 Einteilung der hämorrhagischen Diathesen

A. Vaskulär bedingte hämorrhagische Diathesen
   1. Symptomatische Purpura
   2. Allergische Purpura
   3. Vitamin-C-Mangel
   4. Erbliches Nasenbluten der Vollblutpferde

B. Hämorrhagische Diathesen bedingt durch Störungen der Blutstillung (Thrombopenie)
   1. Idiopathische oder primäre Thrombopenie
   2. Sekundäre Thrombopenie

C. Hämorrhagische Diathesen bedingt durch Störungen der Blutgerinnung
   1. Thromboplastinmangel (Hämophilie)
      a. Hämophilie A (Faktor-VIII-Mangel)
      b. Hämophilie B (Faktor-IX-Mangel)
   2. Prothrombinmangel
      a. Vitamin-K-Mangel
      b. Vergiftungen mit Dikumarol und seinen Abkömmlingen
   3. Heparin und heparinoide Substanzen
   4. Fibrinogenmangel, Verbrauchskoagulopathien

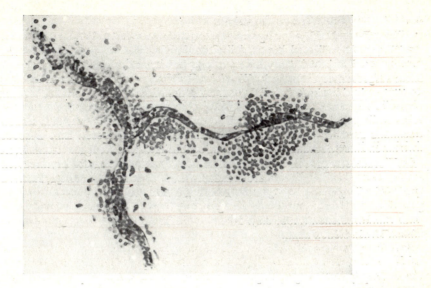

Abb. 6.8 Diapedesisblutung (nach Aschoff)

klärte hämorrhagische Diathese mit massivem Blutaustritt in den Darm gibt es beim Mastschwein. Unter den Giften ist besonders das Strychnin zu nennen, das beim Hund Blutungen in Pankreas und Thymus hervorruft, fernerhin die Vergiftung mit Dikumarol und seinen Abkömmlingen, die über eine Störung der Blutgerinnung wirken. Da die Haustiere Vitamin C selber synthetisieren, ist ein Mangel an diesem Abdichtungsfaktor der Kapillarwand bedeutungslos. Zu den Diapedesisblutungen gehört schließlich noch eine Gruppe, die als nerval bedingt angesprochen werden muß. Als extremes Beispiel sei auf die Blutungen der Stigmatisierten (labil-nervöse Menschen) hingewiesen. Auch Traumen, die zentralnervöse Läsionen setzen, können entfernt vom Einwirkungsort der Gewalt Blutungen auslösen. Hierauf wird noch in dem nachfolgenden Absatz über agonale und Schlachtblutungen hingewiesen.

Diese wenigen Bemerkungen sollen im Rahmen allgemein pathologischer Betrachtungen zur Frage der hämorrhagischen Diathese beim Tier genügen. Einzelheiten gehören in das Gebiet der Speziellen Pathologie bzw. Pathophysiologie.

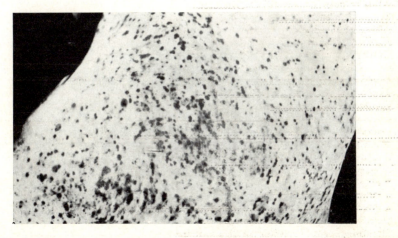

Abb. 6.9 Diapedesisblutungen in der Haut bei akuter Schweinepest

6.4.4.3 Agonale Blutungen, Schlachtblutungen

Im Verlauf einer sich über längere Zeit erstreckenden Agonie (Todeskampf) kommt es infolge der zunehmenden Herz- und Kreislaufschwäche zur Kapillarwandschädigung und relativ häufig zum Auftreten von Diapedesisblutungen. Ihrer Entstehung nach kann man sie als *asphyktische Blutungen* ansprechen. Beim Haustier werden darüber hinaus petechiale Blutungen in Zusammenhang mit der Schlachtung beobachtet, die als *Schlachtblutungen* bezeichnet werden. Sie haben differentialdiagnostische Bedeutung gegenüber septikämischen Blutaustritten. Bevorzugte Lokalisation sind die Muskulatur, die Nieren, die perivaskulären Räume des Gehirns und das subendokardiale Gewebe. Für die Entstehung der zuletzt genannten wird angenommen, daß das rasche Leerpumpen des Herzens nach Durchschneiden der Hauptgefäße rein mechanisch die Ursache ist. Es muß aber auch damit gerechnet werden, daß die Blutungen unter dem Endokard Folgen einer Vagusreizung sind (extreme Weitstellung der terminalen Strombahn). Muskelblutungen, die besonders bei Schweinen auftreten, sind auf die bei der Betäubung erfolgende Schädigung des Gehirns und Halsmarkes zurückzuführen. Sie sind mithin vasoneurotischen Ursprungs. Dasselbe wird für die Entstehung der feinen Nierenblutungen angenommen, die nicht selten bei Schlachtkälbern angetroffen werden.

6.4.4.4 Folgen der Blutung, die Blutstillung

Auf die Folgen eines erheblichen akuten Blutverlustes für den Organismus wurde in Verbindung mit der Besprechung des Schocks (s. S. 144) hingewiesen. Chronische, wiederholte, größere Blutverluste führen über eine Erschöpfung der Eisendepots zur Eisenmangelanämie. Örtlich können Blutergüsse bzw. Blutungen Druck auf das Gewebe ausüben oder Zellen und Gewebe auseinanderdrängen und damit zu einer Gefügeauflockerung oder -zerstörung führen. Art und Ausmaß der Folgen sind natürlich auch vom Sitz des Extravasates abhängig. Selbst kleine Blutungen können im Gehirn einen erheblichen Funktionsausfall bedeuten, während sie in anderen Organen reaktionslos toleriert werden.

Die aus den Gefäßen ausgetretenen roten Blutkörperchen werden abgebaut und resorbiert. Dabei zerfällt der Blutfarbstoff in ein eisenhaltiges Abbauprodukt, das *Hämosiderin,* und in einen eisenfreien Farbstoffanteil, das *Hämatoidin* (chemisch identisch mit indirektem Bilirubin). *Hämosiderin* kann nur von lebenden Zellen gebildet werden, die es speichern. Hämatoidin entsteht auch ohne Anwesenheit von Zellen, meist im Zentrum größerer Blutungen. Subkutan injiziertes Blut wird bei Ratten schon nach 24 Stunden in Histiozyten in Hämosiderin umgewandelt, während *Hämatoidin* erst nach sieben Tagen entsteht. Für den Menschen werden die entsprechenden Zeiträume mit zwei bis drei Tagen bzw. einer Woche angegeben. An Stellen, an denen größere Blutextravasate gelegen haben, kann das Gewebe infolge der Hämosiderineinlagerung rostbraune Farbe annehmen. Mit Hilfe eines positiven Eisennachweises in histiozytären Zellen gelingt es häufig noch nach Jahr und Tag, den Sitz einer ehemaligen Blutung nachzuweisen. In der pigmentarmen menschlichen Haut ist ein Blutabbau nach einer Unterhautblutung an der wechselnden Farbe abzulesen. Zunächst ist der Herd blau (sog. blauer Fleck), dann grün und schließlich gelb oder braungelb. Außerordentlich schnell wird ein Teil der Erythrozyten, die die Blutbahn verlassen haben, auf dem Lymphwege in die regionären Lymphknoten transportiert und hier abgebaut (sog. Blutresorption). Das in Retikulumzellen gespeicherte Hämosiderin verleiht den Lymphknoten einen braunen Farbton, wenn es in größerer Menge vorhanden ist.

Abschließend sei noch kurz auf die *spontane Blutstillung* hingewiesen. Sie erfolgt im Bereiche kleiner Arterien und Venen mit Hilfe der Ausbildung von weißen Thromben, im Kapillarbereich aufgrund fibrinhaltiger Schorfe (Einzelheiten s. Kap. Thrombose und Blutstillung). Bei Gefäßen des genannten Kalibers ist die Kontraktion der glatten Gefäßwandmuskulatur (so überhaupt vorhanden) ohne nennenswerten Belang. Anders verhält es sich bei den größeren Gefäßen. Hier leitet die Kontraktion der Längs- und Kreismuskulatur die Blutstillung ein. Diese Kontraktion kann z. B. die Lichtung einer Arterie auf unter $\frac{1}{3}$ ihres ursprünglichen Durchmessers verengen und die Arterienwand mitunter sogar in die Lichtung einstülpen. An den muskelschwächeren Venen werden sich Kontraktionen weniger stark auswirken, so daß Blutungen aus größeren Venen besonders gefährlich sind. Der zweite Schritt bei der Blutstillung besteht in der Bildung eines Abscheidungsthrombus in der Restlichtung. Eine unterstützende Rolle kann dem Druck zukommen, den das ausgetretene Blut aus der Nachbarschaft auf das eröffnete Gefäß ausübt. Eine weitere Hilfsfunktion stellt das Absinken des Blutdruckes dar, das einem größeren Blutverlust folgt.

6.4.5 Die Thrombose

6.4.5.1 Physiologie der Blutgerinnung, Leichengerinnsel

Das Blut hat die Eigenschaft, außerhalb der Blutbahn oder bei bestimmten pathologischen Bedingungen auch innerhalb der Gefäße zu gerinnen. Unter physiologischen Verhältnissen ist ein ständiges Gleichgewicht zwischen gerinnungsfördernden und -hemmenden Faktoren gegeben. Die im physiologischen Bereich ablaufenden Gerinnungsvorgänge (sog. latente Gerinnung) sind für die normale Gefäßabdichtung von Bedeutung. Man geht heute davon aus, daß auf der Basis eines Gerinnungssystems, in dem ausschließlich im Blutplasma enthaltene Gerinnungsfaktoren wirksam sind (endogenes System), ein feinster Fibrinfilm auf dem Endothel der Blutgefäße gebildet und unterhalten wird. Morphologisch ist dieser Film jedoch nicht nachweisbar. Auch unter physiologischen Bedingungen entstehen offenbar häufiger kleinste Endothelläsionen. So findet man nicht selten einzelne Thrombozyten oder kleinste Thrombozytenhäufchen an der Intima angelagert, ohne daß es zu einer Thrombenbildung im eigentlichen Sinne kommt. Diese Blutplättchen werden in die Gefäßwand aufgenommen (Inkorporation).

Im Sinne einer allgemein-pathologischen Betrachtung sind Gerinnungsstörungen zu unterscheiden, bei denen die Gerinnbarkeit des Blutes vermindert bzw. ganz aufgehoben oder im Gegenteil gesteigert ist. Die Folgen der zuerst genannten Störungen wurden im Kap. Blutungen auf S. 158 abgehandelt. Kommt es während des Lebens des Organismus innerhalb der Blutbahn zu einer Gerinnung (intravitale und intravasale Gerinnung), so bezeichnen wir diesen Vorgang als Thrombose, das Gerinnungsprodukt als Thrombus. Gerinnt Blut, das sich außerhalb der Gefäße im Gewebe oder in Körperhöhlen befindet, so spricht man von extravasaler Blutgerinnung. Das Gerinnsel selbst kann definitionsgemäß nicht als Thrombus angesprochen werden. Von den intravital entstandenen Gerinnseln sind die zu unterscheiden, die innerhalb von Herzhöhlen und Blutgefäßen nach dem Tode entstehen (postmortale Blutgerinnsel). Auch für sie darf die Bezeichnung Thrombus nicht Verwendung finden.

Leichengerinnsel kommen in Form von *Kruor-* und *Speckgerinnseln* zur Beobachtung. Kruorgerinnsel entstehen infolge schneller postmortaler Gerinnung, wenn es unter der Gerinnung zu keiner wesentlichen Trennung der einzelnen Blutbestandteile kommt. Ein derartiges Gerinnsel ist elastisch, oberflächlich glatt sowie homogen-rot und stellt einen exakten Gefäßausguß ohne Wandverbindung dar. Speck- oder Speckhautgerinnsel trifft man fast nur in den Herzhöhlen bzw. den großen herznahen Gefäßstämmen an. Sie entstehen, wenn sich vor dem Auftreten der Fibringerinnung die Erythrozyten der Schwere nach senken konnten. Man findet sie, wenn die postmortale Gerinnung verzögert einsetzt oder wenn bereits zu Lebzeiten die Blutsenkungsgeschwindigkeit erhöht war. Letztere ist vom Verhältnis der Serumeiweißkörper zueinander abhängig. Speckgerinnsel bestehen aus allen Blutbestandteilen mit Ausnahme der roten Blutkörperchen. Sie sind gelblich-glasig, elastisch, oberflächlich glatt und haften der Gefäßwand nicht an. Zu beachten ist, daß Leichengerinnsel z. B. dann fehlen, wenn der Tod infolge äußerer oder innerer Erstickung eingetreten ist.

Die Blutgerinnung ist ein außerordentlich komplizierter Vorgang, der noch nicht bis ins letzte Detail abgeklärt ist. Hinzu kommen unterschiedliche Auffassungen über den Ablauf der Vorgänge, die sich in verschiedenen Theorien widerspiegeln. In Verbindung mit dem Geschehen bei der Thrombose kann an dieser Stelle nur vereinfachend und schlagwortartig auf den Gerinnungsprozeß eingegangen werden, Näheres ist den Lehrbüchern über Physiologie zu entnehmen.

Ziel der bei der Gerinnung ablaufenden biochemischen Prozesse ist es, den im Serum gelösten hochmolekularen Eiweißkörper *Fibrinogen* in das unlösliche *Fibrin* zu überführen. Bisher sind 13 Faktoren bekannt (mit römischen Ziffern bezeichnet), die an diesem Vorgang beteiligt sind (s. Tab. 6.3). Die meisten Gerinnungsfaktoren werden in der Leber gebildet, ein kleiner Teil auch im Knochenmark. Man unterscheidet ein exogenes und ein endogenes System, je nachdem ob die Gerinnung in den Geweben oder in den Blutgefäßen ausgelöst wird. Für Störungen der Blutgerinnung ist das endogene System von besonderer Bedeutung. Die Reaktionskette läuft in verschiedenen Phasen ab. Am Anfang steht sowohl beim endogenen als auch beim exogenen System die Bildung des sog. Prothrombinaktivators (Prothrombin-Umwandlungsfaktor). Er bewirkt die Bildung von Thrombin aus Prothrombin. Letzteres stellt eine inaktive im Blut kreisende Vorstufe des Thrombins dar, die in Gegenwart von Vitamin K als Coenzym in der Leber gebildet wird. Unter Einwirkung von Thrombin geschieht dann die Umwandlung des wasserlöslichen Fibrinogens in wasserunlösliches Fibrin. Die so entstandenen Makromoleküle werden durch den Faktor XIII miteinander verkettet. Die Gerinnung ist abgeschlossen, wenn es zur Schrumpfung (Retraktion) des Gerinnsels mit Serumauspressung gekommen ist.

Tab. 6.3 Gerinnungsschema

	endogenes System	exogenes System
Vorphase	F.XII + F.XI ↓ Aktivierungsprodukt + inakt. F.IX + Ca^{++} ↓ Aktiv. V.IX + F.VIII + Ca^{++} ↓ Zwischenprodukt + F.X + Ca^{++} ↓ Aktiv. F.X + Thrombo- zytenfaktor 3 + Ca^{++} ↓ Zwischenprodukt + F.V + Ca^{++}	Gewebs-Thromboplastin + F.VII + Ca^{++} ↓ Zwischenprodukt + F.X + Ca^{++} ↓ Aktiv. F.X + Phospholipid + Ca^{++} ↓ Zwischenprodukt + F.V + Ca^{++}
I. Phase	Prothrombinaktivator Prothrombin + Ca^{++} ⎯⎯⎯⎯⎯⎯⎯⎯⎯⎯→ Thrombin	
II. Phase	Fibrinogen ⎯⎯⎯⎯⎯⎯⎯⎯⎯⎯⎯⎯⎯⎯⎯⎯⎯⎯⎯⎯→ Fibrin	
Nachphase		Stabilisierung durch F.XIII Retraktion des Gerinnsels

Zeichenerklärung: F = Faktor

Gerinnungsfaktoren:
F.I   = Fibrinogen
F.II   = Prothrombin
F.III   = Gewebethromboplastin
        s. Gewebethrombokinase
F.IV   = Kalziumionen
F.V   = Proakzellerin
F.VI   = aktivierender Faktor V
F.VII   = Prokonvertin
F.VIII = Antihämophiles Globulin A
F.IX   = Antihämophiles Globulin B
        = Christmas-Faktor
F.X   = Stuart-Power-Faktor
F.XI   = Rosenthal-Faktor
F.XII   = Hagemann-Faktor
F.VIII = Fibrinstabilisierender
          Faktor (FSF)

Neben gerinnungsfördernden Faktoren gibt es solche, die intravasale Gerinnungsprozesse begrenzen. Das proteolytische Ferment des Blutplasmas zum Beispiel ist die Protease Plasmin (auch Fibrinolysin genannt). Sie besitzt die Fähigkeit, sowohl Fibrinogen als auch Fibrin aufzulösen. So können fibrinhaltige Mikrothromben in der terminalen Strombahn infolge Fibrinolyseaktivierung wieder völlig gelöst werden. Plasmin ist im Blut nur als inaktive Vorstufe vorhanden. Diese kann jedoch durch Extrakte aus einigen Mikroorganismen oder durch Organextrakte (vor allem aus Lunge und Leber) aktiviert werden. Die Tab. 6.3 gibt einen Überblick über den Gerinnungsablauf in Anlehnung an das Schema von BIGGS und MACFARLANE sowie STRAUB und DUCKERT.

6.4.5.2 Formale Genese und Beschaffenheit der Thromben

Aufgrund unterschiedlicher Entstehungsmechanismen und des voneinander abweichenden Aufbaus unterscheidet man **Abscheidungsthromben** *(weiße Thromben, Agglutinationsthromben)* und **Gerinnungsthromben** *(rote Thromben, Koagulationsthromben, Schwanzthrombus)*. Kleinste in der terminalen Strombahn entstehende Gerinnsel werden als **Kapillarthromben** oder **hyaline Thromben** bezeichnet.

Der Abscheidungsthrombus

Die Entstehung dieses Thrombustypus setzt das Vorhandensein einer *Intimaläsion* voraus, die jedoch lichtmikroskopisch nicht unbedingt erkennbar sein muß. Im Bereich des Endotheldefektes wird Prothrombinaktivator frei. Es kommt zur Bildung von Thrombin, das an den Thrombozyten die sog. *visköse Metamorphose* hervorruft. Hierunter versteht man, daß die Blutplättchen sich abrunden und klebrig werden, so daß sie fest aneinander, an anderen Elementen des Blutes und an der Gefäßwand haften und miteinander verschmelzen. Dabei wird Adenosindiphosphat (ADP) frei, das die Agglutinationsfähigkeit der Thrombozyten steigert und den Gerinnungsvorgang weiter unterhält. Ein zusätzliches Moment, das zur Agglutination der Thrombozyten an der Schadstelle beiträgt, ist die Tatsache, daß die Thrombozyten elektronegativ sind, die lädierte Gefäßwand aber elektropositiv. Am Ort der Gefäßwandschädigung findet sich eine Anhäufung miteinander verschmolzener Thrombozyten, die von Fibrin bedeckt sind (s. Abb. 6.10). Ein derartiger Thrombus ist wandständig und füllt die Gefäßlichtung nicht aus.

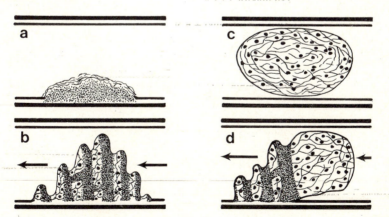

Abb. 6.10 Verschiedene Thrombusformen: a = Plättchenthrombus. Im Bereich der Endothelläsion Zusammenlagerung von Thrombozyten, die von Fibrinfäden abgedeckt sind. b = Intermediärthrombus. Korallenstockartige Thrombozytenbalken, dazwischen ein Netzwerk aus Fibrin, das Blutzellen enthält. c = Gerinnungsthrombus. Maschenwerk aus Fibrin, in dem Blutzellen eingeschlossen sind. Das Endothel ist erhalten. d = gemischter Thrombus. Er besteht aus dem Kopfteil (wie b) und dem Schwanzteil (wie c). Die Pfeile geben die Richtung des Blutstromes an

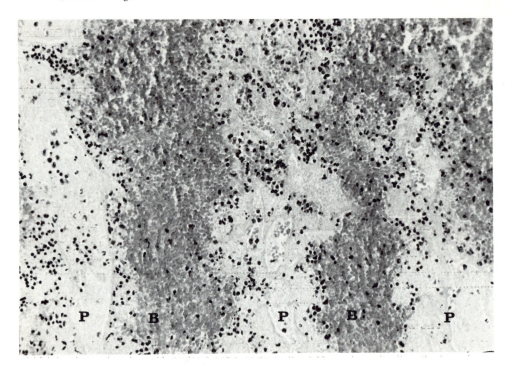

Abb. 6.11 Ausschnitt aus einem frischen korallenstockartig aufgebauten Abscheidungsthrombus (Intermediärthrombus) in einer Vene. P = Plättchenbalken, in denen Leukozyten eingeschlossen sind. B = in einem Fibrinnetzwerk eingelagerte rote Blutkörperchen

Kommt der Prozeß nicht zum Stillstand, so folgen auf die primäre Plättchenzusammenballung weitere, die sich auf die zuerst entstandenen auflagern. Die Form der Plättchenhaufen wird durch die Strömung im Gefäß beeinflußt. Die Thrombozytenagglutinate werden, ähnlich wie Sand am Grunde eines strömenden Flusses, zu wellenförmigen Erhebungen quer zur Stromrichtung zusammengeschoben. Im histologischen Präparat sind jetzt aus Thrombozyten bestehende Balken zu erkennen, die meist senkrecht von der Gefäßwand abgehen, sich verzweigen und untereinander zusammenhängen. Sie werden mit einem Korallenstock verglichen und bilden das Grundgerüst des Thrombus. Diese Balken sind umgeben von einer Schicht weißer Blutkörperchen und Fibrin. Zwischen den Balken spannt sich ein Netzwerk von Fibrin aus, in dessen Maschen rote Blutkörperchen liegen (s. Abb. 6.11). Mit zunehmendem Wachstum kann der Thrombus das Gefäß verschließen *(obturierender Thrombus)*. Makroskopisch ist er oberflächlich gerippt, und zwar quer zur Stromrichtung. Die Rippen haben weiße bis grauweiße Farbe, die dazwischenliegenden Abschnitte sind je nach Menge der in den Fibrinnetzen eingeschlossenen Erythrozyten unterschiedlich rot gefärbt. Derartige Thromben, die nicht mehr allein auf der Basis einer Thrombozytenagglutination entstehen, sondern auch Anteile besitzen, die durch echte Gerinnung entstanden sind, werden als *Intermediärthromben* bezeichnet. Bei diesem Typ wechseln demnach weiße und rote Lagen quer zur Längsachse der Gefäße. Die Konsistenz eines derartigen Thrombus ist im Gegensatz zum Leichengerinnsel relativ brüchig.

Der Gerinnungsthrombus

Diese Form der Thrombose entsteht in Gefäßstrecken mit *reduzierter Strömungsgeschwindigkeit* bzw. einer *Stasis*. Im stagnierenden Blut werden aus zerfallenen Thrombozyten und den infolge mangelhafter Ernährung geschädigten Endothelzellen Gerinnungsfaktoren frei. Es kommt zur plötzlichen Ausfällung von Fibrin, so daß sich die Blutsäule verfestigt. Die histologische Untersuchung zeigt ein Maschenwerk, das von Fibrinfäden gebildet wird und in sich rote und weiße Blutkörperchen in etwa der Verteilung enthält, wie sie vorher im flüssigen Blute vorlag (s. Abb. 6.11). Der frische Gerinnungsthrombus zeichnet sich dadurch aus, daß er das Gefäß verschließt und keine feste Verbindung mit der Gefäßwand besteht, der ältere ist durch Wasserabgabe leicht eingeschrumpft. Wegen der gleichmäßigen Verteilung der roten Blutkörperchen ist er von roter Farbe, seine Oberfläche ist etwas rauh, seine Konsistenz leicht brüchig. Da er nicht über das dem Abscheidungsthrombus eigene korallenstockartige Grundgerüst verfügt, das diesem eine gewisse innere Festigkeit verleiht, können sich Teile leichter ablösen. Die Unterscheidung ganz frischer Gerinnungsthromben von Kruorgerinnseln kann schwierig sein.

Der gemischte Thrombus

Besonders größere Thromben werden nicht selten in dieser Form angetroffen. Die Anheftungsstelle an der Gefäßwand wird als *Kopf* bezeichnet, sie ist hauptsächlich weiß und durch Abscheidung entstanden. Im *Mittelstück* wechseln weiße und rote Abschnitte miteinander ab (Intermediärthrombus), während der *Schwanz* des Thrombus durch reine Gerinnung entsteht, d. h. einen roten Thrombus darstellt (Abb. 6.10). In den Venen kann sich der Schwanzteil sowohl in Richtung auf das Herz zu als auch gegen die Peripherie hin ausbilden. Beim Menschen kann man Thromben in den Venen des Fußes beobachten, die bis zur Vena cava inferior (Vena cava caudalis des Tieres) reichen. Derartig umfangreiche Thrombenbildungen werden beim Tier kaum einmal beobachtet.

Die Kapillarthromben

Kleine, homogene, lichtmikroskopisch strukturlose Gerinnsel in der terminalen Strombahn werden als *Kapillarthromben, Mikrothromben* oder *hyaline Thromben* bezeichnet (Abb. 6.13). Sie können das Gefäßlumen verschließen. Sie setzen sich entweder aus Fibrin und anderen Bluteiweißkörpern oder aus zusammengebackenen Thrombozytenhaufen zusammen, denen Fibrin und anderes Eiweiß beigemischt sein kann. Finden sich in mehreren Organen zahlreiche Mikrothromben, so spricht man von einer »*disseminierten intravaskulären Coagulation*« (DIC). Man trifft sie bei Erkrankungsprozessen an, in deren Verlauf es zu einer gesteigerten Gerinnbarkeit des Blutes kommt. Die *Hyperkoagulabilität* des Blutes führt dazu, daß dem Blute mehr Gerinnungsfaktoren und Blutplättchen entnommen werden als durch Neubildung ersetzt werden können. Es resultiert dann ein Zustand, der sich durch eine verminderte Gerinnungsfähigkeit *(Hypokoagulabilität)* des Blutes auszeichnet. Man spricht daher in diesen Fällen von einer *Verbrauchskoagulopathie*. Sie geht in der Regel mit einer

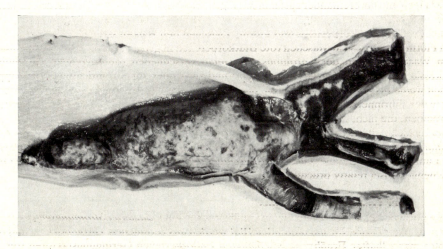

Abb. 6.12 Thrombus im Endabschnitt und den Verzweigungen der Bauchaorta bei einem Pferd

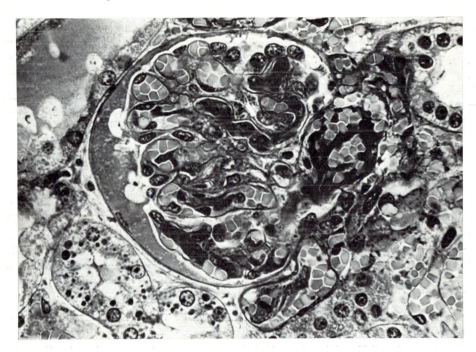

Abb. 6.13 Hyaline Thromben als Ausdruck einer intravasalen Gerinnung (Verbrauchskoagulopathie) in Glomerulumschlingen bei akuter Schweinepest. Giemsa, Acrylatschnitt 450 x (Aufn.: E. Weiss)

hämorrhagischen Diathese einher (s. a. S. 158). Hyaline Thromben werden beim Schock, insbesondere beim Endotoxinschock im Zusammenhang mit bestimmten bakteriellen Infektionen (s. S. 144) und beim Sanarelli-Shwartzman-Phänomen gefunden. Beim Haustier kann man sie auch bei Virusinfektionen, wie z. B. Schweinepest, nachweisen. Die sog. Mikroangiopathie der Schweine zeichnet sich durch das Auftreten zahlreicher Kapillarthromben besonders im Herzmuskel aus. Vieles spricht dafür, daß in diesem Fall die zur Gerinnung führende Primärschädigung an der Gefäßwand zu suchen ist.

Außer hyalinen Thromben gibt es noch ein anderes Phänomen, das einen Kapillarverschluß zur Folge haben kann, mit Gerinnungsprozessen aber nichts zu tun hat. Dieser Vorgang, der auf einer primären Veränderung des strömenden Blutes selbst beruht, wird als *primäre Erythrozytenaggregation* oder *blood sludge* bezeichnet (s. a. Kap. Schock). Bei erhaltenem Plasmarandsaum finden sich Erythrozytenklümpchen in Arteriolen, Kapillaren und Venolen. Als häufigste Ursache für diese Aggregatbildung werden quantitative und qualitative Veränderungen der Plasmaproteine angegeben. Über die pathogenetische Bedeutung, die diesem Phänomen zukommt, ist noch relativ wenig bekannt.

6.4.5.3 Schicksal der Thromben

Thromben können sich durch weiteres Wachstum ausbreiten, regressive Veränderungen erleiden oder sich vom Ort ihrer Entstehung lösen. Im Zusammenhang mit dem Abscheidungsthrombus wurde bereits darauf hingewiesen, daß es sekundär in Richtung oder gegen die Richtung des Blutstromes zur Gerinnungsthrombenbildung und damit zum Weiterwachsen des Thrombus kommen kann (gemischter Thrombus). Regressive Veränderungen setzen im allgemeinen schon wenige Stunden nach der Entstehung eines Thrombus ein. Zunächst kommt es zur Schrumpfung, die teils auf Wasserverlust, teils auf einer Fibrinschrumpfung beruht. Kapillarthromben aus Fibrin können durch Fibrinolyse völlig gelöst werden, bei größeren Thromben ist nur an der Oberfläche mit einem Fibrinabbau zu rechnen. Es besteht die Möglichkeit, daß Thromben ganz oder in Teilen eine hyaline Umwandlung erfahren, wobei auch die Einlagerung von Kalksalzen beobachtet wird (*Venensteine s. Phlebolithen*). Die Auflösung von Thromben kann auf zwei Wegen erfolgen. Bei der sog. *puriformen Erweichung* verändert sich der Thrombus im zentralen Teil in eine breiige, grauweiße Masse. Dies geschieht durch proteolytische Fermente der im Thrombus eingeschlossenen Leukozyten. Erreicht der Auflösungsprozeß die äußere Schicht, so entleert sich der flüssig gewordene Inhalt, ein hohler Körper bleibt zurück. Diese Form der Erweichung trifft man besonders in leukozytenreichen Anteilen von Thromben an, d. h. in den weißen Abschnitten. Eine andere Form wird als *purulente Erweichung* bezcichnet. Man beobachtet sie, wenn die Thromben bakterienhaltig sind, so daß sekundär Granulozyten einwandern. Proteolytische bakterielle Enzyme sowie die Enzyme der Eiterzellen bewirken die Auflösung. Im Gefolge einer derartigen Erweichung kommt es zur *septischen Embolie* (s. S. 173), d. h. zur Verschleppung von Bakterien. In der Regel werden nicht infizierte Thromben organisiert. Granulationsgewebe dringt in das Gerinnsel ein und löst seine Bestandteile unter Ersatz durch Bindegewebe auf. Damit ist die Gefahr beseitigt, daß sich der Thrombus ganz oder in Teilen löst und als Embolus verschleppt wird. Die zwischen der Gefäßwand und dem Thrombus bestehenden Verbindungen werden zur Brücke für die Organisation. Haftet ein Thrombus nur in umschriebenen Bereichen der Gefäßwand an, so findet sich nach Abschluß der Organisation eine rundliche oder längliche kollagenfaserreiche Gefäßwandverdickung. Werden in der ganzen Zirkumferenz der Gefäßwand anliegende Thromben organisiert, so führt dies im allgemeinen zum Verschluß des Gefäßes durch Narbengewebe. Die Organisation beginnt damit, daß sich im Thrombusbereich die Endothelzellen vermehren und den nicht mit der Wand verbundenen Anteil überziehen (sog. *Endothelisierung*). Sie dringen auch in den Thrombus ein und entfalten zusammen mit einwandernden Monozyten fibrinolytische Aktivitäten. Nach wenigen Tagen folgen Fibroblasten, und aus den Endothelsprossen entstehen Kapillaren. Die Fibroblasten bilden kollagene Fasern, so daß schließlich ein komplettes Granula-

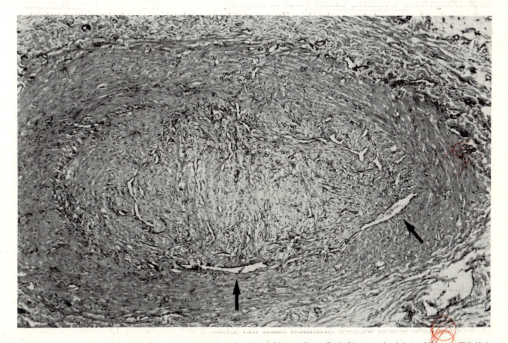

Abb. 6.14 Vollständig organisierter Thrombus in einer Vene. Das Gefäßlumen ist bis auf Reste (Pfeile) durch ein kapillarreiches Granulationsgewebe verschlossen

tionsgewebe resultiert, das den Thrombus durchsetzt (Abb. 6.14). Ist die Gefäßwand tiefgreifend zerstört, so beteiligen sich auch die Vasa vasorum an der Bildung von Granulationsgewebe. Unter *Rekanalisation* eines Thrombus versteht man die mehr oder weniger vollständige Wiederherstellung der Durchblutung des primär verschlossenen Gefäßes. Sie kann auf zwei Wegen erfolgen. Es können sich die in das Gerinnsel eingesproßten Kapillaren unter dem Einfluß des Blutdruckes erweitern und schließlich die getrennte Gefäßstrecke überbrücken. Innerhalb des Thrombus bzw. zwischen Thrombus und Gefäßwand kann es infolge Retraktion des Gerinnsels (Wasserverlust, Fibrinolyse) zu Lücken- und Spaltenbildung kommen. Diese werden von Endothel ausgekleidet und bilden, wenn sie über die ganze Strecke des Thrombus in Verbindung treten, ein neues z. T. sehr vielgestaltiges Gefäßlumen.

Thromben, die noch nicht durch Organisation mit der Gefäßwand fest verbunden sind, können sich lösen und abgeschwemmt werden. Auf diesen als *Embolie* bezeichneten Vorgang wird in einem besonderen Kapitel (S. 171) eingegangen. Die wichtigste Folge einer Embolie, die Infarktbildung, wurde auf S. 149 abgehandelt.

6.4.5.4 Thrombose und Blutstillung

Bei der spontanen Blutstillung ist die Thrombose nur an kleinen Arterien und Venen von entscheidender Bedeutung. Kontraktionsvorgänge der Gefäßwandmuskulatur spielen bis zu einem Gefäßdurchmesser von ca. 310 µm keine maßgebliche Rolle. Bei Wandverletzungen kleinerer Arterien und Venen bildet sich ein weißer Thrombus, der im allgemeinen vor der Gefäßöffnung gelegen ist und nur selten in die Gefäßlichtung hineinragt. Er haftet an den bei der Durchtrennung der Gefäßwand entstandenen Gefäßlippen an und verschließt die Öffnung nicht wie ein Korken, sondern wie ein Deckel. Der endgültige Blutstillstand tritt an Arteriolen bei normaler Gerinnungsfähigkeit des Blutes nach ca. 1 Minute, an den etwas größeren Arterien und Venen nach 10–20 Minuten ein. Die Blutstillung durchtrennter Kapillaren erfolgt nicht durch Abscheidung eines Plättchenthrombus. Hierfür sind die binnen kürzester Frist einsetzende Stase und die extrakapilläre Bildung eines fibrinhaltigen Schorfes verantwortlich. Auch an parenchymatösen Organen wird eine kapilläre Blutung durch Verkleben der Wundflächen mit Fibrin zum Stehen gebracht.

6.4.5.5 Die kausale Genese der Thrombose

Für die Entstehung von Thromben ist ein Kollektiv von Faktoren verantwortlich zu machen. In diesem Zusammenhang sind zu nennen:

1. Veränderungen der Gefäßwand
2. Veränderungen der Blutströmung
3. Veränderungen der Blutzusammensetzung

Fast immer wirken die genannten drei Faktoren zusammen. Meist steht jedoch der eine oder andere im Vordergrund bzw. beherrscht die Entstehungsweise fast ganz.

Relativ einfach liegen die Verhältnisse dann, wenn eine eindeutige **Schädigung der Intima** der Arterien oder Venen vorliegt und von dieser Stelle der Prozeß in Gestalt eines Abscheidungsthrombus seinen Ausgang nimmt. Diese Thrombogenese kann man z. B. nach Verletzungen der Gefäßwand auf der Basis von Traumen beobachten. Die wichtigsten Ursachen einer Thrombenentstehung auf mechanischer Basis sind beim Pferd die Larven des Strongylus vulgaris, die in der Intima der Arterien vom Darm her in Richtung auf die Aorta abdominalis wandern. Sie schädigen dabei das Endothel. Auch primäre Erkrankungen der Blutgefäße, wie die Arteriosklerose oder die Panarteriitis nodosa, können über Endothelläsionen eine Thrombosierung im Gefolge haben. Gleiches gilt für entzündliche Prozesse in der Umgebung von Blutgefäßen, die auf die Gefäßwand übergreifen und damit ebenfalls zur Intimaschädigung Veranlassung geben. Die zuletzt genannte Pathogenese der Thrombose wird beim Haustier besonders an Venen beobachtet. Aus der Sektionserfahrung bei Mensch und Tier kann man ganz allgemein folgern, daß es kaum eine Thrombusbildung im arteriellen Bereiche gibt, für die nicht eine Wandschädigung als wesentliche Ursache zu erkennen wäre. Auf die besonderen Verhältnisse bei den Venen wird später eingegangen. Kommt eine Gefäßwandschädigung mit nachfolgender Thrombose zustande, ohne daß Bakterien dabei eine Rolle spielen, spricht man von einer *aseptischen Thrombose.* Greift hingegen ein entzündlich-septischer Prozeß auf die Gefäßwand über und hat eine Thrombenbildung zur Folge, dann wachsen Bakterien in das Gerinnsel ein. Es besteht nun in weit höherem Maße als beim aseptischen Thrombus die Gefahr, daß es zur Erweichung und Einschmelzung der thrombotischen Massen kommt. Damit erhöht sich auch die Gefahr der Embolie. Derartige *septische Thrombosen* werden mit besonderer Vorliebe im Bereich der Herzklappen, aber auch an Venen angetroffen. Ein nach Gefäßwandschädigung entstandener Abscheidungsthrombus bleibt zunächst auf den Ort seiner Entstehung beschränkt. Mit Zunahme der Verlegung des Gefäßlumens tritt jedoch als neues Moment eine Strömungsbehinderung hinzu. Sie führt nicht selten sekundär zu Gerinnungsvorgängen (siehe gemischter Thrombus S. 165), die den Thrombus weiter wachsen lassen.

Für die Bedeutung, die die **Behinderung der Blutströmung** als kausaler Teilfaktor der Thrombose hat, spricht die Tatsache, daß beim Menschen 80% der Thrombosen in den Venen und nur etwa 20% in den Arterien vorkommen. In den Venen ist die Geschwindigkeit des Blutstromes deutlich niedriger. Auch die an Venenklappen entstehenden Strömungsstörungen in Form von Wirbelbildungen sind von Einfluß. Die Klappen wirken wie ein Wehr im Fluß, an dem davor und dahinter besondere Strombewegungen, die sog. Stromwalzen entstehen. Sie sollen dazu führen, daß sich im Strom schwimmende feste Bestandteile leichter niederschlagen (s. Abb. 6.15). In der Tat sind Anfangsstadien einer Thrombenbildung nicht selten an den Venenklappen zu finden. In diesem Zusammenhang ist weiterhin zu erwähnen, daß stark geschlängelte Venen für Thrombenbildung prädisponiert sind. Ein ungleicher Randstrom führt zu Wirbelbildungen und bringt Thrombozyten in Kontakt mit dem Endothel. Ganz allgemein kann man feststellen, daß schon eine stärkere Blutstromverlangsamung die Ausscheidung von Leukozyten und Blutplättchen aus dem zentralen Achsenstrom in den plasmatischen Randstreifen nach sich zieht. Damit wird eine die Thrombose begünstigende Situation geschaffen. Aus der Klinik ist fernerhin bekannt, daß Bettruhe zu einem Ausfall der muskulären Förderung des Blutstromes und damit zur Strömungsverlangsamung, besonders in den Venen, führt. Man ist daher bemüht, den Patienten post operationem möglichst bald aufstehen zu lassen, damit die Thrombosegefahr verringert wird. Das Tierexperiment hat jedoch gezeigt, daß auch die Blutstromverlangsamung nur einer unter mehreren Faktoren für die Entstehung der Venenthrombosen ist, wenn auch ein überaus wichtiger. Unterbindet man z. B. die Vena jugularis eines Kaninchens aseptisch und unter Endothelschonung an zwei Stellen, so bleibt das Blut in dieser Gefäßstrecke tagelang flüssig. Erst dann, wenn eine zusätzliche Endothelschädigung gesetzt oder die Gerinnungsfähigkeit des Blutes allgemein gesteigert wird, kommt es zur Thrombosierung.

Abschließend soll noch kurz auf die **Steigerung der Gerinnungsfähigkeit** des Blutes als eine der möglichen Ursachen der Thrombose hingewiesen werden. Bei zahlreichen Erkrankungen sind Fibrinogen und Globuline im Blut vermehrt. Hierdurch wird ein agglutinierender Einfluß auf Thrombozyten ausgeübt, und plötzliche Gerinnungsvorgänge können in Gang

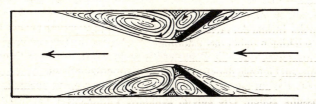

Abb. 6.15 Stromwirbelbildung an einem Hindernis mit Ablagerung. Flußmodell mit Wehr (nach REHBOCK-ASCHOFF)

gebracht werden. Auch die Überschwemmung des Blutes durch Eiweißkörper bei ausgedehntem Gewebszerfall kann den gleichen Effekt haben, da bei jeder Art von Gewebsuntergang Gewebethromboplastin frei wird. Weitere Ursachen für eine gesteigerte Blutgerinnungsfähigkeit sind z. B. die verstärkte Ausschüttung von Parathormon (Kalziumionen stehen vermehrt im Blut zur Verfügung) und die Überschwemmung des Blutes durch Proteasen z. B. bei Pankreatitis und Pankreaskarzinom. Auch die pathologische Vermehrung der Thrombozyten sei noch als mögliche Ursache genannt.

6.4.5.6 Die Bedeutung der Thrombose für Mensch und Tier

Was die allgemeine Thrombosebereitschaft betrifft, so bestehen zwischen Mensch und Tier wesentliche Unterschiede. Sie sind aus der Sicht der vergleichenden Pathologie von Interesse. Etwa gleiche Verhältnisse liegen bei der septischen oder aseptischen Thrombose vor, bei der die Endothelschädigung der bestimmende Faktor für das Thrombosegeschehen ist. Unterschiede bestehen jedoch in der Ätiologie. Während beim Menschen die wichtigste Ursache der Thrombenbildung im arteriellen Bereich in arteriosklerotischen Gefäßwandveränderungen zu suchen ist, stehen beim Tier parasitär bedingte Endothel- bzw. Intimaschädigungen an erster Stelle. Es wurde mehrfach schon auf die beim Pferde vorkommenden Thromben im Gefolge der Wanderung von Larven des Strongylus vulgaris hingewiesen. Auch beim Hund können Thromben in der Arteria pulmonalis und ihren Verzweigungen bei bestimmten Parasitosen auftreten. Septische Thrombosen beobachtet man beim Tier vorwiegend an den Venen, und zwar im Zusammenhang mit Uterusentzündungen, schweren Phlegmonen und Dekubitus. Auch hinsichtlich der septisch-thrombotischen Entzündungen im Bereich der Herzklappen dürften zwischen Mensch und Tier – abgesehen von der Art der Erreger – keine grundsätzlichen Unterschiede bestehen.

Die wichtigste Form der Thrombose des Menschen, die sog. *Fernthrombose,* d. h. eine fortschreitende Venenthrombose, hat bei den Tieren kein Äquivalent. In diesem Fall ist die Verknüpfung von Ursache und Folge nicht so augenscheinlich wie bei Thrombosen nach Gefäßwandschädigungen. Das Wesen der Fernthrombose besteht darin, daß es im Anschluß an operative Eingriffe, besonders im Bauchraum, aber auch nach Geburten und Traumen oder einem fieberhaften Infekt, fernab vom eigentlichen Krankheitsherd zu einer Thrombose kommt. Bevorzugte Lokalisationen sind die Schenkel- oder Beckenvenen (Plexus uterinus, Plexus prostaticus). Derartige Thromben können sehr groß werden und nach Ablösung und Verschleppung in die Lunge zum Tode führen. In der Pathogenese dieser Thromben stehen die Faktoren »Veränderung der Blutströmung« im Sinne einer Verlangsamung und »Veränderung der Blutzusammensetzung« im Sinne einer allgemein gesteigerten Gerinnbarkeit im Vordergrund. Der Gefäßwandfaktor ist weniger wichtig. Warum diese Form der Thrombose beim Tier kein Problem darstellt, ist noch nicht ausreichend bekannt. Vielleicht spielt unter anderem der Umstand eine Rolle, daß sich Tiere nach Operationen zumeist nur noch im ausklingenden Narkosestadium ruhig verhalten und bald wieder das Bedürfnis zeigen, sich zu erheben. Dadurch wäre eine schnelle Normalisierung der Kreislaufverhältnisse erklärbar. Wahrscheinlich ist das Fehlen der Bereitschaft zur Fernthrombose beim Tier zusätzlich noch von Faktoren des Stoffwechsels und von der Haltung des Körpers (kein aufrechter Gang) abhängig.

6.4.5.7 Die Thrombose in Lymphgefäßen

In Lymphgefäßen kann es zu ähnlichen Vorgängen wie in Blutgefäßen kommen. Auch Lymphe kann gerinnen und Koagulationsthromben bilden. Die Gerinnsel setzen sich aus Fibrinnetzen zusammen, in deren Maschen die in der Lymphe enthaltenen Zellen eingeschlossen sind. Man beobachtet derartige Lymphthromben vorzugsweise, wenn entzündliche Prozesse im Wurzelgebiet von Lymphgefäßen ablaufen. Besonders häufig sieht man sie z. B. im Lungeninterstitium bei fibrinösen Pneumonien der Rinder. Lymphstauungen können die Folge einer derartigen Thrombosierung sein. Nicht selten lösen sich die Gerinnsel wieder auf. Bei längerem Bestehen können sie jedoch den Ablauf einer Entzündung maßgeblich beeinflussen, indem sie den Abtransport von Entzündungsprodukten und Zerfallsstoffen aus dem Entzündungsfeld zumindest verzögern. Hält man sich streng an die Definition des Begriffes Thrombose, so dürfte man derartige Lymphgerinnsel nicht als Thromben bezeichnen. Im medizinischen Sprachgebrauch ist dies jedoch weitgehend üblich.

6.4.6 Die Ausbreitung korpuskulärer Gebilde auf dem Blut- oder Lymphweg

Werden körpereigene oder körperfremde Substanzen, die sich mit dem Blutplasma nicht homogen mischen, über die Blut- oder Lymphbahnen im Organismus verschleppt, und bleiben sie schließlich je nach Größe in einem Gefäß kleineren Kalibers stecken, so bezeichnet man diesen Vorgang als *Embolie*, das Treibteilchen selber als *Embolus* (aus dem Griechischen von emballein = hineinwerfen abgeleitet). Es handelt sich demnach um den Ablauf eines rein mechanischen Vorganges. Entsteht räumlich getrennt von einem pathologischen Prozeß ein analoger Herd (Tochterherd) an anderer Stelle des Organismus, so spricht man von *Metastasierung*. Der Herd selbst ist eine *Metastase* (aus dem Griechischen = Versetzung abgeleitet). Metastasenbildung erfolgt häufig auf dem Blut- oder Lymphweg. Der erste Schritt bei der Metastasierung ist die Zellverschleppung (Geschwulstzellen, Bakterien, von Entzündungszellen phagozytierte Bakterien), ihr schließt sich am Orte der Absiedlung ein vitaler Prozeß an, d. h. eine Zell- oder Bakterienvermehrung. Bricht z. B. eine bösartige Geschwulst in Kapillaren oder kleine Venen ein, und schwemmen Zellen mit dem Blute ab, so ist dieser Vorgang als Geschwulstzellembolie zu bezeichnen. Erst die Ansiedlung der Zellen an einem anderen Ort und ihre Vermehrung machen das Wesen der Metastasierung aus.

Eine Vielzahl organischer oder auch anorganischer Partikel und Gebilde kann in Gefäße gelangen und mit der Strömung verschleppt werden. Als Beispiele können genannt werden: Thrombusteile, Parasiten, Bakterien allein oder in Verbindung mit Entzündungsprodukten, Geschwulstzellen oder Zellen aus Organen oder Geweben, Luft und endlich noch anorganische Fremdkörper wie z. B. abgebrochene Stücke von Kanülen.

6.4.6.1 Die Embolie im engeren Sinne

Unter einer Embolie im engeren Sinne versteht man den Transport eines Thrombus auf dem Blutwege und die Verstopfung eines Gefäßes durch das Blutgerinnsel, das damit zum Embolus geworden ist. Da alle Embolien nach gewissen Gesetzmäßigkeiten ablaufen, können sie am Beispiel des abgelösten Thrombus (Embolus) abgehandelt werden. Gleichgültig, ob sich der Embolus im arteriellen oder im venösen Stromteil befindet, er wird immer dort steckenbleiben, wo sich die Strombahn verengt. Entsprechend dem Ursprungsgebiet des Embolus unterscheidet man:

1. Embolien im arteriellen System
2. Embolien aus dem Stromgebiet der kranialen und kaudalen Hohlvenen
3. Embolien im Pfortaderbereich

Lösen sich Thromben im arteriellen System, dann geraten die Emboli in dessen Aufzweigungen. Den gleichen Weg nehmen losgelöste Teilchen von Blutgerinnseln, die sich in Lungenvenen gebildet haben. Über den linken Vorhof und die linke Kammer gelangen sie in die Aorta. Das gleiche gilt für Gerinnsel, die im Verlauf einer Klappenentzündung im linken Herzen zum Embolus werden. Auf die beim Pferde so häufig parasitär bedingte thrombosierende Arterienentzündung mit Hauptsitz in der Arteria mesenterica cranialis wurde bei der Besprechung der Thrombose hingewiesen. Aus diesem Bereich stammende Emboli bleiben in den Aufzweigungen der Darmarterien stecken. Über die Folgen einer Embolie im arteriellen Stromgebiet wurde im Zusammenhang mit der Entstehung von Infarkten (s. S. 149 bis 153) berichtet.

Alle Emboli mit Ursprung aus den Verzweigungsgebieten der beiden großen Hohlvenen müssen zwangsläufig zunächst in das rechte Herz und von hier aus in die Lunge geschwemmt werden. In das Herz gelangen sie besonders leicht, da die Venen herzwärts ständig weiter werden. Sie bleiben schließlich in den Ästen der Arteria pulmonalis stecken, wenn der Gefäßquerschnitt die weitere Passage nicht mehr erlaubt. In seltenen Fällen kann ein Venenthrombus nach seiner Ablösung einen Weg nehmen, den man als *paradoxe* oder *gekreuzte Embolie* bezeichnet. Über ein offenes Foramen ovale oder einen andersartigen Septumdefekt gelangt ein Embolus gelegentlich aus dem rechten in das linke Herz und damit in die Aorta. Dies ist jedoch nur dann möglich, wenn ein Druckgefälle vom rechten in das linke Herz besteht. Ein weiteres seltenes Ereignis im Zusammenhang mit einer Embolie im Venenbereich ist die sog. *retrograde Embolie*. So kann z. B. bei negativem Blutdruck in der kaudalen Hohlvene ein Embolus in die Lebervenen zurücktreten.

Thrombusteile aus den Venen des Magen-Darm-Kanals und der Milz gelangen nicht bis ins Herz, da sie auf dem Weg über die Pfortader spätestens in den Sinuskapillaren der Leber steckenbleiben. Dieser Weg wird auch von den Emboli eingeschlagen, die aus der Nabelvene stammen. Beim Kalbe können sie über die Nabelvene und den Ductus venosus ARANTII auch direkt in die Hohlvene und damit in die Lunge geraten. Die möglichen Folgen einer Embolie mit Ursprung im venösen Bereich wurden in Verbindung mit der Entstehung von Infarkten besprochen. Hier sei noch ergänzt, daß ein Embolus, der nicht durch Mikroorganismen infiziert ist, als *blander Embolus* bezeichnet wird, ihm steht der infizierte gegenüber. Die blanden sind im allgemeinen die größeren.

Es ist nicht selten schwierig zu entscheiden, ob ein das Gefäßlumen verlegendes Gerinnsel an Ort und Stelle entstanden, d. h. ein Thrombus ist, oder ob es auf dem Blutwege an diese Stelle gelangte, mithin als Embolus angesprochen werden muß. Als Hinweis auf einen Embolus gilt die lockere Lage im Gefäß. Bei längerem Liegen kann er jedoch sekundär mit der Gefäßwand verklebt sein. Ein sicherer Hinweis auf die embolische Natur ist der Nachweis von Bruch- oder Abrißstellen am ursprünglichen Bildungsort. Eine weitere Schwierigkeit bei der Unterscheidung von Embolus und Thrombus ist darin zu sehen, daß sich an einem Embolus sekundäre Thromben ansetzen können.

Die Bedeutung, die der Venenthrombose als Ursache einer Embolie beim Haustier zukommt, ist gering. Dies kann darauf zurückgeführt werden, daß es postoperativ nicht zu der beim Menschen so gefürchteten *Fernthrombose* in den Venen der unteren (kaudalen) Körperhälfte kommt. Tödlich verlaufende Lungenembolien infolge plötzlichen Verschlusses der Hauptäste der Arteria pulmonalis gehören in der Tierpathologie daher zu den seltenen Ereignissen. Beim Rind läßt sich eine Lungenembolie in den meisten Fällen auf eine Rechtsherzendokarditis zurückführen. Die sich lösenden Emboli sind in der Regel nicht sehr groß, so daß sie erst in feineren Verzweigungen der Lungenarterie stecken bleiben. Hieraus resultiert nur eine unbedeutende Beeinträchtigung des funktionellen Lungenkreislaufes. Da die Emboli meist jedoch bakteriell infiziert sind, können sich tödlich verlaufende Herdpneumonien anschließen. Die Mehrzahl der Embolien im arteriellen Bereich nehmen beim Tier ihren Ausgang von Entzündungen der Klappen des linken Herzens. Sie führen zu vollständigen oder unvollständigen Infarkten besonders in Niere und Milz, seltener im Herzen selbst, sehr selten im Gehirn.

6.4.6.2 Die Embolie im weiteren Sinne

Von einer Embolie im weiteren Sinne spricht man, wenn es sich bei den Emboli nicht um Thromben, sondern um andere korpuskuläre Gebilde handelt. Von einigen Ausnahmen abgesehen, spielt diese Form in der Tierpathologie keine besondere Rolle. Embolisch können *Parasitenlarven* verschleppt werden. Larven, die z. B. in Pfortaderverzweigungen in der Darmwand eindringen, gelangen mit dem Blutstrom zunächst in die Leber und von hier aus über das rechte Herz in die Lunge. Sehr kleine Larven passieren auch dieses Kapillarfilter und

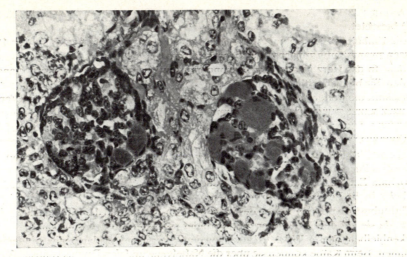

Abb. 6.16 Bakterienembolie in den Glomerulumschlingen bei einem Fohlen mit Fohlenlähme. Die mit Bakterien prall gefüllten Schlingen zeigen in der Abbildung feinkörnig-grau-schwärzliche Farbe

werden dann über den großen Kreislauf in verschiedene Organe eingeschwemmt.

Auch *Bakterienrasen* können als Emboli verschleppt werden. So findet man z. B. bei der sogenannten Fohlenlähme nicht selten eine Verstopfung von Glomerulaschlingen durch Bakterienhäufchen. Gleiches gilt für die häufig mit einer Meningitis einhergehenden Koliseptikämie der Kälber. Besonders in den Gefäßen der terminalen Strombahn des ZNS finden sich dann Bakterienrasen. Bei derartigen Befunden muß allerdings bedacht werden, daß auch einzelne eingeschwemmte Erreger postmortal zu Kolonien heranwachsen können und so eine Embolie vortäuschen. Als Hinweis für einen intravitalen Prozeß im Sinne einer Embolie kann daher nur das Auftreten von reaktiv entzündlichen Erscheinungen um das Bakterienhäufchen gewertet werden.

Eine Verschleppung von *Fetttropfen* auf dem Blutwege kann beim Menschen tödlich verlaufen. Man beobachtet sie im Anschluß an Brüche von Röhrenknochen mit Markzertrümmerung oder Traumen auf fettgewebsreiche Weichteile. Über eröffnete Venen gelangt das Fett in die Lunge. Mit einem letalen Ausgang muß man rechnen, wenn etwa die Hälfte der Lungenkapillaren durch Fetttropfen verlegt ist. Fett, das die Lunge passiert hat, kann in die Kapillargebiete des Herzens, der Niere und des Gehirns gelangen und auch diese Organe schädigen. Beim Tier ist die *Fettembolie* als Todesursache ohne Belang. Auch Embolien von Körperzellen kommen vor. So können z. B. Knochenmarksriesenzellen aus dem Knochenmark in andere Organe verschleppt werden oder Leberzellen nach Leberquetschungen. Wesentliche krankhafte Erscheinungen werden dabei nicht registriert. Auf die besondere Bedeutung, die der Ausbreitung von Geschwulstzellen auf dem Wege der Embolie im Organismus zukommt, wird in dem Kapitel über die Geschwülste näher eingegangen.

Auch *Luft* kann in das Lumen von Blutgefäßen gelangen und in Blasenform als Embolus transportiert werden. An kleinen Kapillaren führt dies nicht selten zur Verstopfung. Im allgemeinen ist der Eintritt von Luft in Blutgefäße selten. Es kann bei Operationen am Halse und Verletzungen in der Nähe des Brustkorbes dazu kommen, vor allem während tiefer Inspirationen. Eröffnete herznahe Venen, die bei der Einatmung zeitweise unter negativem Druck stehen, sind die Eintrittspforten der Luft. Gesunde Tiere mit gutem Blutdruck vertragen nach experimentellen Studien mengenmäßig begrenzte Luftinjektionen in die Jugularvenen dann, wenn langsam und pausenlos injiziert wird. Für Hunde werden 5 bis 20 cm³, für

Pferde sogar bis zu 1000 cm³ angegeben. Damit ist die *Luftembolie* unter praktischen Verhältnissen beim Tier ohne Bedeutung. Beim Menschen kann gasförmiger Stickstoff im Blute in Blasenform frei werden und Kapillaren verstopfen. Dies ereignet sich, wenn der Organismus einem plötzlichen Wechsel von hohem zu normalem oder sogar erniedrigtem Luftdruck ausgesetzt wird. Das dabei auftretende Krankheitsbild ist als *Taucher- oder Caisson-Krankheit* bekannt. Abschließend sei noch erwähnt, daß in der Humanpathologie Todesfälle durch Fruchtwasserembolie in die Lunge über die uterinen Venen beobachtet worden sind. Die vom Menschen abweichenden Plazentationsverhältnisse erklären, daß diese Form der Embolie für die Haussäugetiere nicht relevant ist.

6.4.6.3 Die Metastase

Krankheitsabsiedelung durch Errichtung von Tochterherden trifft man bei verschiedenartigen pathologischen Prozessen an, so bei Geschwulsterkrankungen und Infektionskrankheiten. Im weiteren Sinne findet der Begriff aber auch bei bestimmten Stoffwechselstörungen Verwendung. Die Wege, die bei der Metastasierung beschritten werden, sind verschiedenartig. Dem Blutweg und dem Weg über die Lymphbahnen kommt die größte Bedeutung zu. Aus diesem Grunde ist es berechtigt, die Lehre von der Metastasenbildung im Zusammenhang mit den örtlichen Kreislaufstörungen abzuhandeln. Auf die Besonderheiten der Metastasierung bei malignen Geschwülsten wird in dem entsprechenden Kapitel dieses Lehrbuches hingewiesen, so daß hier im wesentlichen nur die Metastasenbildung in Verbindung mit Infektionskrankheiten und Stoffwechselstörungen dargestellt werden muß.

Bei einer Reihe bakterieller Infektionen, darunter solchen, die durch ganz banale Eitererreger hervorgerufen werden, bildet sich an der Eintrittsstelle in den Körper ein primärer entzündlicher Herd *(Primärinfekt)* aus. Bricht die Entzündung in Blutgefäße ein, so besteht die Möglichkeit, daß die Bakterien bzw. Entzündungsprodukte, die den Erreger enthalten, auf dem Blutweg verschleppt werden. Entsteht nun an anderer Stelle ein gleichartiger Entzündungsprozeß, so spricht man von *hämatogener Metastasierung*. Die Ansiedlung von Eitererregern erfolgt, wie die praktische Erfahrung zeigt, mit Vorliebe in der Leber, der Milz, dem Knochenmark und den Lymphknoten. Die genannten Organe sind Provinzen des retikulo-histiozytären (retikulo-endothelialen) Systems. Die Zellen des RHS dienen u. a. der Phagozytose, d. h. der Abwehr von Schadstoffen. Gelingt es ihnen nicht, den Krankheitserreger unschädlich zu machen, so entsteht ein neuer Herdprozeß. Von gleichrangiger Bedeutung ist die *Metastasierung auf dem Lymphweg*. Bei der Tuberkulose z. B. wandert das Mykobakterium vom Primärinfekt zunächst über die Lymphgefäße in den regionären Lymphknoten. Hier löst es eine identische entzündliche Gewebsreaktion aus. Gelangt der Erreger durch abführende Lymphstämme schließlich in den Ductus thoracicus und von hier in das Blut der kranialen Hohlvene, so ist aus der lymphogenen Metastasierung die *lymphohämatogene* geworden. Prädilektionsstelle (bevorzugte Stelle) für die Entstehung von Metastasen auf diesem Wege ist die Lunge, da sie das erste Kapillarfilter darstellt, das das venöse Blut passiert. In Organen, die über ein eigenes Hohlraumsystem verfügen (Bronchalbaum, Milchgänge, Gallengänge) besteht die Möglichkeit, daß sich pathologische Prozesse auf diesem Wege ausbreiten. Das Fortschreiten der Entzündung bei chronischer Lungentuberkulose des Rindes ist ein Beispiel, ebenso eine Nierenbeckenentzündung, die aufsteigend nach einer Blasen- und Harnleiterentzündung entstanden ist. Man bezeichnet diese Form als *intrakanalikuläre Metastasierung*.

Eine weitere Ausbreitungsform ist die *Implantationsmetastasenbildung*. Man trifft sie in Körperhöhlen an, wenn sich das pathologische Substrat als Ausbreitungsweg der geringen Flüssigkeitsmengen bedient, die in den Höhlen vorhanden sind. Platzt z. B. eine Echinokokkenblase mit Sitz an der Leberoberfläche, so gelangen zahlreiche Kopfanlagen in die Bauchhöhle. Sie können sich überall im Peritoneum ansiedeln und zu Echinokokkenblasen heranwachsen. Von einer *Abklatschmetastase* spricht man, wenn ein pathologischer Prozeß durch unmittelbare Berührung, d. h. durch Kontakt, auf eine benachbarte Fläche übergreift. Als Beispiel sei ein entzündlicher Prozeß an der Oberlippe angeführt, der nach einiger Zeit auch an der Unterlippe in Erscheinung tritt.

Der Begriff »Metastasenbildung« wird im weiteren Sinne auch dann verwendet, wenn es sich um die Absiedelung von Stoffen in Organen oder Geweben handelt, in denen ihr Vorkommen ungewöhnlich ist. So wird z. B. von einer Kalkmetastase gesprochen, wenn sich aufgrund einer Hyperkalzämie (Überdosierung von Vitamin D, knochenzerstörende Prozesse u. a.) in Gefäßwänden, der Wand der Lungenalveolen, der Magenschleimhaut oder der Basalmembran der Glomerula und Nierenkanälchen Kalksalze abgelagert haben.

6.4.7 Das Ödem

Die terminale Strombahn übt zwei Funktionen aus. Einmal dient sie der Endverteilung des Blutes, zum anderen spielt sich in ihrem Bereich der gesamte Flüssigkeits- und Stoffaustausch zwischen Blut und Gewebe ab. Kommt es zu Störungen des Flüssigkeitsaustausches im Sinne einer Ansammlung von extravasaler und extrazellulärer Flüssigkeit in Gewebespalten und/oder Körperhöhlen, so liegt ein **Ödem** vor (Oidema, griechisch = Schwellung). Es tritt örtlich umschrieben oder generalisiert auf. Das spezifische Gewicht der Ödemflüssigkeit unterliegt erheblichen Schwankungen, da es vom Eiweißgehalt abhängig ist. Eiweißreiche Ödeme enthalten auch Enzyme, ähnlich wie im Blutplasma. Sie gehören daher in die Kategorie der Exsudate. Als Zellödem bzw. hydropische Degeneration bezeichnet man die pathologische Flüssigkeitsansammlung in der Zelle (s. S. 197).

6.4.7.1 Der Flüssigkeitsaustausch zwischen Blut und Gewebe unter normalen und krankhaften Bedingungen

Die Entstehung von Ödemen wird erst verständlich, wenn man sich die physiologischen Verhältnisse der Flüssigkeitsbewegung durch die Kapillarwand vor Augen führt. Unter normalen Bedingungen zeigen die Gefäße der terminalen Strombahn (vor allem die Kapillaren) eine Durchlässigkeit für Wasser und klein-molekulare Stoffe. Dies wird als *Permeabilität* bezeichnet. Größere Moleküle (Plasma-Eiweiß) können die Gefäßwandschranke nicht passieren. Je nachdem, ob der Austausch durch die Endothelspalten oder durch die Endothelzelle selbst vor sich geht, unterscheidet man eine *interzelluläre* und eine *transzelluläre Permeabilität*. Der Austausch von Wasser erfolgt mit großer Wahrscheinlichkeit interzellulär. Zur Bewegung der Flüssigkeit kommt es unter dem Einfluß von zwei physikalischen bzw. physikalisch-chemischen Kräften, dem *hydrostatischen Druck des Blutes und des Gewebes* und dem *kolloid-osmotischen Druck* (onkotischer Druck) *von Blut und Gewebsflüssigkeit*. Der hydrostatische Druck fällt vom arteriellen Schenkel des Kapillarkreislaufes zum venösen hin von etwa 35 mm Hg auf 12 mm Hg ab. Der kolloid-osmotische Druck des Blutes hingegen, der für die Höhe des Wasserbindungsvermögens maßgeblich ist, bleibt über die ganze Strecke gleich und liegt bei etwa 25 mm Hg. Er ist hauptsächlich durch den Albumingehalt des Plasmas bedingt. Albumine treten durch die normale Gefäßwand nicht hindurch. Das erklärt die Tatsache, daß der onkotische Druck im arteriellen und venösen Schenkel nicht differiert. Solange im arteriellen Kapillarschenkel der hydrostatische Druck über dem onkotischen liegt, bewegt sich daher Flüssigkeit in Richtung auf das Gewebe, ein Vorgang, der als Transsudation bezeichnet wird. Überwiegt jedoch in venösen Kapillarschenkel nach Erreichen des Umkehrpunktes der onkotische Druck nunmehr den Blutdruck, so kommt es zu einem Rückstrom der Gewebsflüssigkeit in das Blut, d. h. zur Resorption. Ein Teil der in den extrakapillären Raum geratenen Flüssigkeit wird jedoch auch über die Lymphbahnen abtransportiert. Von den soeben geschilderten Verhältnissen weichen die in der Lunge ab. Der hydrostatische Druck in der terminalen Strombahn beträgt hier nur 3–10 mm Hg, der kolloid-osmotische ist der gleiche wie an anderen Stellen. Ein Flüssigkeitsaustritt auf dem oben geschilderten Weg erscheint daher nahezu unmöglich. In diesem Organ ist jedoch zu berücksichtigen, daß der Gewebedruck besonders niedrig ist, ja sogar nahezu negativ sein kann. Dadurch entsteht eine Art von saugender Wirkung, die den Flüssigkeitsaustritt ermöglicht.

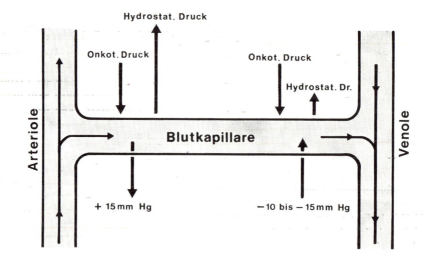

Abb. 6.17 Schema der Flüssigkeitsbewegung im Gewebe

Außer den bereits genannten Kräften gibt es noch weitere, die in das Gleichgewicht des Flüssigkeitsaustausches eingreifen. Es sind der Venendruck, die elektrische Ladung der Plasmakolloide sowie der Gehalt der Flüssigkeit an Na, K und Ca. Darüber hinaus muß man nach neueren Untersuchungen auch damit rechnen, daß eine wechselnde und regulierbare Durchlässigkeit der Kapillarwand existiert. Aus dem soeben Dargestellten ist zu ersehen, daß es eine Vielzahl von Angriffspunkten gibt, über die eine Änderung der Permeabilität ausgelöst und unterhalten werden kann.

Wie bereits ausgeführt, versteht man unter einem Ödem die Ansammlung von Blutwasser im interzellulären Raum. Es kann sekundär auf die Zellen selbst übergreifen (intrazelluläres Ödem = hydropische Degeneration). Ödematöse Gewebe sind durch Schwellung, Blässe und Gewichtszunahme gekennzeichnet. Organe, die wie die Lunge reichlich elastische Fasern enthalten, verlieren ihre Elastizität, da die Fasern funktionell und strukturell geschädigt

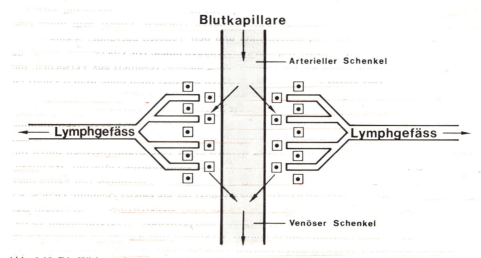

Abb. 6.18 Die Wirkung des gegensätzlichen Verhaltens des Blutdruckes und des onkotischen Druckes im Beginn und am Ende des Kapillarkreislaufes

werden. Beim Einschneiden in ödematöse Teile tropft eine meist farblose wässerige Flüssigkeit von der Schnittfläche ab. In der Lunge zeigt sich ein Ödem häufig klinisch dadurch an, daß schaumige Flüssigkeit, die sich zunächst nur in den Bronchien befindet, auch in die Trachea und in die oberen Luftwege gelangt. In der Leber sind die Möglichkeiten der Ödembildung beschränkt, da in diesem dichten Organ keine entsprechenden Räume zur Verfügung stehen. Ansammlungen von Blutwasser im Disséschen Raum können nach dem heutigen Wissensstand nicht mehr als Ödem angesprochen werden, da dieser Spalt zur Blutbahn gehört. Charakteristisch für das Leberödem ist der Übertritt von Ödemflüssigkeit in die Wand der Gallenblase und das Gallenblasenbett. Auch in den serösen Höhlen kann es zu beachtlichen Flüssigkeitsansammlungen im Sinne eines Ödems kommen, man spricht dann von einem *Hydrops*. Die Ansammlung von Blutwasser im Brustraum wird als *Hydrothorax*, die im Herzbeutel als *Hydroperikard*, diejenige in der Bauchhöhle als *Hydrops ascites* oder kurz *Aszites* bezeichnet. Von *Anasarka* spricht man, wenn ein weit ausgebreitetes Ödem der Unterhaut vorliegt, von einem *Hydarthros*, wenn sich die Flüssigkeitsvermehrung in einer Gelenkhöhle befindet. Allgemein gilt, daß die Organe oder Gewebe für eine Ödembildung prädestiniert sind, in denen der hydrostatische Gewebsdruck niedrig ist oder fast fehlt (lockeres Bindegewebe, Lunge).

6.4.7.2 Einteilung der Ödeme nach pathogenetischen Gesichtspunkten

Legt man die wichtigsten pathogenetischen Mechanismen der Ödementstehung der Einteilung zugrunde, so ergeben sich vier Gruppen, in die man, von einigen Ausnahmen abgesehen, alle Ödemformen einordnen kann. Dabei ist zu berücksichtigen, daß häufig mehr als eine der nachfolgend genannten Ursachen zusammentreffen.

1. Ödeme infolge Steigerung des hydrostatischen Druckes im venösen Kapillarschenkel und Venolen bei konstantem kolloid-osmotischem Druck des Blutes = Stauungsödem
2. Ödeme infolge Verminderung des kolloidosmotischen Druckes bei normalem Blutdruck = hypoalbuminämisches (hypoonkotisches) Ödem
3. Ödeme infolge Kapillarwandschädigung = dysorisches Ödem
4. Ödeme infolge Behinderung des Lymphabflusses = mechanisches Ödem
5. Kombinierte Formen.

1.) Das Stauungsödem

Weitaus am häufigsten begegnet man den Ödemen, die ihre Ursache in einer *Steigerung des Blutdruckes im venösen Bereich* haben. Man spricht in diesem Zusammenhang auch von *hämodynamischen Ödemen, Stauungs-* oder *kardialen Ödemen*. Primär liegt ihnen eine Drucksteigerung im venösen Kapillarschenkel und den Venolen zugrunde, sekundär tritt aber sicherlich noch ein hypoxischer Kapillarwandschaden hinzu. Die Überlegung, daß es die Stauung nicht allein sein kann, die die Ödembildung auslöst, resultiert aus Versuchen, die gezeigt haben, daß eine starke Erhöhung des venösen Druckes nicht ohne weiteres und erst nach einiger Zeit zur Flüssigkeitsansammlung im Gewebe führt. Erhöhter Druck im venösen Schenkel der terminalen Strombahn behindert die Rückresorption von Gewebsflüssigkeit, da der hydrostatische Druck den kolloid-osmotischen Druck des Blutes überwiegt. Stauung bedeutet auch verlangsamten Blutfluß und damit Minderversorgung der Kapillarwand mit Sauerstoff. Bei länger anhaltender Stauung können sogar rote Blutkörperchen durch die Gefäßwand gepreßt werden. Die Ödemflüssigkeit weist dann rötliche Farbe auf. Wichtigste Ursachen für Stauungsödeme sind Erkrankungen des Herzens, Verschlüsse von Venen oder Abflußbehinderungen im venösen System. Als Beispiel für die zuletzt genannte Genese sei auf das Stauungsödem in der Bauchhöhle als Folge einer Leberzirrhose hingewiesen. Bei dieser chronischen mit einem Umbau des Organs einhergehenden Lebererkrankung ist die Durchströmung mit dem Pfortaderblut behindert. Es kommt zum Anstieg des Blutdruckes in der Pfortader und ihren Verzweigungen *(portale Hypertension)*, der einen Aszites zur Folge hat. Der Vollständigkeit halber muß jedoch erwähnt werden, daß auch in diesen Fällen der Blutdruckanstieg nicht die einzige Ursache der Permeabilitätssteigerung ist. Das Organ, in

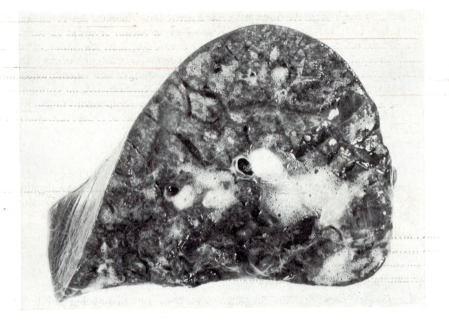

Abb. 6.19 Stauungsödem in der Lunge eines Schweines. Weißer blasiger Schaum ist von der Schnittfläche aus den Bronchien ausgetreten. Die Lunge ist infolge des Flüssigkeitsaustrittes schlecht kollabiert. Ödemflüssigkeit im interlobulären Gewebe führt zum deutlichen Sichtbarwerden der Läppchengrenzen

dem Stauungsödeme beim Tier am häufigsten beobachtet werden, ist die Lunge. Kardial bedingte Ödeme sind beim Menschen häufig in der Unterhaut der unteren Körperhälfte lokalisiert, beim Hund treten sie mit Vorliebe in Form eines Aszites und Hydrothorax in Erscheinung.

Stauungsvorgänge sind auch bei der Entstehung agonaler Ödeme maßgeblich beteiligt. In der Pathogenese dieser Ödeme steht das Nachlassen der Herzkraft, namentlich des linken Ventrikels sub finem vitae an erster Stelle.

Das Ödem bei Hypalbuminämie

In dieser Gruppe steht die *Verminderung des kolloid-osmotischen Druckes* im Blut bei normalem Blutdruck im Zentrum des Geschehens. Infolge Eiweißmangels (Albuminmangel) reicht die Wasserbindungskraft des Blutes nicht aus, um das im arteriellen Kapillarschenkel ausgetretene Blutwasser zurückzuresorbieren. Es bleibt daher im Gewebe liegen. Die Ursachen des Eiweißmangels können in einer *verminderten Eiweißaufnahme* mit der Nahrung begründet sein oder auf einer *vermehrten Eiweißausscheidung* oder *verminderter Albuminbildung* beruhen. Das klassische Beispiel für die an erster Stelle genannte Genese ist das *Hungerödem*, Eiweißmangelzustände kommen fernerhin als Folgen chronischer Krankheiten, besonders des Verdauungstraktes einschließlich der Leber vor. Man spricht dann auch von marantischen oder kachektischen Ödemen. Bei Tieren spielen parasitäre Erkrankungen eine besondere Rolle (blutsaugende Parasiten wie Magen-Darm-Würmer, Leberegel). Die Neigung zu Ödem- und Hydropsbildung ist bei dieser Gruppe sehr ausgeprägt. Leberschäden wirken sich über eine herabgesetzte Bildung von Albumin aus, bestimmte Nierenerkrankungen und Enteritiden durch Eiweißverluste über den Harn bzw. Kot. Im Knochenmark und unter dem Epikard geht der durch Hunger etc. bedingte Schwund von Fett aus den Fettzellen mit Ödembildung einher *(seröse* oder *gallertartige Atrophie)*. Histologisch sieht man spindelige oder sternförmige, fettfreie oder fettarme Zellen. Die Maschen des so entstandenen Netzwerkes sind mit Ödemflüssigkeit gefüllt *(Oedema ex vacuo, Hydrops ex vacuo)*. Das Depotfett in anderen Bereichen, z. B. Nierenlager oder Unterhaut, schwindet, ohne daß es zur serösen Atrophie kommt. Die Ödembildung bei entzündlichen Nierenerkrankungen des Menschen (Glomerulonephritis) ist komplexer Natur. Ansteigen des Venendruckes infolge Herzinsuffizienz, Albuminverlust über die Nieren und Kochsalzanstieg im Gewebe wirken zusammen, gegebenenfalls tritt noch eine kapillarschädigende Komponente hinzu. Beim Tier sind renale Ödeme selten, obgleich in den letzten Jahren vermehrt über das Auftreten diffuser Glomerulonephritiden berichtet wird.

3. Dysorische Ödeme

Ödeme, bei denen die Schädigung der Kapillarwand mit Permeabilitätssteigerung im Vordergrund steht, können in der Gruppe der dysorischen Ödeme zusammengefaßt werden (Dysorie = Störung der Membranfunktion). Hierher gehören:

1. das entzündliche Ödem
2. das toxische Ödem
3. das allergische Ödem
4. das Ödem bei hormoneller Dysregulation

Beim *entzündlichen Ödem* sind die Übergänge zur serösen Entzündung fließend. Es zeichnet sich durch größeren Eiweißreichtum aus, wobei auch Beimischungen von Fibrinogen und großmolekularen Globulinen sowie Enzymen vorkommen. Man findet das entzündliche Ödem z. B. als Anfangsstadium einer fibrinösen Pneumonie oder in Form perifokaler Ödembildung um Eiterungsprozesse oder frische tuberkulöse Herde. Beim lokalen Milzbrand der

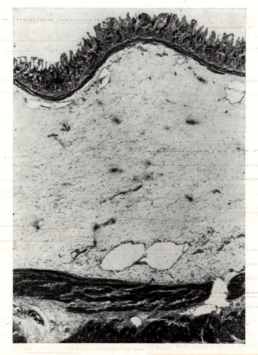

Abb. 6.20 Ödem in der Submukosa des Magens eines Ferkels bei sog. Kolienterotoxämie. Die hist. Aufnahme zeigt die Verbreiterung der Submukosa durch den Flüssigkeitserguß

Tiere und bei Anaerobierinfektionen können diese Ödeme hohe Grade erreichen.

Vom *toxischen Ödem* spricht man, wenn chemische Noxen oder bakterielle Toxine für die Kapillarschädigung und den Austritt von Blutwasser verantwortlich gemacht werden müssen. Auch im Organismus entstandene Stoffwechsel- und Abbauprodukte können auf dem Wege einer endogenen Intoxikation die gleichen Folgen haben. Bei der Urämie z. B. werden harnpflichtige Substanzen über die Atmungsfläche der Lunge ausgeschieden. Sie schädigen die Kapillarwände, es entsteht ein Lungenödem. Als Beispiel für die Ödembildung im Verlauf einer bakteriellen Intoxikation ist die sog. Ödemkrankheit der Absatzferkel (Kolienterotoxämie) anzuführen. Im Darm frei werdende Endotoxine hämolysierender Kolibakterien werden resorbiert und erhöhen die Permeabilität der Kapillarwände. Dies führt unter anderem zur Ödembildung in der Submukosa des Magens, den Augenlidern und in der Unterhaut besonders des Nasenrückens sowie im ZNS. Schwere Ödeme stehen im Vordergrund der Befunde bei der Antu-Vergiftung (Alpha-Naphthylthioharnstoff) der Tiere.

Dem *allergischen Ödem* liegen Antigen-Antikörper-Reaktionen zugrunde, die über Histaminfreisetzung zur Gefäßläsion und erhöhten Permeabilität führen. Auch diese Ödeme sind verhältnismäßig eiweißreich, so daß Übergänge zum Exsudat bestehen.

Unter der Bezeichnung Wasserkälber, Wasser- und Speckferkel versteht man Erkrankungszustände, die mit starker Vermehrung von Flüssigkeit, namentlich in der Haut/Unterhaut einhergehen (angeborene Wassersucht). Ein Ausfall der Schilddrüsenfunktion ist die Ursache. Diese Art der Ödementstehung kann als Beispiel für hormonelle Dysregulation gelten.

Das mechanische Ödem

Ein Ödem infolge Behinderung des Lymphabflusses wird als *mechanisches Ödem* bezeichnet. Bei der Genese dieser Ödeme ist zu berücksichtigen, daß die Lymphbahnen über zahlreiche Anastomosen verfügen, so daß selbst ein Verschluß größerer Lymphgefäße keine Folgen haben muß. Erst wenn sich die Abflußbehinderung auf mehrere größere Lymphstämme erstreckt, wird sich ein Ödem entwickeln. Die Flüssigkeitsansammlung im Gewebe bewirkt ihrerseits einen Druck auf die Venen und behindert damit zusätzlich den Flüssigkeitsabtransport über diese Gefäße. Beim Tier sieht man Lymphödeme besonders beim Vorliegen von Deckzellenkrebsen (Mesotheliome) in der Brust- oder Bauchhöhle. Auch wenn eine *Lymphangiosis carcinomatosa* vorliegt, d.h., wenn die Masse der Lymphbahnen eines Organs, einschließlich des zugehörigen Lymphknotens, von wuchernden Krebszellen verlegt ist, kommt es häufig zur Ödembildung. Plattenförmige, die Milchleisten des Hundes durchsetzende Karzinome, die in Form einer Lymphangiosis wachsen, neigen besonders zu derartigen Folgen. Wenn die Lymphknoten im Lenden-Darmbein-Bereich und/oder der Achselhöhle stark von Krebszellen durchsetzt sind, erstrecken sich Ödeme auch auf die Unterhaut der Gliedmaßen.

In Verbindung mit der Entstehung von Ödemen ist noch zu ergänzen, daß man unter dem Terminus *Oedema ex vacuo* den Ausgleich eines durch Zellschwund entstandenen Raums durch eine seröse Flüssigkeit versteht. Derartige Befunde kann man beim Tier bei chronisch auszehrenden Erkrankungen verschiedener Ursache in Gestalt der gallertigen Atrophie des Fettgewebes antreffen. Besonders eindrucksvoll sieht man sie am Kranzfurchenfett des Herzens und am Fettmark der Röhrenknochen.

6.4.7.3 Folgen des Ödems

Die Folgen eines Ödems sind verschiedener Art. Flüssigkeitsansammlungen in den Körperhöhlen führen zur mechanischen Behinderung von Organen und durch Druck zur Kompression mit allen Nachwirkungen. Beim Lungenödem ist der Gasaustausch behindert, ein Ödem der Glottis kann die Luftwege so einengen, daß das Tier erstickt. Ein Flüssigkeitserguß in Organe und Gewebe zieht nach unterschiedlicher Zeit Ernährungsstörungen mit Zelluntergang nach sich. Besonders schnell erleidet das ZNS irreversible Schädigungen, die man als

Ödemnekrosen bezeichnet. Bleibt ein Ödem längere Zeit bestehen, so kommt es zur Eiweißanreicherung mit Neigung zur Bildung von kollagenen Fasern. Dabei kann auch eine Umwandlung präkollagener Fasern in kollagene erfolgen. Es entwickelt sich unter Zellschwund langsam eine Induration. Die mit Bindegewebsvermehrung einhergehende Verdikkung der Haut und Unterhaut (z. B. an den Gliedmaßen) als Folge von länger anhaltenden Stauungsödemen oder mechanischen Ödemen, wird als *Elephantiasis* bezeichnet.

6.4.8 Der Sauerstoffmangel

Ursachen, Wege der Entstehung und Folgen eines Sauerstoffmangels (*Hypoxie*) werden in unmittelbarem Anschluß an die Besprechung der Kreislaufstörungen abgehandelt, da Durchblutungsstörungen in der terminalen Strombahn eine wichtige Rolle beim Zustandekommen von O_2-Mangelzuständen spielen. Es kommen jedoch auch noch andere Ursachen infrage, d. h. die Pathogenese des Mangels kann verschiedenartig sein. Einleitend sei hervorgehoben, daß das Resultat des Mangels, d. h. sein morphologisches Substrat weitgehend einheitlich ist, gleichgültig welches die primäre Ursache war bzw. auf welchem Weg die Hypoxie entstanden ist. Eine Hypoxie kann relativ aber auch absolut sein *(Anoxie)*.

Sauerstoff ist für die oxydative Verbrennung und als Wirkungsmedium für zahlreiche Fermente lebensnotwendig. Alle Zustände, die mit einer Störung der oxydativen Energiegewinnung einhergehen, werden als *Hypoxydosen* bezeichnet. Biochemische Untersuchungen haben gezeigt, daß es bei akuter Hypoxie in Gehirn, Herzmuskel und Leberparenchym zu einem steilen Abfall von Kreatinphosphat, zu einem langsameren von ATP und reziprok dazu zu einer Anreicherung von Milchsäure und damit zur Azidose kommt. Diese Veränderungen sind als Ausdruck des Versagens der aeroben Glykolyse anzusehen. Sie zeigen zugleich eine enzymatische Insuffizienz der Mitochondrien an sowie eine Insuffizienz der atmungsgekoppelten Phosphorylierung im Zitronensäurezyklus.

6.4.8.1 Die verschiedenen Formen der Hypoxydose

Störungen des Oxydationsstoffwechsels der Zellen (Hypoxydosen) können auf verschiedenen Wegen entstehen. Dies soll nachstehend kurz zusammengefaßt dargestellt werden.

1. Hypoxydose durch Sauerstoffmangel im Blut (hypoxämische Hypoxydose)
2. Hypoxydose durch Substratmangel (hypoglykämische Hypoxydose)
3. Hypoxydose durch toxische Fermenthemmungen (histotoxische Hypoxydose)
4. Hypoxydose durch ungenügendes lokales Blutangebot (ischämische Hypoxydose)

Die unter 2. und 3. genannten Formen spielen in der Tiermedizin keine besondere Rolle, so daß sie mit wenigen Worten abgehandelt werden können. Starke Erniedrigungen des Blutzuckers *(Hypoglykämie)* führen zur Hypoxydose infolge Substratmangels. Besonders geschädigt werden Ganglienzellen, da sie auf die Verbrennung von Kohlenhydraten zur Energiegewinnung angewiesen sind. Das klassische Beispiel für die an dritter Stelle genannte Hypoxydose ist die Blausäurevergiftung. Hierbei kommt es zu einer irreversiblen Bindung des Sauerstoffs an die Zytochromoxydase. Auch Arsen und Phosphor z. B. können eine Blockierung der Atmungsfermente verursachen.

Häufig sind *hypoxämische Hypoxydosen*. Einem Sauerstoffmangel im arteriellen Blut können verschiedene Ursachen zugrunde liegen. Die wichtigsten sind folgende:

1. Verminderung des Sauerstoffpartialdruckes in der Luft
2. Störungen in der Luftzufuhr
3. Diffusionsstörungen in der Lunge
4. Störungen an den roten Blutkörperchen als den Trägern des Sauerstoffs

Der verminderte Sauerstoffgehalt der Atemluft in Höhen über 2500 m führt besonders bei Rindern zu einer Höhenkrankheit, die durch eine exzentrische Hypertrophie des rechten

Herzens und Ödeme der Unterhaut gekennzeichnet ist *(brisket disease)* (s. S. 42). Die Ursachen für eine Störung in der Luftzufuhr können sehr mannigfaltig sein. In diesem Zusammenhang sind Einengung oder Verschluß der oberen Luftwege durch Fremdkörper, Schleimhautödeme, entzündliche Prozesse oder Geschwülste zu nennen. Auch die Verdrängung der Luft aus den Alveolen durch Ödemflüssigkeit oder ein Exsudat ist im Sinne einer Ventilationsstörung zu interpretieren. In gleicher Weise wirkt sich das Zusammenfallen (Kollaps) der Lungenalveolen aus, das für die verschiedenen Formen der Lungenatelektase charakteristisch ist. Veränderungen an den Membranen der Alveolenwand können Diffusionsstörungen zur Folge haben, wenn es zu einer Verlängerung der Transitstrecke für den Austausch der Atemgase gekommen ist. In diesem Zusammenhang spielen die Zubildung kollagener Fasern in der Alveolenwand bei chronischer Lungenstauung, die Bildung pulmonaler hyaliner Membranen sowie entzündliche Veränderungen bei interstitiellen Pneumonien eine Rolle.

Das Versagen des Sauerstoff-Transport-Organes Blut kann durch eine Verminderung der Zahl der Erythrozyten oder ihres Hämoglobingehaltes (Anämie) bedingt sein oder durch pathologische Verbindungen des Hämoglobins, wie sie z. B. bei Kohlenmonoxydvergiftung entstehen. Gleiches gilt für bestimmte Vergiftungen (Nitrat, Nitrit, chronische Kupfervergiftung), bei denen anstatt Oxyhämoglobin Methämoglobin *(Hämiglobin)* gebildet wird. In dieser Verbindung ist der Sauerstoff als OH so fest gebunden, daß er nicht an die Gewebe abgegeben wird.

Allgemeine Durchblutungsinsuffizienzen wirken ebenfalls im Sinne einer Störung im Transportsystem des Blutes und damit des Sauerstoffes. Als Beispiele für den Sauerstoffmangel im Gewebe auf der Basis einer allgemeinen Durchblutungsstörung können der Schock und die Folgen einer Herzinsuffizienz angesehen werden. Es resultiert eine Hypoxie entweder in der ganzen Kreislaufperipherie oder in den sog. *Schockorganen* (s. S. 144). Auch wenn venöses Blut in größerer Menge dem arteriellen beigemischt und dadurch die Sauerstoffspannung des arteriellen Blutes erheblich herabgesetzt wird, liegt eine hypoxämische Hypoxydose vor. Man beobachtet diese Form bei Septumdefekten des Herzens, wenn Blut aus der rechten Herzhälfte direkt in die linke übertritt *(rechts-links-shunt)*. Für alle hypoxämischen Hypoxydosen gilt, daß bevorzugt die Organe geschädigt werden, die den größten Sauerstoffbedarf aufweisen, d. h. Herz, Gehirn und Leber. Bei den Hypoxydosen, die sich als Folge lokaler Durchblutungsstörungen entwickeln (ischämische Hypoxydose), wirken O_2-Mangel, Mangel an anderen Substraten sowie der verminderte Abtransport von Stoffwechselschlacken zusammen. Mit zunehmender Azidose kommt es zur Schädigung von Zellen, die bis zum Zelltod gehen kann. Bei relativer örtlicher Durchblutungsstörung ist die Schadwirkung geringer als bei absoluter. Zu den typischen Veränderungen, die im Verlauf einer ischämischen Hypoxydose entstehen, gehören der Infarkt (S. 149) und die sog. Krampfschäden am ZNS (S. 47).

6.4.8.2 Morphologische Befunde bei Hypoxydosen

Das morphologische Substrat ist bei allen Formen der Hypoxydose das gleiche. Am Herzen stehen beim schweren akuten Sauerstoffmangel Schwellung und Auflösung der Mitochondrien sowie ein Ödem des Grundplasmas der Muskelzellen am Anfang. Es folgt eine Koagulationsnekrose der Zellen. Überlebt der Patient, resultiert später eine Narbe. Schwächere Grade des Mangels, die sich über längere Zeit auswirken, äußern sich in der Verfettung der Muskelzellen infolge Hemmung des oxydatischen Fettabbaus. An der Leber, deren Zellen einen hohen Energiebedarf besitzen, findet man mit zunehmender Schwere der Schädigung zunächst Glykogenschwund, dann läppchenzentrale fein- und großtropfige Verfettung und schließlich Nekrose der Hepatozyten. Eine weitere der Leber eigene Form der Reaktion auf Sauerstoffmangel stellt die vakuolige Umwandlung des Zytoplasmas der Leberzellen dar. Sie beruht auf einer Erweiterung des endoplasmatischen Retikulums. Das Schädigungsmuster im Gehirn unterliegt bei Störungen der oxydativen Energiegewinnung gewissen Schwankungen. In erster Linie werden die Ganglienzellen geschädigt. Unter Sauerstoffmangel schwinden zunächst die Nissl-Schollen. Bei schwerem Mangel kommt es zur Zellnekrose *(ischämische Ganglienzellnekrose)*. Bestimmte Zentren reagieren besonders empfindlich. Neben den oben aufgeführten Organen sei kurz noch auf die Nieren hingewiesen. Hier zeigt sich, daß die Hauptstückepithelien als erste bei O$_2$-Mangel geschädigt werden. Der Vollständigkeit halber sei noch erwähnt, daß Sauerstoffmangel die Permeabilität der Kapillarwände erhöht. Hierauf wurde bei der Besprechung der Genese von Ödemen eingegangen. Zu beachten ist fernerhin, daß in Fällen, in denen die Energiebildung sehr rasch unterbrochen wird, z. B. bei Blausäurevergiftung, die Zellen und der Organismus so schnell sterben, daß sich keine morphologisch erfaßbaren Strukturveränderungen ausbilden können.

7 Regressive Veränderungen

K. Dämmrich, H. Loppnow

7.1	Vorbemerkungen zur Über- und Unterfunktion und zur Zellschädigung mit Funktionsstörung und Funktionsverlust 184		Hämosiderin 225	
7.2	Atrophie 188	7.3.6	Pathologie der Interzellularsubstanzen 226	
7.2.1	Physiologische Atrophien 189	7.3.6.1	Gewebsmastzellen 227	
7.2.2	Pathologische Atrophien 189	7.3.6.2	Synovialisdeckzellen 227	
7.3	Stoffwechselstörungen und Degeneration 191	7.3.6.3	Bindegewebe 228	
			Pathologie der Proteoglykane .. 228	
7.3.1	Pathologie des Wasserhaushaltes der Zelle 197		Pathologie der kollagenen Fibrillen.. 228	
			Hyaline Degeneration 232	
7.3.2	Pathologie des Kohlenhydratstoffwechsels 197		Fibrinoide Degeneration 235	
			Amyloidose 235	
7.3.3	Pathologie des Lipidstoffwechsels .. 206	7.3.6.4	Knorpelgewebe 238	
7.3.3.1	Pathologie des Neutralfettstoffwechsels 208	7.3.6.5	Knochengewebe 240	
		7.3.6.6	Dystope Ablagerungen von Kalksalzen 241	
	Verfettung des Leberparenchyms .. 208			
	Verfettung anderer Parenchymzellen 211	7.3.6.7	Ablagerungen von harnsauren Salzen (Gicht) 243	
	Neutralfettdepots 212			
	Lipidphagozytose 213	7.3.7	Pathologie des Mineralstoffwechsels . 244	
7.3.3.2	Pathologie der Lipoide 214	7.3.7.1	Regulatoren der Kalziumhomöostase 245	
7.3.4	Pathologie des Eiweißstoffwechsels und Zelleinschlüsse 214			
		7.3.7.2	Störungen der Kalziumhomöostase.. 247	
7.3.5	Pathologie der Pigmente 218	7.3.8	Pathologie der Verhornung 250	
7.3.5.1	Exogene Pigmente 218	7.3.9	Konkremente, Pseudokonkremente, Bezoare und Konglobate 253	
7.3.5.2	Endogene Pigmente 219			
	Lipofuszin 219	7.4	Nekrose 256	
	Ceroid 220	7.4.1	Intrazelluläre fokale Nekrosen 256	
	Melanin 220	7.4.1.1	Hyaline Muskeldegeneration 257	
	Porphinpigmente 222	7.4.2	Zellnekrosen 258	
		7.4.3	Massennekrosen 259	

7.1 Vorbemerkungen zur Über- und Unterfunktion und zur Zellschädigung mit Funktionsstörung und Funktionsverlust

Organismen, Organe, Gewebe und Zellen sind anpassungsfähig. Die Adaptation ermöglicht das Leben. Reaktionen auf endogene und exogene Belastungen unterhalb der Grenze der Belastbarkeit sind Adaptationsvorgänge. Mehrbelastungen führen zu gesteigerter Zellfunktion bzw. zur Überfunktion. Ihr morphologisches Äquivalent ist die *Hypertrophie* oder *Hyperplasie*. Minderbelastungen lösen herabgesetzte Zellfunktion bzw. Unterfunktion aus und resultieren – morphologisch gesehen – in *Atrophie* oder *Involution*. Überschreiten der Grenze der Belastbarkeit ruft Funktionsstörungen hervor. Sie geht in der Regel mit einer »Stoffwechselstörung« einher. Ihr morphologischer Ausdruck ist die Zellschädigung, die *Degeneration*. Sie ist reversibel oder führt zum bleibenden Struktur- und Funktionsverlust. Irreversible Zellschädigungen bedingen den Zell- und Gewebetod, die *Nekrose*.

Atrophie, Degeneration und Nekrose werden in der Pathologie zu den **regressiven Veränderungen** gezählt. Hypertrophie und Hyperplasie gehören zu den **progressiven Vorgängen.**

Der Überfunktion, der Unterfunktion und der Zellschädigung mit Funktionsstörung und Funktionsverlust sind demnach bestimmte Strukturmerkmale zuzuordnen. Sie können ineinander übergehen bzw. sich auseinander entwickeln.

Strukturmerkmale der Überfunktion Anpassung an erhöhte Belastungen wird mit einer Steigerung der Zelleistung (anaboler Stoffwechsel) beantwortet, die sich strukturell in einer Zunahme der funktionell vollwertigen Zellmasse und gegebenenfalls in einer erhöhten Sekretion von Interzellularsubstanzen und anderen Sekretionsprodukten äußert.

Strukturmerkmale der Überfunktion sind die Größenzunahme der Zelle (Hypertrophie) und die Zunahme der Zahl oder Größe oder die Veränderung der Form bestimmter Zellorganellen. Die vermehrte RNS-Synthese zeigt sich am Zellkern als Volumenzunahme sowie in der feinverteilten aktiven Chromatinstruktur (Euchromatin). Die großen Nukleoli entsprechen der vermehrten Bereitstellung ribosomaler RNS und Proteine sowie der Vermehrung der Ribosomen. Das rauhe endoplasmatische Retikulum ist bei vermehrter Proteinsynthese vergrößert und in den Interzellularsubstanzen bildenden Zellen zisternal erweitert. Vermehrung des glatten endoplasmatischen Retikulums ist kennzeichnend für hydroxylierende Entgiftungsvorgänge von z. B. Arzneimitteln, Toxinen oder für die Glucuronisierung des Bilirubins in Leberzellen, die dadurch ausscheidungsfähig gemacht werden. Die für die Zellfunktion notwendige Energiebildung erfolgt in den Mitochondrien, und zwar in Form von ATP aus Glukose, Aminosäuren und Fetten in der Matrix, an die innere Membran (Cristae) gebunden über Atmungskette und oxydative Phosphorylierung. Entsprechend treten in Stoffwechselorganen wie der Leber Mitochondrien vom Matrixtyp und in Organen mit hohem Energiestoffwechsel wie dem Myokard Mitochondrien vom Cristatyp auf (Abb. 7.1). Die Anpassung der Mitochondrien an einen erhöhten Energiebedarf der Zelle erfolgt über eine Zunahme der Anzahl oder über eine Änderung der Struktur, wie Vergrößerung der inneren Membran durch Vermehrung der Cristae. Gelegentlich können auch Riesenmitochondrien auftreten. Der GOLGI-Apparat als Fortsetzung des endoplasmatischen Retikulums ist vor allem in sezernierenden Zellen stark entwickelt. Proteine, Lipoproteine, Glykoproteide u. a. wandern vom rauhen endoplasmatischen Retikulum zu den Sacculi des GOLGI-Apparates, werden kondensiert und als Kondensationsvakuolen gespeichert und schließlich als Sekretgranula ausgeschleust. Auf die Bedeutung des GOLGI-Apparates für die Melaninsynthese sei hingewiesen. Peroxysomen sind nicht ubiquitärer Bestandteil aller Zellen. Sie kommen vor allem in Leber- und Nierentubuluszellen vor. Ihre Funktion ist noch nicht restlos geklärt. Sie sind an der Glukoneogenese beteiligt und bauen Wasserstoffperoxyd in den Zellen ab. Sie sind Träger der Urikase, die Harnsäure zu Allantoin umwandelt.

Lysosomen sind mit sauren Hydrolasen (saure Phosphatasen) besetzte Vesikel, denen die abbauende Funktion gemeinsam ist, die sich aber in Wirkungsort und Struktur unterscheiden. Primäre Lysosomen sind mit sauren Hydrolasen gefüllte Sekretvesikel, die vom endoplasmatischen Retikulum über den GOLGI-Apparat gebildet werden. Die sauren Hydrolasen können durch Exozytose aus den Zellen ausgeschleust und extrazellulär wirksam werden (Granulozyten). Sekundäre Lysosomen sind die Hetero- und Autolysosomen. Durch Pinozytose oder Phagozytose aufgenommene Partikel sind intrazellulär in Phagosomen eingeschlossen, die durch Verschmelzung mit primären Lysosomen zu Heterolysosomen (Phagolysosomen) werden. Funktionsuntüchtige, geschädigte und gealterte Zellorganellen (Abb. 7.2) werden von Schläuchen des endoplasmatischen Retikulums umschlossen, die selbst saure Hydrola-

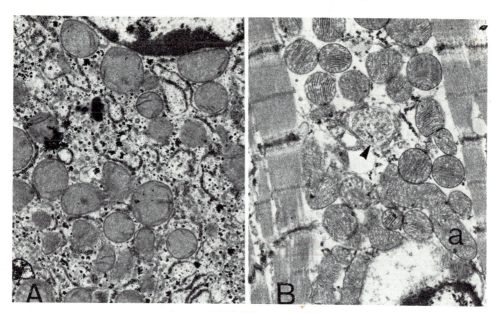

Abb. 7.1 Unterschiedliche Mitochondrientypen: A = Leberzelle mit Mitochondrien vom Matrixtyp; B = Herzmuskelzelle mit Mitochondrien vom Cristaetyp (a = Riesenmitochondrium; ▶ = Autolysosom mit zerfallendem Mitochondrium). 18 000 ×

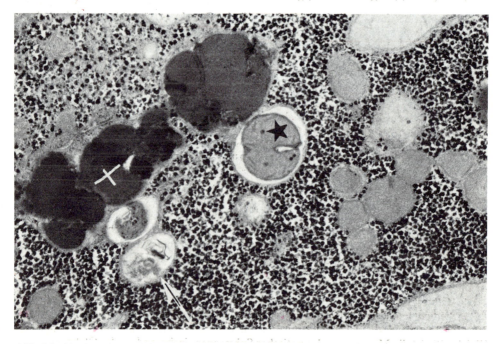

Abb. 7.2 Autolysosomen einer Leberzelle mit unterschiedlichen Abbaustadien: a) beginnender Abbau eines Mitochondriums (★); b) fortgeschrittener Abbau von Membranstrukturen (→); c) Einschluß von Restkörpern (Lipofuszin; ×). (Aufn. A. KAUFMANN) 17 000 ×

sen bilden oder durch Verschmelzung mit primären Lysosomen erhalten: Autolysosomen (Zytolysosomen). In den sekundären Lysosomen werden die eingeschlossenen Partikel aufgelöst und dem Zellstoffwechsel zugeführt, aus der Zelle ausgeschleust (Exozytose) oder verbleiben als Restkörper in den Lysosomen (Telolysosomen), wie Myelinfiguren oder Lipofuszin. Die Lysosomen sind auch Stätten der Speicherung aufgenommener Substanzen, wie beispielsweise Kohlenstaub (Anthrakose), Hämosiderin oder Proteine (hyalin-tropfige Eiweißspeicherung in Nierentubuluszellen).

Die Membranstrukturen der Zelle sind in das Zytoplasma (Hyaloplasma) eingelagert. Das flüssige Protein wird von einem formbeständigen Gerüst (Mizellen) untereinander verhafteter makromolekularer Proteine durchzogen. Änderungen des Wassergehaltes sind auf die flüssigen Proteine beschränkt, die durch Hydratation aufgelockert und durch Dehydratation verdichtet erscheinen können. Stoffwechselaktive Zellen zeigen durch vermehrte Wasseraufnahme ein aufgelockertes und vergrößertes Zytoplasma. Nicht membrangebunden können in das Zytoplasma paraplasmatische Substanzen, wie Glykogen oder Neutralfette, eingelagert sein und das Zellvolumen mitbestimmen. Die Zelle wird von der Zellmembran (Plasmalemm) umschlossen, die sich mit glatter Oberfläche, mit Mikrovilli oder mit Einfaltungen darstellt. Sie vermittelt den Kontakt zwischen intra- und extrazellulärem Raum, dem die Struktur der Zellmembran als selektiv semipermeable Membran mit Poren entspricht, die aus Proteinen, Phosphor- und Glykolipiden sowie Glykoproteiden besteht. Die Anordnung der Moleküle ist noch nicht vollständig geklärt, denkbar ist die sogenannte Sandwichstruktur (Glykoproteide-Proteine-Lipide-Proteine), oder eine Mosaikstruktur, bei der die Lipidschicht von großen Proteinmolekülen durchsetzt ist. Die Transportmechanismen der Zellmembran sind passiv (Moleküldurchtritt durch Poren) oder aktiv, wobei Energie (ATP) für den aktiven Transport bereitgestellt werden muß. Insbesondere für die Natrium-Exkretion und Kalium-Retention ist der aktive Transportmechanismus notwendig. An die Zellmembran gebunden sind die Vorgänge der Endozytose in Form von Pino- bzw. Phagozytose sowie die Vorgänge der Exozytose. Auf der Zellmembran sind weiterhin zu finden Antigendeterminanten, kontaktsensitive Gruppen und Rezeptoren für Hormone, Pharmaka u. a. Die Antigendeterminanten bestimmen die individual-spezifische Gewebsverträglichkeit und das Erkennen anderer Antigene. Der Zellkontakt über kontaktsensitive Gruppen (Glykolipide) steuert das Zellwachstum durch Mitosehemmung.

Strukturmerkmale der Unterfunktion Zeichen der verminderten Leistung sind herabgesetzte Stoffwechselvorgänge und Synthesefähigkeit der Zelle, die morphologisch einer Zellverkleinerung (Atrophie, Involution) bzw. einem katabolen Stoffwechsel entsprechen.

Das Volumen des Zellkerns nimmt als Ausdruck der verminderten RNS-Synthese ab, und das Chromatingerüst verdichtet sich (Heterochromatin), teilweise unter dem Bild einer marginalen Kondensation. Der verminderten RNS- und Proteinsynthese entspricht die Atrophie des Nukleolus mit verminderter Bildung von Ribosomen. Die Ribosomen lösen sich vom endoplasmatischen Retikulum ab, dessen Schläuche an Volumen und Zahl abnehmen und osmiophiles Material in verminderter Menge enthalten. Die herabgesetzte Energiebildung in der Zelle zeigt sich an den Mitochondrien in Form einer einfachen oder numerischen Atrophie, wobei von der einfachen Atrophie vor allem Mitochondrien vom Matrixtyp betroffen sind. Der Golgi-Apparat atrophiert, indem infolge der verminderten Synthese und Exkretion vor allem die Zahl der Kondensationsvakuolen und Sekretgranula vermindert ist. Die lysosomale Aktivität nimmt in ruhenden Makrophagen (Osteoklasten, Histiozyten) ab. Andererseits kann bei Unterfunktion die *Autophagie* von überflüssig gewordenen und in der Funktion geminderten Zellorganellen gesteigert sein. Die für die Unterfunktion einer Zelle kennzeichnende Zellverkleinerung ist nicht nur durch die Abnahme der Zahl und Größe der Zellorganellen bedingt, auch im Hyaloplasma ist eine Abnahme der flüssigen und strukturierten Proteine zu beobachten, die vielfach mit einer Dehydratation und Verdichtung verbunden ist. Gleichzeitig ist die Menge paraplasmatischer Substanzen, insbesondere des Glykogens, vermindert.

Die Grenze zwischen Überfunktion und Zellschädigung bzw. Unterfunktion und Zellschädigung ist in vielen Fällen fließend, so daß letztlich aus beiden eine Degeneration und aus dieser eine Nekrose der Zellen hervorgehen kann.

Strukturmerkmale der Zellschädigung Das Überschreiten der Belastbarkeit führt zur Zellschädigung, die in Abhängigkeit von der Dosis-Wirkungsbeziehung reversibel oder irreversibel sein kann. Zellschädigungen manifestieren sich in Struktur- und Funktionsdefekten. Sie bewirken zugleich *Stoffwechselstörungen* als fehlerhaft ablaufende Synthesevorgänge (in »falscher Menge« oder am »falschen Ort« oder zur »falschen Zeit«), die wiederum innerhalb oder außerhalb der geschädigten Zelle ihr morphologisches Äquivalent besitzen. Die Grenze zwischen rückbildungsfähigen und irreversiblen Zellschädigungen ist zweifellos fließend, wenn es auch einige Strukturmerkmale gibt, die unzweifelhaft anzeigen, daß es keine »Umkehr« mehr gibt, daß die Zelle vielmehr zum Untergang verurteilt ist. Aus Gründen der Einteilung scheint es sinnvoll, durch Stoffwechselstörungen bedingte oder damit einhergehende Zellschädigungen, die zumindest prinzipiell noch reversibel sind, den *Degenerationen* zuzuordnen (s. S. 191f).

Auch schwere Zellschäden in Form der *intrazellulären fokalen Nekrose* in absterbenden Zellarealen können durch Autophagie noch unschädlich für die Zelle beseitigt werden. Erst irreversible und durch »Selbstreparatur« der Zelle nicht behebbare Schäden bedeuten Zelltod, die Nekrose.

Anzeichen schwerer irreversibler Zellschädigungen zeigt der Zellkern in Form der Kernwandhyperchromatose, Pyknose, Karyorrhexis und Karyolyse. Verklumpung der Chromatinstrukturen in marginalen Schollen (Kernwandhyperchromatose) oder zu einer geschrumpften unregelmäßigen Scholle (Karyopyknose) ist ein sicheres Zeichen für den Zelluntergang, der nachfolgend mit Zerfall des Kernes in Chromatinschollen (Karyorrhexis) oder seiner Auflösung (Karyolyse) einhergeht. Die aus einem hochgradigen Zellödem resultierende Umwandlung des endoplasmatischen Retikulums zu wassergefüllten Vesikeln oder bei Membranrupturen zu Konfluenzvakuolen geht mit Ablösung der Ribosomen einher und führt zum Untergang. Der GOLGI-Apparat unterliegt den gleichen Veränderungen wie das endoplasmatische Retikulum. In den geschwollenen Mitochondrien kommt es zur Cristolyse. Schädigungen der Mitochondrien zeigen sich auch in Schrumpfungserscheinungen und in Form von Einschlüssen, die entweder aus Membranbestandteilen (Lipoproteine, Myelinstrukturen) oder aus aufgenommenen Substanzen (Kalzium, Ferritin) bestehen. Die altersbedingte Funktionsminderung der Mitochondrien wird durch eine Vermehrung in Zellen ausgeglichen, die sich in drüsigen Organen als stark eosinophile Zellen (Onkozyten) zeigen.

Schädigungen der Lysosomen spielen vor allem als Membranschäden eine Rolle, die zur Freisetzung der sauren Hydrolasen führen, die intrazellulär in Form der Autolyse und extrazellulär durch Auflösung der Interzellularsubstanzen wirksam werden. Auf die Bedeutung der Lysosomen bei der Reparation intrazellulärer fokaler Nekrosen sei hingewiesen.

Schädigungen des Plasmalemms führen stets zum Zelluntergang. Der Zelltod tritt unter dem Bild der Kolliquations- oder Koagulationsnekrose ein (s. S. 259).

7.2 Atrophie

Die Atrophie (α priv., trophē = Ernährung) ist der erworbene Gewebeschwund als Ausdruck des katabolen Stoffwechsels bei Unterfunktion. Die Atrophie kann Zellen, Organe, Organsysteme oder den Gesamtorganismus betreffen. Entsprechend werden lokale, systemische oder universelle Atrophien unterschieden. Atrophien werden unter physiologischen und pathologischen Bedingungen beobachtet.

Kennzeichen der Atrophie ist die Verkleinerung des Organs, wobei vor allem das spezifische Parenchym vermindert ist. Dagegen bleibt das Stroma erhalten, so daß atrophische Organe in der Regel eine festere Konsistenz besitzen. Der Parenchymschwund kann auf einer Verringerung der Zellgröße beruhen: einfache Atrophie. Als numerische Atrophie wird dagegen der Gewebsschwund durch Verringerung der Zellzahl bezeichnet. Die Verminderung des Zellbestandes entsteht durch allmählichen Zelluntergang ohne sichtbare Zellnekrosen (postmitotisch fixierte Gewebe) oder in den Mausergeweben durch Ausbleiben des Zellersatzes. Die Organatrophie kann in einzelnen Fällen verdeckt werden. Bei der Amyloidose der Leber nimmt die Zahl der Hepatozyten ab, die Leber ist aber durch die Amyloideinlagerung vergrößert. In der Skelettmuskulatur kann der Muskelschwund durch Vakatwucherung von Fettgewebe im Endo- und Perimysium verdeckt sein (interstitielle Lipomatose; Pseudohypertrophia lipomatosa). In den Stützgeweben nimmt die Interzellularsubstanz an der Atrophie teil. Im Skelett schwindet die Matrix, wobei die universellen Formen als Osteoporose und die lokalen als Atrophie bezeichnet werden.

7.2.1 Physiologische Atrophien

Die *Altersatrophie (senile Atrophie)* entspricht einer universellen Atrophie. Für die physiologischen altersbedingten Rückbildungsvorgänge ist auch die Bezeichnung *Involution* (lat. involvere = einhüllen, verbergen) üblich.

Die Altersatrophie ist der Ausdruck der im Alter nachlassenden Zelleistung, der verminderten hormonellen Stimulation, des reduzierten Gesamtstoffwechsels, des nachlassenden Zellersatzes und möglicherweise auch das Ergebnis einer Minderdurchblutung (Arteriosklerose beim Menschen). Betroffen sind von der Altersatrophie vor allem Gehirn, Herz, Leber, Haut, Skelett und Geschlechtsorgane. Dabei kommt es in Hepatozyten, Ganglienzellen des Gehirns und Herzmuskelzellen zur Lipofuszinspeicherung (braune Atrophie). In ausgeprägter Form ist die senile Atrophie bei Tieren nicht häufig zu beobachten, da diese zumeist getötet werden, bevor sie ein hohes Alter erreichen oder wenn erste Anzeichen von Vergreisungserscheinungen auftreten.

Neben der universellen Atrophie können Rückbildungsvorgänge auch lokal begrenzt vorkommen. Dazu gehören beispielsweise die altersabhängige Involution des Thymus, die postpartale Involution des Uterus und die Rückbildung der Milchdrüse nach der Laktation. Dabei ist die Grenze zur Inaktivitätsatrophie fließend.

7.2.2 Pathologische Atrophien

Einer universellen pathologischen Atrophie entspricht die *Hungeratrophie (Inanitionsatrophie)*. Sie entsteht als exogen bedingte Form durch ein unzureichendes Futterangebot. Endogene Ursachen einer Hungeratrophie sind beispielsweise abzehrende Erkrankungen (Tumorkachexie), Störungen der Futteraufnahme durch stenosierende bzw. obturierende Neoplasien von Ösophagus und Magen, Störungen des enzymatischen Aufschlusses des aufgenommenen Futters (Maldigestion) und Störungen in der Resorption von Futtersubstraten (Malabsorption) bei chronischen Erkrankungen der Verdauungsorgane.

Sowohl bei exogenen als auch bei endogenen Formen werden zur Bedarfsdeckung zuerst die Glykogenvorräte mobilisiert, dann das Fettgewebe abgebaut. Der vollständige Abbau des Depotfettgewebes führt in der Herzkranzfurche, im Nierenbecken und im Knochenmark zum Ersatz des Fettgewebes durch ein serös durchtränktes retikuläres gallertiges Gewebe (seröse Atrophie). Vom katabolen Eiweißstoffwechsel wird vor allem die Muskulatur betroffen; es entsteht eine systematische Muskelatrophie. In gleicher Weise sind vom katabolen Eiweißstoffwechsel auch die Organe mit ständiger Zellerneuerung beeinflußt, insbesondere das lymphatische Gewebe atrophiert und führt zur erhöhten Infektanfälligkeit der Tiere mit Hungeratrophie. Die zunehmende Eiweißverarmung des Organismus geht auch mit einer Abnahme der Proteine im Blut (Hypoproteinämie) einher. Dabei ist die Abnahme der wasserbindenden Albumine (Hypoalbuminämie) mit Verminderung des kolloidosmotischen Druckes Ursache für das Entstehen der Hungerödeme (marantische Ödeme).

Das Endstadium der Hungeratrophie mit seröser Atrophie des Fettgewebes wird auch als *Auszehrung* (Kachexie) bezeichnet.

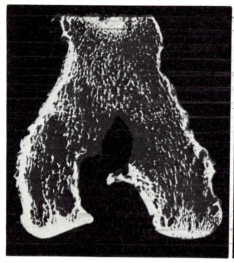 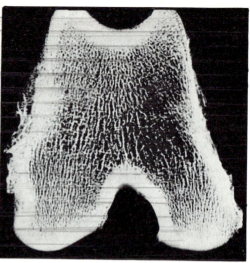

Abb. 7.3 Inaktivitätsatrophie des distalen Femurendes als Folge der Functio laesa bei chronischer deformierender Arthropathie des Kniegelenkes eines Hundes (rechts Vergleichspräparat). – Röntgenstrukturaufnahme

Als lokale Atrophien sind in der Regel *Inaktivitätsatrophien* ausgebildet. Die Verminderung oder Einstellung der funktionellen Leistung führt zur Inaktivitätsatrophie. In der Skelettmuskulatur kann die Funktionsminderung durch Ruhigstellung (Gipsverband) oder schmerzhafte Zustände (Functio laesa bei Gelenkerkrankungen) erzwungen sein, aber auch als Folge des Ausfalls der neuromuskulären Erregung bei Nervenschäden (neurogene Atrophie) auftreten. Die Inaktivitätsatrophie der Muskulatur ist eine einfache Atrophie. In den dünner werdenden Muskelzellen schwinden die Myofibrillen, bis schließlich nur noch der kernhaltige Sarkolemmschlauch erhalten bleibt. Lokale Atrophien der Knochen treten als Folgen verminderter statisch-mechanischer Belastungen auf, wie sie bei Frakturen, chronischen Gelenkerkrankungen oder an den Kieferknochen nach Zahnausfall beobachtet werden können. Der Wegfall des funktionellen Reizes führt dazu, daß im Rahmen des fortlaufenden inneren Umbaues (»Remodelling«) der Knochen die Anbauvorgänge vermindert sind, so daß bei fortlaufenden Abbauvorgängen die Menge des Knochengewebes allmählich abnimmt (Abb. 7.3). Zu den Inaktivitätsatrophien sind auch die hormonal bedingten Atrophien zu zählen. Ausfall der glandotropen Partialfunktionen der Adenohypophyse (Panhypopituitarismus) zieht Atrophien der nachgeordneten endokrinen Organe, Nebennierenrinde, Schilddrüsen, Keimdrüsen, nach sich. Die Unterdrückung der Adrenocorticotropin- oder Thyreotropinausschüttung durch einen hohen Blutspiegel nach Verabfolgung von Corticoiden bzw. Thyroxin läßt Nebennierenrinde bzw. Schilddrüse atrophieren.

Die *Druckatrophie* tritt sehr häufig auf. Der langsam zunehmende Druck auf das Gewebe oder Organ führt zur Minderdurchblutung und Hypoxie, die zusammen mit der mechanischen Zellschädigung lokale oder systemische Atrophien nach sich zieht. Der Druck kann von außerhalb oder innerhalb der Organe und Lymphknoten gelegenen Tumoren (Abb. 7.4), Parasitenblasen (Echinokokken) oder in den Hohlraumsystemen angestauten Sekreten (Retentionszysten) oder Exkreten (Hydronephrose) verursacht werden. Auch chronische Blutabflußstörungen gehen beispielsweise in der Leber (Stauungsleber) mit einer zuerst einfachen, dann numerischen Atrophie der Hepatozyten einher.

Über die angeführten Beispiele der Hunger-, Inaktivitäts- und Druckatrophie hinaus ist der Gewebsschwund häufig Begleit- und Folgeerscheinung von Gewebeschädigungen bei physikalisch, chemisch-toxisch oder infektiös bedingten Erkrankungen.

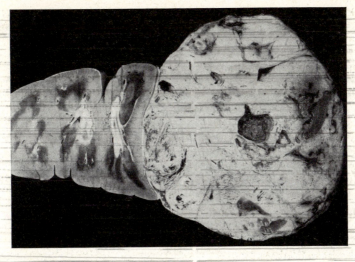

Abb. 7.4 Druckatrophie der Niere eines Rindes durch eine Nebennierenrindengeschwulst

7.3 Stoffwechselstörungen und Degeneration

Stoffwechselstörungen sind quantitative Abweichungen der biochemischen Vorgänge beim Auf- und Abbau bzw. bei der Umsetzung von Substraten, bezogen auf bestimmte Zeiträume und bestimmte Lokalisationen. Je nach den spezifischen Aufgaben der verschiedenen Körperzellen sind sie selbst Ausgangsort von Stoffwechselstörungen oder nur davon betroffen. Auftretende Strukturabweichungen sind jeweils unter beiden Gesichtspunkten zu betrachten.

Eine häufige Folge von Stoffwechselstörungen sind Substratansammlungen in bestimmten Zellen oder im Interzellularbereich. Sie gehen oft mit charakteristischen Strukturabweichungen einher. Sowohl Substratanreicherungen als auch Strukturabweichungen geben uns Hinweise auf die Art der Funktionsstörung und erlauben dadurch Rückschlüsse auf ihre Ursache.

Stoffwechselstörungen der hier gemeinten Art liegen jenseits der Grenzen dessen, was als Adaptationsvorgänge dem physiologischen Bereich zuzuordnen ist, wenn auch diese Grenzen im Einzelfall nicht scharf zu ziehen sind. Die mit morphologischen Methoden erfaßbaren strukturellen Folgen solcher Stoffwechselstörungen nennen wir *degenerative Veränderungen* (lat. degenerare = ausarten).

In der allgemeinen Pathologie werden die degenerativen Veränderungen in solche der Störungen des *Wasserhaushalts*, des *Kohlenhydratstoffwechsels*, des *Lipid-* und des *Eiweißstoffwechsels* unterteilt, wobei es naturgemäß gegenseitige Abhängigkeiten und Überschneidungen gibt. In den entsprechenden Kapiteln werden besonders die Auswirkungen dieser Stoffwechselstörungen auf die Zelle dargestellt und daneben die Ursachen und die Folgen gestörter übergeordneter Stoffwechselregulationen berücksichtigt. Der Störung spezifischer Zelleistungen, wie der Verhornung oder des Auf-, Um- und Abbaues von Pigmenten, sind besondere Kapitel gewidmet. Stoffwechselstörungen, die sich vorwiegend extrazellulär, das heißt in den Interzellularstrukturen und -substanzen auswirken, werden im Zusammenhang besprochen. Schließlich sind die Konkremente und andere Bildungen in den Hohlorganen und Gangsystemen des Körpers zu berücksichtigen.

Eine solche Einteilung entspricht dem Bedürfnis nach einer gewissen Übersichtlichkeit pathologischer Vorgänge, spiegelt aber nicht das komplizierte Wechselspiel zwischen Aktion und Reaktion auf zellulärer Ebene wider, das besser durch eine vorgezogene exemplarische Darstellung einiger prinzipieller Störungsmechanismen verdeutlicht werden kann.

Für die Lebensfähigkeit und ungestörte Funktion einer Zelle sind grundsätzlich als Mindestvoraussetzungen anzusehen: 1. die Zufuhr aller für den Struktur- und Leistungsstoffwechsel erforderlichen Substrate und der Abtransport von Metaboliten und Stoffwechselschlacken, 2. eine ausreichende Energieproduktion für alle Lebensvorgänge innerhalb der Zelle, 3. die Intaktheit aller Membranen für den geordneten Stoffaustausch zwischen Zelle und Umgebung bzw. zwischen den verschiedenen Zellkompartimenten und für die Aufrechterhaltung der osmotischen Gleichgewichte und 4. die Synthese von Struktur- und Enzymproteinen. Da Zellen unterschiedlich schnell altern und gegebenenfalls ersetzt werden müssen, ist ihre Reproduktionsfähigkeit als weitere Voraussetzung für die ungestörte Organfunktion anzuführen.

Die Ursachen degenerativer Zellveränderungen sind vielfältig: Substratmangel oder Überhäufung mit Metaboliten, thermische Einflüsse, ionisierende Strahlen, exogene oder endogene Toxine der verschiedensten Art seien als Beispiele genannt. Der Angriffspunkt so unterschiedlicher Noxen liegt primär bei der einen oder anderen der obengenannten Mindestvoraussetzungen, löst damit in der Regel aber eine Kette sich gegenseitig bedingender Störungen aus. Dies macht es oft unmöglich, die Störungsmechanismen bestimmter Noxen aufzuklären. Die biophysikalischen und biochemischen Vorgänge, die sich in der Zelle durch Einwirkung einer solchen Noxe abspielen, sind mit den gegenwärtigen Untersuchungsmethoden nur bruchstückhaft oder nicht zu erfassen, ihre morphologischen Folgen aber zum großen Teil erkennbar.

Für die Entstehung akuter degenerativer Zellschädigungen sind sowohl eine defizitäre Energiebildung als auch ein Zusammenbruch der Membranfunktionen von besonderer Bedeutung. Bestimmte Toxine zerstören z. B. primär die Membranen von Zellorganellen oder das Plasmalemm, andere greifen unmittelbar die energieliefernden oder andere Stoffwechselvorgänge an. Die durch defizitäre Energiebildung ausgelösten komplexen Störungsmechanismen sollen hier am Beispiel des akuten Sauerstoffmangels stoffwechselaktiver Parenchymzellen (Herzmuskelzellen, Leberzellen) kurz erläutert werden:

Wie im Zusammenhang mit den Strukturmerkmalen der Überfunktion ausgeführt, erfolgt die Energiebildung in Form von ATP aus Glukose, Aminosäuren und Fetten in der Mitochondrienmatrix, über die Atmungskette und oxydative Phosphorylierung dagegen gebunden an die innere Mitochondrienmembran. Letzterer Vorgang ist an die Bereitstellung von Sauerstoff gebunden.

Ein örtlicher Sauerstoffmangel (Hypoxie) kommt durch Störungen der Aufnahme und des Transportes von O_2 zustande. Er ruft eine Einschränkung der von der O_2-Zufuhr abhängigen Zellfunktionen hervor (Hypoxydose). Unterbrechung der oxydativen Phosphorylierung wird nur vorübergehend ohne Schaden für die Zelle toleriert. Begleiterscheinung dieser kurzen Unterbrechung ist ein akuter Glykogenschwund. Länger anhaltende Unterbrechung der oxydativen Phosphorylierung führt in der betroffenen Zelle zur Störung aller energieabhängigen Funktionen. Als erstes versagt die sog. Natrium-Pumpe. Es kommt zur Retention von Wasser und zum akuten Zellödem bis hin zur ausgeprägten hydropischen Degeneration.

Mit zunehmender Dauer des Energiemangels wird auch die Proteinsynthese gestört: vom rauhen endoplasmatischen Retikulum beginnen sich die Ribosomen zu lösen, und die RER-Schläuche werden zunehmend desorganisiert. Mangelnde Proteinsynthese führt einerseits zu weiterer Permeabilitätsstörung der Membranen, deren Funktion ohne die Bereitstellung von Strukturprotein nicht aufrechterhalten werden kann, andererseits zur mangelhaften Bereitstellung von Enzymproteinen, wodurch metabolische Umsetzungen unterbrochen werden. Defizitäre Proteinsynthese verhindert auch die Bildung von Lipoproteinen, die für die Mobilisierung der Lipide notwendig sind. Die mittelbare Folge einer anhaltenden Hypoxydose ist daher die Anreicherung von Neutralfetten im Hyaloplasma, morphologisch erkennbar durch degenerative Verfettung (s. S. 208).

Mit dem Verlust der oxydativen Phosphorylierung setzt anaerobe Glykolyse ein. Infolge Anreicherung von Milchsäure entsteht erhöhte Azidität in der Zelle, die die Membransysteme weiter schädigt, wodurch u. a. der Ausstrom von Enzymen aus den Zellorganellen in das Hyaloplasma ausgelöst wird. Intrazelluläre Azidose und Enzymwirkung resultieren gegebenenfalls in Denaturierung und Koagulation der flüssigen Plasmaproteine. Auch der Ausstrom von Enzymen durch das Plasmalemm in den extrazellulären Raum ist möglich. Ihr Auftreten z. B. im Blutserum gibt dem Kliniker durch Anwendung entsprechender Nachweisverfahren die Möglichkeit des Rückschlusses auf Art und Ausmaß eingetretener Zellschädigungen.

An verschiedenen Stellen können in diesem komplexen Geschehen Strukturschäden in der betroffenen Zelle eintreten, die eine Umkehr nicht mehr erlauben. Sind davon entsprechend viele Zellorganellen betroffen, ist die Zelle irreversibel geschädigt und stirbt (s. Nekrose, S. 256).

7.3.1 Pathologie des Wasserhaushaltes der Zelle

Das in allen Körperzellen eines Säugetierorganismus vorhandene Wasser wird mit etwa 50 % des Körpergewichtes veranschlagt. Etwa weitere 20% des Körpergewichtes werden dem extrazellulären Wasser zugerechnet. Davon befindet sich etwas mehr als ein Viertel als Blutwasser in den Blutgefäßen und ein weiterer erheblicher Anteil ist an die Interzellularsubstanzen gebunden. Der Rest steht als freies Gewebewasser für den Austausch von Zellwasser bzw. von wasserlöslichen Substanzen zur Verfügung oder wird mit der Lymphe dem Blut bzw. mit den Exkreten und Sekreten der Ausscheidung zugeführt.

Während der Wasseraustausch zwischen den Blutkapillarlumina und dem extravasalen Raum vornehmlich durch das Verhältnis zwischen kolloidosmotischem und hydrostatischem Druck reguliert wird (s. Kreislaufstörungen), hängt der Austausch des intra- und extrazellulären Wassers in erster Linie von Funktionen der Zellmembranen und von Einflüssen des Ionenmilieus ab.

Zum Verständnis der Störungen des Wasseraustausches auf zellulärer Ebene sind zunächst einige physiologische Anmerkungen notwendig. Niedermolekulare Substanzen wie Wasser und Elektrolyte passieren die äußere Zellmembran passiv durch Diffusion mit bzw. durch aktiven Transport gegen ein entsprechendes Konzentrationsgefälle. Es wird angenommen, daß das Wasser durch das Plasmalemm diffus in die Zelle diffundiert. Die bekannte Tatsache, daß das Kalium-Natrium-Ionenverhältnis innerhalb der Zelle stark zugunsten des Kaliums, außerhalb der Zelle aber noch stärker zugunsten des Natriums verschoben ist, spricht dafür, daß die Natrium-Ausschleusung und der Kalium-Eintritt durch aktiven Transport geregelt werden.

Natrium-Ionen binden in einer Hydratationshülle erhebliche Wassermengen. Es wird daher angenommen, daß die aktive Natrium-Ausschleusung zugleich von entscheidender Bedeutung für die Wasserausscheidung ist. Man spricht von der »Natrium-Pumpe«. Der aktive Transport von Natrium und Wasser durch das Plasmalemm ist an die Bereitstellung von chemischer Energie gebunden, die durch Spaltung von ATP in der Zelle gewonnen wird.

Voraussetzung für einen ungestörten Austausch des Zellwassers sind demnach zunächst einmal ein genügend großes (aber nicht übermäßiges) Angebot an freiem Gewebewasser (Isovolämie) und an Elektrolyten, besonders Natrium (Isotonie), ferner intakte Zellmembranen und ein ungestörter Energiestoffwechsel. Störungen des Wasserhaushaltes der Zelle werden dementsprechend durch 1. Wassermangel (Dehydratation) bzw. Wasserüberangebot (Ödem) und Elektrolyt-, insbesondere Natrium-Mangel, sowie 2. Membranschäden und Störungen der Energieproduktion hervorgerufen.

Die erste Ursachengruppe ist extrazellulär begründet und von Störungen übergeordneter Regulationsvorgänge bzw. von gestörter H₂O- und Natrium-Aufnahme oder -Abgabe bestimmt. Bei der zweiten Gruppe sind die unmittelbaren Störungsfaktoren in der Zelle selbst lokalisiert. Das Versagen der Natrium-Pumpe führt zur Retention von Natrium mit Anstieg des intrazellulären osmotischen Druckes und zur Retention von Zellwasser bzw. zum vermehrten Einstrom von freiem Gewebewasser in die Zelle. Es entsteht ein Zellödem, das je nach Ausmaß unterschiedliche Degenerationsformen bewirken kann.

Die Zelle bei allgemeiner Dehydratation Allgemeiner Wassermangel durch zu geringe H_2O-Aufnahme oder gesteigerte H_2O-Ausscheidung (hypertone oder isotone Dehydratation) zeigt sich makroskopisch durch Verkleinerung, trockene Beschaffenheit, Turgorsteigerung bei gleichzeitigem Elastizitätsverlust und ein intensiveres Hervortreten der Eigenfarbe der Gewebe und Organe (z. B. dunkelbraune Skelettmuskulatur). Im lichtmikroskopischen Bild liegen die Zellen dichter zusammen, sind kleiner, ihr Zytoplasma ist verdichtet und stärker anfärbbar. Die Dehydratation betrifft in der Zelle hauptsächlich die flüssigen Plasmaproteine. Mit Ausnahme einer eventuellen Verkleinerung des Kernes fehlen erkennbare Strukturveränderungen an den Zellorganellen.

Natrium-Mangel durch zu geringe Aufnahme oder erhöhten Verlust über die Nieren, der theoretisch ein Versagen der Natrium-Pumpe mit der Folge der Wasserretention in der Zelle auslösen könnte, resultiert zugleich in einer Verminderung des extrazellulären osmotischen Druckes und führt zum allgemeinen Wasserverlust (hypotone Dehydratation), der eine erkennbare ödematöse Zellschwellung verhindert.

Die Zelle beim allgemeinen Ödem Makroskopisch ist ein z. B. durch Stauungshyperämie oder Albuminmangel ödematisiertes Gewebe oder Organ geschwollen, feucht, in seinem Turgor und in seiner Elastizität vermindert und zeigt verwaschene Struktur und Eigenfarbe. Im lichtmikroskopischen Bild sind außer Lückenbildungen zwischen den Zellen und Verquellungen der Interzellularsubstanzen auch die Zellen vergrößert. Ihr Zytoplasma erscheint aufgelockert und schlechter anfärbbar. Die intrazelluläre Hydratation beschränkt sich bei allgemeinen Ödemen mit Ausnahme einer eventuellen Kernschwellung auf die flüssigen Plasmaproteine. Elektronenmikroskopisch macht sich stärkere Transparenz des Hyaloplasmas bemerkbar und die Zellorganellen sind auseinandergedrängt.

Akutes degeneratives Zellödem der »großen Parenchyme« Bei der Obduktion von Tieren, die an einer akuten Allgemeininfektion oder -intoxikation (Sepsis, Septikämie, Toxinämie) gestorben sind, tritt neben anderen Organläsionen häufig an den sog. großen Parenchymen (Herzmuskel, Leber, Nieren) eine Veränderung auf, die als »trübe Schwellung« bezeichnet wird. Die betroffenen Organe sind vergrößert, teigig bis brüchig, von blasser Farbe und verwaschener Textur. Ihre Schnittfläche hat ein mattes, wie gekochtes Aussehen. Der Blutgehalt ist in der Regel gering (Kompression der Kapillaren bzw. Lebersinusoide durch Zellschwellung). Im lichtmikroskopischen Bild sind die Zellen vergrößert. Das Zytoplasma färbt sich schlecht an, und insbesondere im Nativpräparat ist eine feine Körnelung erkennbar. Der vergrößerte Zellkern zeigt ein aufgelockertes Karyoplasma (Kernödem) und vergrößerte Nukleoli. Es handelt sich um die Folgen eines akuten degenerativen Zellödems, das durch toxische oder hypoxische Einwirkungen (z. B. bakterielle Toxine, toxische Stoffwechselmetabolite, exogene Toxine, absolute oder relative Hypoxie) auf das Membransystem oder auf die Energieproduktion dieser stoffwechselaktiven, empfindlichen Parenchymzellen zustandekommt. Elektronenmikroskopisch kann man die Ursache der Zytoplasmakörnelung erkennen. Die Mitochondrien sind unter Verlust der inneren Struktur erweitert und in kleine Bläschen umgewandelt (Abb. 7.5 u. 7.7). Auch erste Erscheinungen einer herdförmigen Erweiterung der Schläuche des endoplasmatischen Retikulums mit Ablösung der Ribosomen können vorhanden sein. Der Glykogengehalt in der Muskulatur schwindet. Prinzipiell ist dieses akute degenerative Zellödem eine reversible Veränderung. Ausdehnung auf viele Zellen eines lebenswichtigen Organes ruft jedoch nachhaltige Funktionsstörungen hervor, die den Zusammenbruch übergeordneter Regulationssysteme fördern (z. B. myokardiogener Kreislaufzusammenbruch).

Stoffwechselstörungen und Degeneration 195

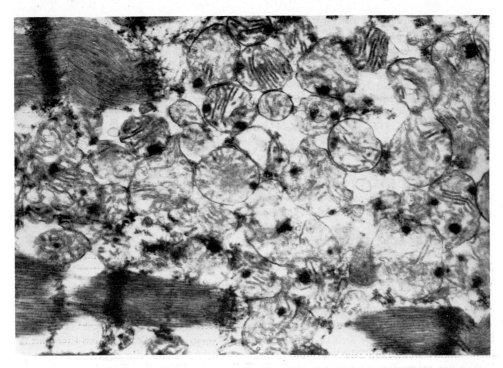

Abb. 7.5 Schwellung der Mitochondrien mit partieller Auflösung der Cristae bei Zellödem. Herzmuskelzelle, Schwein. 21 000 ×

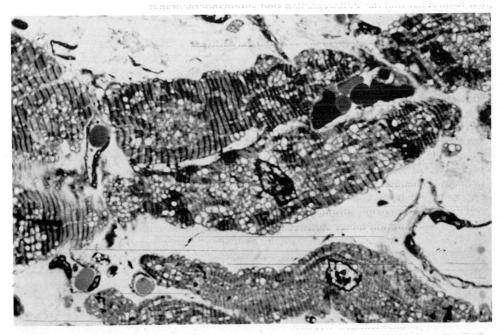

Abb. 7.6 Vakuoläre Degeneration mit herdförmigem Verlust der Querstreifung. Herzmuskel, Schwein. – Semidünnschnitt 1000 ×

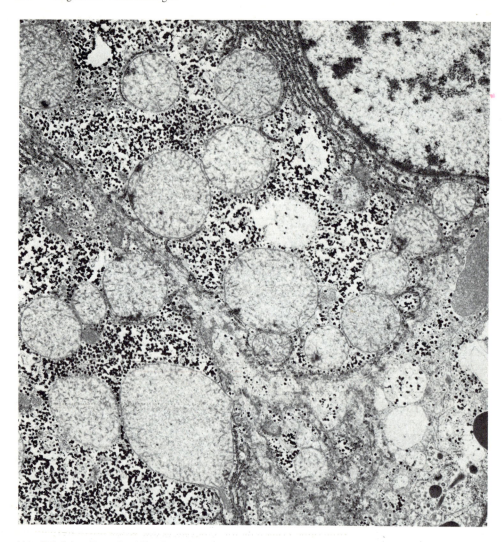

Abb. 7.7 Schwellung der Mitochondrien und geringe Auflockerung des Hyaloplasmas bei Zellödem. Zwei benachbarte Hepatozyten mit mittelstarker Glykogeneinlagerung. Hund mit spontanem CUSHING-Syndrom. – 12 000 ×

Vakuoläre Degeneration Die vakuoläre Degeneration (lat. vacuus = leer) ist eine Fortsetzung und Verstärkung des akuten degenerativen Zellödems. Sie hat prinzipiell dieselben Ursachen und wird am häufigsten in den Leberzellen und den Hauptstückepithelien der Niere gesehen, kann aber z. B. auch in den Nervenzellen des ZNS deutlich ausgeprägt sein. Die bläschenförmige Erweiterung der Mitochondrien und die Vesikulation des endoplasmatischen Retikulums haben ein solches Ausmaß angenommen, daß die Zelle schon bei lichtmikroskopischer Betrachtung durch kleinere und größere Zytoplasmavakuolen auffällt. Im Paraffinschnitt und im Semidünnschnitt erscheinen diese Vakuolen optisch leer (Abb. 7.6). Differentialdiagnostisch ist zu beachten, daß Fetttröpfchen und Glykogen ähnliche Lücken im Zytoplasma hinterlassen können, wenn sie bei der Präparation der Gewebe für die mikroskopische Untersuchung herausgelöst werden. Vakuolär degenerierte Zellen weisen oft schon Kernveränderungen auf, die den bevorstehenden Zelltod anzeigen. Bei makroskopischer Betrachtung zeigen Organe wie die Leber und die Niere bei ausgeprägter vakuolärer Degeneration ebenfalls das Bild der »trüben Schwellung«.

Hydropische Degeneration Die hydropische Degeneration (gr. hydrops = Wassersucht) stellt die stärkste Ausprägung eines degenerativen Zellödems dar und ist ein sicheres Anzeichen für einen irreversiblen Zellschaden. Unter Zerreißung und Auflösung der mit Wasser gefüllten Membransysteme der Zellorganellen, Mitochondrien, endoplasmatisches Retikulum und Lysosomen, entstehen größere wassergefüllte Konfluenzvesikel. Die Zelle ist durch die Flüssigkeitseinlagerung hochgradig aufgetrieben (Abb. 7.10). Die auch lichtmikroskopisch sichtbaren Konfluenzvesikel können die Zellkerne an die Zellperipherie verdrängen. Die Zellkerne zeigen irreversible Veränderungen. Dabei herrscht die Karyolyse vor. Die hydropische Degeneration geht in die zelluläre Kolliquationsnekrose über.

Eine besondere Lokalisation und Ausprägung erfährt die hydropische Degeneration als *»ballonierende Degeneration«* bei bestimmten Infektionen mit epitheliotropem Virus (z. B. MKS). Die virusbefallenen Zellen des Stratum spinosum erleiden eine solche hydropische Degeneration und führen unter Nekrose und Auflösung des Plasmalemms zur Bildung großer flüssigkeitsgefüllter Blasen (Aphthen).

7.3.2 Pathologie des Kohlenhydratstoffwechsels

Kohlenhydrate sind die schnell mobilisierbaren Substrate für den Energiestoffwechsel. Die durch die Fütterungszeiten bedingte periodische Zufuhr wird durch eine Vorratshaltung in bestimmten Organen ausgeglichen, so daß unter physiologischen Verhältnissen ständig energieliefernde *Glukose* zur Verfügung steht. Die Vorratshaltung erfolgt in Form von *Glykogen* in der Muskulatur und in der Leber. Die im Dünndarm resorbierten Monosaccharide Glukose, Fruktose und Galaktose gelangen über die Pfortader in die Leber und werden von den Hepatozyten zum Polysaccharid Glykogen polymerisiert *(Glykogenese)* und gespeichert. Bei Bedarf wird Leberglykogen zu Glukose abgebaut *(Glykogenolyse)* und über das Blut zu den Verbrauchsorten geschafft.

Glukose wird als »Brennstoff« im Stoffwechsel aller Zellen benötigt. Am stärksten ist der Verbrauch in der Herzmuskulatur und im arbeitenden Skelettmuskel. In den Muskelzellen wird Blutglukose unmittelbar dem Energiestoffwechsel zugeführt (Oxydation oder anaerobe *Glykolyse*) oder bis zum Bedarf als Glykogen gespeichert. Bei zu geringer Zufuhr mit der Nahrung oder erhöhtem Bedarf kann Glukose auch aus Fettsäuren oder Proteinen gebildet werden. Die *Glukoneogenese* ist so effektiv, daß bei Karnivoren und Omnivoren kohlenhydratarme oder -freie Ernährung ohne Folgen bleibt. Überwiegende Kohlenhydraternährung setzt große Verdauungsorgane voraus, da umfangreiche Nahrungsvolumina zu verarbeiten sind (Herbivoren). Überschüssige Glukose wird hauptsächlich zum Aufbau von Fettsäuren verwendet, die als Neutralfette in den Fettdepots abgelagert werden.

Der Kohlenhydratstoffwechsel wird durch eine Reihe von Hormonen gesteuert. Als Indikator dient der Glukosegehalt des Blutes, der normalerweise 80 bis 120 mg % beträgt. Anstieg oder Abfall der Blutglukose setzt die Synthese und Ausschüttung bzw. die Ausschüttung bereits vorrätig gehaltener Hormone, deren Wirkung auf den Stoffwechsel der Abweichung entgegengesetzt ist, in Gang (s. Abb. 7.8).

Unmittelbarer Regulator des Blutzuckerspiegels ist das Insulin-Glucagon-System. Das einzige blutzuckersenkende Hormon ist das *Insulin*, ein Polypeptid aus zwei Aminosäureketten, verbunden durch zwei Disulfidbrücken. Eine Sprengung dieser Brücken führt zum Verlust der Aktivität. Insulin wird in den B-Zellen der Langerhansschen Inseln des Pankreas gebildet, gespeichert und bei Bedarf an das Blut abgegeben. Die mit der Aldehyd-Fuchsin-Färbung nach Scott blau anfärbbaren β-Granula der B-Zellen stellen das morphologische Äquivalent des gespeicherten Insulins dar (Abb. 7.9).

Insulin erhöht die Durchlässigkeit der Zytoplasmamembranen der Muskelzellen, aber auch der Hepatozyten, Lipozyten und anderer Zellen für Glukose. Es fördert die Glukoseverbren-

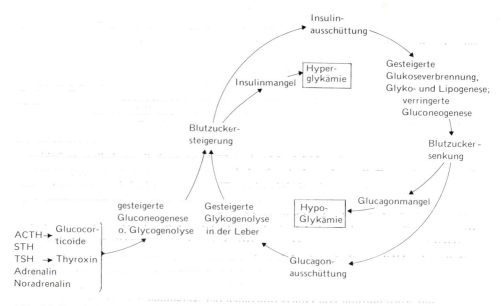

Abb. 7.8 Regulation und Entgleisung des Kohlenhydratstoffwechsels

nung, steigert die Glykogenese und Lipogenese und hemmt die Glukoneogenese. Seine Einzigartigkeit im Organismus erklärt, daß jeder absolute oder relative Insulinmangel, der durch sehr unterschiedliche Ursachen bedingt sein kann, eine Störung bis Entgleisung des Kohlenhydratstoffwechsels mit *Hyperglykämie*, nachfolgend auch Störungen des Fett- und Pro-

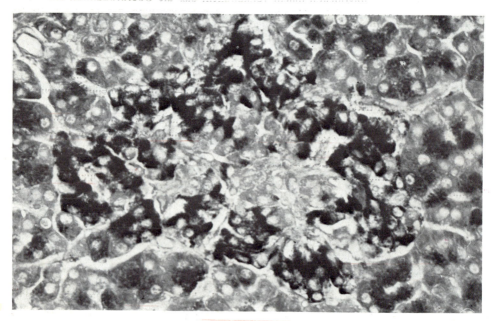

Abb. 7.9 LANGERHANSsche Insel eines Hundes bei Färbung nach SCOTT. Die violetten Granula der überwiegend peripher gelegenen B-Zellen erscheinen schwarz. Die rötlichen Granula der zentral gelegenen A-Zellen treten nicht hervor. Außen Zellen des exokrinen Pankreas. – 400 ×

teinstoffwechsels herbeiführt. Hyperglykämie mit mehr als 180 mg % Blutglukose führt zur Glukosurie (s. Diabetes mellitus). Übermäßige Insulinbildung und -ausschüttung (oder übermäßige Insulinverabreichung) führen zu einer Hypoglykämie. Unter physiologischen Verhältnissen wird überschüssiges Insulin durch die in der Leber gebildete Insulinase unwirksam gemacht. Die Insulinaseaktivität kann durch Insulinaseinhibitoren gehemmt werden.

Das Polypeptid Glucagon wird in den A-Zellen der LANGERHANSschen Inseln gebildet. Es wirkt einerseits der blutzuckersenkenden Wirkung des Insulins entgegen, indem es die Glykogenolyse in der Leber steigert. Andererseits gilt Glucagon als Synergist des Insulins, indem es Glukose aus der Leber bereitstellt und mit der damit verbundenen Blutzuckererhöhung die Ausschüttung von Insulin induziert, das dann für eine erhöhte Glukoseutilisation in der Peripherie sorgt. Die mit der Aldehyd-Fuchsin-Färbung nach SCOTT hellrot anfärbbaren α-Granula in den A-Zellen gelten als Ausdruck des gespeicherten Glucagons. Glucagon wird bei Abnahme des Blutzuckerspiegels inkretiert. Glucagonmangel wird von Hypoglykämie, Glucagonüberschuß von Hyperglykämie gefolgt. Unter physiologischen Bedingungen wird das Hormon in der Leber abgebaut bzw. inaktiviert.

Weitere Insulinantagonisten sind das in den azidophilen Zellen des Hypophysenvorderlappens (HVL) gebildete Somatotrope Hormon (Wachstumshormon, STH), das in den basophilen Zellen des HVL synthetisierte Adrenokortikotrope Hormon (ACTH) und das wahrscheinlich ebenfalls aus basophilen Zellen des HVL stammende Thyreotropin (TSH). STH hemmt die Glukoseoxydation und steigert die Glukoneogenese. ACTH führt zur vermehrten Synthese und Ausschüttung von Glucocorticoiden der Nebennierenrinde, die ebenfalls die Glukoneogenese fördern. TSH wird auf dem Weg über das Thyroxin dieselbe Wirkung zugesprochen. Alle drei HVL-Hormone wirken dementsprechend blutglukoseerhöhend.

Eine dem Insulin teilweise entgegengesetzte Wirkung haben schließlich das Adrenalin und unter experimentellen Bedingungen bei hoher Dosierung das Noradrenalin, indem sie zwar einerseits die Glukoseverbrennung fördern, in noch stärkerem Maße aber andererseits die Glykogenolyse in der Leber stimulieren. Hypophysenhormone, die die Insulin- oder Glucagonproduktion direkt stimulieren, scheint es nicht zu geben.

Die Vielzahl der Antagonisten macht verständlich, daß die Überproduktion eines oder mehrerer blutzuckersteigernder Hormone zu einer Überlastung des Insulin-bildenden B-Zellen-Systems führen kann. Hyperglykämie kann somit primär pankreatogen oder primär extrapankreatogen mit sekundärer Störung der Insulinbildung verursacht sein.

Diabetes mellitus Mangelnde Synthese und Ausschüttung von wirksamem Insulin oder erhöhte Aktivität von Insulininhibitoren oder verstärkte Bildung von Insulinantagonisten führen zum Diabetes mellitus (lat. dia = durch; gr. baino = gehe; lat. mellitus = honigsüß; Zuckerharnruhr). Er tritt unter unseren Haustieren relativ häufig bei Hund und Katze, sonst selten auf. Leitsymptome sind Hyperglykämie, Glukosurie, Hyperlipidämie (infolge verstärkter Lipolyse), toxische Azidose durch Azetonkörperbildung (Azetonämie, Azetonurie infolge Störung des Triglyceridabbaues) und Coma diabeticum. Klinisch werden weiterhin der latente Diabetes mellitus (herabgesetzte Glukosetoleranz), der passagere Diabetes mellitus (z. B. durch besondere Belastungen, Läufigkeit bei der Hündin) und der manifeste Diabetes mellitus unterschieden.

Als Ursachen des Diabetes mellitus sind anzusehen.

1. *Inseldiabetes* = Insulinmangel durch
   a) Atrophie der Inseln oder der B-Zellen
      (kausale Genese unklar; häufig beim Hund)
   b) Degeneration der B-Zellen
      (hydropische Degeneration mit Degranulation (Abb. 7.10); Erschöpfung der B-Zellen durch Überbeanspruchung infolge anhaltender hoher Kohlenhydratzufuhr und/oder anhaltender Inkretion von Insulinantagonisten; häufig beim Hund; entspricht der hauptsächlich auftretenden Diabetesform jüngerer Menschen; klinisch vergleichbares Krankheitsbild beim Hund durch experimentelle Zerstörung der B-Zellen mit Alloxan).

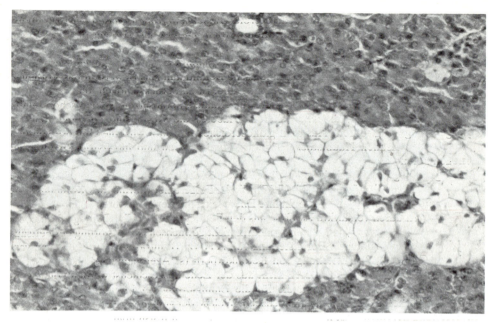

Abb. 7.10 Hydropische Degeneration der Inselzellen einer Katze mit STH-Diabetes. – H. E., 400 ×

    c) *sog. Inselhyalinose*
       (Ablagerung von APUD-Amyloid zwischen den Inselzellen und in intrainsulären Kapillarwänden mit Atrophie der Inselzellen; häufig bei Katzen; entspricht dem Altersdiabetes des Menschen; Abb. 7.41).
    d) *Inselzerstörung*
       (bei Pankreasnekrosen, Pankreatitis, Pankreaszirrhose; häufig beim Hund; lytische Pankreasnekrosen entstehen oft auf dem Boden einer bereits vorhandenen diabetischen Stoffwechsellage).
2. *Steroid-Diabetes*
   (Iatrogen oder beim spontanen CUSHING-Syndrom des Hundes; s. S. 201).
3. *STH-Diabetes*
   (auch metahypophysärer Diabetes genannt, entsteht durch STH-produzierende Adenome der azidophilen HVL-Zellen; teilweise mit Akromegalie einhergehend; sehr selten bei Katzen und Hunden).
4. *Adrenalin-Diabetes*
   (durch Adrenalin-produzierende Phäochromozytome des Nebennierenmarkes; sehr selten bei Tieren).
5. *TSH-Thyroxin-Diabetes* und *Noradrenalin-Diabetes*
   scheinen bei Tieren spontan nicht vorzukommen, lassen sich aber experimentell erzeugen.

Bei Hunden mit manifestem Diabetes mellitus sind manchmal reichlich β-Granula in den B-Zellen vorhanden. Insulin ist offenbar gebildet, wird aber trotz Hyperglykämie nicht abgegeben.
   Die morphologisch erkennbaren Folgen eines Diabetes mellitus sind, soweit sie die Störung des Kohlenhydratstoffwechsels betreffen, relativ gering und stehen in dieser Beziehung in keinem Verhältnis zum Schweregrad der Stoffwechselentgleisung fortgeschrittener Fälle. Aus der eingangs beschriebenen Wirkung des Insulins ergibt sich, daß sein Mangel eine Verminderung des Glykogenvorrats in den Leber- und Muskelzellen bewirkt. Soweit es die

Leber betrifft, kann dagegen z. B. beim Steroid-Diabetes in frühen Phasen der Erkrankung sogar eine Glykogenspeicherung angetroffen werden. Dies erklärt sich aus den besonderen Wirkungen dieser Insulinantagonisten (s. S. 199).

Glukosurie führt regelmäßig zu einer Glykogenansammlung in den Epithelien bestimmter Nierentubulusabschnitte. Dieser morphologische Befund kann als Beweis für das Vorliegen einer Hyperglykämie herangezogen werden. Dabei ist zu berücksichtigen, daß Glucocorticoide die Ausscheidungsschwelle der Niere für Glukose herabsetzen, so daß schon relativ geringe Hyperglykämien, die beim Steroid-Diabetes die Regel sind, zu einer renalen Glykogenablagerung führen. Aus dem glukosereichen Vorharn wird die Glukose von den Epithelien der distalen Hauptstückabschnitte aufgenommen und intrazytoplasmatisch zu Glykogen polymerisiert.

Ein regelmäßiger Befund bei Tieren, die an einem Diabetes mellitus gestorben sind, ist eine *panazinäre Leberzellverfettung* (Abb. 7.17). Sie ist Folge einer Störung des Kohlenhydrat- und des Fettstoffwechsels und verdankt ihre Entstehung mehreren Faktoren: 1. Überangebot von Fettsäuren durch verstärkte Lipolyse aus den Fettdepots und »Überflutung« der Leberzellen, deren Fettsäureoxydation dem Ansturm nicht gewachsen ist, 2. Störung der Fettsäureoxydation bei mangelhafter Bereitstellung von ATP (z. B. intrazellulärer Mangel an verwertbarer Glukose), 3. Entstehung von Ketonkörpern (s. Azetonämie), 4. herabgesetzte Proteinsynthese, ohne die Fettsäuren nicht aus der Zelle ausgeschleust werden können, 5. Mangel an lipotropen Substanzen, die für die Emulgierung der Lipide erforderlich sind (Näheres s. Pathologie des Lipidstoffwechsels). Welche der genannten Störungen die Leberzellverfettung hervorruft, ist im einzelnen Diabetesfall nicht feststellbar.

Steroid-Diabetes Ein Steroid-Diabetes kann iatrogen durch langdauernde Verabreichung von ACTH- oder Corticosteroiden hervorgerufen werden oder spontan durch ACTH- oder Glucocorticoid-produzierende Hyperplasien und Neoplasien der Adenohypophyse und der Nebennierenrinde entstehen. Der in jedem Fall resultierende Glucocorticoidüberschuß führt zum Krankheitsbild des CUSHING-*Syndroms*, das wir unter unseren Haustieren hauptsächlich beim Hund antreffen. Neben anderen Veränderungen löst der Glucocorticoidüberschuß nachhaltige Störungen des Kohlenhydrat- und Fettstoffwechsels aus:

▷ er steigert die Glukoneogenese in den Leberzellen, indem er die Synthese der hierfür benötigten Schlüsselenzyme induziert.
▷ er senkt die Glykogenolyse in den Leberzellen, indem er die Synthese der hierfür erforderlichen Enzyme unterdrückt und
▷ er senkt die Glukoseverwertung in der Peripherie und löst durch Blutzuckererhöhung vermehrte Inkretion von Insulin aus, zu dessen Wirkungen die Förderung der Glykogenese in der Leber gehört.

Diese Wirkungen scheinen beim Hund stärker ausgeprägt zu sein als beim Menschen, denn im Gegensatz zu diesem finden wir beim CUSHING-kranken Hund in den früheren Phasen der Erkrankung oft eine hochgradige Glykogenanreicherung in der Leber (s. Abb. 7.12 u. 7.13). Sie kann so erheblich ausgeprägt sein, daß die Leber schon makroskopisch durch Vergrößerung und graubraune Farbe auffällt. Klinisch kann dieses Krankheitsstadium von einem latenten Diabetes mellitus begleitet sein.

Durch anhaltende Erhöhung des Blutzuckerspiegels kommt es bei einem Teil der CUSHING-Patienten schließlich zu einer Überlastung und Erschöpfung der Insulin-produzierenden B-Zellen (hydropische Degeneration und Degranulation). Es entsteht ein manifester Diabetes mellitus. Die Folgeveränderungen sind grundsätzlich dieselben wie beim primär pankreatogenen Diabetes. In einer Übergangszeit zeigen die Leberzellen bei mikroskopischer Untersuchung von Leberbiopsien zunehmende Glykogenverarmung und ansteigende fein- und großtropfige Verfettung (s. Abb. 7.14).

Insulinom Nur gelegentlich treten bei Haustieren autonom proliferierende geschwulstartige Wucherungen der B-Zellen der LANGERHANSschen Inseln auf. Diese als Insulinome bezeichneten Neubildungen besitzen histologisch die Struktur von Adenomen. Sie bleiben oft relativ klein und unscheinbar, üben aber durch das im Exzeß produzierte und abgegebene Insulin eine nachhaltige Wirkung auf den Kohlenhydratstoffwechsel aus. Dem Wirkungsmechanismus des Insulins entsprechend tritt eine Hypoglykämie auf, die bei entsprechender Ausprägung auch den Stoffwechsel der Nervenzellen im ZNS beeinträchtigt, so daß die Krankheit in einen Zustand der Bewußtlosigkeit (Coma hypoglycaemicum) einmündet. Über das Vorkommen von Neoplasien der A-Zellen gibt es nur wenige Hinweise beim Menschen.

Glykogennachweis Glykogen ist die einzige Substanz des Kohlenhydratstoffwechsels, die lichtmikroskopisch und elektronenmikroskopisch nachweisbar ist. Im Lichtmikroskop tritt Glykogen nach Fixierung in absolutem Alkohol oder CARNOYscher Lösung und entsprechender Anfärbung (Karminrot nach BEST, Fuchsinrot nach BAUER, PAS-Reaktion nach HOTCHKISS-MCMANUS) in Form kleiner rötlicher Körner in Erscheinung. Bei Glykogenspeicherung können auch größere Schollen im Zytoplasma auftreten, und im Extremfall (z. B. Leberzellen beim CUSHING-Syndrom des Hundes) sind die Zelleiber mit diesen Glykogenschollen geradezu angefüllt (s. Abb. 7.11–7.13).

Glykogen ist wasserlöslich. Werden größere Glykogenmengen durch wäßrige Fixierungs- oder Farbstofflösungen aus den Zellen herausgelöst, so verbleiben pflanzenzellartig aufgelockerte Zytoplasmastrukturen mit unregelmäßig geformten, optisch leeren Räumen, die nicht mit den Veränderungen durch ein Zellödem oder mit den feinen runden Vakuolen einer feintropfigen Verfettung nach einbettungs- oder färbetechnisch bedingter Herauslösung der Fettsubstanzen verwechselt werden dürfen (s. H.E.-Färbungen in Abb. 7.11–7.13 und 7.17–7.18).

Die Glykogenspeicherung in der Leber betrifft zumeist nicht alle Hepatozyten gleichmäßig. Sie ist zentroazinär oft stärker ausgeprägt. In den Muskelzellen findet sich angereichertes Glykogen diffus verteilt zwischen den Fibrillen. Ein ähnliches Bild wie glykogenreiche Hepatozyten zeigen die Glykogen-speichernden Nierentubulusepithelien bei der diabetischen Glukosurie.

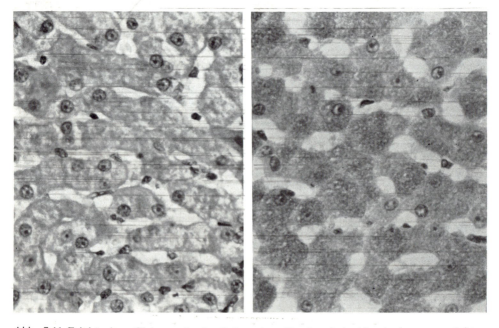

Abb. 7.11 Feinkörniges Glykogen in der Leber eines Hundes. Leberbiopsie (morgens nüchtern entnommen). – Links H. E., rechts Färbung nach BEST, 400 ×

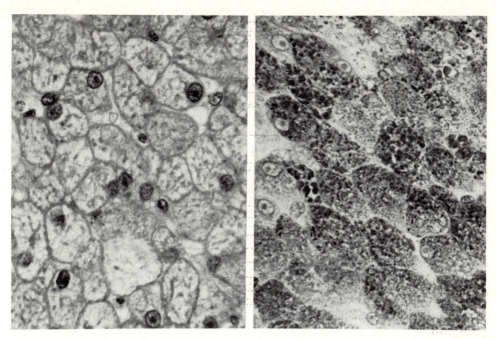

Abb. 7.12 Fein- und grobkörniges Glykogen in der Leber eines Hundes mit iatrogenem Cushing-Syndrom. Leberbiopsie. (Aufn. A. Kaufmann). – Links H. E., rechts Färbung nach Best, 400 ×

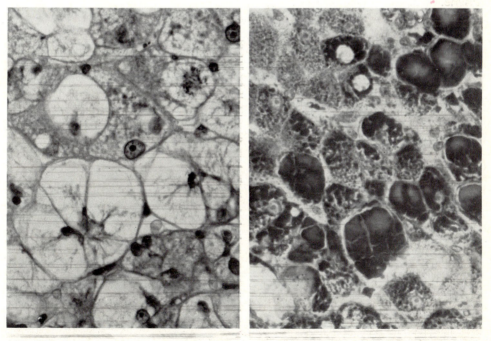

Abb. 7.13 Große Mengen grobscholliges Glykogen in den hochgradig geschwollenen Hepatozyten eines Hundes mit Cushing-Syndrom und latentem Diabetes mellitus. Kerne teilweise pyknotisch. Leberbiopsie. (Aufn. A. Kaufmann). – Links H. E., rechts Färbung nach Best, 400 ×

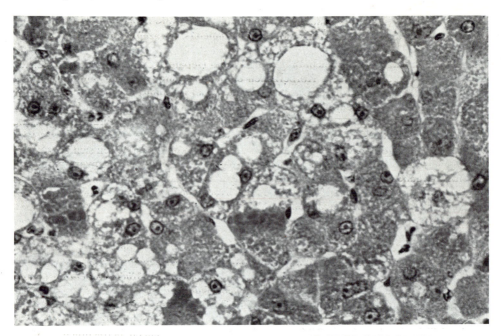

Abb. 7.14 Grobkörniges bis feinscholliges Glykogen in reichlicher Menge und beginnende klein- und großtropfige Verfettung (runde Vakuolen) in den Hepatozyten eines Hundes mit CUSHING-Syndrom und manifestem Steroid-Diabetes. Leberbiopsie. – Färbung nach BEST, 400 ×

Elektronenmikroskopisch tritt Glykogen nach Kontrastierung als feine runde Partikel frei im Hyaloplasma in Erscheinung (s. Abb. 7.7). Bei starker Glykogeneinlagerung sind die Zellorganellen zur Seite gedrängt und liegen in Plasmalemmnähe.

Eine Besonderheit stellen die beim Diabetes mellitus auftretenden Glykogenanhäufungen in den Leberzellkernen dar. Nach Fixierung und Färbung mit wäßrigen Lösungen enthalten solche Kerne runde, leere Vakuolen (»Lochkerne«), die als pathognomonisch angesehen werden. Während solche Lochkerne beim Menschen offenbar regelmäßig Ausdruck einer intranukleären Glykogenansammlung sind, treten nach eigenen Beobachtungen in den Lochkernen bei Hund und Katze häufiger Neutralfette auf.

Kohlenhydratmast Der periodischen Zufuhr von Kohlenhydraten mit den Futterzeiten (außer Herbivoren) entspricht ein Auf und Ab des Glykogengehaltes der Leber (zirkadianer Rhythmus). Bei übermäßiger Aufnahme von Kohlenhydraten kann eine verstärkte Glykogeneinlagerung in die Leberzellen beobachtet werden. Sie ist jedoch in ihrem Ausmaß beschränkt, da überschüssige Glukose schnell in Fett umgewandelt und den Fettdepots zugeführt wird. Diätbedingte Glykogenanreicherung in der Leber verursacht in der Regel keine funktionellen Störungen.

Die als *paralytische Myoglobinämie und -urie* (auch Lumbago, Feiertagskrankheit oder schwarze Harnwinde) bezeichnete häufige Erkrankung der Equiden soll ihre Entstehung einer Anreicherung von Glykogen in den Skelettmuskelzellen während längerer Ruhepausen und der besonders bei relativem Sauerstoffmangel verstärkten anaeroben Glykolyse mit Ansammlung von Milchsäure (klinisch auch verstärkter Blut-Laktatspiegel) bei einer folgenden starken Muskelbeanspruchung verdanken. Insbesondere Muskelfasern der Lenden-, Kruppen- und Oberschenkelmuskulatur geraten bei diesem ätiologisch noch nicht vollständig geklärten Prozeß in eine Dauerkontraktion, die die Blutzufuhr weiter beeinträchtigt und die Hypoxie verstärkt. In den betroffenen Muskelpartien entwickeln sich schwerwiegende degenerative und nekrotische Veränderungen, die mit einer Freisetzung des Myoglobins und seiner Ausscheidung mit dem Harn einhergehen können (s. intrazelluläre fokale Nekrosen).

Kohlenhydratmangel Die Speicherungsfähigkeit der Hepatozyten und der Muskelzellen für Glykogen ist begrenzt. Andere Körperzellen enthalten wenig Glykogen. Unterernährung führt schnell zu seinem Schwund. Dasselbe tritt bei hoher Leistung ein (übermäßige Muskelarbeit bei Lauftieren, hohe Milchproduktion bei Kühen). Glukose muß dann durch Glukoneogenese aus Proteinen oder durch Lipolyse gewonnen werden. Überstürzte metabolische Umsetzungen resultieren in schweren Stoffwechselentgleisungen (s. Azetonämie des Rindes). Die Glykogenspeicher des Körpers, Leber und Muskulatur, erweisen sich bei solchen Störungen in der Regel als fast frei von nachweisbarem Glykogen. Glykogenverarmung tritt in beiden Organen auch bei Insulinmangel auf (s. Diabetes mellitus). Auch hypoxische und ischämische Zustände führen zu einer Glykogenverarmung. Schließlich sind autolytische Vorgänge zu nennen, die bei obduzierten Tieren eine Glykogenarmut in der Leber und Muskulatur vortäuschen können.

Azetonämie Azetonämie kann bei allen Tierarten auftreten. Sie ist die Folge eines Mißverhältnisses zwischen vorhandener bzw. verwertbarer (s. Diabetes mellitus) Glukose und dem durch die Zelleistung bedingten Glukosebedarf. Die größte wirtschaftliche Bedeutung hat die *Azetonämie (Ketose) des Rindes*. Sie tritt vor allem bei Kühen mit hoher Milchleistung auf und wird durch Verdauungsstörungen und Mängel in der Futterzusammensetzung begünstigt.

Auch beim Rind sind die Glykogenvorräte begrenzt. Der Glukoseumsatz steigt mit zunehmender Milchsekretion durch Bildung großer Milchzuckermengen beträchtlich. Andere Belastungen (z. B. Trächtigkeit) treten hinzu. Die benötigte Glukose muß bei relativem Glykogenmangel zum großen Teil über die Glukoneogenese beschafft werden. Ist sie ungenügend, wird in steigendem Maße die Lipolyse in Anspruch genommen. Das dabei auftretende Azetylkoenzym A wird durch Mangel an Oxalazetat (Verbrauch bei Glukoneogenese) nicht zu Zitrat kondensiert, das dem Trikarbonsäurezyklus zugeführt werden kann, sondern wird zu Azetoazetat, der Ausgangssubstanz der Ketonkörper (Azeton und β-Hydroxybutyrat), umgewandelt. Solche Ketonkörper können wegen ihrer Menge nicht vollständig verbrannt werden. Sie sammeln sich im Übermaß im Blut an (Azetonämie) und werden in übermäßiger Menge mit dem Harn (Azetonurie) und mit der Milch ausgeschieden. Bei klinisch manifester Ketose weisen Rinder in der Regel eine Hypoglykämie mit weniger als 35 mg% Glukose, eine Azetonämie mit mehr als 10 mg% Ketonkörper, eine Hyperlipidämie und eine Blutazidose auf.

Die unmittelbaren Auswirkungen dieser Stoffwechselentgleisung auf die Zellfunktion sind noch nicht ausreichend erforscht. Im Verlaufe der Erkrankung kommt es zu einer fortschreitenden Leberzellverfettung (Abb. 7.18). Auch die Nierentubulusepithelien fallen bei ausgeprägter Ketose durch feintropfige Verfettung auf. Klinisch kann das Krankheitsbild in einen Zustand der Bewußtlosigkeit einmünden (Koma).

Ähnliche Stoffwechselentgleisungen werden bei Leberzellverfettungen hochtragender Tiere, bes. Schafe, aber auch Rinder, Kaninchen und Meerschweinchen vermutet (*Gestationshepatose*).

Glykogenspeicherkrankheiten (Glykogenosen) Diese Krankheiten sind beim Menschen durch die Ablagerung großer Glykogenmengen in und außerhalb der Muskel- und Leberzellen oder durch Bildung abartigen Glykogens gekennzeichnet. Sie beruhen auf rezessiv-erblichen Defekten der Enzyme, die beim Abbau des Glykogens zu Glukose bzw. bei der Glykogenese benötigt werden. Je nach Art des Enzymdefektes werden verschiedene Glykogenose-Typen unterschieden. Vergleichbare Krankheitsbilder sollen in Einzelfällen bei bestimmten Rinder-, Schaf-, Hunderassen und bei Katzen beobachtet worden sein.

7.3.3 Pathologie des Lipidstoffwechsels

Zu den Lipiden werden die Neutralfette und die Lipoide (fettähnliche Substanzen) gerechnet, weil sie gleiche Eigenschaften gegenüber Lösungsmitteln haben (wasserunlöslich, löslich in Benzol, Äther, Chloroform etc.). *Neutralfette* sind Gemische aus Triglyceriden (Fettsäureester des Glycerins). Sie haben als energiereichste Substanzen des Körpers vorwiegend metabolische Aufgaben und dienen als Reservematerial. Zu den *Lipoiden* gehören die *Phospholipide* (syn. Phosphatide) und die *Glykolipide*, die eine Phosphatgruppe bzw. einen Kohlenhydratrest, verbunden mit einer Lipidgruppe, enthalten. Lipoide haben als Strukturelemente aller Zellen (bes. Membranbaustoffe), daneben aber auch für metabolische Vorgänge (z. B. Lipoproteinbildung) Bedeutung. Besonders groß ist der Lipoidgehalt des Zentralnervensystems. Bestimmte Glykolipide wie die sog. *Ganglioside* und die *Cerebroside* haben in der Pathologie besondere Bedeutung, da sie bei Speicherkrankheiten (Lipoidosen, s. dort) vermehrt auftreten. Auch das *Cholesterin* und seine Abkömmlinge gehören zur Gruppe der Lipoide. Sie sind z. B. an der Bildung der Myelinscheiden beteiligt und stellen das Ausgangsmaterial für die Gallensäuren, für die Steroidhormone der Nebennierenrinde und der Keimdrüsen und für das Vitamin D dar. Verwandte Substanzen sind die *Lipochrome*, die zu den ebenfalls fettlöslichen Carotinoiden gehören.

Im Darm erfolgt die Spaltung der Nahrungsfette durch die Pankreas-Lipasen. Fettsäuren, Cholesterin und Carotinoide werden unter Mitwirkung von Gallensäuren in wasserlöslicher Form resorbiert, in den Enterozyten der Darmschleimhaut zu Lipiden resynthetisiert, an Proteine gekoppelt und als *Chylomikronen* (Lipoproteine sehr geringer Dichte) über die Lymphe dem Blut zugeführt. Mangel an Pankreasenzymen, Gallensäuren oder Synthesestörungen in den Enterozyten können diese Vorgänge stören (Maldigestion, Malabsorption). Beim Wiederkäuer werden die aus der mikrobiellen Vergärung der Zellulose stammenden niederen Fettsäuren über die Vormagenschleimhaut aufgenommen. (Pansen)

Die Lipide aller Organe und Depots nehmen am Lipidstoffwechsel teil, allerdings in unterschiedlichem Ausmaß. In der Leber geht der Umsatz der Lipide um ein Vielfaches schneller vor sich als z. B. in den Fettdepots oder im Zentralnervensystem. Schaltstelle des Lipidstoffwechsels ist daher die Leberzelle. Der Transport der in der Darmwand oder in der Leberzelle synthetisierten Lipide im Blut erfolgt nicht in freier Form, sondern in Gestalt der *Lipoproteine*. Es handelt sich hierbei um suspensionsfähige »wasserlösliche« Protein-Lipidkomplexe, in denen die Lipide von einer Hülle aus Apolipoproteinen umgeben sind. Anreicherungen solcher Lipoproteine im Blut durch erhöhte Fettzufuhr und gesteigerten Leberlipidumsatz nennt man *Hyperlipoproteinämien*, wobei im Einzelfall Hypertriglyceridämie und Hypercholesterinämie unterschieden werden können. Vor der Aufnahme in die Leberzelle werden Lipoproteine durch membrangebundene (teilweise auch frei im Blut vorkommende) Lipoprotein-Lipasen zu Partikeln mit größerer Dichte umgewandelt und über Endozytosevesikel, die mit Lysosomen fusionieren, in die Zelle eingeschleust. Hier beginnt der Abbau der Lipid- und Proteinkomponenten.

Lipide können Leberzellen unter Ab- und Wiederaufbau lediglich passieren (Fetttransfer) oder ihre Spaltprodukte können im Zellstoffwechsel verbraucht werden. Spaltprodukte der Neutralfette wie das Glycerin, können zu Glukose aufgebaut oder wie Glukose weiter abgebaut werden. Fettsäuren werden in den Mitochondrien über die β-Oxidation bis zu Acetylkoenzym A zerlegt und dem Zitronensäurezyklus zugeführt. Umgekehrt können Glycerin und Fettsäuren über Acetylkoenzym A aus Kohlenhydraten und Proteinen aufgebaut werden.

Die Weiterverarbeitung und der Transport erfolgen im glatten endoplasmatischen Retikulum, wo die Fettsäuren zu Triglyceriden verestert werden und zunächst als feinste membranbegrenzte Lipidtropfen (= Liposomen) in Erscheinung treten. Diese Lipide werden dann mit am rauhen endoplasmatischen Retikulum gebildeten Proteinen zu Lipoprotein verbunden. Sie können von hier aus über Exozytosevesikel direkt aus der Zelle ausgeschleust werden oder wandern zum Golgi-Feld, wo die Kohlenhydratkomponente des Lipoproteins zugefügt werden soll.

Für die Bildung der Lipoproteine sind sog. *lipotrope Faktoren* (Cholin und Methionin z. B.) erforderlich. Sie sind Bildner des Lezithins (ein Phospholipid), das außerdem Strukturmaterial von intrazellulären Membranen bildet und damit am Ausschleusungsprozeß über den GOLGI-Apparat beteiligt sein soll. Mangel an lipotropen Substanzen verhindert den Ausschleusungsprozeß und trägt zur Akkumulation von Lipiden in der Zelle bei.

Ungestörte Fettsäuresynthese und Lipoproteinbildung sowie quantitativ normalen Fetttransfer vorausgesetzt, geht die Abgabe der Lipide aus der Leberzelle schnell vor sich, so daß normalerweise nur wenig Neutralfett in den Hepatozyten nachzuweisen ist. Störungen dieser Vorgänge werden dagegen von einer vermehrten Neutralfettansammlung in den Hepatozyten begleitet, die dann lichtmikroskopisch als sogenannte *Fettphanerose* sichtbar wird. Im elektronenmikroskopischen Bild sieht man zunächst in den Zisternen des glatten endoplasmatischen Retikulums Lipidansammlungen in Form kleiner membranbegrenzter Tröpfchen (Liposomen). Diese verschmelzen unter Verschwinden der Membranen zu kleinen Kugeln, die nun frei im Hyaloplasma liegen (Abb. 7.15). Sie können schließlich zu großen Tropfen zusammenfließen. Lichtmikroskopisch entsprechen diese Lipidansammlungen der klein- bzw. großtropfigen Verfettung (Abb. 7.17).

Ebenso wie in der Leber (einzelne verfettete Hepatozyten kommen bei Carnivoren ziemlich regelmäßig vor) sind auch in anderen Organparenchymen nur geringgradige Ansammlungen von Neutralfetten in feintropfiger Form bei lichtmikroskopischer Untersuchung erkennbar (Ausnahme: Tubulusepithelien der Katze). Vermehrtes Auftreten gilt daher als Zeichen einer Lipidstoffwechselstörung oder einen schweren Zellschädigung.

Für die lichtmikroskopische Darstellung von Neutralfetten und Lipoiden in Zellen und Geweben gibt es eine Reihe von Färbeverfahren. Voraussetzung ist die Vermeidung von

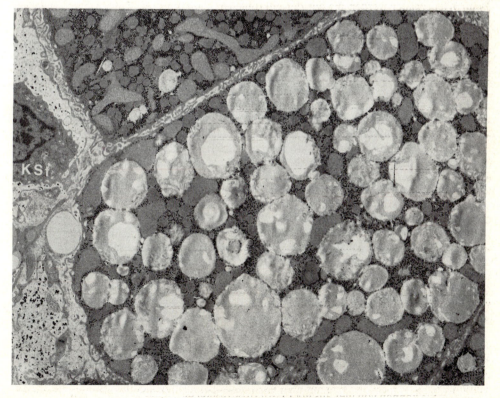

Abb. 7.15 Kleintropfige Verfettung eines Hepatozyten eines Hundes mit iatrogenem CUSHING-Syndrom. Leberbiopsie. KUPFFERsche Sternzelle (KSt). – (Aufn. A. KAUFMANN), 5700 ×

Fettlösungsmitteln. Neutralfette werden am häufigsten nach Formalinfixation in Gefrierschnitten unter Anfärbung mit Ölrot, Sudanrot, Scharlachrot oder Nilblausulfat dargestellt. Gegenüber der Polarisation verhalten sich Neutralfette als einfach brechende (isotrope) und Lipoide wie Cholesterin und Cholesterinester als doppelbrechende (anisotrope) Substanzen. Lipide können in Tröpfchen- oder Kristallform vorkommen. Durch Paraffineinbettung werden Neutralfette herausgelöst. An ihrer Stelle finden sich in verfetteten Zellen im Zytoplasma optisch leere, runde Vakuolen.

Bei unausgeglichener Leistungsbilanz des Körpers (Kalorienüberschuß) werden Fettsäuren zum Aufbau von Triglyceriden in den Lipozyten der Fettdepots herangezogen und in Form der Neutralfette als Energiereserve gespeichert. Bei Bedarf werden diese Neutralfette durch Lipasen abgebaut und als albumingebundene freie Fettsäuren dem Blut und damit der Weiterverwendung zugeführt. Starker peripherer Fettabbau (Lipolyse) kann von Vermehrung der freien Fettsäuren im Blut *(Hyperlipazidämie)* begleitet sein.

Zur besseren Übersichtlichkeit werden die einzelnen Störungen des Lipidstoffwechsels nachfolgend in solche der Neutralfette und der Lipoide unterteilt, obwohl zwischen beiden Zusammenhänge bestehen können.

7.3.3.1 Pathologie des Neutralfettstoffwechsels

Verfettung des Leberparenchyms

Als Leberverfettung (Steatosis hepatis) bezeichnen wir die lichtmikroskopisch nachweisbare Anreicherung von Neutralfetten im Zytoplasma der Hepatozyten. Bei geringer Verfettung treten nur einzelne verfettete Leberzellen auf. Störungen des hepatozellulären Lipidumsatzes werden anfangs durch kleine Fetttröpfchen in zahlreichen Zellen gekennzeichnet *(feintropfige Verfettung)*. Zunehmende Anreicherung kann zum Zusammenfließen zu größeren Tropfen führen *(großtropfige Verfettung)*. Sie kann soweit gehen, daß schließlich eine große Fettkugel die ganze Zelle ausfüllt und den Kern an die Peripherie verdrängt. Die Größe der Fetttropfen ist jedoch nicht in jedem Fall ein Anzeichen für die Menge des gespeicherten Neutralfettes (s. toxische Verfettung). Stärkere Verfettungsgrade der Leberzellen werden auch makroskopisch durch die gelbe Farbe sichtbar.

Von der Verfettung werden oft nicht alle Hepatozyten gleichmäßig betroffen. Der Grad der Verfettung der einzelnen Hepatozyten hängt in solchen Fällen von ihrer Lage im Leberläppchen ab. Zu unterscheiden sind die *zentroazinäre*, die *peripheroazinäre*, die (zwischen Azinuszentrum und -peripherie gelegene) *intermediäre* und die (alle Hepatozyten betreffende) *panazinäre* Leberzellverfettung (s. Abb. 7.16). Die unterschiedliche Lokalisation solcher Fetteinlagerungen hängt mit ihren verschiedenen Ursachen zusammen: Hepatozyten in der Läppchenperipherie haben als erste Kontakt mit Substraten, die mit dem Blut einströmen. Im Läppchenzentrum besteht dagegen schon normalerweise ein geringeres Sauerstoffangebot und das Blut ist hier etwas reicher an Stoffwechselmetaboliten.

Aus den schon einleitend beschriebenen Vorgängen beim Umsatz der Lipide in der Leberzelle lassen sich verschiedene Einflüsse ableiten, die die einzelnen Schritte dieses Umsatzes steigern oder hemmen können. Grundsätzlich kann die Überflutung der Hepatozyten mit Neutralfetten durch zu große Triglycerid- bzw. Fettsäureaufnahme oder -synthese, aber auch durch Störung des oxydativen Triglycerid- bzw. Fettsäureabbaues oder durch Störung der Lipoproteinsynthese mit Abgabehemmung zustandekommen. Es handelt sich also teilweise um Vorgänge, die einer Überfunktion, und solche, die einer Funktionsstörung zuzuordnen sind. Nur letztere haben den Charakter regressiver Veränderungen. Lichtmikroskopisch ist jedoch eine Zuordnung nicht immer möglich, auch kommen Kombinationen und Übergänge vor. Die Bezeichnung **fettige Leberdegeneration** (oder degenerative Leberzellverfettung) wird daher immer dann benutzt, wenn eine Funktionsstörung anzunehmen ist.

Eine Anreicherung von Neutralfetten in den Leberzellen durch ein erhöhtes Angebot von Nahrungsfett oder Kohlenhydraten (Mast) nennen wir **alimentäre** *Verfettung*. Der Zustrom ist stärker als die normale Fähigkeit zur Verarbeitung und Abgabe. Der Prozeß ist in der

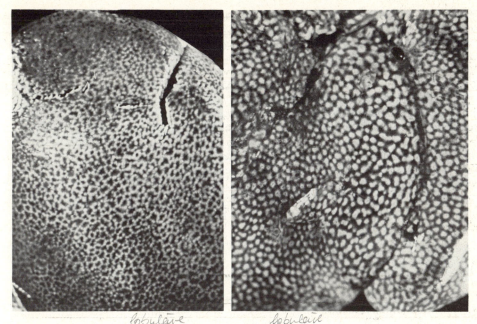
Abb. 7.16 Links peripheroazinäre (Hund), rechts zentroazinäre (Chinchilla) Leberzellverfettung

Regel reversibel. Es überwiegt die panazinäre großtropfige Verfettung. In ähnlicher Weise führt der verstärkte Zustrom von freien Fettsäuren bei gesteigerter peripherer Lipolyse zu einer Leberzellverfettung. Hyperlipazidämie kann ihre Ursache in mangelhafter Nahrungsaufnahme haben. So kommt es gelegentlich zu dem paradoxen Befund einer allgemeinen Abmagerung und einer Neutralfettanreicherung in der Leber. Auch fortgeschrittene Fälle von Diabetes mellitus bei Hund und Katze gehen mit einer Hyperlipazidämie einher, die dann einen Grund für die entstehende Leberzellverfettung darstellen kann.

Der Lipidumsatz in der Leberzelle ist ein energieabhängiger Prozeß, der die Anwesenheit ausreichender Sauerstoffmengen voraussetzt (z. B. oxydativer Abbau der Fettsäuren, aber auch Synthese der Phosphatide für die Lipoproteinbildung). Absoluter Sauerstoffmangel durch Störungen des pulmonalen Gasaustausches oder des Sauerstofftransportes (z. B. Pneumonie, Anämie, venöse Stauung) oder relativer Sauerstoffmangel durch erhöhten Stoffumsatz in den Leberzellen ruft eine **hypoxische** Leberzellverfettung hervor. Sie beginnt zentroazinär und bleibt oft auch auf die Läppchenmitte beschränkt.

Störungen des Fetttransfers können in der Leberzelle auch durch Mangel an bestimmten Substraten zustandekommen. Mangel an lipotropen Substanzen wie Cholin und Methionin oder Mangel an essentiellen Aminosäuren oder überhaupt Proteinmangel behindern die Synthese der Phospholipide und Proteine, die für die Bildung der blutfähigen Lipoproteine erforderlich sind. Triglyceride werden hierdurch in der Zelle zurückgehalten. Es entsteht eine **Retentionsverfettung**. Verstärkter Lipidumsatz in den Leberzellen kann den Mangel an lipotropen Substanzen und Protein erst manifest werden lassen.

Schließlich ist die Einwirkung von endogenen oder exogenen Giften auf die Leberzellen anzuführen. Sie rufen auf unterschiedliche Weise eine Schädigung der Zellorganellen (besonders der Membranen der Mitochondrien und des endoplasmatischen Retikulums) hervor und beeinträchtigen über eine Störung der Zellatmung oder der Enzymbildung u. a. auch den Lipidumsatz. Je nach Angriffspunkt sind die entstehenden **toxischen** Leberzellverfettungen einmal mehr peripheroazinär (erste Berührung mit eingeschwemmten Giften), ein anderes Mal mehr intermediär oder zentroazinär (relative Hypoxie) oder auch panazinär ausgeprägt. Toxische Verfettungen werden häufiger von zugleich auftretenden irreversiblen Zellverände-

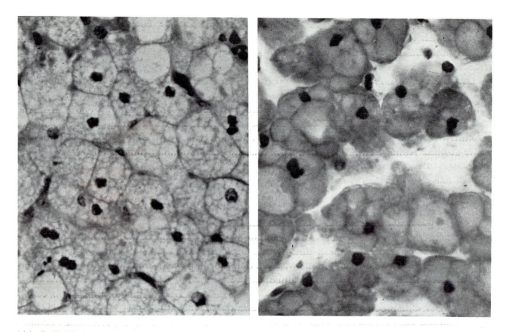

Abb. 7.17 Klein- und großtropfige toxische Verfettung der Hepatozyten eines Hundes mit pankreatogenem manifestem Diabetes mellitus. Kernpyknosen. – Links H. E., rechts Fettfärbung mit Sudanrot, 400 ×

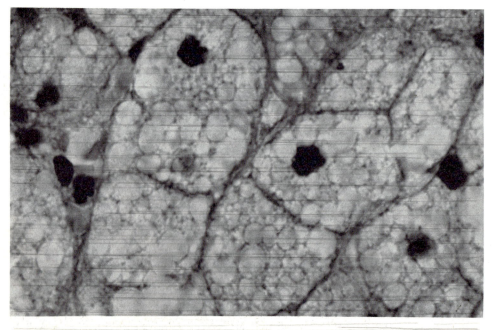

Abb. 7.18 Kleintropfige toxische Leberzellverfettung bei einem Rind mit Azetonämie. Kernpyknosen. – H. E., 950 ×

rungen (z. B. Kernpyknosen) begleitet, wodurch der regressive Charakter der Veränderungen deutlich wird. Bei Tieren, die mit einer toxischen Leberzellverfettung sterben, ist lichtmikroskopisch in der Regel eine massive kleintropfige Neutralfettanreicherung charakteristisch.

Als endogene Ursachen toxischer Vergiftungen sind insbesondere die Ketonkörper zu nennen, die in der Schlußphase des Diabetes mellitus oder im Zusammenhang mit der Azetonämie des Rindes oder mit der Gestationshepatose entstehen (s. S. 205 Abb. 7.17 u. 7.18). Auch Bakterientoxine vermögen eine degenerative Verfettung hervorzurufen. Von den exogenen Toxinen spielen zum Beispiel Phosphor und Thallium (Rattengift) und Tetrachlorkohlenstoff eine gewisse Rolle. Beim Menschen ist in diesem Zusammenhang an den chronischen Alkoholismus zu denken. Auch bestimmte Medikamente können bei Überdosierung toxische Leberzellverfettungen verursachen.

b) Verfettung anderer Parenchymzellen

Verfettungen sehen wir bei Anwendung entsprechender Färbungen im Lichtmikroskop nicht selten in den Herzmuskelzellen und in den Tubulusepithelien der Niere. Im Herzmuskel handelt es sich um feine Tröpfchen zwischen den Fibrillen. Sie treten in der Regel zusammen mit anderen degenerativen Veränderungen (hyaline Degeneration, vakuoläre Degeneration) auf. Ihrer Ursache nach sind sie als hypoxische oder toxische Verfettungen anzusehen. Häufig begleiten sie entsprechende Leberzellveränderungen. Bei starker Ausprägung ist eine gelbliche Fleckung des Myokards (»Tigerung«, s. Abb. 7.19) erkennbar. Die Verfettung beginnt in den Gebieten der Endaufzweigungen der Koronararterien, die normalerweise schon schlechter mit Sauerstoff versorgt sind. Gelegentlich sind auch feinstaubige degenerative Verfettungen in der Skelettmuskulatur anzutreffen.

In den Tubulusepithelien der Niere treten tropfenförmige Neutralfetteinlagerungen auf. Sie sind physiologisch (erheblich in den Hauptstücken der Katze, gering bei allen anderen Tierarten) oder entstehen durch Resorption von Fettsäuren aus dem Vorharn (Abb. 7.20)

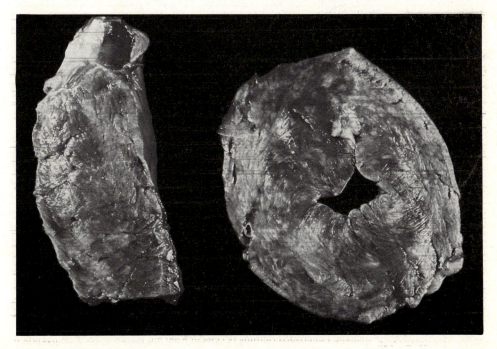

Abb. 7.19 Fleckförmige degenerative Verfettung des Myokards (Tigerung), Pferd

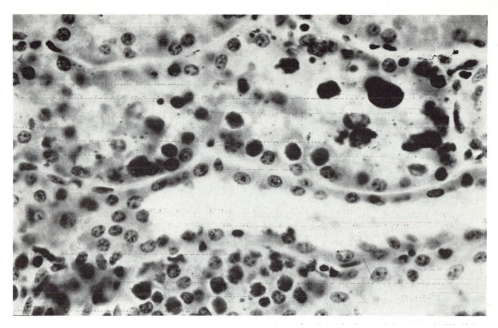

Abb. 7.20 Resorptionsverfettung der Tubulusepithelien (schwarze Tropfen; einige liegen scheinbar im Tubuluslumen – Kunstprodukt durch Schneidevorgang) bei einem Schwein mit Hyperlipazidämie. – Fettfärbung mit Ölrot, 400 ×

oder stellen Anzeichen einer degenerativen Verfettung durch Hypoxie oder Toxämie dar (Ursache s. bei Leberzellverfettung). Nieren mit hohem Fettgehalt sind gelblich, auf der Schnittfläche im Grenzbereich zwischen Rinde und Mark oft streifig.

Neutralfettdepots

Zu- und Abnahme der Neutralfettmenge in den Fettdepots hängen vom Verhältnis der zugeführten Nahrungskalorien und des Energiebedarfes aller Körperzellen ab. Die Ausbildung der Fettdepots der Bauchhöhle, in der Unterhaut und in der Herzkranzfurche ist ein Gradmesser für den Ernährungszustand. Bei negativer Bilanz schwindet das Neutralfett durch Lipolyse aus den Depots in der angegebenen Reihenfolge.

Abnorme allgemeine Zunahme des Depotfettes (*Fettsucht, Adipositas, Obesitas*) tritt bei anhaltend überhöhter Nahrungsaufnahme oder durch endogene Faktoren (Funktionsverlust der Keimdrüsen im Alter oder durch Kastration; Hypothyreoidismus) ein. Bei Adipositas besteht in der Regel gleichzeitig eine Leberzellverfettung. Eine in Verbindung mit Atrophie der Geschlechtsorgane gelegentlich auftretende Fettsucht wird als *Dystrophia adiposogenitalis* bezeichnet und ihre Ursache in Störungen der Hypophysen-Hypothalamus-Region (z. B. Neoplasien) gesehen. Im Zusammenhang mit einer übermäßigen Ausbildung des subepikardialen Fettdepots bei Adipositas treten im benachbarten Myokardinterstitium zwischen den Herzmuskelzellen Fettzellstränge auf, die die Muskelfunktion behindern (*Lipomatosis cordis*). Eine Adipositas gehört auch zum Symptombild des Cushing-Syndroms des Hundes. Die besonders in der Körperwand ausgebildeten Fettansammlungen (*Stammesfettsucht*) überdecken die gleichzeitig vorhandene Muskelatrophie. Welchem pathogenetischen Einfluß die Depotfettumverteilung bei dieser Krankheit zuzuschreiben ist, blieb bisher unklar.

Eine örtliche *Vakatwucherung* von Fettgewebe kann in Skelettmuskeln auftreten, in denen Muskelfasern atrophieren (*interstitielle Lipomatose*). Sie kann den Verlust an Muskelgewebe mengenmäßig übersteigen (*Pseudohypertrophia lipomatosa*). Das bei Neugeborenen und Jugendlichen aktive rote Knochenmark der Markhöhlen in den Röhrenknochen wird mit zunehmendem Alter durch inaktives Fettmark ersetzt. Es entsteht durch Anreicherung von Stützzellen (Retikulumzellen) mit Neutralfetten. Dieser physiologische Vorgang ist bei erhöhtem Bedarf an Knochenmarkzellen reversibel. Schließlich werden im Zusammenhang mit einer Altersatrophie bestimmte Organparenchyme (z. B. Pankreas, Lymphknoten) teilweise durch Fettgewebe ersetzt.

Schwund der Neutralfette in den Depots *(Magersucht)* kommt bei anhaltenden Hungerzuständen, Maldigestion, Malabsorption, hochgradigem Parasitenbefall, Neoplasien oder anderen abzehrenden Krankheiten zustande. Noch vorhandene Reste des Fettgewebes in der Herzkranzfurche, im Knochenmark, gelegentlich auch im perirenalen Bereich oder in der Unterhaut zeigen eine seröse Durchtränkung, glasig-gelatinöse Beschaffenheit und trübes, graurötliches Aussehen *(seröse Atrophie)*. Solche Zustände sind in der Regel mit Ödembildungen und Transsudatansammlungen in den Körperhöhlen aufgrund der gleichzeitig vorhandenen Hypalbuminämie verbunden und bilden zusammen das Bild der *Kachexie* (Auszehrung).

Im Depotfett adipöser Tiere kommt es gelegentlich zur Ausbildung von *Fettgewebsnekrosen* in Form gelblich-weißer, festerer oder zerfließlicher Herde. Örtliche Zirkulationsstörungen mit hypoxischen Zuständen, Änderungen der Lipidzusammensetzungen, Störungen des Fettumsatzes und Einwirkung von Pankreas-Lipase werden als Ursachen vermutet. Bei Rindern sind bevorzugt das perirenale Fettdepot, aber auch Fettgewebe des Netzes und Mesenteriums betroffen. Der Prozeß beginnt mit einer Freisetzung von Fettsäuren, die teils als nadelförmige Kristalle ausfallen, teils sich mit Kalzium zu Kalkseifen verbinden. Solche Fettgewebsnekrosen rufen eine heftige akute leukozytäre, dann proliferativ-demarkierende und schließlich organisierende Entzündung hervor.

Die Ursache von Fettgewebsnekrosen in der Umgebung und inmitten des Pankreas (oft zusammen mit Pankreasparenchymnekrosen), die besonders beim adipösen Hund anzutreffen sind, dürfte dagegen in der Freisetzung von Pankreasenzymen bei Pankreasentzündungen zu suchen sein *(autodigestive Nekrosen)*. Die Ätiologie dieser Vorgänge ist noch nicht vollständig aufgedeckt. Hunde mit diabetischer Stoffwechsellage scheinen prädestiniert zu sein. Eine als »**yellow fat disease**« bezeichnete Erkrankung führt zu einer gelblich-bräunlichen Verfärbung des Depotfettgewebes, das eine wachsartige Konsistenz annimmt. Ursache ist eine Peroxydation von Fettsäuren, die das *Ceroid* genannte Oxydationsprodukt entstehen läßt (s. S. 220).

d) Lipidphagozytose

Beim Zerfall von lipidreichen Zellen und Geweben durch Nekrose kommt es zur Aufnahme der freiwerdenden Neutralfette und Lipoide durch phagozytierende Zellen. In der Umgebung von Fettgewebsnekrosen in den Fettdepots treten zunächst polymorphkernige Granulozyten, dann Makrophagen (Histiozyten, Fremdkörperriesenzellen) auf, die die freien Fetttröpfchen lebhaft aufnehmen und intrazytoplasmatisch speichern bzw. verarbeiten *(Lipophagen)*. Über dabei entstehendes Ceroid s. S. 220.

Fettphagozytose kann man auch in KUPFFERschen Sternzellen der Leber in der Umgebung absterbender verfetteter Hepatozyten beobachten. Häufig proliferieren die Sinusoidendothelien der Leber dabei herdförmig (verfettete Sternzellgranulome). Verfettete KUPFFERsche Sternzellen und fettspeichernde Retikulumzellen in der Milz findet man auch bei Hyperlipoproteinämie.

In der Umgebung von Erweichungsherden im Zentralnervensystem (Malazie) werden die aus zerfallenden Markscheiden freiwerdenden Lipide lebhaft von örtlichen (Gliazellen) oder eingewanderten Makrophagen aufgenommen. Die kugelförmig aufgetriebenen Zellen sind dicht mit Fetttröpfchen ausgefüllt (Fettkörnchenzellen). Ihre Anwesenheit ist ein sicheres Anzeichen für den lokalen Markscheidenzerfall.

7.3.3.2 Pathologie der Lipoide

Einlagerungen von Cholesterinestern im Zytoplasma von Mesenchymzellen des Koriums bilden beim Menschen gelbe Hautknoten. Sie werden als *Xanthome* bezeichnet. Sie treten auch generalisiert auf (Xanthomatose). Die prall mit kugelförmigen Lipoidtropfen angefüllten Zellen besitzen nach der präparativen Herauslösung dieser Substanzen ein wabenartig aufgelockertes Zytoplasma *(Schaumzellen)*. Die Entstehungsursachen der oft umfangreichen, in der Haut plattenartigen Schaumzellherde sind unklar. Oft gehen Xanthome mit Hypercholesterinämie oder Hyperlipidämie einher. Schaumzellherde werden gelegentlich auch bei Tieren in verschiedenen Lokalisationen gefunden, jedoch gestatten die bisher spärlichen Beobachtungen keine Einordnung. Über die Bedeutung der Cholesterinablagerungen im Zusammenhang mit der Arteriosklerose und mit sog. Cholesteatomen (besser Cholesteringranulomen) s. S. 231.

Beim Menschen tritt gelegentlich die HAND-SCHÜLLER-CHRISTIANSCHE Krankheit auf. Sie ist durch Proliferation von retikulohistiozytären Zellen in verschiedenen Organen, bevorzugt im Knochenmark mit Zerstörung der Schädelknochen, und nachfolgende Einlagerung von Cholesterinestern charakterisiert *(Lipogranulomatose)*. Im Lichtmikroskop treten auch diese Zellen nach Herauslösen des Lipoids als große polygonale Schaumzellen in Erscheinung. Vergleichbare Beobachtungen bei Tieren fehlen bisher.

Genetisch bedingte Enzymdefekte rufen beim Menschen die Ablagerung von nicht oder fehlerhaft abgebauten Lipoiden in bestimmten Zellen hervor. Diese seltenen **Lipoidspeicherkrankheiten (Lipoidosen)** verursachen hauptsächlich Veränderungen im Zentralnervensystem und in Organen, die reich an Zellen des Retikulohistiozytären Systems sind. Beim Morbus TAY-SACHS treten Einlagerungen von Gangliosiden in den Ganglien- und Gliazellen des Gehirnes und in den Neuronen der Retina auf. *Cerebroside* sind die Speicherprodukte in den Retikulumzellen von Leber, Milz, Lymphknoten und Knochenmark, daneben auch in den Ganglienzellen des ZNS und gelegentlich in Alveolarepithelien der Lunge beim Morbus GAUCHER. Die NIEMANN-PICKSCHE Krankheit manifestiert sich durch Einlagerung von Sphingomyelin in denselben Lokalisationen.

Der oben angeführten *Gangliosidose* des Menschen ähnliche Krankheitsbilder sind in Einzelfällen bei Hund, Rind, Schwein und bei der Katze beobachtet worden.

7.3.4 Pathologie des Eiweißstoffwechsels und Zelleinschlüsse

Proteine sind kompliziert zusammengesetzte Polypeptide. Viele Proteine besitzen neben den Aminosäuren noch andere Strukturelemente (Kohlenhydrate, Lipide, Farbstoffe etc.). Die Hauptaufgaben des Proteinstoffwechsels bestehen in der Bereitstellung von intra- und extrazellulären Strukturbausteinen, von Enzymen, von Antikörpern und von Apolipoprotein für den Lipidtransport. Für die Synthese von Proteinen sind eine Reihe von essentiellen Aminosäuren notwendig, die mit der Nahrung zugeführt werden müssen. Aminosäuren können im Organismus nur in beschränktem Maße in Reserve gehalten werden. Eiweißloses Futter wird daher wegen des Mangels an essentiellen Aminosäuren nur kurze Zeit toleriert.

Bei Eiweißmangel treten Störungen des Proteinstoffwechsels, später Störungen des gesamten Stoffumsatzes auf *(Proteinmangelsyndrom)*. Das ist bei alimentärem Eiweißmangel, bei Resorptionsstörungen (Maldigestion, Malabsorption), bei Störungen der Proteinsynthese in der Leber oder bei Eiweißverlusten (Proteinurie, enteraler Eiweißverlust) der Fall. Proteinmangel ruft Hypoalbuminämie (Eiweißmangelödem), Atrophie von Organparenchymzellen (bes. Herz- und Skelettmuskulatur, Leber), Hemmung der Regenerationsfähigkeit (bes. Blutzellen, Anämie, Granulozytopenie), Hemmung der Antikörperbildung (Lymphozytopenie, Mangel an Plasmazellen und Immunglobulinen), Hemmung der Blutgerinnung (Thrombozytopenie, Mangel an in der Leber gebildeten Gerinnungsfaktoren), Hemmung der Sekretion (z. B. exokrines Pankreas, Maldigestion), Hemmung der Enzymsynthese, Hemmung der Hormonbildung, Hemmung der Entgiftungsfunktion (Leber) und schließlich Kachexie und Zusammenbruch aller Regulationen hervor.

Diesen vielen Folgen eines katabolen Eiweißstoffwechsels stehen praktisch keine nachweisbaren Auswirkungen eines alimentär überhöhten Proteinmetabolismus gegenüber. Mit der Nahrung aufgenommenes überschüssiges Eiweiß wird in Kohlenhydrate (Glukoneogenese) bzw. Lipide (Lipogenese) umgewandelt.

Alle Eiweißabbauprodukte werden über die Nieren mit dem Harn ausgeschieden. Das Ausmaß eines Eiweißabbaues ist daher an der Menge des mit dem Harn ausgeschiedenen Stickstoffs ablesbar. Erhöhten Eiweißabbau findet man z. B. bei fieberhaften Krankheiten.

Abgesehen von den oben aufgeführten Folgen eines stark katabolen Eiweißstoffwechsels, treten auch andere Störungen der Proteine in sehr verschiedener Form auf. Festzuhalten ist, daß solche Störungen auf intrazellulärer Ebene sich nahezu vollständig dem Nachweis durch lichtmikroskopische Untersuchung entziehen. Ihre Folgen sind jedoch insbesondere an Veränderungen der Bildung von Faserbestandteilen und Grundsubstanz im Interzellularbereich zu erkennen. Dabei lassen sich auch Einlagerungen von proteinenthaltenden Substanzen nachweisen: hyaline Degeneration, fibrinoide Degeneration, Amyloids. S. 235.

Eine Ausnahme bilden die *Hyper- und Paraproteinämien*, die unter den Haustieren am häufigsten bei Hunden auftreten. Sie haben ihre Ursache in einer neoplasiebedingten exzessiven Vermehrung bestimmter Proteine. Die dieses Eiweiß im Übermaß synthetisierenden Plasmozytomzellen stammen in der Regel aus einem einzigen Zellklon und produzieren dementsprechend eine bestimmte Globulinart (monoklonale Immunglobulinopathie). Solche Eiweiße werden teilweise an ihren Entstehungsorten (Knochenmark, Milz, Lymphknoten) extrazellulär abgelagert. Wegen ihrer Färbeeigenschaften werden sie als Paramyloid bezeichnet. Sie treten in homogener oder kristalliner Form auf. Gelegentlich werden sie von Makrophagen (Retikulumzellen) aufgenommen. Im Blut befindliche Paraproteine werden teilweise mit dem Harn ausgeschieden (Paraproteinurie), teilweise bilden sie Niederschläge und Eiweißzylinder in den Tubuli (paraproteinämische Nephrose). Die Tubulusepithelien können solche Proteine in Tropfen- oder Kristallform in erheblicher Menge speichern (zur sekundären Amyloidose beim Plasmozytom s. S. 236).

Von den erkennbaren *intrazellulären* Proteinablagerungen sind ferner die sog. hyalintropfige Speicherung der Tubulusepithelien, hyaline Koazervate in den Leberzellen, hyaline Tropfen in den Plasmazellen, hyaline Eiweißabscheidungen bei bestimmten Vergiftungen und Einschlußkörperchen bei Virusinfektionen anzuführen.

Hyalin-tropfige Speicherung (sog. intraepitheliales Hyalin) entsteht in den Tubulusepithelien der Niere durch Resorption von Eiweiß aus dem proteinreichen Vorharn (Abb. 7.21). Die Proteintröpfchen werden in den Lysosomen gespeichert. Als Ursachen für die vermehrte Proteinausscheidung sind glomeruläre Permeabilitätsstörungen oder Vermehrung ausscheidungsfähiger kleinmolekularer Eiweißkörper im Blut anzusehen.

Hyaline Koazervate in Kugelform finden sich in Hepatozyten im Zusammenhang mit Leberdystrophien. Sie dürften die Folgen intrazellulärer fokaler Nekrosen darstellen. Bezüglich der hyalinen Muskeldegeneration s. S. 257.

Fokale Untergänge von Zellorganellen dürften auch die Ursache von hyalinen Eiweißabscheidungen im Zytoplasma von Nierenzellen und anderen Epithelien bei Quecksilber- und Bleivergiftung sein. In der Niere haben die entstehenden hyalinen Kugeln in den Tubulusepithelien Ähnlichkeit mit der hyalin-tropfigen Speicherung.

Sogenannte hyaline Tropfen treten häufig im Zytoplasma von Plasmazellen auf (RUSSELsche Körperchen). Die in den Zisternen des rauhen endoplasmatischen Retikulums liegenden Eiweißansammlungen stellen retinierte Immunglobuline dar.

Einschlußkörperchen entstehen in virusbefallenen Zellen. Sie sind teilweise pathognomonisch und haben dann Bedeutung für die lichtmikroskopische Diagnostik. Einschlußkörperchen sind intranukleär (z. B. Hepatitis contagiosa canis, Abb. 7.22; Herpesvirusinfektionen wie die AUJESZKYsche Krankheit, Abb. 7.23) oder intrazytoplasmatisch gelegen (z. B. Tollwut, Pocken), oder treten in beiden Lokalisationen auf (z. B. Staupe).

Es handelt sich um Virusaggregationen in einer gemeinsamen Matrix bzw. Hülle (Abb. 7.24) und/oder um Reaktionsprodukte des gestörten Zellstoffwechsels. Immer können virale Antigene in den Einschlußkörperchen nachgewiesen werden. Bei elektronenmikroskopi-

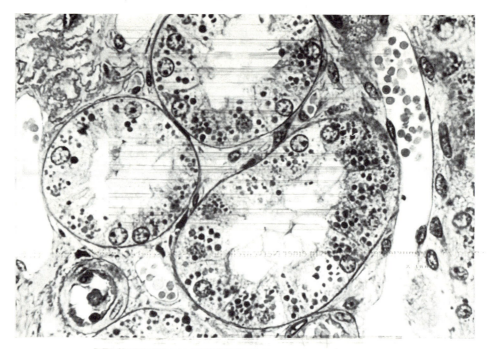

Abb. 7.21 Intraepitheliales Hyalin (hyalin-tropfige Speicherung) in *Tubuli contorti* bei akuter Schweinepest. Methacrylateinbettung, Giemsa, 450 × (Aufn. E. WEISS)

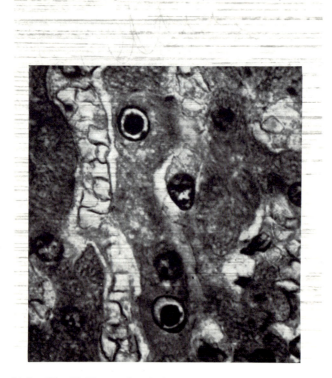

Abb. 7.22 Intranukleäre Einschlußkörperchen in Hepatozyten bei *Hepatitis contagiosa canis* (nach RUBARTH). – H. E., 1200 ×

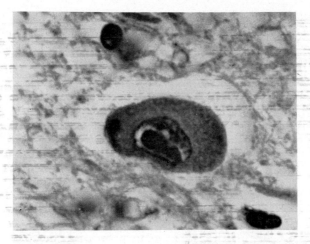

Abb. 7.23 Intranukleärer Einschluß in einer Nervenzelle bei AUJESZKYscher Krankheit, Hund. – H. E., 1000 ×

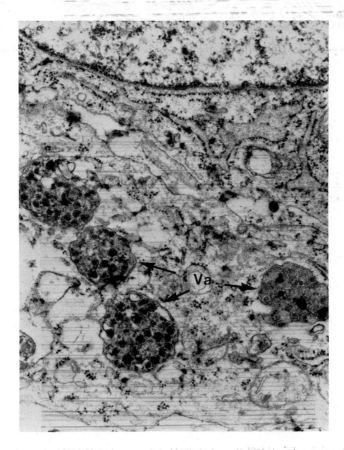

Abb. 7.24 Virusaggregate (Va) in Lysosomen eines Histiozyten bei Ekchondromatose (Osteopetrose) des Huhnes: Infektion mit einem RNS-Tumorvirus. (Aufn. R. HEINONEN). – 40 000 ×

schen Untersuchungen zeigt sich, daß Einschlußkörperchen aus einer Proteinsubstanz unbekannter chemischer Zusammensetzung bestehen, in die ständig oder nur vorübergehend Virionen eingelagert sind. Lichtmikroskopisch sind Viruseinschlußkörperchen in Größe, Gestalt und Anfärbbarkeit variabel. Die meisten reagieren azidophil, manche haben basophile Innenstrukturen.

Intranukleäre Einschlüsse, die chemisch Protein und Blei enthalten, treten bei Bleivergiftungen in den Epithelien der Niere und Leber auf.

Azidophile kristalline intranukleäre Einschlüsse sind bei histologischen Untersuchungen relativ häufig in den Epithelien der Leber und Niere von Hunden und Nagetieren zu beobachten. Sie sind rechteckig und oft länger als der Kerndurchmesser, so daß die Kerne entsprechend deformiert werden. Sie bestehen aus Proteinsubstanzen unbekannter Zusammensetzung und haben keine diagnostische Bedeutung.

7.3.5 Pathologie der Pigmente

Als Pigmentationen werden Ablagerungen von Substanzen mit Eigenfarbe in Zellen und Geweben bezeichnet. Endogen gebildete Pigmente sind Produkte des Stoffwechsels, die regelmäßig vorkommen oder deren Bildung das Ergebnis von Stoffwechselstörungen ist. Exogene Pigmente werden dagegen von außen zugeführt und in Zellen und Geweben abgelagert.

7.3.5.1 Exogene Pigmente

Die häufigste exogen bedingte Pigmentation ist die Ablagerung von eingeatmetem *Kohlenstaub* in der Lunge *(Anthracosis pulmonum;* gr. anthrax - Kohle). Die Kohlenstaubpartikel sind makroskopisch als schwarze Punkte sichtbar (Abb. 7.25). Die Kohlenstaubpartikel werden lysosomal gebunden von Alveolarphagozyten und Histiozyten aufgenommen und lymphogen bis in die Lungenlymphknoten transportiert. Bei besonders aggressiven Partikeln sterben die Makrophagen ab, und es entwickelt sich eine reaktive Entzündung (Granulome). Die Entzündung erreicht nicht das Ausmaß, das beim Menschen als Pneumokoniose bekannt ist und aufgrund des hohen Kieselsäuregehaltes (Silikose) bei Steinstaublunge entsteht.

Die bei *Tätowierungen* in die Haut eingebrachten Farbstoffpartikel werden von Makrophagen aufgenommen oder lagern sich an Bindegewebsfasern an.

Eine *fütterungsbedingte exogene Pigmentation* ist die Gelbfärbung des Fettgewebes durch Lipochrome der Futterpflanzen. Carotine und Xanthophyll werden gelöst in Neutralfetten gespeichert. Die Fütterung von Schweinen mit schwarzen Maulbeeren führt zur Lilafärbung von Haut und Sehnen und mit Eicheln zur Braunfärbung von mesenterialen Lymphknoten und Faszien. *Alizarin*, das in den Wurzeln von Krappgewächsen enthalten ist, wird als roter Farbstoff in das Knochengewebe eingelagert, das zum Zeitpunkt der Aufnahme des Alizarins gebildet wird. Die Verabfolgung von Alizarin wird im Tierversuch zur Markierung des Knochenwachstums angewandt.

Langdauernde äußere oder innere Behandlung mit Präparaten, die *Silbernitrat* enthalten, können durch Pigmentierung u. a. der Endothelzellen und der Basalmembranen der Drüsen mit Silber (Argyrose) eine graue Verfärbung des Gewebes (z. B. der Haut) herbeiführen. Bei *chronischen Bleivergiftungen* verfärben sich das Zahnfleisch (sog. Bleisaum) sowie die Darmzotten infolge der Einwirkung von Schwefelwasserstoff auf zirkulierende gelöste Bleisalze und Ausfällung von Schwefelblei dunkel. *Wismut-* und *Quecksilbersalze* können ähnliche Verhältnisse bedingen. Perforationen des Netzmagens beim Rind durch eiserne Gegenstände zeigen oft einen durch *Schwefeleisen* schwarz pigmentierten Stichkanal. Die sog. *Ochronose* bei chronischen Karbolvergiftungen ist eigentlich auch eine exogene Pigmentierung (Hydrochinonbildung mit darauffolgender Entstehung dunkel gefärbter Oxydationsprodukte).

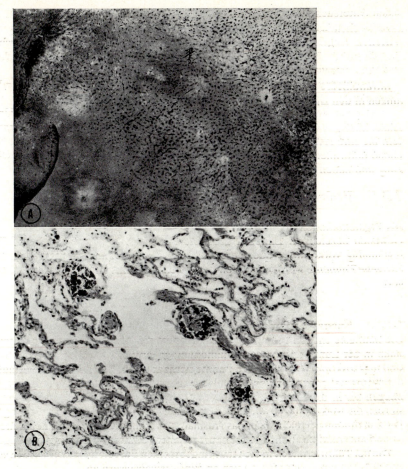

Abb. 7.25 *Anthracosis pulmonum* bei einem alten Hund: A) Subpleural gelegene Staubpartikel; B) Intrazelluläre Ablagerung in der Wandung eines Bronchiolus terminalis (H. E.; 70 ×). – (Aufn. H. Sedlmeier u. B. Schiefer, 1969)

7.3.5.2 Endogene Pigmente

Endogen entstandene Pigmentationen werden durch die Farbstoffe Lipofuszin, Melanin und die Gruppe der Hämopigmente, Derivate des Blutfarbstoffes, verursacht. Eine Sonderstellung nimmt das Ceroid ein.

Lipofuszin

Das Lipochrom Lipofuszin (gr. lipos = Fett; fuscus = gelb) ist ein körniges, gelbbraunes Pigment, das in Parenchymzellen (Herzmuskel-, Leber-, Nieren- und Ganglienzellen) abgelagert wird.

Die Kennzeichnung als Alters- oder Abnutzungspigment weist auf seine Entstehung hin. Abgestorbene Zellorganellen werden von Autolysosomen aufgenommen und abgebaut. Dabei bleiben Restkörper aus Fettsäuren (Sudanophilie) und Glykoproteiden (positive PAS-Reaktion) erhalten: Lipofuszin. Der Lipofuszingehalt nimmt mit dem Lebensalter zu. In Kombination mit Altersatrophie der Organe ist die Bezeichnung als »braune Atrophie« üblich. Zur Kachexie führende Krankheiten führen gleichfalls zur vermehrten Lipofuszinbildung.

Ceroid

Ceroid (lat. cera = Wachs) ist ein gelbbraunes Pigment. Es besteht aus Oxydationsprodukten hochungesättigter Fettsäuren sowie einem noch nicht näher bestimmten Protein- bzw. Glykoproteinanteil. Ceroid kann mit Fettfarbstoffen und basischen Farbstoffen dargestellt werden und erweist sich bei der ZIEHL-NEELSEN-Färbung als säurefest (Abb. 7.26). Eine alimentär bedingte Ceroidbildung (yellow fat disease) kommt herdförmig im gelbverfärbten Fettgewebe bei Ratten, Nerzen, Katzen, Hunden und Schweinen vor, die im Übermaß hochungesättigte Fettsäuren (Fischprodukte) aufnehmen. Durch einen gleichzeitig bestehenden Mangel an antioxydativ wirkendem Tokopherol (Vitamin E) wird die Ceroidbildung durch Peroxydation der Fettsäuren eingeleitet. Ceroid wird in Retikulum- und Fettzellen abgelagert, zunächst an der Innenseite der Zellmembran, später das Zytoplasma durchsetzend. Um zugrundegehende, Ceroid-enthaltende Zellen kann sich eine Entzündung entwickeln. Eine lokal begrenzt bleibende Ceroidspeicherung tritt in Makrophagen in der Umgebung von entzündlichen Prozessen und Nekrosen mit Fettgewebseinschmelzungen und Blutungen auf, wobei es gleichfalls über Oxydation der Fettsäuren zur Ceroidbildung und -ablagerung in phagozytierenden Zellen kommt.

Melanin

Melanin (gr. melas = schwarz) als autochthones intrazelluläres Pigment ist durch seine schwarzbraune Farbe gekennzeichnet. Melanin fällt aus ammoniakalischer Silbernitratlösung metallisches Silber aus und wird von Wasserstoffsuperoxyd und Kaliumpermanganat durch Oxydation entfärbt.

Es wird in Melanozyten, Abkömmlingen der Neuralleiste, gebildet. Grundbaustein des Melanins ist das Tyrosin, das durch Tyrosinase (mit Cu-haltigem Apoenzym) über Desoxyphenylalanin (DOPA) zu Indolchinon oxidiert wird. Das Melanin wird unter Proteinbindung in Vesikel des endoplasmatischen Retikulums (Prämelanosomen) eingelagert und diese in den GOLGI-Apparat eingeführt, von dem die Melanosomen gebildet und durch Exozytose ausgeschleust werden. Die Melanosomen werden von den pigmenttragenden Zellen der Epi-

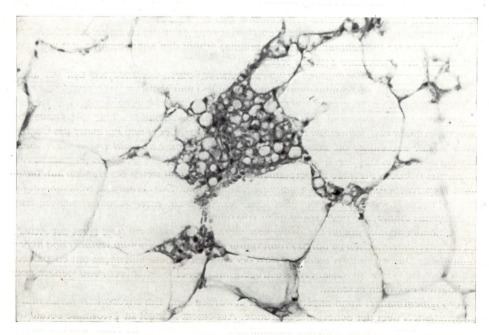

Abb. 7.26 Ceroidablagerung in Lipozyten des Depotfettgewebes bei einer Katze (yellow fat disease). –. ZIEHL-NEELSEN, 400 ×

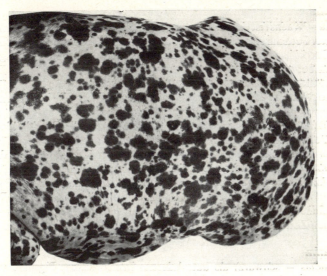

Abb. 7.27 Melanosis maculosa in der Leber eines Kalbes

dermis, Haaranlagen und der Maulschleimhaut sowie der weichen Hirnhaut bestimmter Abschnitte des Gehirns (Substantia nigra) und der Chorioidea des Auges aufgenommen.

Eine *physiologische periodische Depigmentation* findet sich bei Tieren, die mit den Jahreszeiten die Fellfarbe wechseln. Die beim Chamäleon und anderen Reptilien oft wechselnde Hautfarbe beruht auf einer wechselnden Verteilung der Melanosomen in den pigmenttragenden Zellen. Dabei fördert das Melanotropin des Hypophysenzwischenlappens durch Verteilung der Melanosomen die Dunkelfärbung. Die Aufhellung erfolgt durch Aggregation der Melanosomen unter dem Einfluß des Melanotonins der Epiphyse.

Die Pigmentation der Haut ist beim Menschen abhängig von der Intensität des Sonnenlichtes. Zunehmender Pigmentgehalt (Sonnenbräune) erhöht den Sonnenschutz, der über eine Aktivierung des Tyrosinase-Systems erfolgt.

Eine *vermehrte Pigmentbildung (Hyperpigmentose)* durch Melanozyten tritt vor allem herdförmig begrenzt auf. Sommersprossen (Ephelides) und Muttermale (Naevus pigmentosus) entsprechen beim Menschen einer herdförmig vermehrten Melaninbildung. Die Melanosis maculosa beruht auf einer angeborenen herdförmigen Melaninbildung. Sie kommt bei Kälbern, Schafen und Schweinen vor. Vor allem in Lunge, Leber und Pia mater des Gehirns treten scharf begrenzte, oft polygonale, schwarzgefärbte Bezirke auf (Abb. 7.27). Beim Schwein ist eine fleckige Melanose im subkutanen Fettgewebe des Gesäuges (Pigmentspeck) beobachtet worden. Fleckige Hyperpigmentationen der Haut treten bei Hunden auf, die an einem Hypercorticismus (Morbus Cushing) erkrankt sind. Die chronische Nebennierenrindeninsuffizienz (Morbus Addison) geht beim Menschen mit einer Braunfärbung der Haut (Bronzehaut) einher, die beim Hund nicht vorkommt.

Eine Sonderstellung nimmt die *Acanthosis nigricans* der Haut ein. Die Haut der Achsel- und Schenkelinnenflächen ist durch Proliferation des Stratum spinosum verdickt und hyperpigmentiert. Die Acanthosis nigricans wird bei Hunden in Zusammenhang mit endokrinen Dysfunktionen (Hypothyreose, Hyperöstrogenismus bei Hodentumoren) und vielfach noch ungeklärten Faktoren gesehen.

Der Pigmentmangel kann angeboren oder erworben sein. Ein *angeborener herdförmiger Pigmentmangel* liegt der Scheckung zugrunde. Auf einem Mangel an Tyrosinase beruht der *Albinismus*, wobei sich die fehlende Melaninsynthese nicht nur in der Haut, sondern auch in anderen pigmenttragenden Geweben, insbesondere am Auge (rotes Auge) äußert. Genetisch bedingt ist die Depigmentation der Haut der Schimmel. Als Fohlen mit schwarzgrauer Fellfarbe geboren, schwindet das Melanin mit zunehmendem Lebensalter. Dadurch besteht bei Schimmeln zugleich eine Disposition zum Auftreten von Melanoblastomen, die sich als Ergebnis der Melaninwanderung aus Melaninansammlungen in Körperlymphknoten und Bindegewebe der Achselhöhlen und des Schenkelspaltes ergibt.

Die *erworbenen Formen des Pigmentmangels* beruhen meist auf einer zunehmenden Depigmentation. Für die nachlassende Melaninsynthese im Alter ist das Altersgrau der Haare im Kopfbereich kennzeichnend (Achromotrichie seniler Hunde). Fleckförmige Depigmentationen der Haut (Leukopathien) werden als Folge von Druckschäden (Satteldruck beim Pferd), Narben, Adrenalininjektionen oder chronischen Entzündungen beobachtet, in denen Melanozytenschädigungen vorliegen. Eine generalisierte Depigmentation wird beim chronischen Cu-Mangel als Folge der Störung des Tyrosinase-Systems festgestellt. Die Depigmentation betrifft vor allem die Haare. Schwarze Rinder werden dadurch braun, rote fahlbraun, schwarze Schafe grau. Charakteristisch ist bei Schafen die streifenförmige Depigmentation der Wolle, die durch einen in Abständen sich wiederholenden Kupfermangel zustande kommt.

Die Melanin-enthaltenden Zellen können zu Neoplasien – benignes und malignes Melanoblastom – entarten, deren Pigmentgehalt sehr wechselnd ist. Eine Unterscheidung zwischen den Melanin-bildenden Melanozyten und Melanin-speichernden Zellen als Tumorzellen ist nur dadurch möglich, daß in den Melanozyten das Desoxyphenylalanin histochemisch nachgewiesen wird (DOPA-Reaktion).

Porphinpigmente

Von den Porphinen leiten sich die Porphyrine ab, die in Bindung an Proteine und Eisen die Chromoproteine Hämoglobin und Myoglobin bilden. Zu den Porphinpigmenten gehören weiterhin als Abbauprodukte des Hämoglobins die Gallenfarbstoffe sowie bei Synthesestörungen auftretende Porphyrine. Eng verbunden mit dem Hämoglobinstoffwechsel sind Hämosiderin und Ferritin, die im Anschluß an die Porphinpigmente abgehandelt werden.

Hämoglobin Unter physiologischen Bedingungen erfolgt der Abbau des Hämoglobins intrazellulär in Makrophagen (RHS), vor allem der Leber und Milz sowie in geringerem Umfang auch des Knochenmarks. Die Makrophagen phagozytieren selektiv gealterte oder geschädigte Erythrozyten. Das Hämoglobin wird in den Proteinanteil Globin, das zu Aminosäuren verstoffwechselt wird, und in das eisenhaltige Protoporphyrin Häm gespalten. Vom Häm spaltet sich das Eisen ab, und aus dem eisenfreien Protoporphyrin entstehen unter Öffnung des Porphyrinringes nach Aufspaltung der Methinbrücke die Gallenfarbstoffe.

Bei akut einsetzender Schädigung der Erythrozyten zerfallen diese extrazellulär (Hämolyse), und Hämoglobin tritt in das Blutplasma über: *Hämoglobinämie*. Der akute Zerfall der Erythrozyten kann durch vermehrte Erythropoese kompensiert werden, so daß die Erythrozytenzahl trotz des vermehrten Zerfalls nicht abnimmt (Hyperhämolyse). Wenn die Erythropoese nicht ausreicht, um den Zerfall zu kompensieren, entsteht über eine Verringerung der Erythrozytenzahl eine hämolytische Anämie. Akuter Erythrozytenzerfall wird bei zahlreichen Krankheiten beobachtet, beispielsweise bei viralen und bakteriellen Infektionen (Infektiöse Anämie der Einhufer, Leptospirosen), protozoären Infektionen (Babesiosen) und Intoxikationen (chronische Kupfervergiftung, Schlangengifte). Das freigesetzte Hämoglobin kann nicht vollständig zu Gallenfarbstoffen abgebaut werden (Ikterus bei Hämolyse), sondern große Mengen werden über die Niere ausgeschieden und führen zur schwarzroten Verfärbung des Harns: *Hämoglobinurie*. In der Niere enthalten die Harnkanälchen Hämoglobinzylinder. Das vom Tubulusepithel resorbierte Hämoglobin schädigt die Epithelzellen, so daß Einzelzellnekrosen entstehen (chromoproteinurische Nephrose).

Methämoglobin ist wegen der Oxydation des Hämoglobineisens zur dreiwertigen Form nicht mehr in der Lage, Sauerstoff dissoziabel zu binden. Es besitzt eine schmutzig braunrote Farbe und tritt vor allem bei Vergiftungen mit Kupfer (chronische Form), Nitriten, Nitraten, Chloraten (Düngemittel!), Benzol und Anilin auf. Der Tod tritt bei einer Umwandlung von 70% des Hämoglobins in Methämoglobin durch Ersticken ein.

Kohlenmonoxydhämoglobin besitzt eine leuchtend rote Farbe und entsteht infolge der höheren Affinität des Kohlenmonoxyds zum Hämoglobin, so daß der Sauerstoff verdrängt wird. Vergiftungen entstehen z. B. bei Schwelbränden, durch Auspuffgase oder durch ausströmendes Stadtgas (Erdgas enthält kein Kohlenmonoxyd).

Myoglobin Aus geschädigten Muskelzellen tritt der Muskelfarbstoff in das Blut über: *Myoglobinämie*. Das Myoglobin wird über die Niere ausgeschieden und führt zur schwarzroten Verfärbung des Harns: *Myoglobinurie*. Seltener als bei der Hämoglobinurie entsteht eine chromoproteinurische Nephrose. Die Myoglobinurie kann bei akuten ausgedehnten Muskelschäden beobachtet werden, wie bei der akuten hyalinen Muskeldegeneration der Pferde (paralytische Myoglobinurie, Lumbago) oder bei ausgedehnten Muskelquetschungen. Langsamer Verlauf der hyalinen Muskeldegeneration (»Weißmuskelkrankheit« der Kälber) führt infolge Abbau des Myoglobins im RHS unter Entstehung von Gallenfarbstoffen nicht zur Myoglobinurie.

Gallenfarbstoffe Unter physiologischen Bedingungen werden die Gallenfarbstoffe zu zwei Dritteln in den KUPFFERschen Sternzellen der Leber und zu einem Drittel in den übrigen Provinzen des RHS, besonders Milz, Knochenmark und Lymphknoten, gebildet. Der aufgespaltene Porphinring ist der Ausgangspunkt für die Bildung des Biliverdins, das durch enzymatische Hydrierung zum Bilirubin wird. Das Bilirubin wird von den Zellen des RHS in das Blut abgegeben. Durch Bindung an eine Proteinkomponente (Albumine) bleibt es intravasal gebunden (prähepatisches Bilirubin). Die Aufnahme durch die Leberzellen erfolgt unter Abspaltung des Proteins. Die mikrosomale Glucuronyltransferase überträgt Glucuronsäure auf das Bilirubin (Mono- und Diglucuronid) und macht es wasserlöslich und ausscheidungsfähig, so daß es über die Gallenröhrchen und Gallengänge in die Gallenblase gelangt. In der Gallenblase wird Glucuronsäure abgespalten, so daß freies Bilirubin (hauptsächlich bei Menschen, Fleischfressern) und durch Oxydation Biliverdin (vor allem bei Pflanzenfressern, Vögeln) entsteht.

Ikterus (gr. ikterus = Gelbsucht): Die Erhöhung des Gallenfarbstoffgehaltes im Blut (Cholämie) führt zur Diapedese von Gallenfarbstoffen aus den Gefäßen und zur Imprägnation der Körpergewebe. Die Imprägnation mit Gallenfarbstoffen färbt Unterhaut, Fettgewebe, interstitielles Bindegewebe, Sehnenbindegewebe, Intima der Gefäße, Schleimhäute und Organe intensiv gelb. Bei Bilirubinurie ist die Nierenrinde besonders intensiv verfärbt. Die Tubulusepithelien enthalten Gallenpigmente und zeigen Einzelzellnekrosen und im Lumen der Tubuli treten Gallenzylinder auf: cholämische Nephrose.

Es werden drei *Ikterusformen* unterschieden:
Prähepatischer oder *hämolytischer Ikterus (Hyperfunktionsikterus)*: Hervorgehend aus dem Zerfall von Erythrozyten (Hämolyse) ist im Blut das proteingebundene prähepatische Bilirubin vermehrt, das infolge des Überangebots von den Leberzellen nicht vollständig aufgenommen werden kann. Die Ausscheidung über die Niere ist nicht möglich. Gallenfarbstoffe werden vermehrt in den Darm sezerniert (dunkle Faeces). Über die Ursachen des prähepatischen Ikterus siehe S. 222. Der physiologische Ikterus neonatorum kann auf einem postnatal verstärkten Zerfall von Erythrozyten und auf einem Bilirubinstau infolge ungenügender Ausbildung der Glucuronyltransferase in den ersten Lebenstagen beruhen. Bei den sog. GUNN-Ratten, die einen Ikterus der Neugeborenen zeigen, liegt ein erblicher Defekt des Glucuronyltransferasensystems vor.

Hepatozellulärer Ikterus (Parenchym- oder *Retentionsikterus)*: Die häufigste Ikterusform bei Tieren geht aus schweren Leberzellschäden hervor. Dabei wird anfänglich Bilirubin noch zu Bilirubinglucuronid in weniger schwer geschädigten Leberzellen umgewandelt, aber durch die Strukturänderungen in der Leber (Verlust der polaren Differenzierung der Leberzellen, Zerstörung des Gallenröhrchensystems) kommt es zum Gallenfarbstoffstau (Abb. 7.28) und

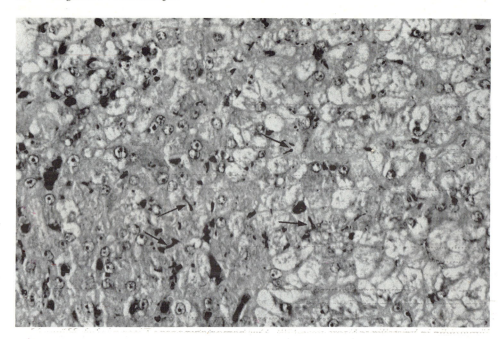

Abb. 7.28 Hepatozellulärer Ikterus eines Hundes bei hydropischer Degeneration der Hepatozyten mit Cholestase in den Gallenröhren (→). – H. E., 250 ×

zu dessen Übertritt über die Dissɛschen Räume in das Blut. Im Blut tritt Bilirubinglucuronid auf, das auch über die Niere ausgeschieden wird (Bilirubinurie). Infolge der Retention der Gallenfarbstoffe sind die Faeces von heller Farbe. Erst bei sehr schweren Leberzellschäden werden Gallenfarbstoffe nicht mehr von den Leberzellen aufgenommen und verarbeitet, so daß auch das prähepatische Bilirubin im Blut vermehrt ist. Häufig ist Retentionsikterus bei Infektionskrankheiten (Leptospirose) mit einem hämolytischen Ikterus kombiniert, wie überhaupt Mischformen des Ikterus nicht selten sind.

Posthepatischer Ikterus (Stauungs-, Verschlußikterus): Durch Verschluß der galleabführenden Wege kommt es zur Gallenstauung. Das aus den Leberzellen in die Gallenröhrchen sezernierte Bilirubinglucuronid tritt aus den angestauten und durchlässig werdenden Gallenröhrchen und Gallengängen in das Interstitium und die Dissɛschen Räume über und gelangt in das Blut. Das im Blut befindliche Bilirubinglucuronid wird über die Nieren ausgeschieden (Bilirubinurie). Die acholischen Faeces sind von heller Farbe und außerordentlich fettreich (Steatorrhoe), da beim Verschlußikterus auch die für die Fettverdauung notwendigen Gallensäuren nicht in den Darm gelangen.

Häufigste Ursachen für einen Verschlußikterus sind beim geringen Sekretionsdruck der Gallenflüssigkeit die Zuschwellung der Einmündung des Ductus choledochus in das Duodenum bei Duodenitis, Verlegung des Ductus choledochus durch Parasiten (Askariden) oder seine Kompression durch Neoplasien. Selten ist bei Tieren der Verschluß durch verschleppte Gallensteine (Cholelithen).

Porphyrie (gr. porphyra = Purpur): Bei Rindern, Schweinen, Katzen und Affen ist ein erblicher Enzymdefekt bekannt, der die Bildung von Uroporphyrinogen III als Vorstufe des Hämoglobins verhindert, so daß nur Uroporphyrinogen I gebildet wird, das als Uroporphyrin mit dem Harn und als Koproporphyrin mit dem Kot ausgeschieden wird. Gleichzeitig erfolgt eine stabile Einlagerung in Knochen und Zähne, die diesen eine rotbraune Farbe mit Eigenfluoreszenz verleiht. Verbunden ist die Porphyrie mit einer Hyperhämolyse. Beim Rind tritt auch Photosensibilität auf (s. S. 34).

Eine erworbene Porphyrie wird in Zusammenhang mit Blei- und Sulfonalvergiftungen als Folge von Abbaustörungen der Blutfarbstoffe beobachtet.

Hämosiderin

Das *Reserveeisen* liegt an einen Proteinkomplex (Apoferritin) gebunden als Ferritin in den Zellen in leicht mobilisierbarer Form vor. Dagegen wird die schwer- oder unlösliche Form als *Siderin* (gr. sidēros = Eisen) bezeichnet, die in Siderosomen als Granula oder Schollen abgelagert ist und mit der Berliner Blau-Reaktion nachgewiesen wird.

Als *Hämosiderin* werden die aus Erythrozyten stammenden Speichereisenformen bezeichnet. Unter physiologischen Bedingungen werden Hämosiderinspeicherungen in Siderozyten (Abkömmlinge des RHS) vor allem in Milz und Knochenmark beobachtet.

Der häufigste Anlaß für eine ausgeprägte *generalisierte Hämosiderose* ist die Hämolyse. Das aus dem Hämoglobinzerfall vermehrt anfallende Eisen wird in den KUPFFERschen Sternzellen der Leber und von diesen abgegeben in den Hepatozyten gespeichert (Abb. 7.29). Das im Tubulusepithel der Nieren auftretende Hämosiderin wird aus dem Primärharn resorbiert oder bleibt bei Hämoglobinurie aus dem Abbau des resorbierten Hämoglobins in den Tubulusepithelien liegen.

Eine *lokale Hämosiderose* wird nach Blutungen beobachtet. In Blutungen werden die Erythrozyten hämolytisch. Das austretende Hämoglobin wird zu Bilirubin abgebaut, das die Gelbfärbung z. B. eines Blutergusses bewirkt. Zum Teil wird Bilirubin als sogenanntes Hämatoidin in kristalliner Form ausgefällt. Das hämoglobinogene Eisen wird als Hämosiderin in Histiozyten gespeichert und bleibt auch nach vollständiger Resorption der Blutung noch nachweisbar. Nach Gelenkblutungen (Hämarthros) verleiht das gespeicherte Hämosiderin der Synovialis eine Gelbfärbung. Bei Stauungen in den Lungen, gewöhnlich als Folge eines linksseitigen Herzfehlers, werden die austretenden Erythrozyten von Alveolarphagozy-

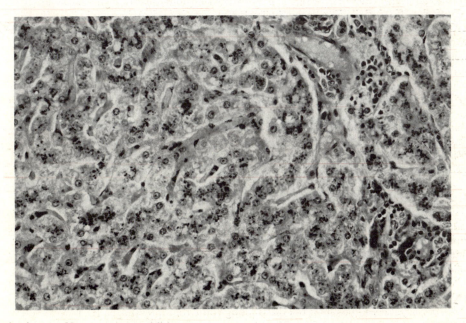

Abb. 7.29 Hämosiderin-Speicherung in Hepatozyten, KUPFFERschen Sternzellen und Siderozyten (Makrophagen) der periportalen Felder (Hämosiderin = schwarze Granula). – Berliner Blau-Reaktion, 250 ×

ten aufgenommen und abgebaut. Dabei bleibt Hämosiderin im Alveolarepithel gespeichert. Diese Zellen werden als Herzfehlerzellen bezeichnet.

Die beim Menschen vorkommende *generalisierte Siderose (Hämochromatose)* aufgrund einer erhöhten enteralen Eisenresorption ist bei Tieren unbekannt.

7.3.6 Pathologie der Interzellularsubstanzen

Die Interzellularsubstanzen haben im Organismus verbindende und stützende Aufgaben und sind Träger des Stoffaustausches. Die Interzellularsubstanzen werden von Zellen des Stütz- und Bindegewebes gebildet, die aus undifferenzierten pluripotenten Mesenchymzellen entstehen. Das Grundmuster ist der Zellverband, in dem die Zellen untereinander sich durch lang ausgezogene Fortsätze berühren und ein weitmaschiges Geflecht bilden. Nicht durch Zellfortsätze sind Knorpelzellen, Gewebsmastzellen und Synovialisdeckzellen verbunden.

Die Zellen des Stütz- und Bindegewebes sind stoffwechselaktive Zellen mit einer hohen Synthesefähigkeit. Sie bilden Fasern und Grundsubstanz (Matrix).

Faserbildung (Fibrillogenese) In der intrazellulären Phase werden von den Blasten an der Oberfläche der Ribosomen Kollagenpeptidketten synthetisiert, deren Aminosäuresequenzen vor allem Prolin, Lysin und Glyzin enthalten. Prolin und Lysin werden dabei durch die entsprechenden Hydroxylasen unter Anwesenheit von Askorbinsäure in Hydroxyprolin und Hydroxylysin umgewandelt, wobei an einem Teil der Hydroxylgruppen des Hydroxylysins ein Disaccharid angelagert wird. Drei dieser Peptidketten mit Helixstruktur werden zu einer Superhelix verbunden. Das entstandene Tropokollagenmolekül wird als Protofibrille aus der Zelle ausgeschleust, wobei terminale Peptidgruppen durch die Prokollagenpeptidasen I und II abgespalten und damit die nachfolgenden Aggregationen und Vernetzungen im extrazellulären Raum ermöglicht werden. Aus End-zu-End- und Seit-zu-Seit-Anlagerung der Protofibrillen entstehen Elementarfibrillen und schließlich unter Hinzutritt von Proteoglykanen kollagene Fasern, deren Festigkeit von Vernetzungsreaktionen zwischen Hydroxylysin und Lysin abhängig ist. Durch oxydative Desaminierung des Lysins (Lysin-Oxydase in Anwesenheit von Cu^{++}) entstehen Aldehydgruppen, die mit anderen Aldehyd- oder Aminogruppen Brücken bilden.

Das Elastin der elastischen Fasern unterscheidet sich vom Kollagen nicht nur durch eine andere Aminosäurenzusammensetzung (Glyzin, Alanin, Leuzin, Isoleuzin, Valin und Prolin), sondern extrazellulär bilden die Polypeptidketten mit den atypischen Aminosäuren Desmosin und Isodesmosin als Brücken ein Maschenwerk.

Grundsubstanzbildung Intrazellulär werden die sauren Mukopolysaccharide als Glykosaminoglykane bezeichnet, die aus regelmäßigen Ketten von sulfatierten bzw. N-azetylierten Aminozuckern und Uronsäure bestehen. Sie treten mit dem ribosomal gebildeten Protein im endoplasmatischen Retikulum zu Proteoglykanen zusammen, die aus der Zelle ausgeschleust die extrazelluläre Grundsubstanz darstellen. Proteoglykane sind Hyaluronat, Chondroitinsulfat, Heparin bzw. Heparansulfat und Keratansulfat.

Funktion der Interzellularsubstanz Fasern und Grundsubstanz sind Bestandteile der Matrix der Interzellularsubstanz. Dabei kommen den Fasern vor allem mechanische Funktionen, wie Abstützung, Verbindung und Verfestigung, zu. Die Grundsubstanzen nehmen dagegen Aufgaben im Stoffwechsel wahr. Sie binden aufgrund des hohen Wasserbindungsvermögens das extrazelluläre Wasser. Sie ermöglichen die Diffusionsvorgänge des Stofftransports Zelle – Kapillare und wirken dabei auch selektiv als Molekülfilter. Die Proteoglykane als Polyanionen haben Ionenaustauscherfunktionen.

7.3.6.1 Gewebsmastzellen

Syntheseprodukt ist als Grundsubstanz das Heparin, das in den Zellen als metachromatische Granula nachweisbar ist und in das Bindegewebe sezerniert wird. Über die Bedeutung der weiteren Sekretionsprodukte Histamin und Serotonin im Entzündungsgeschehen s. S. 288.

Eine Vermehrung der Gewebsmastzellen kann in chronisch entzündeten Geweben vorkommen. Eine tumorförmige Vermehrung von Mastzellen liegt in den Mastzellengeschwülsten der Haut oder bei einer generalisierten Mastzellenleukose vor. Dabei ist das Ausmaß der Heparinsekretion abhängig von der Differenzierungshöhe der Gewebsmastzellen.

7.3.6.2 Synovialisdeckzellen

Je nach Funktionszustand werden Deckzellen vom Typ A oder Typ B beobachtet. Typ A entspricht dem resorptiven Funktionszustand der Phago- und Pinozytose mit Lysosomen. Typ B mit zisternal erweitertem endoplasmatischem Retikulum und prominentem Golgi-Apparat (Abb. 7.30) sezerniert das Proteoglykan Hyaluronat, das nicht nur als visköses Gleitmittel, sondern auch als Vehikel für den Stoffaustausch zwischen Gelenkknorpel und -kapsel dient.

Entsprechend werden in stark belasteten Gelenken vermehrt Proteoglykane gebildet. Im entzündlich veränderten Gelenk kann das Hyaluronat vermindert sein. Dabei liegt entweder eine verminderte Bildung durch Zerstörung der Deckzellschicht vor oder das Hyaluronat wird durch Freisetzung lysosomaler Proteasen abgebaut, die aus den Entzündungszellen (Granulozyten) oder den Deckzellen A stammen bzw. bei bakteriell verursachter Arthritis von den Bakterien (Hyaluronidase) gebildet werden. Als Folgen verliert die Synovia nicht nur die Viskosität, auch der Stofftransport von der Synovialis zum Gelenkknorpel ist vermindert.

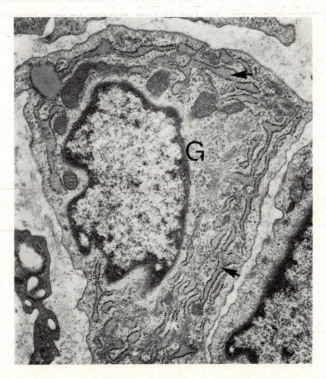

Abb. 7.30 Sezernierende Synovialisdeckzelle vom Typ B mit zisternal erweitertem endoplasmatischem Retikulum (▶) und prominentem Golgi-Feld (G). (Aufn. G. Brentano). – 10 000 ×

7.3.6.3 Bindegewebe

Im retikulären Bindegewebe berühren sich die Retikulumzellen mit Zellfortsätzen und formen ein weitmaschiges Zellnetz. Sie bilden Gitterfasern, zarte kollagene Fasern, die sich durch die Versilberbarkeit (Argyrophilie) von den gröberen kollagenen Fasern des Bindegewebes unterscheiden. Das retikuläre Gewebe tritt im lymphoretikulären Gewebe als Stützgerüst auf; es begleitet die Parenchymzellen der Organe und umspinnt die Kapillaren. Vermutlich ist es auch an der Bildung der Basalmembranen beteiligt, die als Molekülsieb dienen und aus in Proteoglykanen eingebetteten Protofibrillen bestehen. Die Retikulumzellen behalten die Phagozytosefähigkeit.

Die Fibrozyten des kollagenen Bindegewebes stehen durch Fortsätze untereinander in Berührung. Besonders die jungen zytoplasmareichen Fibroblasten bilden kollagene und elastische Fasern und Proteoglykane. Die Fasern sind auf Zugbelastung ausgerichtet. Die Anordnung der Fasern sowie das Mengenverhältnis kollagener zu elastischen Fasern richtet sich nach der mechanischen Beanspruchung der Fasern: straffes Bindegewebe in Sehnen, lockeres Bindegewebe als Stroma bzw. Interstitium in Organen.

Pathologie der Proteoglykane

Der Wassergehalt des extrazellulären Gewebes ist von der Elektrolytkonzentration abhängig. Das extrazelluläre Wasser wird von den Makromolekülen der Proteoglykane gebunden, so daß der Feuchtigkeitsgrad des Bindegewebes von der Menge und Art der Proteoglykane abhängig ist. Zum Beispiel hat Keratansulfat ein geringeres Wasserbindungsvermögen als Chondroitinsulfat. Ein trockenes Bindegewebe entspricht einem hohen und ein durchsaftetes Bindegewebe einem niedrigeren Wasserbindungsvermögen der Grundsubstanz.

Art und Menge der Proteoglykane und damit das Wasserbindungsvermögen werden durch zahlreiche Faktoren beeinflußt. Bei Entzündungsvorgängen durch lysosomale Proteasen der Entzündungszellen oder bei bakteriellen Infektionen durch die Bakterienhyaluronidase werden die Proteoglykane abgebaut, so daß das freigesetzte Wasser das Bindegewebe auflockert und leichter durchdringbar macht. Hormone regulieren den Proteoglykanstoffwechsel im Bindegewebe. Glukokortikosteroide hemmen die Proteoglykansynthese. Beim Thyroxinmangel nimmt im Unterhautbindegewebe das Dermatansulfat ab und Hyaluronat sammelt sich an. Es entsteht das für die Hypo- und Athyreosen charakteristische Myxödem der Haut mit schleimig-feuchter Beschaffenheit des Korium- und Unterhautgewebes. Auch Östrogene beeinflussen über die Proteoglykane den Wassergehalt des Bindegewebes, wie die ödematöse Auflockerung des Bindegewebes der Geburtswege während der Brunst oder vor der Geburt (Geburtsödem) zeigt. Lokale Vermehrungen der Proteoglykane, die zu umschriebenen teigigen Anschwellungen im Koriumbindegewebe führen, treten an Augenlidern, Ohrgrund, Lippen und Vulva bei der Myxomatose der Kaninchen auf; das Pox-Virus induziert in Retikulumzellen eine verstärkte Mukopolysaccharid-Synthese. Chronische Druckbelastungen der Haut über knöchernen Unterlagen werden mit einer umschriebenen Proteoglykanvermehrung und erhöhter Wasserbindung als »Polstereffekt« im Unterhautbindegewebe beantwortet. Denaturieren die Proteoglykane, wird das Wasser freigesetzt. Es entsteht im Unterhautbindegewebe mit Gewebswasser gefüllte Spalträume, aus denen sich subkutane Schleimbeutel (Bursae) entwickeln (Karpalbeule beim Rind, Bursa sternalis beim Huhn, Abb. 7.31).

Die beim Menschen bekannten Speicherkrankheiten, die Mukopolysaccharidosen, die auf einem mangelhaften lysosomalen Abbau der Mukopolysaccharide beruhen, sind bei Tieren noch nicht festgestellt worden.

Pathologie der kollagenen Fibrillen

Synthesestörungen Matrixveränderungen des Bindegewebes können auf Synthesestörungen der kollagenen Fibrillen beruhen. Für die intrazelluläre Hydroxylierung von Prolin und Lysin zu Hydroxyprolin und Hydroxylysin ist die Anwesenheit von Askorbinsäure notwendig. Der *Askorbinsäuremangel*, bisher nur bei Menschen, Affen und Meerschweinchen beobachtet, die über keine eigene Biosynthese der Askorbinsäure verfügen und auf die alimentäre Zufuhr angewiesen sind, wird beim adulten als *Skorbut* und beim infantilen Organismus als

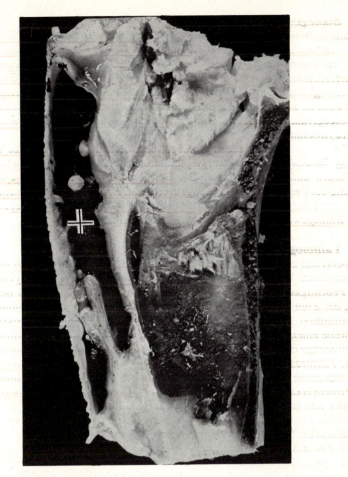

Abb. 7.31 Bursa sternalis subcutanea (+) beim Mastküken im Längsschnitt (li äußere Haut; re Sternum)

Morbus MÖLLER-BARLOW bezeichnet. Hauptkennzeichen der Erkrankungen, die auf Synthesestörungen der kollagenen Fibrillen beruhen, sind Lockerung der Zähne durch mangelhafte Verankerung mit kollagenen Fibrillen im Periodontium, Blutungen aus brüchigen Gefäßen sowie verminderte Matrixbildung (Osteoporose) im Skelett mit Frakturneigung und Hämatombildung.

In der Phase der Ausschleusung der Protofibrillen spaltet die Prokollagenpeptidase die terminalen Peptidgruppen ab und schafft damit die Voraussetzungen für die nachfolgende Aggregation und Vernetzung der Fibrillen. Bei Kälbern ist ein genetisch bedingter Enzymdefekt der Prokollagenpeptidase bekannt, der sich in einer angeborenen Hautbrüchigkeit (*Dermatosparaxie*) zeigt.

In der extrazellulären Phase der Fibrillenbildung hemmen *Propionitrile* die Lysinoxydase, so daß keine Aldehydbrücken an den Seitenketten der Fasermoleküle gebildet werden, die für die Vernetzung und Ausreifung der kollagenen Fasern notwendig sind. Propionitrile sind in den Samen verschiedener Lathyrus-Arten (Platt- und Kichererbsen) enthalten. Verunreinigungen von Brot- und Futtergetreide mit Lathyrus-Samen lösen neben Schädigung der motorischen Spinalnervenfasern (*Neurolathyrismus*) die Reifungshemmung der kollagenen Fasern aus, die sich in verminderter Festigkeit der Gefäßwände mit Gefäßerweiterungen (Aortenaneurysma: *Angiolathyrismus*) und in einer defekten Matrixbildung im Knochen-

und Knorpelgewebe des Skeletts *(Osteolathyrismus)* zeigt. Gleichartige Veränderungen können im Experiment durch chronische Verabreichung der Propionitrile hervorgerufen werden. Auch durch eine *chronische Kupfermangeldiät* können bei Schweinen auf Kollagensynthesestörungen beruhende Veränderungen im Knorpel- und Knochengewebe des wachsenden Skeletts ausgelöst werden, die auf der mangelhaften Aktivierung der Lysinoxydase durch die fehlenden Kupferionen beruhen.

Faservermehrung Die Vermehrung kollagener Fasern bzw. des kollagenen Bindegewebes in Organen und Geweben wird als Induration, Fibrose oder Sklerose bezeichnet.

Dabei kann es sich um eine Neubildung oder Zubildung kollagenen Bindegewebes in bindegewebsfreien oder -armen Organen handeln, die im engeren Sinne der *Induration* entspricht. Eine Induration findet sich in der Milchdrüse als physiologische Erscheinung, wenn nach der Laktation das Drüsengewebe zurückgebildet wird und zwischen den verkleinerten, involvierten Drüsenendstücken das intralobuläre Bindegewebe proliferiert. Chronische Blutabflußstörungen aus der Leber führen zum Bild der chronischen Stauungsleber: Angestaute und erweiterte Zentralvenen, die durch weite Sinusoide verbunden sind sowie atrophiertes und hypoxisch verfettetes Lebergewebe (Muskatnußleber). Dabei kommt es zur Stauungsinduration, d. h. Bindegewebsvermehrung um Zentralvenen und Sinusoide (Abb. 7.32). Das retikuläre argyrophile Fasergewebe proliferiert und Retikulumzellen werden zu Fibroblasten, die statt der zarten retikulären Fasern durch erhöhte Aggregation gröbere kollagene Fasern bilden.

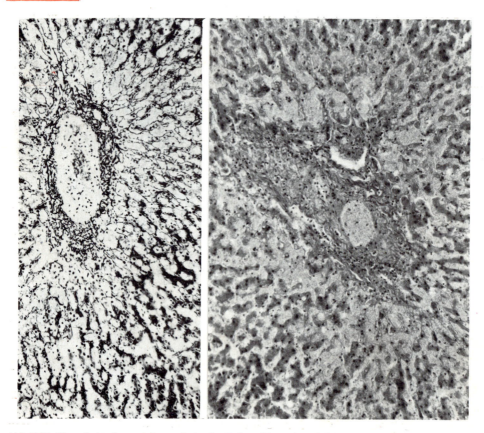

Abb. 7.32 Chronische Stauungshyperämie der Leber: Vermehrte Bildung kollagener Fasern um die Zentralvene, angestaute Sinusoide, Leberzellatrophie (li Darstellung der Gitterfasern nach GOMORI; re H. E.) 100 ×

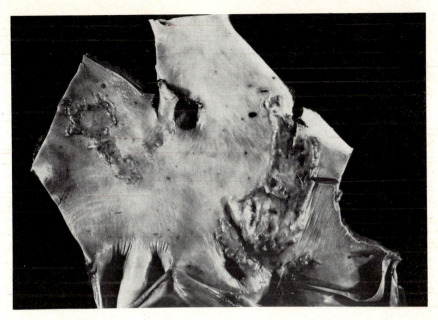

Abb. 7.33 Plattenförmige arteriosklerotische Herde in der Intima des Aortenbogens eines Pferdes

Die Vermehrung kollagener Fasern im kollagenen Bindegewebe selbst wird als *Fibrose* oder *Sklerose* bezeichnet. Chronische Ödeme werden nach der Ansammlung extravasaler Flüssigkeit über eine initiale Vermehrung der Proteoglykane und Proliferation von Fibroblasten fibrosiert. Beispielsweise werden solche fibrosierenden Unterhautödeme bei Milchkühen nach rezidivierenden übermäßigen Euterhautödemen oder bei Pferden mit chronischen Lymphabflußstörungen in Extremitätenenden (Elephantiasis) beobachtet.

Von besonderer Bedeutung ist die Fibrose und Sklerose im Gefäßbindegewebe in Form der *Arteriosklerose*, die häufig vor allem bei Menschen, aber seltener auch bei Schweinen, Affen, Bären und Pferden vorkommen kann. Es handelt sich dabei um ein polyfaktorielles Krankheitsbild, bei dem unter anderem Konstitution, Alterung des Gefäßbindegewebes, Hypertonie und Perfusionsstörungen der Intima und Media eine Rolle spielen. Meist an den Gefäßabzweigungen beginnend (Wirbelbildung und Aufprall der Blutströmung) kommt es zur Insudation der Intima und inneren Media mit Proteoglykanvermehrung, Fibroblastenproliferation und Zubildung kollagener Fasern (Sklerose). Dabei treten vielfach, begünstigt durch Hypercholesterinämie und Hyperlipidämie, Fettablagerungen in der Intima und Media auf. Die Fette liegen extrazellulär als Lipoproteine oder gespeichert in später auch zerfallenden Lipophagen vor. Bestimmend sind die Cholesterinablagerungen *(Atheromatose)*, die gelegentlich auch Kalzium binden (Fettkalk). Insbesondere um die Cholesterinkristalle kann sich eine entzündliche Fremdkörperreaktion entwickeln. Die pathogenetische Bedeutung der Arteriosklerose und -atheromatose ist in der Einengung des Lumens der Arterie (Stenose) durch Elastizitätsverlust und beetartige Vorwölbung der Einlagerungen (Plaque) zu sehen (Abb. 7.33), wobei insbesondere die Fetteinlagerungen zur Ulzeration mit nachfolgender Bildung wandständiger Thromben neigen.

Bei Pferden kann ein ähnlicher Vorgang als sog. *Cholesteatom* in den Plexus chorioidei auftreten. Nach Ödematisierung und Proteoglykanvermehrung im Plexusstroma werden Lipoproteine gebildet, die von Lipophagen (Schaumzellen) aufgenommen und nach deren Zerfall als Cholesterinkristalle im Stroma eine Fremdkörperreaktion auslösen. Es entstehen allmählich bis hühnereigroße *Cholesteringranulome* (Cholesteatome), die am anliegenden Gehirngewebe zur Druckatrophie mit neurologischen Ausfallserscheinungen führen können.

Bei älteren Hunden tritt häufig eine *Fibrose des Endokards* auf, die vor allem an der Mitralklappe lokalisiert ist. Sie entspricht einer »Materialmüdigkeit« des Klappenbindegewebes, die mit einem Klappenödem beginnt, sich in einer Bindegewebsproliferation mit Hyalinose der kollagenen Fasern fortsetzt und über die Retraktion der reifen Bindegewebsfasern zur Klappenschrumpfung mit Schließungsinsuffizienz führt.

Eine herdförmige Vermehrung des kollagenen Bindegewebes in der Arterienwand kennzeichnet auch die nach wiederholten Trächtigkeiten auftretene *Graviditätssklerose* der Arterien des Uterus beim Rind (Abb. 7.34).

Eine herdförmige Vermehrung des kollagenen Bindegewebes ist für die Reparation kennzeichnend (s. S. 279). Defekte in Organen und Geweben, die nicht durch Regeneration des ortsständigen Gewebes ausgefüllt werden können, werden durch herdförmige Neubildung kollagener Fasern bzw. kollagenen Bindegewebes geschlossen. Das entstandene Bindegewebe wird als *Narbe* (Cicatrix) bezeichnet. Auch chronische Entzündungen führen über Vermehrung des kollagenen Bindegewebes zur Narbenbildung, die in Organen (Herzmuskel) auch als *Schwielen* bezeichnet werden (Abb. 7.35).

Hyaline Degeneration

»Hyalin« (gr. hyalos = Glas, Kristall) ist ein aus der Lichtmikroskopie stammender Begriff, der lediglich einen amorph-homogenen und zellfreien Eiweißkomplex beschreibt, der sich azidophil verhält. Dabei wird als sog. epitheliales Hyalin resorbiertes und lysosomal gebundenes Eiweiß in Epithelzellen (hyalin-tropfige Speicherung s. S. 215) beschrieben. Das hämatogene Hyalin entspricht Fibrinpolymeren, die beim Schock als hyaline Thromben in den Kapillaren (disseminierte intravasale Gerinnung, s. S. 165) oder als hyaline pulmonale Membranen, die Ductus alveolares auskleidend, in der Lunge vorkommen.

Das *bindegewebige Hyalin* entspricht einer Synthesestörung der Matrix, mit Bildung ungeordneter Fibrillen, auch vermehrten Protofibrillen, mit vermindertem Proteoglykangehalt und Auftreten verschiedener Proteine. Hyalin tritt als Alterungserscheinung im Narbenbindegewebe (Abb. 7.36) als Faservergröberung und Homogenisierung, in gleicher Form auch in

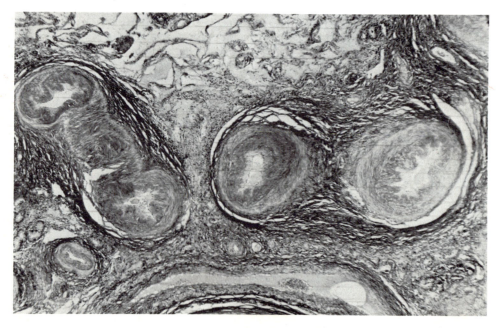

Abb. 7.34. Graviditätssklerose der Arterien des Uterus beim Rind: Zubildung kollagener Fasern in der Arterienwand. – VAN GIESON, 40 ×

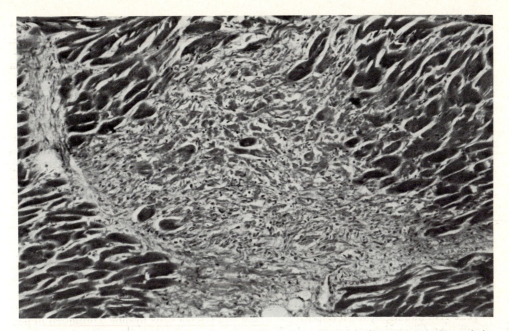

Abb. 7.35 Narbige Ausheilung (Schwielenbildung) einer herdförmigen Herzmuskelnekrose beim Pferd. – Azan, 100 ×

Fibromen auf. Herdförmige Hyalinisierung des Bindegewebes liegt auch in den sog. Sehnenflecken der Kapsel von Leber und Milz vor. Eine herdförmige Hyalinisierung des Bindegewebes der Dura mater spinalis bei alten Hunden der großwüchsigen Rassen leitet die metaplastische Duraverknöcherung ein.

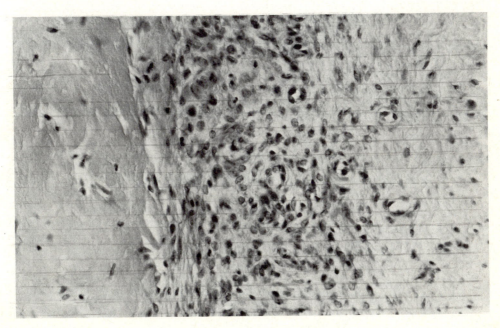

Abb. 7.36 Bindegewebshyalin in einer Narbe (li Hyalin, Mitte zellreiches vaskularisiertes und re zellarmes faserreiches Narbenbindegewebe). – van Gieson, 250 ×

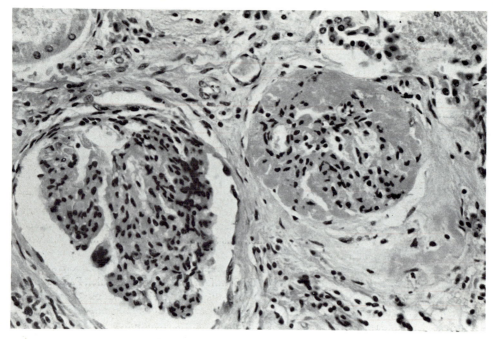

Abb. 7.37 Hyalinose eines Glomerulums in einem vernarbenden Entzündungsherd der Niere. – H. E., 250 ×

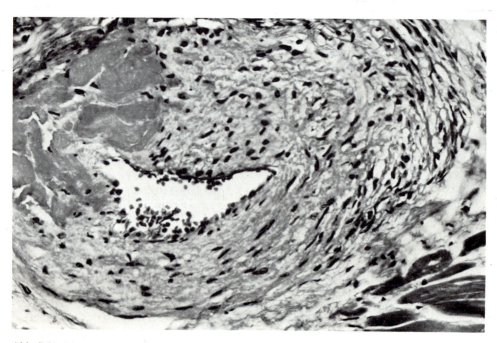

Abb. 7.38 Akute fibrinoide Degeneration einer Herzkranzarterie bei Streptokokkenendokarditis eines Hundes. – H. E., 250 ×

Der *Hyalinose der Gefäßwände*, insbesondere der Arteriolen, liegt eine Störung der Basalmembransynthese und -funktion zugrunde, so daß die Gefäßwand mit Plasmaproteinen durchtränkt wird (Insudationshyalin). Die durch Hyalinose homogen verquollene Gefäßwand ist in den Follikelarterien alter Hunde und Katzen zu beobachten.

Die *hyaline Verbreiterung von Basalmembranen* ist Ausdruck einer gestörten Basalmembranbildung, an der sowohl Epithel als auch Stroma (retikuläres Bindegewebe) beteiligt sind. Die verbreiterten, homogenen Basalmembranen enthalten vermehrt saure und neutrale Proteoglykane. In der Niere treten bei chronisch verlaufenden interstitiellen Entzündungen (primäre interstitielle Nephritis, Pyelonephritis) verbreiterte Basalmembranen der Tubuli und BOWMANschen Kapseln, aber auch Hyalinose des glomerulären Mesangiums auf (Abb. 7.37).

Fibrinoide Degeneration

Die fibrinoide Degeneration entspricht einer herdförmigen Nekrose des Bindegewebes mit Faserdenaturierung und Zytolyse, die mit Plasmaproteinen, insbesondere Fibrinogen, durchtränkt ist: Koagulationsnekrose. Das homogene Material der Nekrose ist azidophil und färbt sich mit den Färbemethoden für den Fibrinnachweis (daher Fibrinoid) an. Um die Nekrosen entwickelt sich eine proliferative Entzündung, die narbig ausheilen kann.

Die fibrinoide Degeneration tritt vor allem im Interstitium von Organen, in Gelenkkapseln und in den Wänden kleinerer Arterien (Abb. 7.38) auf. Sie wird in der kausalen Pathogenese dem rheumatoiden Formenkreis zugeordnet, wobei als Ursachen der Bindegewebsnekrosen von einem Fokus gestreute Bakterien, nach Sensibilisierung des Organismus allergisch-hyperergische Entzündungsvorgänge oder Antigen-Antikörperreaktionen im Bindegewebe angesehen werden. Nicht nur bakteriell bedingte Infektionen (Streptokokken, Rotlaufbakterien), auch Viruskrankheiten verursachen eine fibrinoide Degeneration: Toga-Virus der Schweinepest in Follikelarterien der Milz und Herpes-Virus Typ III des Bösartigen Katarrhalfiebers der Rinder in Arterien von Schleimhäuten und Organen.

Die begleitende Entzündung führt bei kleineren Nekrosen zur Granulombildung (ASCHOFF-GEIPELsches Knötchen, Rheumagranulom) und bei ausgedehnten Arterienveränderungen zur Panarteriitis nodosa.

Amyloidose

Amyloid (gr. amylon = Stärke; – oid (von eidos = Gestalt) = förmig) wird von den Zellen des RHS und des Bindegewebes gebildet. Dabei ist zu beobachten, daß anfänglich die Zellen des RHS als Ausdruck einer erhöhten RNS-Synthese und Bildung von Immunglobulinen pyroninophile Substanzen im Zytoplasma enthalten. Danach scheint es bei anhaltender Stimulation zur Erschöpfung der Zellen des RHS zu kommen, die jetzt statt der Immunoglobulinsekretion Amyloid in den extrazellulären Raum abscheiden und im Zytoplasma PAS-positive Glykoproteide enthalten. Das extrazelluläre Amyloid ist ein homogener Eiweißkörper, der teils periretikulär an Basalmembranen, teils perikollagen an Bindegewebsfasern angelagert wird.

Amyloid besteht aus Proteinen (überwiegend atypische Globuline) und zum geringeren Teil aus Polysacchariden und sauren Proteoglykanen. Es hat extrazellulär durch Aggregation entstehende fibrilläre Strukturen, die beim Menschen charakteristischen Aufbau, bei Tieren vielfach atypisch-wechselnde Struktur aufweisen. Entsprechend seiner Zusammensetzung läßt sich Amyloid mit histochemischen Methoden identifizieren. Mit LUGOLscher Lösung färbt es sich braun und nach Zusatz von Schwefelsäure blau an (Stärkereaktion, daher die Bezeichnung Amyloid). Amyloid verhält sich bei Färbung mit Methylviolett metachromatisch und nach Markierung mit Thioflavin S oder T besteht eine spezifische Fluoreszenz. Die Darstellung mit Kongorot gelingt beim Tier nicht immer so ausgeprägt wie beim Menschen. Das mit Kongorot gefärbte Amyloid zeigt im polarisierten Licht eine verstärkte Doppelbrechung.

Die Ursache einer Amyloidose ist nicht immer feststellbar. Über hereditär bedingte Formen, wie sie beim Menschen vorkommen, ist bei Tieren nichts bekannt. Die Amyloidose kann generalisiert auftreten, wobei die bevorzugten Organe Leber, Niere, Milz und Nebennieren sind, oder sie bleibt als lokales Amyloid auf ein Organ beschränkt, wie zum Beispiel die Niere. Dabei bestehen tierartliche Unterschiede in der Weise, daß bei Pferd, Nerz und Katze Leber und Milz, beim Rind Nieren und Nebennieren und beim Hund die Nieren zuerst und bevorzugt erkranken. Die ätiologisch ungeklärten Formen werden als *primäre oder idiopathische Amyloidosen* bezeichnet.

Sekundäre Amyloidosen entstehen nach Vorkrankheiten, die über eine anhaltende Antigenstimulation des RHS zur Amyloidbildung führen. Tuberkulose, chronische Osteomyelitis, chronische eitrige Entzündungen werden häufiger von einer sekundären Amyloidose begleitet. Eine sekundäre Amyloidose kann sich auch bei der Aleutenkrankheit der Nerze und beim Plasmozytom bzw. der plasmazellulären Leukose des Hundes einstellen. Fast regelmäßig ist eine Amyloidose bei Pferden zu beobachten, die zur Gewinnung von Hyperimmunseren dienen. Die sog. große helle Niere des Rindes (Nierenamyloidose) ist gleichfalls Ausdruck einer sekundären Amyloidose.

Die Morphologie der Amyloidablagerungen wird beispielhaft an Nieren, Leber und Milz gezeigt. Bei Nierenamyloidosen sind die Nieren vergrößert und zeigen eine hellbraune bis gelblich-weiße, derbe Rindenschicht (große helle Niere beim Rind). Amyloid tritt im Mesangium des Glomerulums in Ballenform, die Kapillarschlingen einschließend oder verdrängend, auf (Abb. 7.39). Im Mark und in der Papille liegt es periretikulär an den Basalmembranen der Tubuli. Die Nierenamyloidose führt zum nephrotischen Syndrom und in fortgeschritteneren Fällen zur Urämie. Die Leber ist bei Amyloidose geschwollen, von abgeblaßter Farbe und brüchiger Konsistenz. Das Amyloid umschließt in breiten Mänteln die Sinusoide. Die Leberzellen atrophieren (Abb. 7.40). Die brüchige Konsistenz begünstigt das Entstehen von Leberrupturen mit Verblutung in die Bauchhöhle (Serumpferde). In der geschwollenen Milz wird Amyloid entweder in den Follikeln (als glasige Körnchen hervortretend: *Sagomilz*) oder diffus im Retikulum der Milzpulpa (Speckmilz oder mit Blutungen durchsetzt *Schinkenmilz*) abgelagert.

Als *atypische Amyloidosen* oder *Paramyloidosen* werden Ablagerungen von amyloidähnlichen Eiweißkörpern bezeichnet. Diese Paramyloidosen unterscheiden sich in Lokalisation

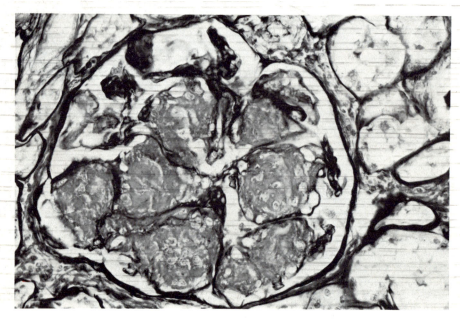

Abb. 7.39 Ballenförmige Amyloidablagerungen im Mesangium des Glomerulums (»Große helle Niere« des Rindes). – PAS-Reaktion, 250 ×

Stoffwechselstörungen und Degeneration 237

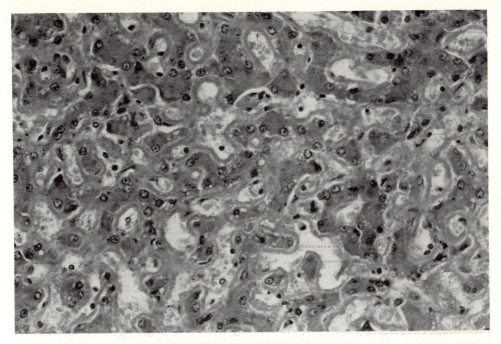
Abb. 7.40 Periretikuläre Amyloidablagerung in den Disseschen Räumen der Leber. – Kongorot, 250 ×

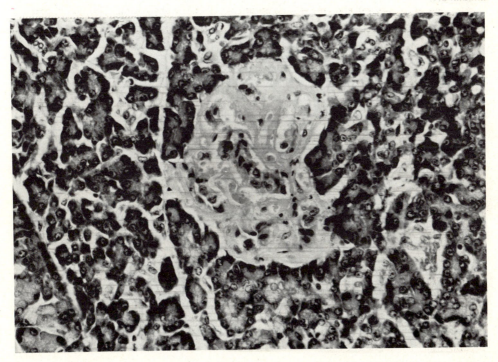
Abb. 7.41 Ablagerung von APUD-Amyloid in der Langerhansschen Insel (sog. Inselhyalinose) einer Katze mit Diabetes mellitus (numerische Atrophie der Inselzellen). – H. E., 250 ×

und Struktur der Ablagerungen von den typischen Amyloidosen. Dazu gehört die sog. *tumorförmige Amyloidose* in Haut und Nasenschleimhaut des Pferdes, die mit einer ausgeprägten Fremdkörperreaktion einhergeht. Bei alten Hunden tritt in der Aorta und in Arterien der Meninx eine Durchtränkung der Gefäßwand mit kongophilen Substanzen auf *(kongophile Angiopathie)*. In den LANGERHANSschen Inseln des Pankreas wird bei Katzen mit Diabetes mellitus eine Bildung von Eiweißmänteln um die Kapillaren mit Inselzellenatrophie festgestellt: sog. *Inselhyalinose* (Abb. 7.41). Die Eiweißablagerungen erweisen sich histochemisch teils dem Hyalin, teils dem Amyloid ähnlich. Die Eiweißkörper werden als *APUD-Amyloid* bezeichnet, da sie in Organen auftreten, die Zellen des *APUD*-Systems enthalten. Zu den Zellen des APUD-Systems (amine precursor uptake and decarboxylation) gehören C-Zellen, enterochromaffine Zellen des Magen-Darmkanals und Inselzellen des Pankreas.

Als Ursache der atypischen Amyloidose wird eine Störung der Eiweißsynthese angenommen, die auf Erschöpfung (Alter) oder Fehlsteuerung (tumorförmige Amyloidose) beruhen soll.

7.3.6.4 Knorpelgewebe

Die Chondroblasten sezernieren die Knorpelmatrix, in der die kollagenen Fasern und fallweise auch elastischen Fasern maskiert in Proteoglykane eingelagert sind. Im Knorpelgewebe kommen als Proteoglykane hauptsächlich Chondroitinsulfat (Dermatan) und Keratansulfat

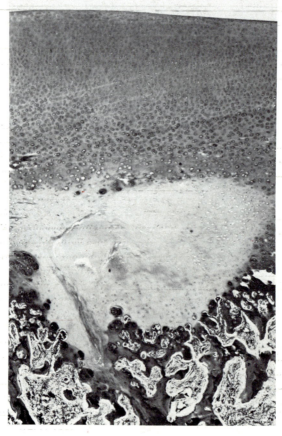

Abb. 7.42 Hypoxisch bedingte Massennekrose der tiefer liegenden Gelenkknorpelschichten infolge der Verlängerung der Diffusionsstrecke nach Anpassungswachstum: Chondrosis dissecans.
– H. E., 25 ×

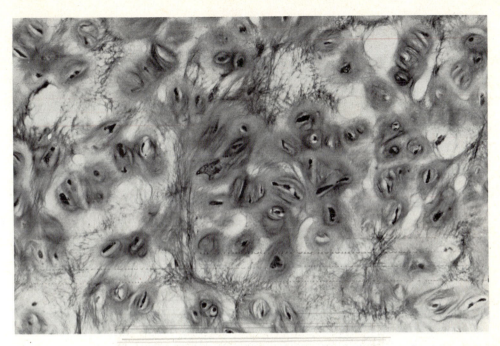

Abb. 7.43 Unregelmäßige Knorpelzellproliferation und gestörte Matrixsynthese mit Ödem und Fibrillendemaskierung im hyalinen Knorpelgewebe bei Chondrodysplasia fetalis (Kalb). – PAS-Reaktion, 250 ×

vor. Durch die Matrixbildung werden die Chondrozyten auseinander gedrängt und in Knorpelzellhöhlen eingescheidet. Sie behalten Teilungs- und Synthesefähigkeit. Im gefäßlosen Knorpelgewebe sind die Chondrozyten auf den Stofftransport über die Grundsubstanz angewiesen. Die Quantität des Stofftransportes ist vom Wassergehalt des Gelenkknorpels abhängig. Das Wasser wird von den Proteoglykanen gebunden. Entsprechend ist der Wassergehalt des jugendlichen, noch wachsenden Gelenkknorpels mit höherer Syntheseleistung der Chondrozyten größer als im Gelenkknorpel alter Tiere mit Erhaltungsstoffwechsel. Der Gehalt des Gelenkknorpels an Proteoglykanen höheren Molekulargewichtes (Keratansulfat) mit geringerer Wasserbindungsfähigkeit nimmt im Alter zu. Damit verbunden ist eine geringere Verformbarkeit (innerer Fluß) der Grundsubstanz, so daß der Gelenkknorpel gegen mechanisch bedingte Alterationen weniger widerstandsfähig und die Ernährung der Chondrozyten erschwert ist. Beide Vorgänge sind prädisponierende Faktoren für Abnutzungskrankheiten des Gelenkknorpels (Altersarthrosen). Die sich anschließende Chondrozytenstoffwechselstörung führt zu einer Synthese von weniger stabilen Proteoglykanen geringeren Wasserbindungsvermögens, so daß in der Knorpelmatrix freies Wasser auftritt: Matrixödem.

Synthesestörungen der Proteoglykane und Matrixödem oder Nekrose des Knorpelgewebes nach Hypoxie werden immer dann beobachtet, wenn nach chronischer Überlastung der Gelenkflächen als funktionelle Anpassung der Gelenkknorpel durch Proliferation der Chondrozyten in den oberflächlichen Schichten an Dicke zunimmt. Die Verlängerung der Diffusionsstrecke bedingt die Unterversorgung der tiefer liegenden Chondrozyten, aus der ödematisierte oder nekrotische Knorpelareale hervorgehen, die weniger fest sind, so daß sich hier der Gelenkknorpel flächig ablöst: *Chondrosis dissecans* (Abb. 7.42).

Die Gelenkknorpelveränderungen bei *chronischer Gelenkentzündung* (Arthritis) beruhen auf einer erhöhten Freisetzung von lysosomalen Proteasen (Hyaluronidase), die die Proteoglykane der Synovia sowie die Proteoglykane und das Kollagen des Gelenkknorpels abbauen.

Die Proteasen stammen aus den Synovialisdeckzellen, Entzündungszellen (Granulozyten) oder werden von Bakterien gebildet.

Die genetisch bedingte *Chondrodysplasia fetalis* bei Menschen und Tieren entspricht einer angeborenen Wachstumsstörung der knorpeligen Skelettanlagen, die zum disproportionierten Zwergwuchs führt. Dabei ist nicht nur die Proliferation und Differenzierung der Chondrozyten gestört, auch die Synthese der Matrix ist defekt (Abb. 7.43). So werden bei bestimmten Ausprägungen der Chondrodysplasie (chondrodysplastischer Zwergwuchs bei Mastrinderrassen) vermehrt abnorme Proteoglykane gebildet, die leicht aus der Matrix herauslösbar sind und mit dem Harn ausgeschieden werden.

7.3.6.5 Knochengewebe

Aus den Präosteoblasten schwindet die Glykogenakkumulation mit Beginn der Matrixsynthese und -sekretion. Die Osteoblasten scheiden die Matrix des Knochengewebes (Osteoid) ab, die aus kollagenen Fasern, eingescheidet in Proteoglykane, besteht. Die Proteoglykane des Osteoids nehmen das Knochenmineral auf. Die Mineralisation wird eingeleitet mit Spaltung des die Mineralisation hemmenden Pyrophosphats durch die aus den Osteoblasten stammende alkalische Phosphatase. Die Proteoglykane sind Ionenaustauscher. Saure Proteoglykane fangen Kalziumionen und neutrale Phosphationen ein, aus denen über Kalziumphosphate der Hydroxylapatit entsteht. Mit der Matrixbildung werden die Osteoblasten als Osteozyten in Lakunen eingeschlossen, bleiben untereinander und mit den Gefäßkanälen durch Zellfortsätze und Canaliculi verbunden, die den Stofftransport übernehmen, der in der mineralisierten Matrix im Gegensatz zur Knorpelmatrix nicht mehr stattfinden kann. Die Osteozyten behalten die Fähigkeit der Matrixbildung bei. Sie können aber auch die Matrix perilakunär wieder abbauen. Der Abbau der mineralisierten Matrix kann nur durch Zellen (Osteoklasten) erfolgen, indem durch Laktatbildung (anaerobe Glykolyse) die Löslichkeit des Knochenminerals erhöht und die Matrix durch lysosomale Enzyme (saure Phosphatase) abgebaut wird. Dabei gilt die erhöhte Hydroxyprolinausscheidung im Harn als Indikator für den Knochengewebsabbau. Die Erhöhung der alkalischen Serumphosphatase zeigt dagegen eine vermehrte Knochengewebsbildung an.

Störungen der Matrixsynthese liegen der erblichen *Osteogenesis imperfecta* zugrunde, die als angeborene Skeletterkrankung nicht nur mit einer quantitativ verminderten Osteogenese (Abb. 7.44), sondern auch mit Bildung einer minderwertigen Matrix einhergeht. Die Osteogenesis imperfecta entspricht einer juvenilen Osteoporose. Sie ist beim Menschen und Hund beschrieben worden. Auf die erworbenen Synthesestörungen der kollagenen Fibrillen in der Knochengewebsmatrix beim Askorbinsäuremangel (Morbus Möller-Barlow) und durch Aufnahme von Propionitrilen (Osteolathyrismus) ist bereits hingewiesen worden (s. S. 230).

Als *erworbene Osteoporosen* werden bei Jungtieren Skeletterkrankungen bezeichnet, die durch eine quantitativ verminderte Knochengewebsbildung gekennzeichnet sind. Sie entstehen beispielsweise aus Eiweißmangelsituationen, die exogen durch unzureichende Nahrungszufuhr oder endogen durch Malabsorptionssyndrom bei enteralen Parasitosen, Enteritis u. a. bedingt sein können.

Bei adulten Tieren unterliegt das Skelett ständigen Umbauvorgängen (Remodelling). Unter normalen Bedingungen wird der Abbau durch Osteoklasten von der Knochengewebsbildung durch Osteoblasten ausgeglichen, so daß der Bestand an Knochengewebe erhalten bleibt. Eine verminderte Knochengewebsbildung führt zur Atrophie des Knochengewebes. Die Atrophie kann lokal begrenzt bleiben, wie sie als Inaktivitätsatrophie auftritt. Die als Systemerkrankung des Skeletts vorkommende Atrophie wird als *Osteoporose* bezeichnet, die bei adulten Tieren Zeichen eines katabolen Eiweißstoffwechsels bei Hungerzuständen, Hyperkortizismus (Morbus Cushing) oder bei senilen Tieren Folge des Ausfalls der anabol wirkenden Geschlechtshormone sein kann.

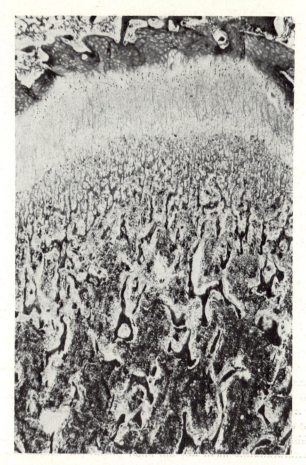

Abb. 7.44 Juvenile Osteoporose: Mangelhafte Anlagerung von Knochengewebe an die nach regelrechter Eröffnung der Epiphysenfugenscheibe stehenbleibenden Knorpelrichtungspfeiler, so daß nur ein unzusammenhängendes Gitter sehr dünner Spongiosabälkchen entsteht (Osteogenesis imperfecta, Junghund). – Azan, 25 ×

7.3.6.6 Dystope Ablagerungen von Kalksalzen

Als dystope Ablagerungen von Kalksalzen werden alle normalerweise außerhalb des Skeletts nicht vorkommenden Formen bezeichnet. Überwiegend handelt es sich dabei um Kalziumphosphate, die im histologischen Schnitt durch die intensive Blaufärbung mit Hämatoxylin oder durch Versilberung mit der Methode nach Kossa dargestellt werden können.

Die Pathogenese der dystopen Verkalkungen ist nicht einheitlich. Verkalkungen entstehen als Kalkmetastasen bei Hyperkalzämie, als Kalziphylaxie-Syndrom oder als dystrophische Verkalkungen.

Metastatische Ablagerungen von Kalksalzen Dem Auftreten der dystopen Kalkablagerungen geht eine Hyperkalzämie voraus. Die Hyperkalzämie kann durch eine erhöhte enterale Kalzium-Resorption entstehen, die bei der chronischen Hypervitaminose D, aber auch bei der enzootischen Kalzinose der Rinder vorliegt. Die enzootische Kalzinose tritt nach der Aufnahme von bestimmten Futterpflanzen auf (Goldhafer: Trisetum flavescens im Voralpengebiet; Nachtschattengewächs: Solanum malacoxylon in Südamerika), die einen in der Wir-

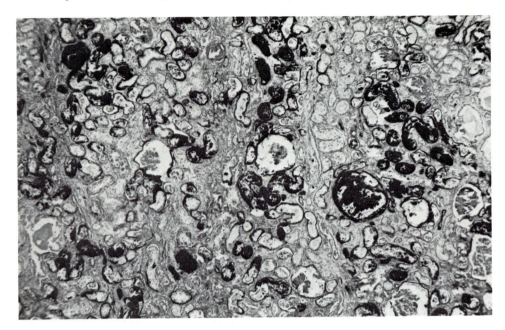

Abb. 7.45 Metastatische Kalkablagerungen in der Niere (Nephrokalzinose): Kalksalze durch Versilberung (Kossa-Reaktion) schwarz dargestellt. – 40 ×

kung dem 1,25-Dihydroxycholecalciferol ähnlichen Wirkstoff enthalten. Auch die überstürzte Freisetzung von Kalzium aus dem Skelett (Osteodystrophia fibrosa generalisata) bei primärem und tertiärem Hyperparathyreoidismus führt zu einer hyperkalzämischen Stoffwechsellage. Ein Überangebot an Kalzium mit metastatischen Verkalkungen kann auch beim Hyperkortizismus entstehen, wenn unter dem Einfluß des katabolen Eiweißstoffwechsels die Knochenmatrix abgebaut und Kalzium freigesetzt wird.

Metastatische Ablagerungen von Kalksalzen können intra- oder extrazellulär lokalisiert sein. Intrazelluläre Ablagerungen sind in erster Linie an die Mitochondrien, seltener auch an Lysosomen gebunden. Davon sind besonders Epithelzellen betroffen, die saure Stoffwechselprodukte sezernieren (Magenschleimhaut, Tubulusepithelien der Niere). Die extrazellulären Kalkablagerungen sind stets ausgeprägter. Die Überschwemmung der extrazellulären Räume mit Kalzium bedingt eine verstärkte Kalziumbindung an die Proteoglykane der Interzellularsubstanz in den fibro-elastischen Geweben. Dabei ist die Affinität zum elastischen Gewebe größer als zum kollagenen. Dementsprechend verkalken vor allem Arterienwände (Intima elastica), elastische Fasern in den Lungensepten (Bimssteinlunge), Endokard, Sehnen u. a. Auch die Kalkablagerung an Basalmembranen beruht auf der Kalziumbindung durch Proteoglykane: z. B. die Verkalkung der Basalmembranen in der Niere (Abb. 7.45) oder der Haaranlagen in der Haut, die besonders beim Hyperkortizismus mit Alopezie zu beobachten ist.

Kalziphylaxie-Syndrom Selye hat ein experimentelles Modell entwickelt, bei dem Versuchstiere nach Gaben von Dihydrotachysterin (A.T. 10) oder Parathormon als Sensitizer eine hyperkalzämische Stoffwechsellage entwickeln. Durch die zeitlich nachfolgende Applikation eines Challengers, mechanische oder chemische Reize (parenterale Verabfolgung von Eiweiß, Metallsalzen u. a.) entstehen Verkalkungen, deren Lokalisation in Organen und Geweben durch die Wahl eines entsprechenden Challengers vorausbestimmt werden kann. Dabei löst der Challenger selektiv am Ort der Einwirkung (mechanisch) oder der Metabolisierung Verkalkungen aus (gr. phylassein = bewachen, festhalten).

Dystrophische Verkalkungen Sie werden nach entzündlichen oder degenerativen Vorgängen beobachtet, die in intrazelluläre oder extrazelluläre Nekrosen einmünden. In Nekrosen entsteht ein alkalisches Milieu, das die Ausfällung von Kalziumsalzen begünstigt. Bei dystrophischen Verkalkungen besteht keine Hyperkalzämie.

Intrazelluläre dystrophische Verkalkungen treten in hyalin degenerierten bzw. nekrotischen Herz- und Skelettmuskelzellen oder in nekrotischen Tubulusepithelien der Niere nach Sublimatvergiftung auf. Extrazelluläre Verkalkungen kommen vor allem bei Entzündungen vor, die durch Exsudation und Nekrose gekennzeichnet sind, wie beispielsweise Formen der verkäsenden Tuberkulose bei Wiederkäuern, Orchitis bei Brucellose und Tuberkulose, Arteriitis der Gekröswurzelarterie bei Strongylose der Einhufer, aber auch in abgestorbenen Parasitenlarven (Nematodenknötchen). Die als *Kalkgicht (Calcinosis circumscripta)*, vor allem in den Sohlenballen bei Hunden, beschriebenen Kalkablagerungen im Bindegewebe von Korium und Subkutis folgen einer Vermehrung der Proteoglykane oder einer traumatischen Schädigung in diesen Bereichen. Die Kalkablagerungen wirken als Fremdkörper und lösen eine granulomatöse Entzündung aus.

7.3.6.7 Ablagerungen von harnsauren Salzen (Gicht)

Der Abbau der Nukleinsäuren im Organismus erfolgt über Pyrimidinbasen und Purinbasen. Pyrimidinbasen werden im intermediären Stoffwechsel vollständig abgebaut. Purinbasen werden über Xanthin hauptsächlich in der Leber zu Harnsäure umgewandelt. Bei Menschen, höheren Affen, Vögeln und Reptilien wird die Harnsäure durch aktive Exkretion im Tubulussystem der Niere ausgeschieden. Bei den Säugetieren wird die Harnsäure durch die Leberurikase zu Allantoin abgebaut und ausgeschieden, so daß die Harnsäurekonzentration in Blut und Harn niedrig ist.

Ablagerungen von harnsauren Salzen entstehen bei einer Hyperurikämie. Ursache des Anstiegs der Harnsäure ist der Abbau vermehrter Nukleinsäuren, wie er bei neugeborenen Tieren, insbesondere Ferkeln, durch den Zerfall kernhaltiger Erythrozyten vorkommt. Die Harnsäure wird über die Niere ausgeschieden und fällt bei Überschreiten des Löslichkeitsproduktes als Mononatrium- und Ammoniumurat in den Sammelrohren des Nierenmarkes aus (Harnsäureinfarkt), die dann als radiär verlaufende, kreidig-weiße Streifen auffallen. Im Gegensatz zum Menschen spielt bei Säugetieren die Uratausfällung in der Niere bei purinreicher Nahrung oder Auflösung kernreicher Gewebe (z. B. Lysis der fibrinösen Pneumonie) keine Rolle. Bei Vögeln und Reptilien ist die fein disperse Uratausfällung in den Sammelrohren der Nieren physiologisch.

Die *endogene Störung des Harnsäurestoffwechsels* mit Hyperurikämie, Harnsäurediathese und Anreicherung von Uraten in den Proteoglykanen der Interzellularsubstanz wird als **Gicht** bezeichnet. Beim Menschen als konstitutionell-hereditäre Erkrankung nicht selten vorkommend, werden vermehrte Bildung und verminderte renale Exkretion als Ursachen angenommen. Unter Säugetieren ist die Gicht nur bei Hunden der Dalmatiner-Rasse aufgetreten, bei denen die Leberurikase fehlt oder infolge eines Membranschadens den Abbau der Harnsäure zu Allantoin nicht durchführt.

Bei Gicht reichert sich die Harnsäure in den Proteoglykanen der Interzellularsubstanz an, und zwar besonders im Bindegewebe der Gelenkkapsel und deren Umgebung sowie im Ohr- und Gelenkknorpel. Die über die Synovia in die oberflächliche Gelenkknorpelschicht gelangte Harnsäure fällt unter Nekrose des Knorpels als Mononatriumurat aus und bedeckt als kreidige Masse den Gelenkknorpel (Arthritis urica). Das im Bindegewebe abgelagerte Mononatriumurat wirkt mit seinen Kristallen als Fremdkörper. Um die Ablagerungen entsteht eine proliferierende Entzündung mit Fremdkörperriesenzellen, die feste Knoten (Tophi) bildet.

Die *Gicht* ist bei *Vögeln* nicht selten. Dabei soll die Hypovitaminose A als prädisponierender Faktor für Gicht gelten. Bei Legehennen bedingt eine unzureichende Wasseraufnahme über eine verminderte renale Exkretion die Hyperurikämie. Die Harnsäure wird dabei auf den serösen Häuten (Luftsäcke, parietale und viszerale Serosa) als Mononatriumurat ausge-

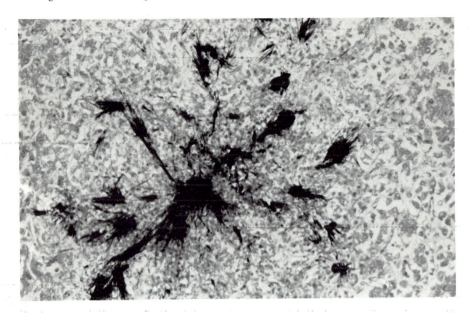

Abb. 7.46 Ausfällung von Uratkristallen in der Leber eines Huhnes bei Gicht. Hexamin-Silber-Methode. – 100 ×

fällt (Viszeralgicht), findet sich als Eindickungskonkremente in den harnableitenden Wegen und herdförmig als Kristalldrusen im Interstitium der Organe (Abb. 7.46). Ablagerungen treten weiterhin bevorzugt im Bindegewebe der Sohlenballen sowie in den Metatarsal- und Tarsalgelenken auf.

Störungen im Abbau der Purinbasen führen zu einer vermehrten Bildung von *Guanin* und *Xanthin*. Beim Schwein kommt in seltenen Fällen eine Guaningicht mit Guaninablagerungen in Gelenken und in der Muskulatur vor. Beim Rind hat man zuweilen Guanin- und Xanthinablagerungen in Form von scholligen Massen im Retikulum von Milz, Lymphknoten und Leber angetroffen.

7.3.7 Pathologie des Mineralstoffwechsels

Die Aufrechterhaltung der Homöostase des Serumkalziums ist konstant mit dem Serumphosphor verbunden: $Ca^{++} \times HPO_4^{--} = \text{const}$. Das bedeutet, daß nicht nur Änderungen des Kalziumstoffwechsels, sondern auch Änderungen im Phosphorstoffwechsel das Skelett als Depotorgan für Kalzium beanspruchen, soweit kein Ausgleich über enterale Resorption oder renale Ausscheidung möglich ist.

Depotorgan Skelett Der Stützfunktion des Skeletts entsprechen die hierarchischen Strukturen, die in der Entwicklung von statisch-dynamischen Einflüssen geprägt werden. Als Stoffwechselorgan speichert das Skelett Kalzium und Phospor, wobei die Aufrechterhaltung der Kalziumhomöostase die wichtigste Aufgabe ist.

Kalzium liegt im Skelett in mobiler und fixer Form vor. Das *mobile Kalzium* dient zur Aufrechterhaltung der aktuellen Kalziumhomöostase, d. h. es sind überwiegend Ca-Ionen, die aus dem Skelett von der extrazellulären Flüssigkeit herausgelöst werden können, wobei Zitrate und Laktate für die notwendige Änderung der Wasserstoffionenkonzentration in den sauren Bereich sorgen. Das mobile ionisierte Kalzium liegt gebunden an Proteoglykane der Appositionssäume sowie der Grenzscheiden von Knochenzellhöhlen und Knochenkanälchen und angelagert an die Oberfläche der Apatitkristalle vor.

Demgegenüber ist das *fixe Kalzium*, das stabil im Hydroxylapatit des mineralisierten Knochengewebes gebunden ist, nicht zur aktuellen Bedarfsdeckung geeignet. Das im Hydroxylapatit gebundene Kalzium kann nur durch zelligen Abbau des Knochengewebes (Osteoklasten, Osteolyozyten, Osteozyten) freigesetzt werden und ist demnach nur für eine langfristige Bedarfsdeckung verfügbar. Die langzeitige Bedarfsdeckung führt zu einer Abnahme des Bestandes an Knochengewebe. Damit die Stützfunktion des Skeletts dabei lange erhalten bleibt, liegt eine Trennung zwischen dem stützenden funktionellen und dem metabolischen Knochengewebe vor. Bei Vögeln, insbesondere Legehennen, wird das metabolische Knochengewebe vom sogenannten Medullärknochen und bei Säugern von lamellären Anschichtungen an innere Generallamellen und Spongiosabälkchen repräsentiert. Erst nach Abbau des metabolischen Knochengewebes werden auch die funktionellen Strukturen in die Ca-Freisetzung einbezogen (Abb. 7.47 u. 7.48).

7.3.7.1 Regulatoren der Kalziumhomöostase

Vitamin D Der Organismus deckt seinen Vitamin D-Bedarf aus der Nahrung und synthetisiert in der Haut unter UV-Bestrahlung aus Lanosterol das Provitamin Cholecalciferol. Calciferol wird in der Leber zu 25-Hydroxycholecalciferol metabolisiert, das als Synergist des Parathormons gilt. In der Niere wird durch Hydroxylierung der wirksamste Metabolit, das 1,25-Dihydroxycholecalciferol, gebildet. Es fördert durch Bildung von Trägerproteinen in der Darmmukosa die enterale Kalziumresorption und den Einbau von Kalzium in das Kno-

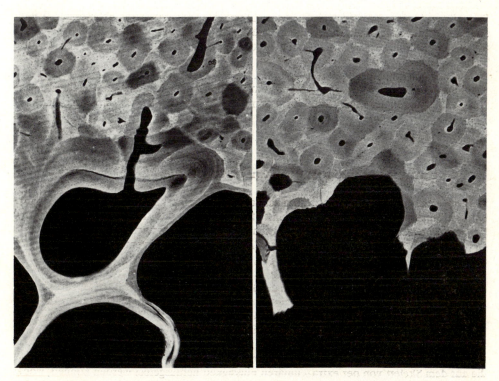

Abb. 7.47 Verhalten des metabolischen Knochengewebes bei einer Milchkuh: li: Breite lamelläre Anschichtungen als Kalzium-Depot an Corticalis und Spongiosabälkchen (Retentionsphase im letzten Trächtigkeitsmonat); re: Vollständiger Abbau des Depots (Mobilisationsphase 4 Wochen nach Laktationsbeginn). – Mikroradiogramm, 40 ×

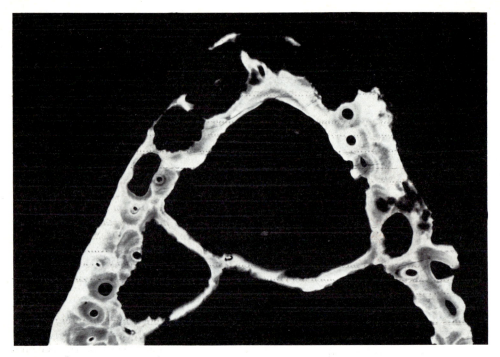

Abb. 7.48 Übergreifen der Abbauvorgänge nur auf das funktionelle Knochengewebe (Osteodystrophia fibrosa): Chronische Kalzium-Bedarfsdeckung bei sekundärem Hyperparathyreoidismus. – Rippenquerschnitt – Mikroradiogramm, 25 ×

chengewebe. Über Hemmung der Ca- und P-Ausscheidung werden Serumkalzium und -phosphor erhöht.

Parathormon Das Parathormon wird in den Hauptzellen der Epithelkörperchen (Parathyreoideae) gebildet. Dabei entsprechen die dunklen Hauptzellen mit Sekretgranula Speicherformen. Mit Zunahme der Inkretion werden sie entspeichert und wandeln sich zu hellen Hauptzellen. Das Parathormon fördert bei hypokalzämischer Stoffwechsellage die Freisetzung von Kalzium aus dem Skelett durch osteoklastischen Knochengewebsabbau. Dabei ist die Wirkung des Parathormons vermutlich gebunden an das Vorhandensein von 25-Hydroxycholecalciferol. Die renale Wirkung besteht in einer Hemmung der Ca-Ausscheidung. Gleichzeitig ist die Rückresorption von P im proximalen Tubulus gehemmt und die P-Sekretion im distalen Nephron gesteigert. Eine hyperkalzämische Stoffwechsellage inhibiert die Parathormoninkretion.

Calcitonin Die C-Zellen in der Schilddrüse (bei Säugern: Thyreocalcitonin) oder im ultimobranchialen Körper (Vögel) bilden das Calcitonin, das Antagonist zum Parathormon ist. Bei hyperkalzämischen Stoffwechsellagen hemmt das Calcitonin den osteoklastischen Knochengewebsabbau mit Freisetzung von Skelettkalzium und fördert die Osteoblastentätigkeit mit vermehrter Ca-Bindung im Skelett. Dabei ist die Ca-Ausscheidung vermehrt und über eine Synthesehemmung von 1,25-Dihydroxycholecalciferol in der Niere die enterale Ca-Resorption herabgesetzt.

7.3.7.2 Störungen der Kalziumhomöostase

Hypokalzämische Tetanie Das Absinken des Serum-Ca-Spiegels bewirkt eine erhöhte neuro-muskuläre Erregbarkeit, die sich bis zum tonischen Muskelkrampf (Tetanie; gr. tetanos = Spannung) steigern kann.

Der *parathyreopriven Tetanie* liegt eine Insuffizienz der Epithelkörperchen zugrunde bei der, infolge des Ausfalls der Parathormonwirkung, die Freisetzung von Skelettkalzium unterbleibt.

Häufiger entsteht die *Tetanie aus Kalziummangelzuständen,* die exogen oder endogen bedingt sein können. Die exogen bedingten Formen beruhen auf einer mangelhaften Ca-Aufnahme aus dem Futter. Dazu sind auch die als Begleiterscheinung auftretenden Tetanien bei Rachitis und Osteomalazie zu rechnen. Endogen ist dagegen die Tetanie bei Osteodystrophia fibrosa bedingt, wenn in der Phase der Remission als Folge der vermehrten Knochengewebsbildung, das zwangsläufig mineralisiert wird, eine Hypokalzämie entsteht.

Die *hypokalzämische Laktationstetanie* bei Milchkühen tritt mit dem Anstieg der Laktationsleistung und negativ werdender Ca-Bilanz auf. Dabei liegt entweder eine temporäre Insuffizienz der Epithelkörperchen vor oder, bedingt durch vorausgegangene Trächtigkeiten und Laktationen in schneller Folge, sind die Depots an mobilem und fixem Kalzium (metabolisches Knochengewebe) nicht aufgefüllt worden. Eine Erschöpfung der Ca-Depots in der 2. Hälfte der Laktation scheint auch bei Hündinnen der kleinwüchsigen Rassen zur hypokalzämischen Tetanie (»Eklampsie«) zu führen.

Rachitis und Osteomalazie Kennzeichnend ist die ausbleibende Mineralisation des Knochengewebes, das in der osteoiden Phase erhalten bleibt: bei Rachitis der Jungtiere das im Rahmen des Wachstums neugebildete und bei Osteomalazie adulter Tiere das beim inneren Umbau (Turnover) entstehende Knochengewebe. Rachitis und Osteomalazie sind infolge des üblichen Sicherungszusatzes an Vitamin D im Futter selten gewordene Krankheitsbilder. Der Vitamin D-Mangel kann durch unzureichende Biosynthese von Cholecalciferol in der Haut, Störungen der enteralen Resorption oder Vitamin D-armes Futter entstehen. Für die Pathogenese ist der Mangel an Nahrungskalzium weniger bedeutungsvoll. Bei Pflanzenfressern (Rindern) sind Rachitis und Osteomalazie auch als Folgen einer hypophosphatämischen Stoffwechsellage bei P-armer Fütterung aufgetreten.

Kennzeichen der Rachitis (gr. rhachis = Rücken, Rückgrat; »itis«) sind, zuerst an primären und sekundären Spongiosabälkchen, dann an den periostal entstehenden Lamellen, osteoide Säume. Da Osteoid von Osteoklasten nicht abgebaut werden kann, behalten die Metaphysen der Röhrenknochen den auf den Durchmesser der Epiphysenfugenplatte angepaßten Umfang (»Doppelgelenke«) bei. Infolge der ausbleibenden Differenzierung zu Blasenknorpel mit Glykogenakkumulation und präparatorischer Matrixverkalkung wird der Säulenknorpel nicht oder unregelmäßig aufgeschlossen, so daß die Epiphysenfugenscheiben durch die erhaltene Knorpelzellproliferation an Dicke zunehmen. An der Epiphysenfugenscheibe entsteht die »rachitische Zone« mit einem Gewirr osteoider Bälkchen, unaufgeschlossenen Knorpelzapfen und Fasermark (Abb. 7.49).

Kennzeichen der Osteomalazie (gr. malakia = Weichheit) ist der schleichende Ersatz mineralisierten Knochengewebes durch osteoides, der zuerst an Spongiosabälkchen und Generallamellen erfolgt, in fortgeschritteneren Fällen auch auf den Osteonknochen übergreift. Zuerst als osteoide Säume ausgebildet werden später bandförmig durch den Knochen ziehend ganze Abschnitte in osteoides Knochengewebe umgebaut (LOOSERsche Umbauzonen der Rippen und Beckenknochen).

Hyperparathyreoidismus Ursache des zelligen Abbaues von Knochengewebe, der zum Krankheitsbild der Osteodystrophia fibrosa generalisata führt, ist eine vermehrte Sekretion von Parathormon durch die Epithelkörperchen.

Der *primäre Hyperparathyreoidismus* entspricht einer autonomen vermehrten Parathormonsekretion durch hormonell aktive Neoplasien der Epithelkörperchen, die einen über-

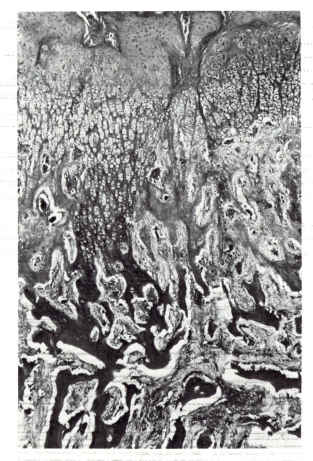

Abb. 7.49 Rachitis: Unregelmäßige Eröffnung des Säulenknorpels der Epiphysenfugenscheibe mit neugebildeten osteoiden (hell gefärbten) und älteren mineralisierten (dunkel gefärbten) Spongiosabälkchen (Affe). – H. E., 25 ×

stürzten osteoklastischen Knochengewebsabbau verursacht. Die Kalziumfreisetzung aus dem Skelett induziert eine hyperkalzämische Stoffwechsellage, die vermehrte renale P-Ausscheidung eine Hypo- oder Normophosphatämie und Nephro- und Urolithiasis. Über Einzelfälle ist bei Hunden berichtet worden.

Der *sekundäre Hyperparathyreoidismus* entsteht als regulatorischer Vorgang, der durch Freisetzung von Kalzium aus dem Skelett den Ca-Bedarf deckt. Zeichen der vermehrten Parathormonbildung und -sekretion ist die Hauptzellenhyperplasie in den Epithelkörperchen. Ein erhöhter Ca-Bedarf entsteht aus endogenen und exogenen Ursachen.

Endogene Ursache ist bei Hunden vielfach die chronische interstitielle Nephritis bzw. Pyelonephritis. Durch die Schädigung der distalen Tubulusabschnitte entsteht eine Azidose, bei der Kalzium zur Bindung und Ausscheidung der sauren Radikale verbraucht und entsprechend aus dem Skelett mobilisiert wird (renaler sekundärer Hyperparathyreoidismus). Exogene Ursachen sind beispielsweise eine einseitige Fütterung mit Getreideprodukten bei Einhufern oder mit Muskelfleisch bei Fleischfressern, durch deren hohen P-Überschuß und Ca-Mangel eine hyperphosphatämische und hypokalzämische Stoffwechsellage bedingt ist. Die aus dem Skelett erforderliche Ca-Bedarfsdeckung erfolgt über einen sekundären alimentären Hyperparathyreoidismus. Die anfänglich regulative Überfunktion der Epithelkörperchen kann sich bei länger anhaltender Mineralstoffwechselstörung verselbständigen und zur autonomen Überfunktion werden, die dem primären Hyperparathyreoidismus entspricht und beispielsweise über eine ausgeglichenere Fütterung nicht mehr beeinflußbar ist: *Tertiärer Hyperparathyreoidismus.*

Die beim sekundären Hyperparathyreoidismus kennzeichnende Ca-Freisetzung aus dem Skelett zeigt sich zuerst als Abbau des metabolischen Knochengewebes durch Osteoklasten. Der Abbau greift bei anhaltender Stoffwechselstörung schließlich auf das funktionelle Knochengewebe über: Osteodystrophia fibrosa generalisata (Abb. 7.48). Anstelle des abgebauten Knochengewebes entwickelt sich ein Fasergewebe, das an mechanisch stark beanspruchten Stellen (Kieferknochen) luxuriert. Bei Jungtieren ist infolge der Markfibrose der Aufschluß der Epiphysenfugenscheiben unregelmäßig (Abb. 7.50).

Die Osteodystrophia fibrosa zeigt bei längerem Bestehen vielfach einen verminderten Abbau und eine verstärkte Knochengewebsbildung. Der einer Remission entsprechende Zustand wird auf eine vermehrte Sekretion von Calcitonin (Hypercalcitonismus) zurückgeführt, der sich aus dem Überangebot aus dem Skelett freigesetzten Kalziums entwickelt.

Hypervitaminose D Entstehend aus einer übermäßigen langdauernden Vitamin D-Aufnahme (tägl. Bedarf des wachsenden Hundes: 10. I.E./kg Körpergewicht) oder aus der Aufnahme von Futterpflanzen, die einen hyperkalzämisierenden Wirkstoff enthalten (enzo-

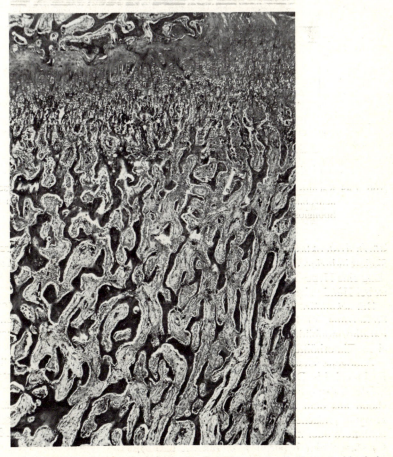

Abb. 7.50 Osteodystrophia fibrosa: Schmale, gut abgesetzte Epiphysenfugenscheibe, osteoklastischer Abbau der metaphysären Spongiosabälkchen und Fasermark mit desmaler Knochenbälkchenneubildung (alimentärer sekundärer Hyperparathyreoidismus, Katze). – H. E., 25 ×

otische Kalzinose des Rindes), entwickelt sich eine Hyperkalzämie mit den charakteristischen dystopischen Verkalkungen (s. S. 51, 241). Am Skelett wird anfänglich ein gesteigerter Knochengewebsabbau beobachtet, der auf dem Synergismus zwischen Parathormon und dem vermehrten 25-Hydroxycholecalciferol beruht. Mit Zunahme der Hyperkalzämie stellen die Epithelkörperchen die Parathormonsekretion ein, der Knochengewebsabbau klingt ab, und die C-Zellen sezernieren vermehrt Calcitonin. Im Skelett wird Kalzium retiniert, indem vermehrt Knochengewebe gebildet wird, das mineralisiert. Dabei zeigt das Skelett vor allem im Bereich der Spongiosa Zubildung neuer Knochenbälkchen (Osteosklerose), die aufgrund des hohen Proteoglykangehaltes in der Matrix besonders intensiv mineralisieren.

Fluorose Die Auswirkungen einer vermehrten Aufnahme von Fluor sind abhängig von der aufgenommenen Menge, der Einwirkungszeit sowie von der Resorbierbarkeit der Fluoride (Natriumfluorid leicht, Kalziumfluorid schwer resorbierbar). Kleine Mengen Fluor fördern die Bildung von schwer löslichem Fluorapatit in den Zähnen (Kariesprophylaxe). Größere Mengen Fluor schädigen dagegen das Skelett. Der Hydroxylapatit des Skeletts wird allmählich durch Fluorapatit ersetzt, der nur sehr schwer von Osteoklasten abgebaut werden kann. Gleichzeitig stimuliert Fluor die Osteoblasten zur vermehrten Knochengewebsbildung. Im Skelett bildet sich eine Osteosklerose mit periostaler Osteophytenbildung aus. Vielfach werden auch bei geringerer Dosierung Mineralisationsstörungen beobachtet, die rachitis- oder osteomalazieähnliche Skelettveränderungen auslösen, da die Fluoridionen Ca^{++} aus dem Skelett herauslösen. Ursache der Fluorose sind vielfach Emissionen von Aluminiumfabriken, Hüttenwerken und chemischen Fabriken, durch die Futterpflanzen mit Fluor angereichert werden.

7.3.8 Pathologie der Verhornung

Störungen der Verhornung werden an Geweben mit differenzierten intermitotischen Zellen beobachtet, die normalerweise als Schutzeinrichtung in unterschiedlicher Ausprägung verhornen, wie äußere Haut und kutane Schleimhäute. Die Hornbildung ist ein intrazellulärer Vorgang, der dadurch eingeleitet wird, daß in den differenzierten intermitotischen Tochterzellen des Stratum germinativum Tonofibrillen auftreten, die in Zusammenhang mit den desmosomalen Zellverbindungen stehen. Mit dem weiteren Ausreifen der Zellen nehmen die Tonofibrillen an Menge zu (Stratum spinosum) und Keratohyalinkörner treten hinzu (Stratum granulosum). Aus verquollenen Tonofibrillen, sich auflösenden Keratohyalinkörnchen (Eleidin) und absterbenden Zellorganellen entsteht das Keratin, das in den Zellen des Stratum lucidum bereits vorliegt. Abgestorbene kernlose Zellen, die unter Dehydratation überwiegend aus strukturiertem Keratin bestehen, bilden das Stratum corneum, das unter Verlust der Zellbindungen abschilfert (äußere Haut) oder in Zusammenhang erhalten bleibt (Huf, Klaue).

Störungen der Verhornung werden allgemein als *Dyskeratosen* bezeichnet. Eine verstärkte Verhornung kennzeichnet die Hyperkeratosen und eine fehlerhafte Hornbildung die Parakeratosen (gr. keras = Horn).

Eine vermehrte Verhornung kann durch eine mangelhafte Abschilferung des Stratum corneum vorgetäuscht werden *(Retentionshyperkeratose)*. Die mangelhafte Pflege bzw. ungenügende Abnutzung des Huf- und Klauenhorns (Stallklauen) führt zu einer Retentionshyperkeratose.

Eine vermehrte Hornbildung kennzeichnet die *Proliferationshyperkeratose*, die als Ausdruck der vermehrten Bildung differenzierter intermitotischer Zellen eine Dickenzunahme der keratinbildenden Zellschichten, überlagert von einem mächtigen Stratum corneum, zeigt. Proliferationshyperkeratosen können generalisiert vorkommen oder lokal begrenzt bleiben.

Die *lokal begrenzt bleibende Proliferationshyperkeratose* tritt als Anpassungswachstum nach längere Zeit und wiederholt oder ständig einwirkenden Druckbelastungen auf, wie z. B. an den Sohlenballen von Hühnern und Puten (Abb. 7.51) oder in der Haut über Kno-

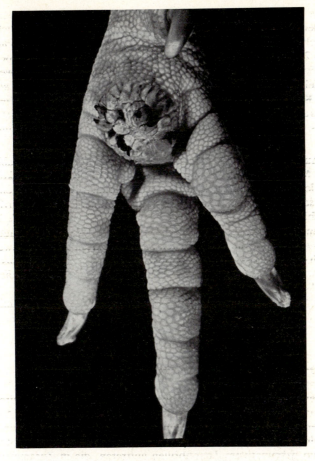

Abb. 7.51 Proliferationshyperkeratose am Sohlenballen einer Mastpute

chenvorsprüngen als Liegeschwielen (Callositas – Ellenbogengelenk großer Hunde). Eine *metabolisch bedingte Proliferationshyperkeratose* der kutanen Schleimhäute wird beim Vitamin A-Mangel beobachtet, der z. B. zur übermäßigen Verhornung der Maul-, Ösophagus- und Pansenschleimhaut bei Wiederkäuern oder der kutanen Schleimhaut des Muskelmagens bei Vögeln führt. Die Verhornung des Drüsenepithels bei der Avitaminose A entspricht dagegen einer Metaplasie (s. S. 271). Eine Beziehung zum Vitamin A-Stoffwechsel wird auch bei Vergiftungen mit Chlornaphthalinen, wie sie in bestimmten Holzschutzmitteln enthalten sind, vermutet. Die orale Aufnahme durch Rinder verursacht die mit einer Hyperkeratose der Haut einhergehende sogenannte X-Disease. Auch die äußerliche Einwirkung von chlorierten Naphthalinen auf die Haut kann eine lokal begrenzt bleibende Hyperkeratose auslösen. Eine Proliferationshyperkeratose der Sohlenballen kommt in Einzelfällen bei Hunden, Nerzen und Frettchen als Folge einer Infektion mit dem Staupe-Virus (Hartballenstaupe, hard pad disease) vor. Eine Hyperkeratose der Pansenschleimhaut entwickelt sich bei Mastkälbern mit chronischer Dilatation des Pansens. Bei Zersetzung des angeschoppten Milchaustauschers lösen die entstehenden Fettsäuren das Wachstum und die Verhornung des Pansenepithels aus. Hormonell bedingte Verhornung des Vaginalepithels ist kennzeichnend für den Östrus und wird zum biologischen Nachweis von Östrogenen an Mäusen benutzt.

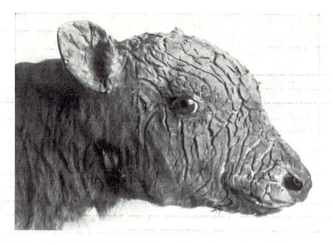

Abb. 7.52 Ichthyosis congenita beim Kalb

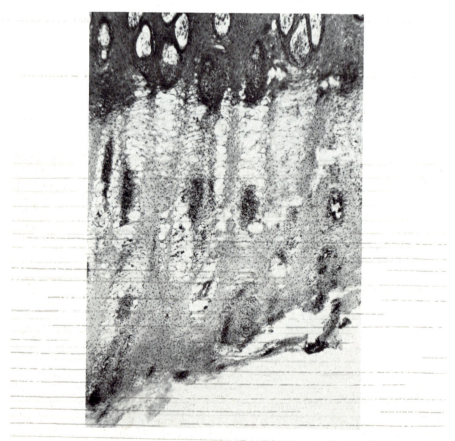

Abb. 7.53 Parakeratose des Hufhorns beim Pferd mit erhaltenen Zellkernen und interzellulärem Ödem nach Huflederhautquetschung. – H. E., 40 ×

Leukoplakien entsprechen einer Hyperkeratose mit Hyperplasie der Basalzellen des Plattenepithels, z. B. im oberen Abschnitt des Verdauungsapparates bei Pferden. Beim Menschen ist ein Teil der Leukoplakien (Mundhöhle, Vagina, Zervix) als Präkanzerose anzusehen.

Eine Sonderstellung nimmt die *angeborene Fischschuppenkrankheit (Ichthyosis congenita)* des Kalbes ein, die als Letalfaktor bewertet wird. Sie entspricht einer generalisierten oder lokal begrenzten Proliferationshyperkeratose der Haut, bei der die haarlose Haut von dicken Hornschuppen bedeckt ist (Abb. 7.52). Lokale Hyperkeratosen sind auch die hornförmigen Gebilde, die der Haut aufsitzen (Cornu cutaneum). Die Ursache der Hauthornbildung ist unbekannt, wahrscheinlich handelt es sich um lokale Fehlentwicklungen.

Eine quantitativ vermehrte aber qualitativ minderwertige Hornbildung kennzeichnet die *Parakeratose*. Die Störung der Keratinisation zeigt sich in einer mangelhaften oder fehlenden Bildung von Tonofibrillen und Keratohyalinkörnern sowie in einer ausbleibenden Ausreifung der verhornenden Zellschichten, so daß auch die Zellen des Stratum corneum noch kernhaltig bleiben. Infolge der fehlenden Tonofibrillen ist im Stratum spinosum der desmosomale Zusammenhalt der Zellen gering. Es entstehen interzellulär Lücken, die sich mit Flüssigkeit füllen können (interzelluläres Ödem) und zur erweichten Hornbeschaffenheit bei Parakeratose beitragen (Abb. 7.53).

Die Parakeratose der Haut ist vielfach Begleiterscheinung (Abb. 7.54) einer chronischen Dermatitis bzw. eines Ekzems. Der chronische Zinkmangel führt bei Schweinen zur Entstehung einer Parakeratose der Haut, die auch bei einseitiger Fütterung mit Getreideprodukten oder Fischmehl auftreten kann (Parakeratosis diaetetica).

An Hufen und Klauen kann nach Verletzungen und Entzündungen der Lederhaut ein weiches, schmierig-zerfallendes parakeratotisches Horn gebildet werden.

7.3.9 Konkremente, Pseudokonkremente, Bezoare und Konglobate

Konkremente können sich im Gangsystem von Sekretions- und Exkretionsorganen und in Hohlorganen bilden. Sie entsprechen einer Ausfällung von Mineralsalzen, deren Löslich-

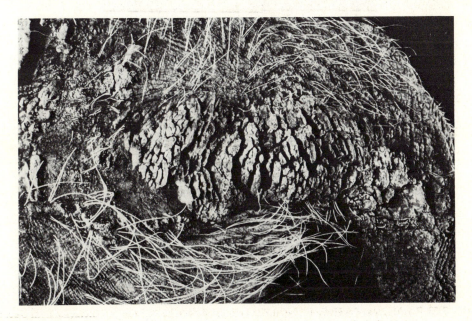

Abb. 7.54 Parakeratose bei chronischer Dermatitis (Mikrosporon-Infektion), Wildschwein

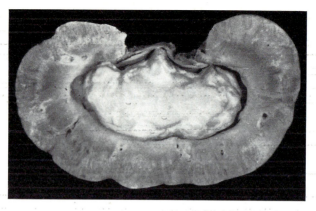

Abb. 7.55 Ausgußstein des Nierenbeckens beim Hund mit Atrophie des Nierenmarkes

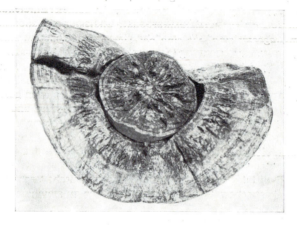

Abb. 7.56 Darmstein (Kernstein) vom Pferd mit konzentrischer Schichtung und variierender Struktur

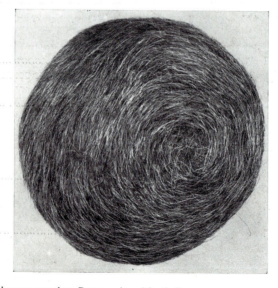

Abb. 7.57 Zootrichobezoar aus dem Pansen eines Mastkalbes

keitsprodukt überschritten wird, wobei als Hilfsursache eine Zerstörung der Schutzkolloide hinzutreten muß, die unter physiologischen Bedingungen die Salze in Lösung halten. Der Zerstörung der Schutzkolloidwirkung kann eine fehlerhafte Synthese oder Sekretion von kolloidalen Substanzen zugrunde liegen, oder sie geht beispielsweise bei Entzündungen vollständig verloren.

Konkremente entstehen vielfach schicht- oder schalenförmig um einen Kern, der von einem Mikrokonkrement, Epithelzellen, Exsudat, gestautem Sekret u. a. gebildet wird. Die Oberfläche kann glatt oder uneben-höckerig bis rauh-stachelig gestaltet sein. Dabei besteht eine enge räumliche Verflechtung zwischen organischer Substanz als »Stroma« und Mineralsalzen. Konkremente treten solitär oder multipel auf, wobei die Multiplizität Kontaktflächen der Konkremente untereinander bedingt (Facettensteine). Große Konkremente können als Ausgußsteine das Hohlraumsystem eng anliegend ausfüllen.

Am häufigsten treten bei Tieren Konkremente im Nierenbecken oder in der Harnblase (Urolithiasis) auf (Abb. 7.55). Sie bestehen aus Ca-, Mg-Phosphat, Ca-Oxalat. Seltener sind Urat- oder Cystinsteine. Bei Schweinen kommen in der Harnblase auch sandförmige Ausfällungen (Sedimente) von Ammonium-Magnesiumphosphat vor. Konkremente in den Gallenwegen (Cholelithiasis), vor allem in der Gallenblase, sind zumeist Eindickungskonkremente, die allmählich erhärten und aus Kalziumkarbonat, Cholesterin, Gallensäuren und Gallenfarbstoffen zusammengesetzt sind. Sie sind bei Tieren im Gegensatz zum Menschen von geringerer pathogenetischer Bedeutung (Steinkolik, Verschluß, Ikterus).

Im Gangsystem der Speicheldrüsen und der Bauchspeicheldrüse werden gelegentlich Ablagerungen von multiplen Steinen (Sialolithen) aus Kalziumkarbonat beobachtet, die aus einer Sekreteindickung hervorgehen. Aus Sekreteindickungen gehen auch geschichtete Mikrolithen (Corpora amylacea) im überalterten Kolloid der Schilddrüse und in der Milchdrüse hervor. Bis kopfgroße Konkremente aus Ammonium-Magnesiumphosphat-Ausfällungen können bei Pferden im Dickdarm (Enterolithen) entstehen (Abb. 7.56). Sie entwickeln sich schichtweise um einen Kern (Stein, Hufnagel), vor allem bei Pferden mit P-überschüssiger Roggen- und Weizenkleiefütterung (Müllerei-Pferde).

Zur Bildung von **Pseudokonkrementen** kann die dystrophische Verkalkung von angestautem Exsudat und nekrotischem Gewebe führen, die sich zu steinharten Körpern umwandeln.

Als Eitersteine kommen sie nach dem Luftsackempyem bei Pferden oder als Bronchiolithen nach eitriger Bronchitis in Bronchiektasien vor. Aus nekrotischen Epithelzellen und Eiterpfröpfen entwickeln sich Tonsillarsteine. Die Verkalkung des Smegmas fördert die Bildung von Präputialsteinen bei Hengsten. Aus verkalkenden Thromben können Venensteine (Phlebolithen) entstehen.

Im Verdauungskanal können sich aufgenommene Haare zu fest verfilzten Haarbällen (**Bezoare**) zusammenballen. Die aus Tierhaaren bestehenden *Zootrichobezoare* liegen vor allem im Magen. In großer Zahl und sehr häufig kommen Bezoare bei Milchmastkälbern im Pansen vor. Das ausgeschwitzte Kochsalz auf der Haut reizt zum intensiven Belecken mit Haaraufnahme an; begünstigt durch die Aufzucht ohne strukturiertes Futter (Abb. 7.57).

Aus Pflanzenhaaren bestehende Bezoare *(Phytotrichobezoare)* kommen seltener vor. Im Kolon des Pferdes können die sog. Hafersteine auftreten, die aus Zusammenballungen von Hafergrannen mit anderen Futterpartikeln bestehen und mit Ammonium-Magnesiumphosphat inkrustiert sind.

Konglobate im Verdauungskanal bestehen aus Zusammenballungen unverdauten oder schwer verdaulichen Futters und werden im Pansen bei Wiederkäuern oder im Dickdarm festgestellt. Begünstigend wirkt bei Fleischfressern eine an Ballaststoffen arme Fütterung, die nur eine schwache Peristaltik der Darmwand auslöst. Bei Hunden können nach reichlicher Knochenaufnahme Zusammenballungen von Knochenkot (Koprolithen) im Dickdarm auftreten.

7.4 Nekrose

Mit Nekrose (gr. nekros = tot) wird der morphologische Status an Zellen beschrieben, der kennzeichnend für das Erlöschen der Zellfunktionen ist. Es können nur einzelne Zellbestandteile absterben, wie bei der *intrazellulären fokalen Nekrose*, wobei unter bestimmten Voraussetzungen die Zellfunktion wieder hergestellt werden kann. Der Tod der ganzen Zelle entspricht der *Zellnekrose*. Nekrosen, die Gewebsverbände unter Einbeziehung von Parenchym und Stroma umfassen, werden als Massennekrosen bezeichnet.

7.4.1 Intrazelluläre fokale Nekrosen

Unter physiologischen Bedingungen und vermehrt unter Belastungen fallen im Zytoplasma der Zellen verbrauchte oder geschädigte Zellorganellen bzw. -areale an, die durch *Autophagie* als Selbstschutzeinrichtung für die Zelle unschädlich beseitigt werden. Schläuche des endoplasmatischen Retikulums umschließen als Vesikel mit Doppelmembran die geschädigten Zellorganellen. Unter Auflösung der inneren Membran werden saure Hydrolasen in das Vesikellumen freigesetzt oder von primären Lysosomen übernommen: Zytolysosom. Die in die Zytolysosomen eingeschlossenen Teile können aufgelöst und resorbiert oder aus der Zelle

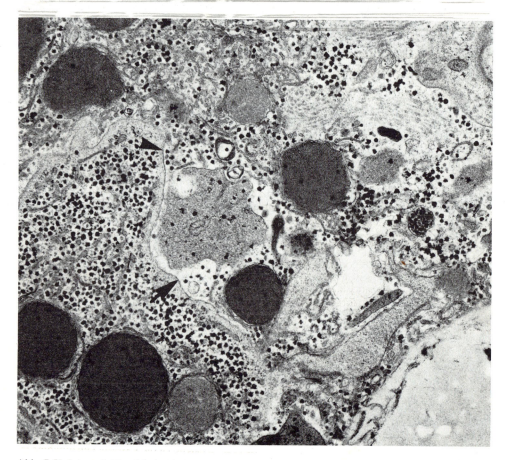

Abb. 7.58 Intrazelluläre fokale Nekrose in einer Leberzelle: Einschluß verdichteter Mitochondrien und eines geschädigten Zellareals (▶) in Zytolysosomen. – (Aufn. A. KAUFMANN), 18 000 x

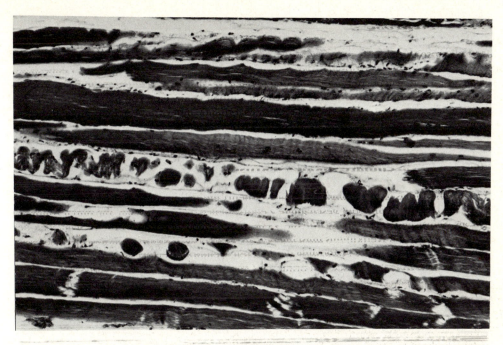

Abb. 7.59 Intrazelluläre fokale Nekrose bei hyaliner Muskeldegeneration eines Pferdes: Koagulationsnekrose und scholliger Zerfall des Sarkoplasmas bei erhaltenen Sarkolemmschläuchen und Zellkernen. – H. E., 100 ×

ausgeschleust werden (Exozytose). Vielfach bleiben verdichtete Restkörper als geschichtete Myelinkörper oder Lipofuszingranula erhalten (Abb. 7.58).

7.4.1.1 Hyaline Muskeldegeneration

Die hyaline oder wachsartige Degeneration der Skelettmuskulatur (ZENKER) entspricht einer intrazellulären Nekrose des Sarkoplasmas. Sie entsteht auf der Grundlage einer gestörten Energiebildung in den Muskelzellen und mit einer pH-Verschiebung in den sauren Bereich durch anaerobe Glykolyse. Anfänglich verliert die Muskelfaser die Querstreifung, und es kommt zur feinstaubigen Fettphanerose, gefolgt von einer amorphen Gerinnung des Sarkoplasmas zu homogen eosinophilen Massen (»Hyalin«), die schollig zerfallen. Dabei bleiben Sarkolemm und Zellkerne erhalten (Abb. 7.59). Nach Auflösung des geronnenen Sarkoplasmas durch Hydrolasen eingewanderter Granulozyten und Histiozyten (Sarkolyten) kann im entleerten Sarkolemmschlauch, ausgehend von den erhaltenen Zellkernen (Sarkoplasten), die Regeneration der Muskelzellen einsetzen (s. S. 278). Einbeziehung von Sarkolemm und Zellkernen in die Nekrose entspricht dem Zelltod ohne Regenerationsfähigkeit.

Die sogenannte hyaline Muskeldegeneration kann als »Kreuzlähme« (Lumbago) oder paralytische Myoglobinurie bei Pferden nach Ruhetagen mit reichlicher Fütterung und Glykogenakkumulation dann auftreten, wenn es bei forcierter Bewegung zum Energiedefizit mit anaerober Glykolyse kommt. Bevorzugt erkranken die Kruppen-, Oberschenkel- und Rückenmuskulatur. Das aus den geschädigten Muskelzellen austretende Myoglobin wird über die Niere ausgeschieden (Myoglobinurie). Die akute Rückenmuskelnekrose bei Schweinen der Fleischschweinrassen beginnt gleichfalls mit einer hyalinen Muskeldegeneration, die aus einer Hypoxie mit anaerober Glykolyse entsteht. Als Ursache ist die Faserdickenzunahme in der Skelettmuskulatur durch Selektion auf Muskelbildungsvermögen anzusehen, die zur Verlängerung der Diffusionsstrecke mit einem Sauerstoffdefizit bei Bewegungsaktivitäten führt.

258 Regressive Veränderungen

Als nutritive Myopathie gilt die Weißmuskelkrankheit bei Kälbern, Lämmern, Ferkeln und Fohlen, für die ein Mangel an Selen oder Vitamin E als Ursache angesehen wird. Selen und Vitamin E als Antioxydantien verhindern die Oxydation ungesättigter Fettsäuren.

7.4.2 Zellnekrosen

Mit Zellnekrose wird der intravitale Zelltod bezeichnet, der zum Erlöschen aller Zellfunktionen – Energiebildung und Synthesefähigkeit – führt. Er kann aus intrazellulären fokalen Nekrosen hervorgehen, wenn für das Überleben der Zellen notwendige Zellorganellen irreversibel zerstört sind.

Zellnekrosen zeigen irreversible Zellschädigung am Zellkern mit Pyknose, Kernwandhyperchromatose und Karyorrhexis oder Karyolyse. Am Zytoplasma liegen einleitend Zellhydrops mit Mitochondrienschwellung und Auflösung aller Membransysteme (endoplasmatisches Retikulum, Lysosomen, GOLGI-Apparat), gelegentlich auch Fettphanerose, vor. Lichtmikroskopisch werden die Zellnekrosen als homogen-eosinophile Koagulationsnekrosen oder aufgelockert als Kolliquationsnekrosen mit Übergängen zur Zytolyse charakterisiert. Häufigste Ursachen für Zellnekrosen sind die Hypoxie und membranschädigende Gifte, so daß die Störung der Energiebildung durch den Übergang von der oxydativen Phosphorylierung zur anaeroben Glykolyse mit pH-Verschiebung in den sauren Bereich gekennzeichnet ist. Die Anreicherung mit Laktat und Zitrat fördert dabei die Wirkung der aus den sich auflösenden Lysosomen freigesetzten Hydrolasen im Zytoplasma (*Kolliquationsnekrose*). Die Dehydratation führt zur *Koagulationsnekrose* (Abb. 7.60 u. 7.61).

Zellnekrosen werden an allen Zellen beobachtet. Dabei gilt, daß Zellen mit hohem Energiebedarf (Ganglien-, Herzmuskel-, Leber- und Nierentubuluszellen) empfindlicher sind als Zellen mit geringerer Stoffwechselleistung (Fibrozyten). Zellnekrosen können nur in einem Organ, als Ausdruck einer lokalisierten oder organspezifischen Schädigung, oder wie bei

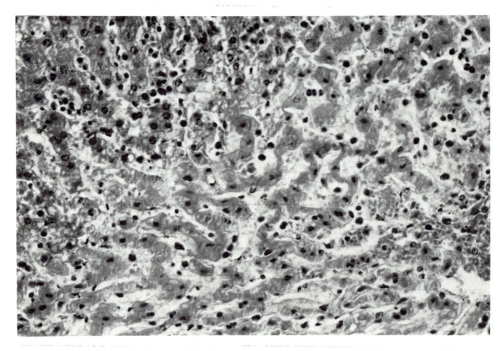

Abb. 7.60 Koagulationsnekrose der Leberzellen mit Pyknose und Karyorhexis im Läppchenzentrum bei Leberdystrophie eines Rindes. – H.E., 250 ×

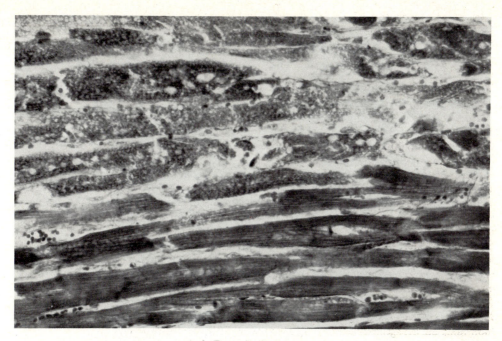

Abb. 7.61 Kolliquationsnekrose der Muskelzellen mit Fibrillolyse in einem akuten Myokardinfarkt eines Pferdes. – AZAN, 250 ×

Hypoxämien oder Toxinämien gleichzeitig in mehreren Organen auftreten. Die Zellnekrosen können als Einzelnekrosen verstreutliegend auftreten, wie beispielsweise disseminierte Herzmuskelzellnekrosen als Kolliquationsnekrosen mit Fibrillolyse oder Koagulationsnekrosen mit homogenisiertem Sarkoplasma. Es können auch organspezifische Zellen in größerer Anzahl betroffen sein, wie die zentroazinären Leberzellen bei der hypoxisch bedingten Leberdystrophie anämischer Ferkel oder die Tubulusepithelzellen in der Schockniere. Dabei gilt, daß bis zum Sichtbarwerden der Zellnekrose (Nekrophanerose) eine Zeitspanne verstreichen muß, deren Dauer von der Zellart abhängig ist (Leber: 10 Stunden). Bedingt die Zellnekrose den Tod des Gesamtorganismus unmittelbar nach Einwirken der Noxe, ist unter Umständen der Zelltod morphologisch noch nicht nachweisbar.

7.4.3 Massennekrosen

Als Massennekrosen werden Gewebsbezirke bezeichnet, in denen das spezifische Parenchym und das Interstitium (Stroma) abgestorben sind.

Überwiegend liegen Massennekrosen als *Koagulationsnekrosen* (Gerinnungsnekrosen) vor, in denen die Proteine denaturiert sind, so daß mikroskopisch Zellstrukturen noch schattenhaft mit verstärkter Eosinophilie sichtbar bleiben. Die trockene Beschaffenheit der Koagulationsnekrosen beruht auf dem Einströmen von Blutplasma mit nachfolgender Fibrinausfällung und Dehydratation, wobei Nekrosen der äußeren Haut, des Nabelstrangstumpfes oder der Extremitätenenden durch Wasserverlust eintrocknen: Trockener Brand. Der Übergang zur alkalischen Reaktion bedingt die Neigung der Koagulationsnekrosen zu dystrophischen Verkalkungen.

Kolliquationsnekrosen entsprechen einer Verflüssigung abgestorbenen Gewebes, die vor allem in lipoidreichen Geweben, denen das Eiweiß zur Gerinnung fehlt, vorkommen. Dementsprechend treten sie vor allem in Gehirn und Rückenmark als Erweichungsherde auf.

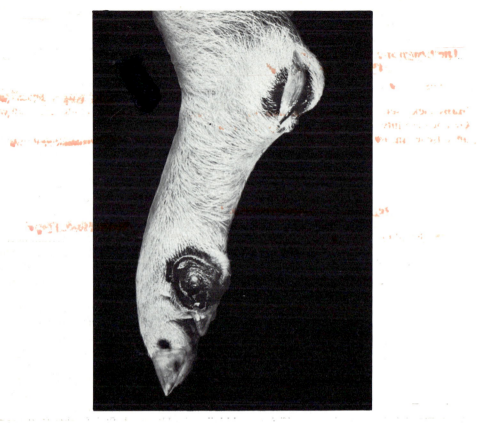

Abb. 7.62 Massennekrosen der Haut als Drucknekrose (Dekubitus) bei einem festliegenden Schwein

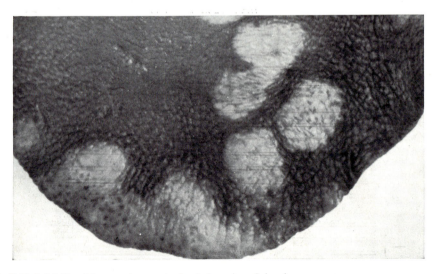

Abb. 7.63 Infektiöse Massennekrosen in der Leber eines Schweines

Auch Fettgewebsnekrosen können als Kolliquationsnekrosen ausgebildet sein. Die Autodigestion des Pankreas durch Lipase und Trypsin des Pankreassaftes entspricht gleichfalls einer Kolliquationsnekrose.

Die *Ursachen der Nekrosen* sind vielfältig (siehe Allgemeine Ätiologie). Am bedeutungsvollsten ist die Hypoxie im Gewebe bei Durchblutungsstörungen (Ischämie, Anämie). Drucknekrosen (Dekubitus) der Haut entstehen bei festliegenden Tieren an den Stellen, an denen die Haut direkt über Knochenvorsprüngen liegt (Abb. 7.62). Infarkte entsprechen Massennekrosen, die beim Verschluß von Gefäßen entstehen, wenn keine kollateralen Gefäße die Blutversorgung übernehmen können. Der Verschluß von Endarterien führt zum anämischen Infarkt, der von Venen durch Rückstau des Blutes zum hämorrhagischen Infarkt (s. S. 149 f.). Durch Gefäßverschluß bedingte Massennekrosen sind beispielsweise Infarkte in Niere und Myokard, hämorrhagische Infarzierung von Dünndarmabschnitten beim Volvulus (Dünndarmverschlingung) mit Venenkompression, Fruchttod bei Verdrehung der Nabelschnur oder Nekrose von Extremitätenenden bei arteriellen Durchblutungsstörungen (trokkener Brand). Verätzungen auf Schleimhäuten entsprechen gleichfalls Nekrosen, wobei Säuren Gerinnungs- und Laugen Erweichungsnekrosen hervorrufen. Infektiöse Nekrosen werden durch Bakterientoxine verursacht, wie z. B. bei Infektionen mit Fusobacterium necrophorum (Nekrobazillose), die Koagulationsnekrosen in der Maul- und Rachenschleimhaut bei Kälbern (Kälberdiphtheroid) oder in der Leber bei Rindern (Abb. 7.63). Thermische Nekrosen entsprechen einer Hitzekoagulation, die auch beim elektrischen Stromschlag durch den Lichtbogeneffekt vorliegt.

Massennekrosen können nach Auflösung durch Hydrolasen der Granulozyten und Resorption durch Phagozytose und lymphogene Abfuhr des nekrotischen Gewebes narbig ausheilen (Organisation). Gelingen Auflösung und Resorption nicht, wird die Massennekrose durch Bindegewebe abgekapselt (Demarkation). Es schließt sich entweder eine allmähliche Organisation an oder die Nekrose wird durch demarkierende Granulozyteninfiltration von der Kapsel abgelöst und bleibt als Sequester eingeschlossen in der Kapsel liegen. Nekrosen der Haut und Schleimhäute werden unter Hinterlassung eines Geschwürs (Ulcus) abgestoßen. Abgestorbene Feten werden in den Frühstadien der Trächtigkeit resorbiert, in den Spätstadien durch Flüssigkeitsresorption mumifiziert und bleiben im Uterus als Steinfrüchte (Lithopädion) liegen (Abb. 7.64).

Eine Komplikation der Nekrosen sind sekundäre Kontaminationen mit Fäulniserregern (Saprophyten), von denen vor allem Massennekrosen mit Kontakt zur Außenwelt betroffen sind. Die Saprophyten zersetzen das nekrotische Material unter Entwicklung stinkender Gase und grünlich-schwarzer Verfärbung (Sulfmethämoglobin): *Feuchter Brand* oder *Gangraen*.

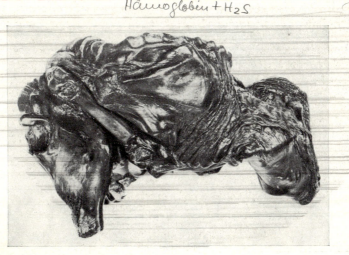

Abb. 7.64 Lithopädion beim Rind (Kopf links)

Zumeist entsteht daraus eine Allgemeininfektion des Organismus (Saprämie). Gangräne entstehen in der Haut nach Dekubitus oder in Extremitätenenden nach Durchblutungsstörungen durch Infektion der primären Massennekrose mit Saprophyten. Intrauterin abgestorbene und infizierte Feten mumifizieren nicht, sondern mazerieren, so daß nur die knöchernen Diaphysen erhalten bleiben. Nach Aspiration von Futter (Verschluckpneumonie) oder fehlerhafter Eingabe von Medikamenten (Eingußpneumonie) entwickelt sich in der Lunge eine gangräneszierende Pneumonie.

Beim *Gasbrand* sind die nekrotischen Gewebsbezirke (z. B. Muskulatur, Unterhaut) mit Gasblasen durchsetzt. Der Gasbrand entsteht durch Infektionen mit verschiedenen Clostridien-Arten, die durch Toxine zum Gewebstod führen und enzymatisch beim Glykogenabbau Gas bilden.

8 Progressive Veränderungen

K. Dämmrich

8.1	Wachstum und Entwicklung	263	8.2.4.1 Regeneration	273
8.2	Wachstumsstörungen	266	Regeneration der Epithelien	274
8.2.1	Vermindertes Wachstum	266	Regeneration der Stützgewebe	275
8.2.2	Vermehrtes Wachstum	267	Regeneration der Blutgefäße	277
8.2.3	Anpassungswachstum	267	Regeneration der Muskelgewebe	278
8.2.3.1	Hypertrophie und Hyperplasie	267	Regeneration der Nervengewebe	278
8.2.3.2	Metaplasie	271	8.2.4.2 Reparation	279
8.2.3.3	Metallaxie	272	8.2.4.3 Transplantation	280
8.2.4	Ersatzwachstum	273		

8.1 Wachstum und Entwicklung

In der zeitlich fixierten Phase der Entwicklung des Organismus treten *Wachstums- und Differenzierungsvorgänge* auf, die in einem ausgewogenen Verhältnis zueinander stehen. Als Wachstum werden die quantitativen und als Differenzierung die formalen, qualitativen Vorgänge bezeichnet (Linzbach).

Während des Entwicklungsablaufes nehmen Zellen, Gewebe und Organe an Masse zu. Die Massenzunahme allein ist aber nicht Merkmal des Wachstums. Vielmehr gehört zur Definition des biologischen Wachstums, daß die Zunahme durch den Ansatz von strukturell und funktionell vollwertiger Masse erfolgt (Rössle). Im Mittelpunkt steht dabei die Reproduktionsfähigkeit strukturierter Nukleoproteide, die gleichzeitig die Bildung von Hilfsstrukturen lenkend beeinflussen, die ihre eigene Vermehrung fördern (Linzbach). Einlagerungen von z. B. Fett oder Glykogen sind in diesem Sinne keine Wachstumsvorgänge, obwohl sie zur Zellvergrößerung führen.

Die *Steuerung des Wachstums* erfolgt durch extra-, inter- und intrazelluläre Faktoren. Die extrazellulären Faktoren entsprechen der Steuerung des Wachstums im Gesamtorganismus, z. B. durch Hormone und deren Einfluß auf Zellen und Gewebe. Daneben wirken auch andere Regulatoren, wie beispielsweise das Erythropoietin, das bei Sauerstoffmangelzuständen in der Niere gebildet wird und die Erythropoese steigert. Ähnliche Regulationssysteme für andere Organe werden vermutet, sind aber noch nicht erfaßt worden. Interzelluläre Faktoren, die das Wachstum regulieren, ergeben sich aus dem Zellkontakt und aus den Zellverbindungen, die nicht nur die mechanische Festigkeit des Zellverbandes gewährleisten, sondern auch dem Informationsaustausch zwischen den Zellen dienen. Die kontaktsensitiven Gruppen der Zellmembran verhindern das unkoordinierte Übereinanderwachsen der Zellen. Das Wachstum hemmende Stoffe, *Chalone*, werden von den differenzierten Zellen der Epidermis gebildet. Verlust der differenzierten Zellen löst daher Wachstumsvorgänge in den Stammzellen aus. Für andere Gewebe (Leber) werden gleiche Prinzipien vermutet (s. S. 357).

Die intrazellulären Faktoren werden hauptsächlich von der genetischen, DNS-fixierten Information geprägt. Weitere Einflüsse ergeben sich aus der Stoffwechselfunktion der Zelle. Die Kapazität des Nukleolus zur Bereitstellung ribosomaler RNS erscheint beschränkt. Die Überforderung der Synthesefähigkeit induziert eine Kernteilung und damit eine Verdoppelung der Synthesefähigkeit.

Die mit dem Wachstum einhergehende *Zellvergrößerung* ist nicht unbegrenzt. Die Begrenzung ist u. a. durch den kritischen Durchmesser der Zelle gegeben, der den Grenzwert für die Möglichkeit des intrazellulären Transports von Betriebsstoffen und Stoffwechselendprodukten darstellt. Daher ist die Größe des kritischen Zelldurchmessers stoffwechselaktiver Zellen kleiner als die stoffwechselträger Zellen. Zellgröße bzw. kritischer Durchmesser sind einer der Faktoren, die die Zellteilung auslösen, die zunächst zur Zellverkleinerung führt. In der Phase zwischen zwei Teilungen (Interphase) wachsen die Zellen wieder zur normalen Größe heran, die unter physiologischen Bedingungen stets unter dem kritischen Durchmesser bleibt.

Als intrazellulärer Faktor ist die *Differenzierung* von Zellen und Geweben mit dem Wachstum vielfältig verbunden. Sie dient der Entwicklung bestimmter Strukturen und Funktionen in den Zellen, Geweben und Organen. Allgemein gilt, daß mit dem Fortschreiten der Entwicklung die Differenzierung ausgeprägter und irreversibel wird, und daß die Zellvermehrungsfähigkeit abnimmt.

Die bei der Furchung der befruchteten Eizelle entstehenden Blastomeren sind noch omnipotent, d. h. aus jedem Blastomer kann sich ein vollständiges Individuum entwickeln (eineiige Zwillinge). Mit Fortschreiten der Entwicklung und Zunahme der Differenzierung wird die Omnipotenz eingeschränkt. In der Phase der Gastrulation entstehen die Keimblätter und in diesen die Keimzentren. Die Zellen der Keimblätter sind noch pluripotent und verlieren ihre Fähigkeit nach der Ausdifferenzierung von Keimzentren, die soweit determiniert sind, daß sie sich als unipotente Zellen nur noch in eine bestimmte Richtung entwickeln können.

Aus der engen Verknüpfung von Wachstum und Differenzierung ergibt sich, daß im vollentwickelten Organismus die Zellvermehrung unterschiedliche Raten aufweist. Dabei behält das weniger stoffwechselaktive Mesenchym bzw. Bindegewebe seine Wachstumsfähigkeit während des gesamten Lebens bei. Zellen oder Gewebe mit hochdifferenzierten Strukturen und Stoffwechselfunktionen verhalten sich dagegen unterschiedlich. In den Mauser- oder Wechselgeweben erfolgt der Ersatz verbrauchter durch neue Zellen über ein Teilungswachstum. Zellen anderer Gewebe verlieren schon während der Embryonalentwicklung ihre Teilungsfähigkeit, d. h. die auf die letzte Mitose folgende Interphase hält bis zum Tod des Gesamtorganismus an. Die unterschiedliche Fähigkeit des Wachstums und der Zellvermehrung in den einzelnen Geweben ist somit auch ein Gradmesser für die Möglichkeit des Zellersatzes, der *Regeneration,* in den einzelnen Geweben, und zwar sowohl für den physiologischen Ersatz verbrauchter Zellen als auch für die pathologische Regeneration nach krankhaftem Zelluntergang.

Entsprechend der Fähigkeit, durch Zellteilung zu wachsen, hat Cowdry (1942) zwischen intermitotischen und postmitotischen Zelltypen unterschieden.

Intermitotische Zellen sind Zellen, die sich durch Zellteilung fortlaufend vermehren *(vegetative intermitotische Zellen)* und Zellen bilden, die sich in der darauf folgenden Interphase unter Verlust der Teilungsfähigkeit differenzieren *(differenzierte intermitotische Zellen).* Intermitotische Zellen treten in den Wechselgeweben auf und sind der Grund für die gute Regenerationsfähigkeit dieser Gewebe, die durch einen hohen Zellverschleiß gekennzeichnet sind. Intermitotische Gewebe sind histologisch an dem Auftreten von Mitosen erkennbar. Beispielsweise geht die Zellneubildung in der Haut von einer Indifferenzzone, dem Stratum basale, aus. Der Zellschub ist zur Oberfläche gerichtet, wobei die Verhornung Ausdruck der Differenzierung und des Verlustes der Vermehrungsfähigkeit ist. Auch die Hautanhangsgebilde zeigen intermitotische Zellen, von denen das Wachstum ausgeht (Keimzellschicht der Talgdrüsen; Matrix der Haare, Krallen, Hufe und Hörner). Die Schleimhäute der inneren Organe weisen intermitotische Zellen teils basal verteilt (wie z. B. in den Luftwegen) oder in Indifferenzzonen (wie z. B. in den Krypten der Schleimhaut des Magen-Darm-Kanals) auf, von denen der Ersatz verbrauchter Zellen unter Differenzierung zu nicht mehr der Teilung fähigen Zellen mit spezifischen Funktionen erfolgt. Entsprechendes gilt für den Hoden (Spermatogonien-vegetative und Spermien-differenzierte intermitotische Zellen) und für die Blutzellen (vegetative intermitotische Zellen: Hämozytoblast, Myelozytoblast, Megakaryozytoblast; differenzierte intermitotische Zellen: Erythrozyt, Granulozyt und Thrombozyt).

Die Lebensdauer der intermitotischen Zellen ist unterschiedlich (Dünndarmschleimhaut etwa 40–48, Haut etwa 96 Stunden). Die Lebensdauer kann mit Hilfe der Autoradiographie ermittelt werden. Nur in den Indifferenzzonen mit teilungsfähigen Stammzellen erfolgt die DNS-Synthese, bei der das zugeführte mit ^{3}H markierte Thymidin in die Stammzellen eingelagert wird. Durch Tötung der Versuchstiere in bestimmten Zeitabständen läßt sich beispielsweise in Schleimhäuten die Wanderung der neugebildeten und mit ^{3}H-Thymidin markierten Zellen zur Oberfläche verfolgen. Bei jeder Teilung einer Stammzelle wird auch die Menge des mit ^{3}H markierten Thymidins auf die beiden Tochterzellen verteilt. Durch Beobachtung des Zeitraumes, in dem der ^{3}H-Thymidin-Gehalt in den Stammzellen jeweils um die Hälfte abnimmt, kann die Zeitspanne zwischen zwei Zellteilungen ermittelt werden, die als Generationszeit bezeichnet wird und in vier Phasen abläuft. In der Ruhepause (G 1) wächst die Zelle zur normalen Größe der Stammzellen heran, wobei RNS und Proteine synthetisiert werden. Die Ruhephase ist je nach Tierart und Gewebe unterschiedlich lang. Daran schließt sich die Phase der DNS-Synthese (S-Phase) an, deren Dauer konstant 5–8 Stunden beträgt. Die prämitotische Phase (G 2-Phase) liegt zwischen DNS-Synthese und Mitose und hält 40–60 Minuten an. Die sich anschließende Mitose dauert ca. 30–60 Minuten.

Durch die inäquale mitotische Teilung entstehen zwei Zellen aus einer Stammzelle, die sich unterschiedlich differenzieren. In der Haut oder Schleimhaut differenziert sich eine der Tochterzellen zur spezifischen Zelle des Gewebes (differenzierte intermitotische Zelle), die zur Oberfläche wandert und nicht mehr teilungsfähig ist. Die andere Tochterzelle verbleibt als teilungsfähige Stammzelle in der Indifferenzzone und sorgt für den weiteren Zellnachschub nach Durchlaufen der Generationszeit. In der Haut beispielsweise verbleibt eine Tochterzelle als Stammzelle im Stratum basale, die andere Tochterzelle wandert zur Oberfläche um dort abzuschilfern, wobei sie auf diesem Wege die Differenzierungsphasen der Zellen des Stratum spinosum, Str. granulosum, Str. lucidum und Str. corneum durchläuft.

Für die *postmitotischen Zellen* gilt allgemein, daß diese Zellen nach Abschluß der embryonalen Entwicklung nicht mehr teilungsfähig sind. Sie verharren bis zum Tode in der Interphase. Die Massenzunahme dieser Zellen beruht auf der Vermehrung der hochdifferenzierten zytoplasmatischen Strukturen. Dabei wird zwischen *reversiblen* und *fixierten postmitotischen* Zellen unterschieden. Reversibel postmitotische Zellen können unter pathischen Bedingungen wieder mitotisch wachsen, wie z. B. Leberzellen, Nierenepithelien und Blutgefäßendothelien. Daraus leitet sich die Annahme ab, daß z. B. auch in der Leber verbrauchte Zellen durch neue ersetzt werden können, also eine Mauserung stattfindet, die infolge der langen Lebenszeit der Leberzellen (120–150 Tage) nur sehr langsam erfolgt. Dagegen findet bei fixierten postmitotischen Zellen ein mitotisches Wachstum in keinem Fall wieder statt. Dementsprechend können Ganglienzellen sowie Herz- und Skelettmuskelfasern auch nicht regenerieren.

Das Wachstum eines Organs wird vom Wachstum des Parenchyms und des Stromas bestimmt. Das Wachstum der Parenchymzellen ist durch deren intermitotische oder postmitotische Wachstumsfähigkeit gegeben. Die Entwicklung des Stromas unterliegt der Funktion als Stützgerüst (interstitielles Bindegewebe) und als Vehikel für den Stofftransport. Dabei entspricht die Maschenweite des Kapillarnetzes dem Umfang des Stoffaustausches zwischen Gewebe und Blut. Das zu versorgende Gewebe darf eine bestimmte Dicke zwischen den versorgenden Kapillaren nicht überschreiten, die als Schichtdicke bezeichnet wird. Nähert sich die Schichtdicke durch Vergrößerung dem kritischen Schwellenwert, so treten Gewebsschädigungen infolge des ungenügenden Stoffaustausches auf.

Die Größenzunahme ist organspezifisch. Das durch Wägung festgestellte absolute Organgewicht ist eine wichtige Vergleichszahl bei der Untersuchung veränderter Organe. Für sich allein ist es für die Beurteilung von Wachstumsabläufen wenig aussagekräftig. Daher wird das

Organgewicht entweder auf die Entwicklungszeit oder auf die Entwicklung des Gesamtgewichtes des Organismus bezogen. Die relativen Gewichte der Organe im Verhältnis zum Körpergewicht sind – vor allem bei der unterschiedlichen Größe der Rassen und Tierarten – aussagekräftiger als die absoluten Werte.

Für die Wachstumsmessung von Organen im Verhältnis zum Körpergewicht wird die Bezeichnung *Allometrie* gebraucht. Nimmt dabei das Organgewicht schneller als das Körpergewicht zu, spricht man von positiver Allometrie und bei langsamerer Größenzunahme der Organe von negativer Allometrie. Nehmen Organ- und Körpergewicht gleichmäßig zu, wird das Wachstum als isometrisch bezeichnet. Zum Beispiel wächst das Herz isometrisch. Andere Organe zeigen keinen gleichbleibenden Wachstumsverlauf, wie z. B. der Thymus mit der physiologischen Involution.

Die endgültige Größe von Zellen, Organen und Tieren ist genetisch fixiert und kann innerhalb bestimmter Grenzen durch Selektion (Rassenbildung) variiert werden. Das Erreichen der fixierten Größe gibt sich durch eine Verlangsamung des Wachstums zu erkennen, die mit einem höheren Grad der Differenzierung verbunden ist.

8.2 Wachstumsstörungen

Wachstumsstörungen können an der Größe von Zellen, Organen und Organismen erkannt werden. Dabei gilt allgemein, daß Wachstumsverzögerung bzw. -stillstand kleine und Wachstumssteigerungen größere Formen ausbilden.

8.2.1 Vermindertes Wachstum

Vermindertes Wachstum von Organanlagen in der Entwicklungszeit führt zur Unterentwicklung – *Hypoplasie* (gr. plasis = gestalten, bilden) – der Organe, die als Mißbildung angesehen wird. Derartige Wachstumsstörungen können auch den Gesamtorganismus betreffen, der in seiner Größenentwicklung unter der Normgröße bleibt. Bei den verschiedenen Formen des *Zwergwuchses* – der *Nanosomie* (lat. nanus = Zwerg; gr. sōma = Körper) – ist zwischen dem Wachstumsstillstand und der Wachstumsverzögerung zu unterscheiden. Beim Wachstumsstillstand endet das Wachstum vor Erreichen der endgültigen Größe, wobei die Entwicklungszeit verkürzt ist oder der physiologischen Dauer entspricht. Bei der Wachstumsverzögerung ist dagegen die Entwicklungszeit verlängert. Bei Tieren ist der *Zwergwuchs* nicht selten ein Symptom des »Kümmerns« im Verlaufe chronischer Organkrankheiten, wie z. B. der chronisch verlaufenden Pneumonien bei Ferkeln. Auch quantitativer bzw. qualitativer *Nahrungsmangel* (z. B. Mangel an Eiweiß oder an bestimmten Vitaminen) kann zum Zwergwuchs führen, wobei es unerheblich ist, ob der Nahrungsmangel exogen durch fehlerhafte Futterzusammensetzung oder endogen – beispielsweise durch Resorptionsstörungen bei Darmentzündungen – verursacht wird.

Fehlende oder unzureichende Inkretion von Wachstumshormon durch die Adenohypophyse kann auch Ursache eines Zwergwuchses sein. Der hypophysär bedingte Zwergwuchs kann experimentell durch Hypophysektomie hervorgerufen werden. Spontane Formen treten bei Aplasie bzw. Hypoplasie der Adenohypophyse auf. Auch der *Mangel an Schilddrüsenhormon* geht mit Zwergwuchs (athyreotischer bzw. hypothyreotischer Zwergwuchs) einher.

Die Auswirkungen des Wachstumsstillstandes sind nicht nur an jugendlichen Organismen zu beobachten. Auch an den Wechselgeweben erwachsener Tiere kann der Ersatz verbrauchter Zellen durch Wachstum sistieren. Das Ergebnis wird nicht als Hypoplasie, sondern als *numerische Atrophie* (Volumenverminderung durch Abnahme der Zellzahl) bezeichnet. Die Wachstumsrate ist unter physiologischen Bedingungen im Alter und unter pathologischen Bedingungen durch Mitosehemmung (z. B. Schädigung durch ionisierende Strahlen) oder Verminderung der Eiweißsynthese (beispielsweise durch Cortison) herabgesetzt.

8.2.2 Vermehrtes Wachstum

Vermehrtes Wachstum kann an vergrößerten Formen erkannt werden. Der Vergrößerung des Gesamtorganismus entspricht der *Riesenwuchs (Gigantismus* [gr. gigas = Riese]). Die Umfangsvermehrung von Geweben und Organen ist möglich durch Größenzunahme der Zellen infolge Vermehrung der Zellorganellen *(Hypertrophie)* oder durch Zunahme der Zellzahl *(Hyperplasie)*. Hypertrophie und Hyperplasie sind Vorgänge, die bei Anpassungs- und Ausgleichsreaktionen vorkommen.

Die Größe der Organismen ist genetisch fixiert, wobei innerhalb der Variationsbreite der Rasse durch Selektion Großformen herausgezüchtet werden können (z. B. Hausschweinerassen). Auch am Einzelorganismus kann ein Großwuchs erzeugt werden, wenn der Abschluß des Skelettwachstums hinausgezögert wird. Durch Kastration im Wachstumsalter bleibt die Wachstumspotenz des Skeletts länger erhalten und die erwachsenen Kastraten sind großrahmiger gebaut (*eunuchoider Großwuchs:* Ochsen).

Der echte *pathologische Riesenwuchs* wird durch eine Überproduktion von Wachstumshormon verursacht, der meist ein azidophiles Adenom der Adenohypophyse zugrunde liegt. Voraussetzung für das Entstehen des Riesenwuchses ist es, daß die Erkrankung im Wachstumsalter manifest wird. Beim Erwachsenen können nur noch die äußersten vorstehenden Teile (die Akren) des Körpers wachsen, deren Vergrößerung als *Akromegalie* bezeichnet wird. Hypophysärer Riesenwuchs ist bei Tieren noch nicht festgestellt worden. Einzelne Fälle von Akromegalie sind bei Hunden beschrieben, wobei die Schädelknochen verdickt und die Krallenbeine verlängert waren.

Vergrößerungen von Organen und Körperteilen können als angeborene partielle Wachstumsstörungen in Form von Mißbildungen vorkommen. Aber auch erworbene Wachstumsstörungen als Ursache für Organvergrößerungen sind bekannt. Beispielsweise kann eine überschüssige Regeneration von Leberzellen nach ausgedehntem Zelluntergang zur Lebervergrößerung, zur *Hepatomegalie*, führen. Auch Hohlorgane können vergrößert sein, wobei die Bezeichnung *Megacolon, Megaureter* (gr. megas = groß) usw. lautet.

8.2.3 Anpassungswachstum

8.2.3.1 Hypertrophie und Hyperplasie

Die Anpassung an erhöhte funktionelle Belastungen wird mit einer Steigerung der Zelleistung beantwortet. Die Anpassungsfähigkeit ist jedem Organismus zu eigen und gewährleistet das Überleben. Die Fähigkeit zur Anpassung nimmt mit zunehmendem Lebensalter ab. Die Anpassung an die neuen Formen der Beanspruchung kann durch Wachstumsvorgänge erfolgen: Anpassungswachstum. Morphologische Äquivalente des Anpassungswachstums sind Hypertrophie und Hyperplasie. Die *Hypertrophie* (gr. trophē = Ernährung, aufwachsen) entspricht einer Größenzunahme durch Zellvergrößerung mit Vermehrung der funktionell wichtigen Zellorganellen. Der Hypertrophie sind Grenzen gesetzt, die sich z. B. aus der begrenzten Kapazität der Nukleoli zur Bereitstellung ribosomaler RNS oder aus der kritischen Zellgröße bzw. kritischen Schichtdicke der Gewebe ergeben. Sie leiten zur Zellteilung über, die der *Hyperplasie* als Anpassungswachstum mit Vermehrung der Zellanzahl entspricht. Daraus ergibt sich, daß in einem Gewebe Hypertrophie und Hyperplasie nebeneinander vorkommen können.

Die allgemein geltende Regel des Anpassungswachstums mit dem Übergang der Hypertrophie in Hyperplasie wird eingeschränkt durch die unterschiedliche Teilungsfähigkeit der Zellarten. In intermitotischen Geweben (Wechselgeweben) erfolgt die Anpassung über Hypertrophie und Hyperplasie (Abb. 8.1). Dagegen beschränkt sich das Anpassungswachstum der fixierten postmitotischen Zellen auf die Zellvergrößerung, da jede Zellteilung mit dem Abbau der funktionellen Zellstrukturen, d. h. einer Phase der Funktionslosigkeit einhergehen müßte. Entsprechend sind die Ganglienzellen, da jede Zellteilung zum Verlust der gespeicherten Informationen führt, nur zur Hypertrophie befähigt. Die Herzmuskelzellen

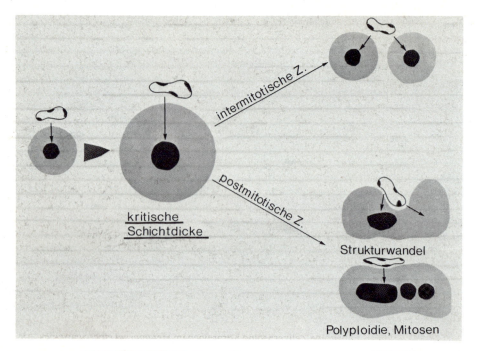

Abb. 8.1 Verhalten intermitotischer und postmitotischer Zelltypen nach Erreichen der kritischen Schichtdicke beim Anpassungswachstum (Hypertrophie): Auslösung der Zellteilung in intermitotischen Geweben (Hyperplasie); Polyploidisierung und Mehrkernigkeit durch Endo- bzw. Amitosen ohne Zellteilung in postmitotischen Geweben mit versuchter Verkürzung der Diffusionsstrecke durch Strukturwandel

können gleichfalls nur hypertrophieren, in dem die Strukturen des Sarkoplasmas (Myofibrillen, Mitochondrien) zunehmen. Dabei treten aber Anzeichen des Teilungswachstums auf, die bereits physiologisch mit der zunehmenden Belastung des Myokards beobachtet werden. Es kommt, ausgelöst durch die verlängerte Transitstrecke Kapillare–Muskelzelle bei zunehmender Faserdicke zu Kernteilungen. Vermutlich durch Endomitose entstehen polyploide Zellkerne bzw. Kernriesen und durch Amitosen mehrkernige Kernreihen in den Herzmuskelzellen. In keinem Fall schließen sich aber Plasmateilungen an, da sie nur mit Abbau der kontraktilen Elemente durchgeführt werden können (Abb. 8.2). Entsprechendes gilt auch für quergestreifte und glatte Muskelzellen. Reversibel postmitotische Zellen (Leber, Niere) zeigen Anpassungsvorgänge in erster Linie durch Hypertrophie. Vor allem in der Leber entstehen durch Endomitosen auch polyploide Zellkerne und durch Amitose mehrkernige Hepatozyten. Unter bestimmten Bedingungen, wie im Alter mit nachlassender Zelleistung in den knotigen Hyperplasien der Leber, kann auch eine echte Hyperplasie mit mitotischer Kern- und Plasmateilung vorliegen.

Anpassungswachstum ist nicht unbegrenzt möglich. Die Grenzen der Anpassungsfähigkeit werden hauptsächlich durch den kritischen Zelldurchmesser und die kritische Schichtdicke der Gewebe bestimmt. Vergrößerungen, die unter den kritischen Größenwerten liegen, werden als *physiologische Anpassungsvorgänge* bezeichnet. Dagegen werden als *pathologische Anpassungsvorgänge* die Vergrößerungen bezeichnet, bei denen es nach Überschreiten der kritischen Größe zu Ernährungsstörungen mit Zell- und Gewebstod kommt oder ein struktureller Umbau erfolgt.

Die *Arbeits-* oder *Aktivitätshypertrophie* tritt unter physiologischen und pathologischen Beanspruchungen auf. Eine physiologische Arbeitshypertrophie der Skelettmuskulatur kann durch Training erzeugt werden, wenn die Muskulatur bis an die Grenzen der Belastbarkeit beansprucht wird.

Wachstumsstörungen 269

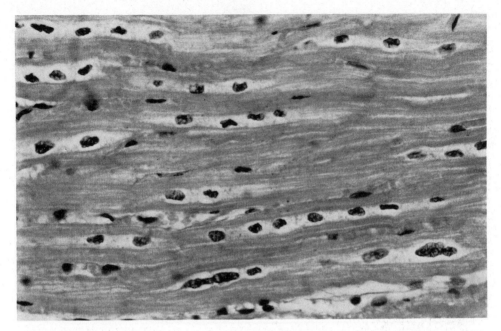

Abb. 8.2 Riesenkerne, polyploide Zellkerne und Kernreihen im Herzmuskel eines Schweines. – H.E., 400 ×

Auch die Herzmuskulatur paßt sich durch Hypertrophie an Belastungen an. Beispielsweise sind bei im Zoo gehaltenen Wildtieren die Herzgewichte niedriger als bei den in Freiheit lebenden Tieren der gleichen Art.

Auch bei Belastungen unter pathologischen Bedingungen kommen Arbeitshypertrophien vor. Vor Einengungen (Stenosen) des Darmlumens nimmt die Wandmuskulatur durch

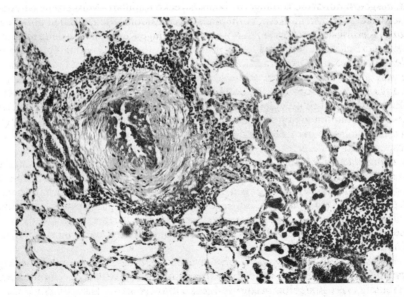

Abb. 8.3 Hypertrophie der Muskulatur kleiner Bronchien bei Lungenstrongylose eines Rehes

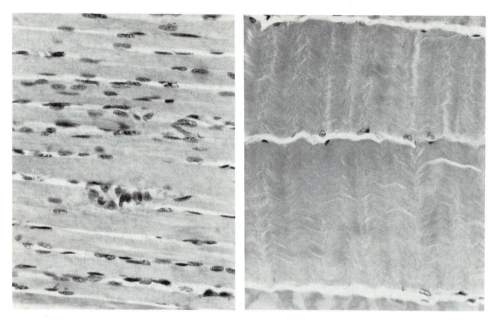

Abb. 8.4 Verlängerung der Diffusionsstrecke durch Faserdickenzunahme im Musculus longissimus dorsi beim Schwein zwischen 27. und 260. Lebenstag. – H.E., 250 ×

Hypertrophie an Masse zu, da für die Weiterbeförderung des Darminhaltes eine vermehrte Kontraktionsleistung zu erbringen ist. Beim Lungenwurmbefall hypertrophiert die Bronchialmuskulatur infolge des anhaltenden Hustens (Abb. 8.3). Der Herzmuskel hypertrophiert, wenn das Herz fortgesetzt gegen einen Widerstand (Klappenfehler, Hypertonie) arbeiten muß. Bis zum *kritischen Herzgewicht* (Zunahme um 60 % des normalen Herzgewichtes beim Menschen) nimmt die Muskelmasse durch Hypertrophie der Muskelfaser zu, die mit einer vermehrten Polyploidisierung und Kernteilung einhergeht. Oberhalb des kritischen Herzgewichtes geht die Hypertrophie mit einem Strukturumbau der Fasern einher, die durch Einbuchtungen und leistenförmige Vorsprünge die Transitstrecke zur Kapillare zu verkürzen versuchen. Die pathologischen Formen des Anpassungswachstums bei Hypertrophien der Herz- und Skelettmuskulatur führen in den Fasern durch Verlängerung der Transitstrecke zur latenten Hypoxie, so daß bei hinzutretenden akuten Belastungen hypoxisch bedingte Zellschäden entstehen, die noch dadurch verstärkt werden, daß das bei anaerober Glykolyse entstehende Laktat infolge der verlängerten Transitstrecke (Abb. 8.4) angestaut wird (akute Rückenmuskelnekrose des Schweines).

Bei der *vikariierenden* oder *kompensatorischen Hypertrophie* bzw. *Hyperplasie* wird die herabgesetzte oder ausgefallene Funktion durch Anpassungswachstum des Gewebes ausgeglichen. Bei der angeborenen Hypoplasie oder beim Ausfall einer Niere übernimmt die andere Niere die Funktion. Die Niere wird durch Hyperplasie der Nephren vergrößert. Auch in der Leber kommt es nach Zerstörung von Lebergewebe zur Hypertrophie und Hyperplasie der erhaltenen Gewebsbezirke, aus denen knotenförmige Leberzellherde hervorgehen können *(knotige Hyperplasie)*. In bestimmten Organen wird das Anpassungswachstum von Hormonen gesteuert. Die vermehrte Inkretion von Hormonen führt in diesen Organen zur Hyperplasie. Während der Trächtigkeit werden Uterus und Gesäuge hyperplastisch. Auch in endokrinen Drüsen werden Funktionsbelastungen mit einer Hyperplasie beantwortet. Anhaltende ACTH-Ausschüttung ruft eine Nebennierenrindenhyperplasie hervor. Jodmangel oder Einwirkung antithyreoidaler Substanzen lösen ein Anpassungswachstum der Follikelepithelien der Schilddrüse (Hyperplasie) durch die erhöhte Thyreotropinsekretion aus.

8.2.3.2 Metaplasie

Das Anpassungswachstum in Form der Hypertrophie und Hyperplasie führt zur quantitativen Gewebsvermehrung, zum Wachstum. Die Anpassung kann aber auch durch qualitative Veränderungen erfolgen, die einer Differenzierung entsprechen. Eine solche Differenzierungsänderung liegt bei der Metaplasie (gr. metaplassein = umbilden) vor. Dabei wird eine bestimmte Differenzierungsrichtung verlassen und eine neue eingeschlagen. Das setzt entweder einen niedrigen Differenzierungsgrad oder das Vorhandensein von umstimmbaren Keimzentren oder Indifferenzzonen in den sich umwandelnden Geweben voraus. Damit ist zugleich gesagt, daß das Vorkommen der Metaplasie auf das Wechselgewebe der Deckepithelien und auf das Stützgewebe beschränkt ist. Ursachen für die metaplastische Gewebsumwandlung sind chemische, physikalische oder entzündliche Reize, die längere Zeit oder wiederholt einwirken.

Das angestaute Exsudat bei einer Bronchitis kann durch ständige Reizung veranlassen, daß das Flimmerepithel der Atemwege in Plattenepithel mit Verhornungstendenzen umgewandelt wird. Hormonell induzierte Epithelmetaplasien treten vor allem in der Prostata von Hunden auf, bei denen die Umwandlung des Prostataepithels in Plattenepithel durch Östrogene induziert wird, die in vermehrtem Maße von Hodentumoren (Zwischenzellenadenomen) gebildet werden (Abb. 8.5). Bei beiden Formen wird ein schnellerer Umsatz bzw. Verschleiß des Epithels sowie eine Umstimmung der Indifferenzzonen bewirkt, von denen dann Plattenepithel statt des ortsständigen Epithels gebildet wird.

Bei der chronischen Avitaminose A ist bei Vögeln die starke Verhornung der Schleimhäute das Leitsymptom. Zum Teil handelt es sich dabei um echte Metaplasien zu verhornendem Plattenepithel, wie im Nierenbecken, in den Ösophagusdrüsen oder in den Atemwegen. In Schnabelhöhle, Ösophagus und Muskelmagen liegt dagegen keine echte Metaplasie vor, sondern das ortsständige Epithel differenziert sich mit Wachstumsbeschleunigung zu einer Proliferationshyperkeratose (s. S. 250) aus. Diese Weiterentwicklung vorhandener Potenzen wird als *Prosoplasie* (gr. proso = vorwärts, weiter) bezeichnet.

Metaplasien des Stützgewebes sind nicht selten. Im Bindegewebe entstehen Knorpel- und Knochengewebe, indem sich pluripotente Mesenchymzellen zu Chondro- bzw. Osteoblasten differenzieren, die Knorpel- und Knochengewebe bilden. Im alternden Bindegewebe sind

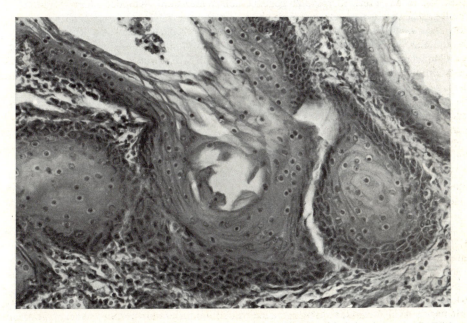

Abb. 8.5 Metaplasie des Prostataepithels zu verhornendem Plattenepithel durch östrogene Wirkung eines Hodentumors beim Hund (Aus: E. Weiss, in E. Joest, Hdb. Spez. Path. Anat. Bd. IV)

272 Progressive Veränderungen

Metaplasien nicht selten. Bei alten Hunden kommen Metaplasien zu Knorpelgewebe im Bindegewebe des Aortenbogens und solche zu Knochengewebe in der Dura mater von Gehirn und Rückenmark sowie in der Pleura pulmonalis vor. Auch die Verknöcherung der Trachealknorpel im Alter ist eine Form der Metaplasie. Vor allem bei Überbeanspruchung von Sehnen und Bändern durch Zug- und Druckkräfte ist eine Verstärkung durch metaplastische Knochen- und Knorpelgewebsbildung ein häufig vorkommendes Ereignis.

In chronisch-entzündetem Bindegewebe kann gleichfalls eine metaplastische Bildung von Knochengewebe erfolgen, wie z. B. in der Wandung eines alten Bruchsackes oder in den Sehnenscheiden bei einer chronischen Tendovaginitis.

8.2.3.3 Metallaxie

Funktionelle Anpassung kann durch Hypertrophie bzw. Hyperplasie, durch Metaplasie und durch Metallaxie erfolgen. Anpassung durch Wachstum beinhaltet Hypertrophie und Hyperplasie. Anpassung durch Änderung der Gewebsdifferenzierung bezeichnet der Begriff Metaplasie. Die dritte Möglichkeit einer Anpassung ist durch die funktionsabhängige

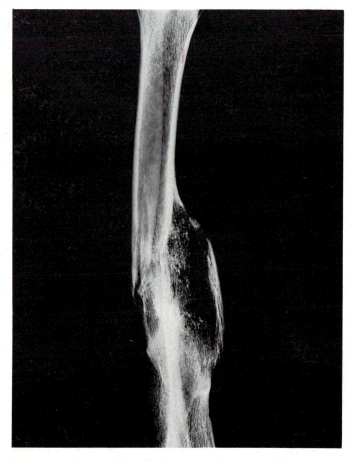

Abb. 8.6 Metallaxie in einer verfestigten dislozierten Schaftfraktur eines Röhrenknochens: Verlagerung der Belastung auf die laterale Corticalis im proximalen und die mediale Corticalis im distalen Bruchstück; Abbau des nicht mehr belasteten knöchernen Kallus. – Röntgenstrukturaufnahme

Änderung von Gewebsstrukturen gegeben, die der Begriff Metallaxie (gr. metallaxis = Umgestaltung) umfaßt.

Die Metallaxie ist besonders ausgeprägt am Skelett (Abb. 8.6) bei Änderungen der statisch-mechanischen Belastung einzelner Knochen zu beobachten. Das Spongiosagitter der Knochen enthält entsprechend den Hauptbelastungsrichtungen Bälkchenzüge, die als Trajektorien bezeichnet werden. Bei Belastungsänderungen, wie beispielsweise nach Knochenbrüchen, Gelenksversteifungen, werden die alten Trajektorien abgebaut und durch neugebildete ersetzt, deren Verlauf sich an der neuen Belastungsrichtung orientiert. Auch die Formanomalien des Femurkopfes bei der Hüftgelenksdysplasie der Hunde sind als Metallaxie anzusprechen.

8.2.4 Ersatzwachstum

Wachstum von Zellen als Ersatz für verlorengegangene Zellen beinhaltet der Begriff des Ersatzwachstums. Die nachwachsenden Zellen können in Struktur und Funktion den verlorengegangenen Zellen gleichen, so daß nach Abschluß der Wachstumsvorgänge die Ausgangssituation wieder erreicht wird (Restitutio ad integrum). Dieser Vorgang wird als *Regeneration* (lat. regeneratio = Erneuerung) bezeichnet.

Im anderen Fall wird der Zellverlust dadurch ausgeglichen, daß Zellen wachsen, die den verlorengegangenen Zellen in Struktur und Funktion nicht entsprechen. Das entstehende Ersatzgewebe ist funktionell minderwertiger. Der Vorgang wird als *Reparation* (lat. reparare = wiederanschaffen) bezeichnet.

8.2.4.1 Regeneration

Regeneration bedeutet den Ersatz verlorengegangener Zellen durch morphologisch und funktionell gleichwertige Zellen. Im lebenden Organismus werden in den Wechselgeweben verbrauchte Zellen fortlaufend durch neugebildete Zellen ersetzt, wie z. B. in der Epidermis und in den Schleimhäuten. Der Zellersatz in diesen Geweben, die auch nach der embryonalen Entwicklung noch die Fähigkeit des Teilungswachstums behalten haben (intermitotische Zelltypen, s. S. 264), wird als *physiologische Regeneration* bezeichnet.

Dagegen ist das Kennzeichen der *pathologischen Regeneration* der Zellersatz nach krankhaftem Gewebsverlust. Die pathologische Regeneration ist ein Heilungsvorgang. Nach Beseitigung des zugrunde gegangenen Gewebes durch Auflösung und Resorption beginnt die Zellneubildung. Die Regeneration ist in Geweben mit vegetativen und differenzierten intermitotischen Zellen sowie mit reversibel postmitotischen Zellen möglich. Der Zellersatz erfolgt in drei Phasen. Zunächst wird das Blastem aus unreifen und undifferenzierten, aber teilungsfähigen Zellen gebildet, durch Zellteilung und Zellwachstum wird der Defekt ausgefüllt und endlich differenzieren sich die neugebildeten Zellen zu strukturell und funktionell vollwertigen Zellen. Damit erreicht die Regeneration das Ziel des vollständigen Ersatzes der zugrunde gegangenen Zellen, die *Restitutio ad integrum*.

Das Ausmaß der Regeneration ist von verschiedenen Faktoren abhängig. Der Zellersatz ist im jugendlichen Alter ausgeprägter und läßt mit zunehmendem Alter nach. Durch die Temperaturerhöhung infolge der aktiven Hyperämie im Regenerationsgebiet wird die Zellneubildung beschleunigt. Die Regeneration kann durch Mitosehemmung oder Hemmung der Proteinsynthese verzögert werden. Auch Infektionen des Regenerationsfeldes erschweren den Zellersatz.

Wird die Ausheilung einer Gewebsschädigung verzögert, indem beispielsweise die auslösende Noxe oder deren Folgeerscheinungen weiter einwirken, hält die regenerative Zellproliferation an. Die neugebildeten Zellen gehen dabei entweder fortlaufend zugrunde oder bleiben erhalten, so daß *Überschußregenerate* entstehen. Bei sehr lang anhaltenden Regenerationsvorgängen infolge sich wiederholender oder andauernd einwirkender Reize können die Zellen umdifferenziert werden oder entarten. Im Fall der Umdifferenzierung entstehen Metaplasien, die Entartung führt zu autonomem neoplastischem Wachstum (s. S. 345).

Regeneration der Epithelien

Die *Deckepithelien* als Zellen intermitotischen Teilungswachstums besitzen eine gute Regenerationsfähigkeit. Die Epidermisierung flächiger Epithelverluste geht von dem Stratum basale des angrenzenden intakten Epithels aus. Defekte werden sehr rasch von einer schmalen Basalzellschicht überhäutet, aus der durch Zellneubildung ein mehrschichtiges Deckepithel entsteht (Abb. 8.7). In der Haut werden zugrundegegangene Haarbälge und Hautanhangsdrüsen nicht regeneriert. Die Regenerate bleiben unpigmentiert.

In ähnlicher Form regenerieren auch Schleimhäute, wobei die Zellneubildung von den basalen Schichten (Luftwege) oder von den Indifferenzzonen (Krypten der Schleimhaut des Magen-Darm-Kanales) ausgeht (Abb. 8.8). Auch hier entsteht primär eine Lage abgeplatteter, den Defekt überhäutender Zellen, die erst später die zylindrische Form erhalten.

Die *Epithelien* der *drüsigen Organe* (Gesäuge und Speicheldrüsen) besitzen in den Schaltstücken Indifferenzzonen, von denen durch Epithelsprossung eine Regeneration zugrunde gegangener Drüsenepithelien möglich ist.

Die Epithelien der parenchymatösen Organe (Leber, Niere) sind als Zellen des postmitotischen Typs primär nicht regenerationsfähig. Ein Zellersatz ist aber dadurch möglich, daß die Zellen unter Verlust ihrer spezifischen Zellorganellen entdifferenziert und damit wieder teilungsfähig werden. Die neugebildeten Zellen werden nach ihrer Differenzierung zu spezifischen Organzellen wieder zu Zellen des postmitotischen Typs. Eine vollständige Regeneration ist sowohl in der Leber als auch in der Niere nur solange möglich, wie das Stützgerüst, das Gefäßbindegewebe und die Basalmembranen erhalten geblieben sind, die als Leitbahnen für die Zellanordnung dienen. Das bedeutet, daß in diesen Organen eine Regeneration unter Wahrung der ursprünglichen Gewebsstruktur nur erfolgt, wenn lediglich Parenchymzellen zugrunde gegangen sind. Anderenfalls, wenn auch das Stützgewebe und die Basalmembranen zerstört sind, kommt es zur Vernarbung. In der Leber beginnen bei erhaltenem Stützgerüst die Leberzellen an der Peripherie der Azini (Grenzlamellen) zu proliferieren. Bei Zerstörung des Stützgewebes treten auch noch Leberzellregenerate auf,

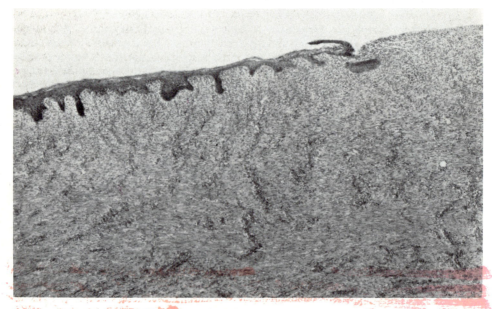

Abb. 8.7 Reepithelisierung eines Pansengeschwürs durch das sich über das Granulationsgewebe schiebende Blastem mit wiedereinsetzender Bildung differenzierter intermitotischer Zellen. – H.E., 40 ×

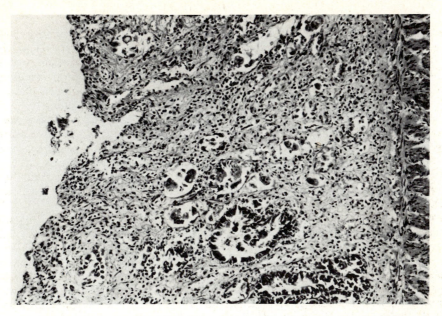

Abb. 8.8 Atrophierende Jejunitis mit Zotten- und Schleimhautatrophie nach Zerstörung der Indifferenzzonen in den Krypten bei Parvovirus-Infektion eines Hundes. – H.E., 100 ×

die in der Struktur aber keine Ähnlichkeit mit Leberläppchen zeigen und als Pseudolobuli bezeichnet werden. In der Niere beschränkt sich der Zellersatz auf Tubuluszellen. Glomerula oder ganze Nephren werden nicht ersetzt.

Regeneration der Stützgewebe

Alle Stützgewebe sind sehr gut regenerationsfähig. Die Regeneration von Bindegewebe bei Zusammenhangstrennungen, ebenso wie die Proliferation von Bindegewebe als Ersatzgewebe nach ausgedehnten Gewebszerstörungen in Organen, führt über das Granulationsgewebe (s. Reparation) zum Fasergewebe. Undifferenzierte mesenchymale Zellen der Gefäßadventitia und entdifferenzierte Fibrozyten bilden das Fibroblasten enthaltende Ersatzgewebe, das von sprossenden Kapillaren durchzogen ist (Granulationsgewebe). Darin entstehen zunächst retikuläre Fasern, später kollagene Fasern. Mit zunehmendem Fasergehalt nimmt die Anzahl der Zellen und Kapillaren ab. Verhältnismäßig schwach ist die Regeneration von elastischen Fasern.

Ob sich *Fettgewebe* regenerieren kann ist noch nicht geklärt. Es ist aber bekannt, daß aus unreifen Mesenchymzellen durch Einlagerung von Lipidtröpfchen Fettzellen entstehen können.

Die Regeneration des *Knorpelgewebes* geht vom Perichondrium aus. Die Chondroblasten bilden einen Faserfilz, dessen Fibrillen durch die abgeschiedene Grundsubstanz (saure Proteoglykane) maskiert werden. In der homogen erscheinenden Grundsubstanz des hyalinen Knorpels liegen in ausgesparten Höhlen die zu Chondrozyten umgewandelten Chondroblasten. Unter Zugbelastung kann der Faseranteil stärker entwickelt sein: Faserknorpel.

Die Regenerationsvorgänge am *Gelenkknorpel* sind vom Ausmaß des Defektes abhängig. Flache oberflächliche Defekte werden durch Proliferation von Knorpelzellen der oberflächlichen Tangentialzone mit anschließender Matrixsynthese geschlossen. Tiefe, bis auf das subchondrale Knochengewebe reichende Defekte (Usuren) werden durch endostales Fasergewebe abgedeckt. Eine Regeneration ist nicht möglich. Eine funktionelle, keine anatomische Heilung kann durch Metaplasie des Fasergewebes zu Knorpelgewebe eintreten. Als Regenerationsversuche sind die im geschädigten Knorpelgewebe oder am Rande von

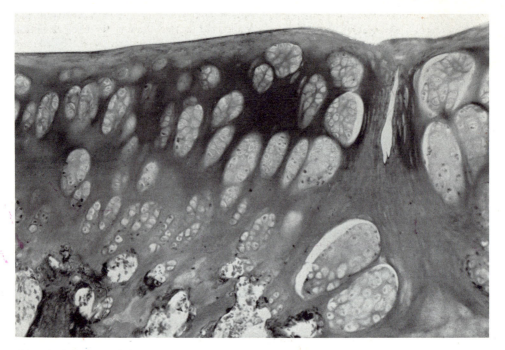

Abb. 8.9 Brutkapselbildung als Regenerationsversuch am Rande eines Gelenkknorpeldefektes. – Azan, 100 ×

herdförmigen Zerstörungen des Gelenkknorpels durch Zellteilungen entstehenden vielzelligen Chondrone (Brutkapseln) zu werten (Abb. 8.9).

Knochengewebe kann nur von Osteoblasten gebildet werden. Osteoblasten entstehen aus den ruhenden Zellen des Endostes und aus undifferenzierten Zellen des Periostes. Infolge der großen Zahl derartiger Zellen ist die Regenerationsfähigkeit des Knochengewebes sehr groß. Die Osteoblasten bilden Osteoid, das mineralisiert und untereinander durch Zellfortsätze verbundene Osteoblasten als Osteozyten einschließt.

Regenerationsvorgänge treten am Skelett vor allem bei der Knochenbruchheilung auf (Abb. 8.10). Die Knochenbruchheilung kann auf direktem oder indirektem Wege erfolgen. Die *direkte* oder *primäre Knochenbruchheilung* entspricht einer Regeneration. Unter idealen Heilungsbedingungen (kongruentes Aufeinanderpassen der Bruchenden unter Druck und ohne Beweglichkeit) entwickeln sich in einander gegenüberliegenden HAVERSschen Kanälen der kortikalen Bruchenden Osteoblasten. Die Osteoblasten bilden Knochengewebe, das den Frakturspalt überbrückt und die beiden Bruchenden miteinander verzapft (Kontaktheilung). Ist der Kontakt der Bruchenden weniger eng und der Bruchspalt weiter, so daß er nicht wie bei der osteogenen Verzapfung überbrückt werden kann, sprossen zunächst Kapillaren in den Bruchspalt ein, und Osteoblasten differenzieren sich aus, die geflechtartiges Knochengewebe bilden, das den Bruchspalt ausfüllt (Spaltheilung).

Die *indirekte* oder *sekundäre Knochenbruchheilung* ist dadurch gekennzeichnet, daß die Frakturheilung über die Bildung eines Ersatzgewebes erfolgt, das erst allmählich durch Knochengewebe ersetzt wird. Im Frakturhämatom des Bruchspaltes verspannen Fibrinfäden die beiden Bruchenden. Das Frakturhämatom wird organisiert. Kapillarsprossen wachsen entlang der Fibrinfäden in das Hämatom ein. Welches Ersatzgewebe entsteht, wird von mechanischen Einflüssen auf das Frakturgebiet bestimmt. Unter mechanisch neutral wirkenden Verhältnissen entstehen direkt perivaskulär Osteoblasten, die Knochengewebe bilden (angiogene Kallusbildung). Unter Zugbelastungen entsteht Zugkräfte aufnehmendes kollagenes Fasergewebe (desmale Kallusbildung), erst danach Knochengewebe als knöcher-

Wachstumsstörungen 277

ner Kallus. Druckbelastungen mit leichter Beweglichkeit der Bruchenden gegeneinander lassen zunächst Knorpelgewebe (chondrale Kallusbildung) entstehen, das über chondrale Ossifikation in Knochengewebe umgebaut wird. Häufig kommen an einer Fraktur die verschiedenen Kallusbildungen nebeneinander vor (gemischte Kallusbildung). Die Ausrichtung der Knochenbälkchen im Kallus entspricht den funktionellen Belastungsrichtungen und paßt sich durch Umbauvorgänge allmählich der ursprünglichen Knochenstruktur im Frakturgebiet an (Metallaxie). Als Keimlager für die Kallusbildung dient das Mesenchym des Markraumes (endostaler Kallus), der HAVERSschen Kanäle (kortikaler Kallus), des Periosts (periostaler Kallus) und das der den Knochen umgebenden Gewebe (parossaler Kallus).

Regeneration der Blutgefäße

Eine Regeneration vollständig zerstörter Arterien und Venen ist nicht möglich. Nur die Bauelemente der Gefäßwand können bei partiellen Verletzungen regenerieren. Intima und Adventitia sind durch eine gute Regenerationsfähigkeit ausgezeichnet. Die Media regeneriert schlecht.

Kapillaren können vollständig regeneriert werden. Aus den Endothelzellen entstehen Angioblasten, die durch Zellteilung aussprossende Zellbänder bilden. Die Zellbänder

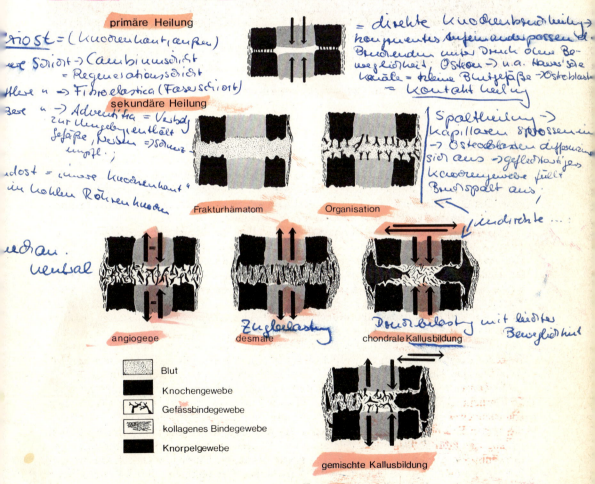

Abb. 8.10 Schematische Darstellung der Knochenbruchheilung und der Beeinflussung durch mechanische Belastungen (aus SCHEBITZ/BRASS, 1975)

werden kanalisiert und füllen sich mit Blut, da sie stets Anschluß an vorhandene Kapillaren haben.

Regeneration der Muskelgewebe

Die Regenerationsfähigkeit des *Herzmuskelgewebes* ist sehr gering entwickelt. Schädigungen heilen durch Narbenbildung aus. Die Regeneration der *Skelettmuskulatur* ist abhängig vom Ausmaß der Zerstörung. Bei Zusammenhangstrennungen von Muskelfasern ist infolge der Zerstörung des Sarkolemms eine Regeneration nicht möglich. Die Faserenden schließen sich, durch amitotische Kernteilungen werden sie kernreich und sind keulig verdickt (Muskelknospen). Der Defekt zwischen den Muskelfaserenden wird durch Narbengewebe ausgefüllt (Abb. 8.11).

Ist dagegen das Sarkolemm erhalten geblieben, wie z. B. bei der hyalinen Muskeldegeneration (intrazelluläre fokale Nekrose), ist eine vollständige Regeneration möglich. Durch Granulozyten und Sarkolyten (Makrophagen) wird im Muskelschlauch das nekrotische Sarkoplasma resorbiert. Aus den erhaltenen Muskelzellkernen entstehen in den Sarkolemmschläuchen durch amitotische Teilung Kernketten, die von Protoplasma umgeben sind (Sarkoplasten). Das zuerst homogene Protoplasma differenziert längsverlaufende Myofibrillen und anschließend die Querstreifung aus.

Die *glatte Muskulatur* der Hohlorgane ist nur beschränkt regenerationsfähig. Zerstörungen heilen meist durch Narbenbildung aus. Daher besteht nach Verletzung der Darmwand stets die Gefahr einer Stenosierung.

Regeneration der Nervengewebe

Eine Regeneration zugrunde gegangener *Ganglienzellen* als Zellen des irreversibel postmitotischen Typs ist nicht möglich. Das Stützgewebe des Nervensystems, *die Glia*, ist dagegen gut regenerationsfähig. Sie bildet anstelle zerstörten Nervengewebes die sogenannten Glianarben, eine reaktive Gliazellproliferation.

Die Regeneration *peripherer Nerven* ist möglich, zeigt aber einige Besonderheiten. Wird ein Nerv an einer Stelle durchtrennt, dann geht der periphere Teil absteigend vollständig

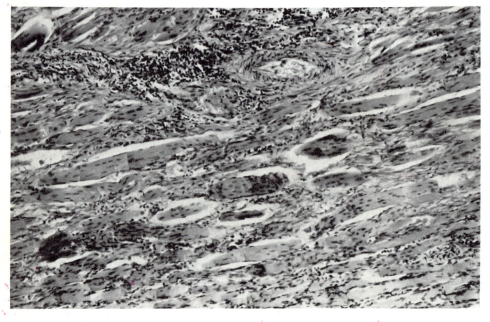

Abb. 8.11 Bildung von Muskelknospen und Kernbändern in durchtrennten Muskelfasern in einer Skelettmuskelnarbe. – H.E., 100 ×

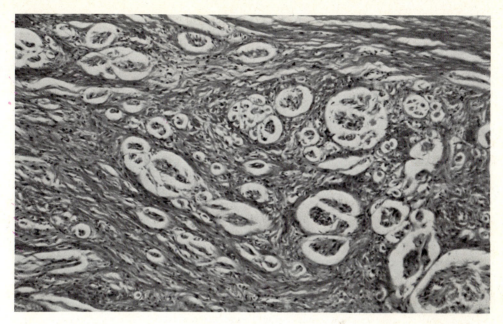

Abb. 8.12 Ausgesproßte Nervenfasern unterschiedlichen Kalibers im Bindegewebe des proximalen Nervenstumpfes nach Neurektomie, Pferd. – H.E., 40 ×

(WALLERsche Degeneration) und der zentrale Teil aufsteigend bis zum nächsten RANVIERschen Schnürring zugrunde. Dabei zerfallen die Markscheiden, die Achsenzylinder und die Neurofibrillen. Die zugehörigen Ganglienzellen zeigen degenerative Alterationen, die reversibel sein müssen, damit eine Regeneration der Nervenfasern erfolgen kann. Nach Abräumung des Trümmerfeldes wachsen zentral und peripher die SCHWANNschen Zellen zu Zellbändern aus, die die Zusammenhangstrennung überbrücken. In den Zellbändern wachsen die Neurofibrillen von dem zentralen Stumpf nach der Peripherie.

Bei der operativen Durchtrennung von Nerven (Neurektomie) bei bestimmten Lahmheiten des Pferdes, die eine dauernde Schmerzausschaltung bezwecken, ist das zu resezierende Nervenstück so lang zu wählen, daß eine Überbrückung des Defektes durch die Leitbänder aus SCHWANNschen Zellen nicht möglich ist. Das Gebiet der Zusammenhangstrennung wird in diesem Fall durch Granulationsgewebe ausgefüllt (Abb. 8.12). Dabei kann es gelegentlich zu einer ungeordneten und vermehrten Proliferation von Neurofibrillen kommen, die körnig zerfallen und zur Granulationsgewebsbildung anregen. Es entstehen daraus die sog. falschen *Neurome (Amputationsneurome)*: aus Bindegewebe, Makrophagen, Entzündungszellen, Kapillaren und Neurofibrillen bestehende Umfangsvermehrungen.

8.2.4.2 Reparation

Wo keine Regeneration möglich ist, erfolgt die Heilung durch Reparation, d. h. der zugrunde gegangene Gewebsbezirk wird durch ein Ersatzgewebe (Bindegewebe, bzw. Narbengewebe) ausgefüllt. Die Reparation entspricht in ihren Grundzügen einer Entzündung. In der Regel werden Zusammenhangstrennungen der Haut und Muskulatur, Rupturen und Nekrosen der Organe sowie Zelluntergang in Geweben des fixierten postmitotischen Typs (Herzmuskelfasern, Ganglienzellen) durch Narbenbildung ausgeheilt. Das gilt auch für die reversibel postmitotischen Gewebe (Leber, Niere), wenn die Gewebszerstörungen so umfangreich sind, daß die Leitbahnen für die Zellanordnung (Interstitium, Blutgefäße, Basalmembranen) mit untergegangen sind. In den inneren Organen werden Narben auch als *Schwielen*, besonders im Myokard, bezeichnet (s. S. 233).

Sowohl bei der Regeneration als auch bei der Reparation beginnt der Zellersatz damit, daß aus den zerstörten Gewebsbezirken die abgestorbenen Gewebsbestandteile (Zelltrümmer, geronnenes Blut) beseitigt werden. Kurze Zeit nach dem Eintritt der Gewebsläsion sind die angrenzenden Kapillaren hyperämisch und es kommt zur entzündlichen Exsudation. Einwandernde Granulozyten und Histiozyten (Makrophagen) lösen fermentativ das abgestorbene Material am Rande auf und resorbieren es durch Phagozytose. Bald setzt vom gesunden Gewebe ausgehend die Sprossung von Kapillaren ein, die mit einer Wucherung von Mesenchymzellen, die von den Adventitiazellen abstammen, und einer Infiltration mit Granulozyten, Lymphozyten, Plasmazellen und Makrophagen einhergeht: Granulationsgewebsbildung. Kann der abgestorbene Gewebsbezirk vom Granulationsgewebe durchwachsen und ersetzt werden, spricht man von Organisation. Ist der abgestorbene Gewebsbezirk sehr umfangreich, beschränkt sich der Körper auf die Abkapselung – Demarkation (Sequesterbildung) – durch das Granulationsgewebe (s. S. 306).

Aus dem Granulationsgewebe entsteht das Ersatzgewebe der Reparation. Die Mesenchymzellen differenzieren sich zu Fibroblasten und Fibrozyten. Die Fibroblasten bilden im Granulationsgewebe kollagenes Bindegewebe, das unter Rückbildung der Kapillaren, Abnahme der Fibroblasten und Entzündungszellen sowie weiterer Faservermehrung zur Narbe aus zellärmerem kollagenem Bindegewebe wird. Narben sind im allgemeinen durch Schrumpfung bei der Bildung kollagener Fasern eingezogen. Gelegentlich ist die Narbenbildung überschüssig, so daß sich als *Keloid* bezeichnete Umfangsvermehrungen ergeben.

Die **Wundheilung** bei Zusammenhangstrennungen der äußeren Haut ist ein Beispiel für die Kombination von Reparation und Regeneration sowie für die Abhängigkeit des Verlaufs dieser Vorgänge von der Beschaffenheit der Wunde. Ein schneller Verlauf der Wundheilung ohne Komplikationen (Heilung per primam intentionem) ist bei glatten Wundrändern (Schnittwunden) und engem Wundspalt (Vereinigung der Wundränder durch chirurgische Naht) zu erwarten. Der schnelle und komplikationsfreie Heilungsverlauf enger und glattrandiger Wunden erklärt sich daraus, daß nur eine geringe Menge zerstörten Gewebes und den Wundspalt ausfüllenden geronnenen Blutes zu resorbieren ist, daß der schmale Defekt vom Granulationsgewebe schnell ausgefüllt wird und vom regenerierenden Epithel unmittelbar überhäutet werden kann.

Dagegen ist ein verzögerter Heilungsverlauf mit Komplikationen (Heilung per secundam intentionem) bei den Wunden zu erwarten, deren Ränder stark zerklüftet sind, bei denen umfangreiche Gewebszerstörungen vorliegen und deren Wundfläche groß oder weit klaffend ist. Derartige Wunden heilen langsamer ab, da für die Resorption der größeren Mengen abgestorbenen Gewebes und geronnenen Blutes ein längerer Zeitraum benötigt wird. Auch die Ausfüllung der großen Defekte durch Granulationsgewebe dauert länger. Dabei wird die vom Granulationsgewebe gebildete Wundfläche nur langsam und verzögert vom regenerierenden Epithel überhäutet. Langsamer Heilungsverlauf, große Wundflächen und zerklüftete Wundränder begünstigen das Entstehen von Wundinfektionen. Infektionen mit Eitererregern bedingen eine eitrige Entzündung im Wundgebiet und vor allem eine eitrige Einschmelzung des Granulationsgewebes, die die Epithelisierung verzögert. Dabei ist eine überschüssige Granulationsgewebsbildung möglich *(Caro luxurians)*.

8.2.4.3 Transplantation

Die Überpflanzung gesunder Gewebe und Organe anstelle zerstörter oder in der Funktion geschädigter Gewebe und Organe wird als Transplantation bezeichnet. Transplantationen werden auch in der experimentellen Grundlagenforschung vielfach ausgeführt.

Der Erfolg der Transplantation ist von verschiedenen Faktoren abhängig. Allgemein gilt, daß Gewebe einer niedrigeren Differenzierungsstufe, die die Fähigkeit des intermitotischen Teilungswachstums zeitlebens behalten (Stützgewebe, Deckepithelien) besser transplantierbar sind als Gewebe mit hochdifferenzierten Strukturen und Funktionen (Herzmuskel, parenchymatöse Organe). Voraussetzung für das Anwachsen des Transplantates ist seine gesicherte Ernährung, bei transplantierten Organen der Gefäßanschluß, bei Geweben das

Einsprossen von Kapillaren in das Transplantat. Dabei wachsen transplantierte Gewebe am besten an den Stellen an, die dem Herkunftsort entsprechen (Epidermis in der Haut, Knochengewebe im Skelett). Bei der autoplastischen Transplantation von Muskeln ist die Erhaltung der Innervation wichtig, da der Muskel ohne neuromuskuläre Erregung atrophiert.

Ob ein Transplantat anwächst oder ob es nach dem Anwachsen wieder abgestoßen wird, ist von der humoralen und zellulären Immunitätslage abhängig. Im allgemeinen lösen körperfremde Transplantate eine Antikörperbildung aus, die die Abstoßungsreaktion bewirkt. Die Abstoßungsreaktion ist am Transplantat durch Atrophie, lymphohistiozytäre Infiltration und Gefäßveränderungen erkennbar. Zur Erhöhung der Erfolgsaussichten einer Transplantation kann die Antikörperbildung im retikulo-histiozytären System unterdrückt werden, beispielsweise durch Ganzkörperbestrahlungen mit ionisierenden Strahlen, durch Gaben von Glukokortikosteroiden oder eines Antilymphozytenserums.

Abgesehen von der Art der Gewebe und der örtlichen Voraussetzungen für das Anwachsen des Transplantates sind die Erfolgsaussichten einer Transplantation am günstigsten, wenn die Antigenität des Transplantates gering ist. Das ist der Fall, wenn Spender und Empfänger identisch sind *(autologe Transplantation)* oder es sich bei Spender und Empfänger um eineiige Zwillinge handelt *(isologe Transplantation)*. Bei der *homologen Transplantation* – Spender und Empfänger gehören der gleichen Art oder Rasse an – verschlechtern sich die Erfolgsaussichten. Etwas besser kann die Gewebsverträglichkeit bei der homologen Transplantation sein, wenn Spender und Empfänger miteinander verwandt sind (Geschwister) oder eine bestimmbare Gewebstoleranz vorliegt. Am geringsten sind die Erfolgsaussichten bei der *heterologen Transplantation,* bei der Spender und Empfänger unterschiedlichen Tierarten angehören.

Auch das angewachsene Transplantat ist nur beschränkte Zeit überlebens- und funktionsfähig. Das gilt sowohl für transplantierte Organe als auch für Gewebe. In transplantierten Geweben atrophieren allmählich die spezifischen Zellen, so daß vielfach das Transplantat nur als Unterstützung für die körpereigene Regeneration dient. Auch abgestorbene Transplantate unterstützen noch die Regeneration, daher werden mit Erfolg auch tote Gefäßwände und totes Knochengewebe transplantiert.

Abgesehen von den Gewebstransplantationen, wie z. B. der Autotransplantation von Epidermis und der Bluttransfusion, geht die Entwicklung dahin, daß, wenn möglich, der Gewebsersatz durch synthetisches Material erfolgt, das nicht dem unsicheren Schicksal von geweblichen Transplantaten unterliegt. Die Alloplastik wird bisher mit Erfolg, z. B. beim Ersatz von Gefäßwänden durch Kunstfasergewebe, aber auch in Form von Stahl-, Keramik- oder Kunststoffprothesen als Gelenkersatz, angewandt.

9 Entzündung

E. Weiss

9.1	Definition, Ursachen und Wesen der Entzündung	282	9.5	Die Kardinalsymptome der akuten Entzündung 297
9.2	Grundvorgänge der Entzündung ...	283	9.6	Einteilung, Benennung und Formen der Entzündung 297
9.2.1	Art und zeitlicher Ablauf der frühen Vorgänge	283	9.6.1	Die exsudativen Formen der akuten Entzündung 298
9.2.1.1	Veränderungen des Gefäßkalibers und der Durchblutung der terminalen Strombahn	283	9.6.1.1	Die seröse Entzündung 298
			9.6.1.2	Die fibrinöse Entzündung 299
9.2.1.2	Erhöhung der Gefäßpermeabilität ...	284	9.6.1.3	Die eitrige Entzündung 302
9.2.1.3	Adhäsion, Emigration und Chemotaxis von Leukozyten	285	9.6.1.4	Die hämorrhagische Entzündung .. 305
			9.6.1.5	Die gangräneszierende Entzündung . 305
9.2.2	Weiterer Verlauf der Entzündung ..	287	9.6.2	Die chronische proliferative Entzündung 305
9.3	Entzündungsmediatoren	287		
9.3.1	Erhöhung der Gefäßpermeabilität ..	288	9.6.3	Die chronische nicht-proliferative Entzündung 308
9.3.2	Chemotaxis	289		
9.4	Entzündungszellen und ihre Funktionen	290	9.6.4	Die granulomatöse Entzündung ... 308
			9.6.4.1	Tuberkulose 310
9.4.1	Phagozytose	290	9.6.4.2	Rotz 313
9.4.2	Polymorphkernige Granulozyten ..	292	9.6.4.3	Aktinomykose und Aktinobazillose . 313
9.4.3	Mononukleäre Phagozyten	293	9.6.4.4	Botryomykose 315
9.4.4	Thrombozyten und Blutplättchen ..	296	9.6.4.5	Systemmykosen 317
9.4.5	Lymphozyten	296	9.6.4.6	Parasiten 317
			9.6.4.7	Fremdkörper 317

9.1 Definition, Ursachen und Wesen der Entzündung

Unter Entzündung versteht man einen komplexen Abwehrvorgang des Organismus, der durch Reaktionen des Gefäßbindegewebes und Reaktionen von Zellen im Bereich der Einwirkungsstelle der auslösenden Noxe gekennzeichnet ist. Die Entzündung steht somit in engen Wechselbeziehungen zu Mechanismen, die im Hämostase- und Immunsystem eine wichtige Rolle spielen.

Die entzündlichen Vorgänge sind örtlich begrenzt, werden aber häufig auch von Allgemeinreaktionen des Körpers (Fieber, Abgeschlagenheit, Veränderungen des weißen Blutbildes und in der Zusammensetzung der Bluteiweißkörper u. a.) begleitet. Der Entzündung geht stets eine primäre Gewebsschädigung (*Alteration*) voraus, die durch physikalische, chemische, infektiöse oder immunpathologische Ursachen bedingt sein kann. Die entzündlichen Prozesse selbst können aber auch über lokale Kreislaufstörungen und immunbiologische Reaktionen zu unterschiedlich starken, sekundären Gewebsalterationen führen. Die Entzündung läuft weitgehend unabhängig von ihrer Lokalisation im Körper und von der Art der auslösenden Noxe in bestimmten Grundvorgängen ab. Zeitdauer, Ausbreitung und Form der Entzündungsvorgänge werden jedoch besonders von Art und Menge der Noxe, von den strukturellen und biochemischen Eigenschaften des betroffenen Gewebes und der allgemeinen Reaktionslage des Organismus beeinflußt.

Grundsätzlich stellt die Entzündung einen für den Gesamtorganismus zweckmäßigen Vorgang dar, der sich im Laufe der Phylogenese entwickelt hat. Ihre Aufgabe besteht darin, einen eingetretenen Schaden örtlich zu begrenzen, die auslösenden Noxen auszuschalten, diese und zerstörtes Gewebe zu beseitigen und damit die Grundvoraussetzungen für eine Heilung (Regeneration oder Reparation) zu schaffen. Entzündungen können aber auch für den Gesamtorganismus Schäden zur Folge haben, die schwerwiegender sind als die primär durch die auslösende Noxe verursachten Gewebsalterationen. So kann es beispielsweise bei einer akuten Lungenentzündung infolge einer starken Exsudation über die Verlegung der Alveolen zum Erstickungstod oder durch Einbruch eines eitrigen Entzündungsherdes in die Bauchhöhle zu einer tödlichen Bauchfellentzündung kommen. Daraus ist zu folgern, daß die Entzündung bei einem einzelnen Individuum durchaus mit erheblichen Nachteilen verbunden sein kann, für die Erhaltung der Art aber eine sehr zweckmäßige und effektive Abwehrreaktion darstellt. Der Kunst des Arztes bleibt es daher überlassen zu entscheiden, ob er im Einzelfall die Entzündungsprozesse als zweckmäßige Vorgänge fördert, oder diese wegen zu erwartender Nachteile bekämpft (phlogistische und antiphlogistische Behandlung der Entzündung).

9.2 Grundvorgänge der Entzündung

9.2.1 Art und zeitlicher Ablauf der frühen Vorgänge

Die Vorgänge und Reaktionen in der frühen Phase der Entzündung wurden im wesentlichen schon vor mehr als 100 Jahren durch mikroskopische Untersuchung lebender, durchsichtiger Gewebe (Mesenterium verschiedener Labortiere, Schwimmhäute von Fröschen, Schwanzflossen von Fischen u. a.) von ADDISON, WALLER und COHNHEIM entdeckt und beschrieben. Bei diesen innerhalb weniger Stunden nach Einwirkung der Entzündungsnoxe sich entwickelnden Vorgänge handelt es sich um folgende drei Hauptveränderungen:

1. Veränderungen des Gefäßkalibers und der Durchblutung in der terminalen Strombahn
2. Erhöhung der Gefäßpermeabilität
3. Adhäsion, Emigration und Chemotaxis von Leukozyten

9.2.1.1 Veränderungen des Gefäßkalibers und der Durchblutung der terminalen Strombahn

Unmittelbar nach Einwirkung der auslösenden Noxe kann es – muß aber nicht – zu einer vorübergehenden Konstriktion der Arteriolen kommen, wodurch das versorgte Gebiet blutleer und damit blaß wird (Initialreaktion). Die *Vasokonstriktion* wird wahrscheinlich durch eine direkte Reaktion der glatten Muskulatur der Arteriolen auf das einwirkende Agens und durch lokale Freisetzung Adrenalin-artiger Substanzen bedingt. Meist wenige Minuten später entwickelt sich eine Dilatation der Arteriolen und postkapillären Venolen, wobei gleichzeitig auch die präkapillären Sphinkter von Kapillaren geöffnet werden, durch die vorher kein oder nur wenig Blut geflossen war (sogenannte abgeschaltete Kapillaren). Dadurch kann Blut schneller und in wesentlich größeren Mengen (bis zu zehnfach) in das geschädigte Gewebe einfließen, so daß es zu einer *aktiven Hyperämie* (Kardinalsymptom »Rötung«, s.S. 297) im Entzündungsgebiet kommt. Die Beschleunigung der Durchblutung kann je nach Grad der initialen Schädigung mehrere Minuten bis Stunden dauern und bedingt auch eine stärkere axiale »Packung« der Blutzellen im Blutstrom (s. S. 154). Die *Vasodilatation* wird durch humorale und nervale Einflüsse sowie unabhängig davon durch

Mediatoren, die im Entzündungsgebiet auftreten, ausgelöst (s. S. 288). Die Vasodilatation selbst ruft noch keine Erhöhung der Gefäßpermeabilität hervor, läuft aber häufig mit einer solchen parallel, da die permeabilitätssteigernden Mediatoren durchweg auch vasodilatorisch wirken.

Die anfängliche Beschleunigung der Durchblutung geht im Laufe der Zeit in eine *Verlangsamung* über, wobei die Gefäße dilatiert bleiben, die ursprünglich axial angeordneten Blutzellen auseinandertreten und der plasmatische Randstrom sich zunehmend verschmälert. Damit ist eine Voraussetzung für die später einsetzende Emigration von Leukozyten (s. S. 286) gegeben. In einigen Gefäßen des Entzündungsgebietes kann es zum völligen Stillstand (Stase, s. S. 155) des Blutflusses kommen, wobei die Gefäße mit Säulen eng gepackter Blutzellen ausgefüllt sind (*Sludge-Phänomen*, s. S. 154). Die Stase kann bestehen bleiben und zur Thrombenbildung sowie Nekrose des Gefäßes führen. Häufiger ist jedoch, daß der Blutfluß wieder in Gang kommt und sogar wieder normale Ausmaße annimmt.

Die Entstehung der Verlangsamung des Blutstromes mit eventueller Stase in den erweiterten Arteriolen und Venolen ist nicht völlig geklärt, dürfte aber hauptsächlich durch die erhöhte Gefäßpermeabilität bedingt sein. Diese ermöglicht es, daß Blutplasma austritt, während die Blutzellen zurückgehalten werden. Eine Erhöhung der Blutviskosität ist die Folge. Diese bedingt wiederum einen erhöhten Strömungswiderstand und damit eine Verlangsamung oder Stase des Blutstromes. Die zu diesem Zeitpunkt bereits einsetzende Ödembildung kann durch Kompression der Venolen die Entstehung der Stase begünstigen.

9.2.1.2 Erhöhung der Gefäßpermeabilität

Unter Erhöhung der Gefäßpermeabilität versteht man grundsätzlich zwei unterschiedliche Phänomene. Zum einen handelt es sich um eine verstärkte Filtration von Flüssigkeit und kleinen Molekülen (Durchmesser bis 3 nm), die normalerweise schon die Gefäßwand passieren können. Zum anderen, und das ist bei der Entzündung von besonderer Bedeutung, ist es die Gefäßpermeabilitätserhöhung im engeren Sinne, die ermöglicht, daß Stoffe durch die Gefäßwand dringen, die normalerweise wegen ihrer Größe in der Blutbahn zurückgehalten würden.

Die Erhöhung der Gefäßpermeabilität setzt gleichzeitig mit der Vasodilatation oder etwas später ein. Sie betrifft besonders die postkapillären Venolen und kleinen Venen, weniger die Kapillaren. Die Permeabilitätssteigerung bedingt einen vermehrten Austritt von Blutflüssigkeit (bis zu siebenmal mehr als unter normalen Verhältnissen) und damit die Ausbildung eines entzündlichen Ödems (Kardinalsymptom »Schwellung«, s. S. 297). Die ausgetretene Blutflüssigkeit ist reich an Proteinen (Albumine, Globuline, Fibrinogen und Lipoproteine in Abhängigkeit vom Ausmaß der Permeabilitätserhöhung), besitzt ein spezifisches Gewicht von meist über 1.016 und wird daher als Exsudat bezeichnet.

Aufgrund neuerer Untersuchungen, insbesondere mit Hilfe der Elektronenmikroskopie und der Verwendung von sogenannte Tracersubstanzen (Meerrettichperoxydase, Ferritin, kolloidale Lösungen von Kohlenstoff oder Gold, u.a.), weiß man, daß die Permeabilitätssteigerung in den akuten Phasen der Entzündung hauptsächlich in den postkapillären Venolen und kleinen Venen (12–80 µm im Durchmesser) und nicht, wie man früher annahm, in erster Linie in den Kapillaren auftritt. Dafür spricht auch, daß alle bisher bekannten und vermuteten permeabilitätssteigernden Mediatoren, mit Ausnahme des Lysolecithins, eine erhöhte Durchlässigkeit nur im Bereich der Venolen und kleinen Venen verursachen.

Für die erhöhte Permeabilität sind **strukturelle Veränderungen** in der Gefäßwand verantwortlich. Dabei handelt es sich in erster Linie um Lücken zwischen den Endothelzellen, die entweder durch Einwirkung von Entzündungsmediatoren oder infolge direkter Schädigung durch die Entzündungsnoxen verursacht werden. Der früher postulierten transzellulären Passage von Plasmabestandteilen über endotheliale Kanälchen beziehungsweise Poren oder Pinozytosevesikel kommt heute keine Bedeutung mehr zu.

Normalerweise sind die Endothelzellen (nicht in den sinusoidalen = diskontinuierlichen Gefäßen von Leber, Milz und Knochenmark) kontinuierlich miteinander verbunden. Die Verbindungsstellen sind aber sehr klein und stellen, mit Ausnahme der Kapillaren in Retina und Gehirn (Blut-Hirnschranke) keine echten Zonulae occludentes dar. Unter dem Einfluß von *Mediatoren des Histamin-Typs* verkürzen sich die im Zytoplasma von Endothelzellen vorhandenen, kontraktilen, Actomyosin-ähnlichen Proteine. Dadurch werden die Verbindungsstellen gelöst, und es entstehen vorübergehend Lücken zwischen den Endothelzellen, die einen Durchmesser von 0,1 bis 0,4 μm aufweisen. Da die subendothelial liegende Basalmembran nach neueren Erkenntnissen keine besonders effektive Barriere für Partikel unter 25 nm im Durchmesser darstellt und möglicherweise auch in der frühen Phase der Entzündungen physikochemische Veränderungen durchmacht, kann Blutplasma durch die Lücken in das Gewebe übertreten. Wichtig ist aber festzuhalten, daß erhebliche organ- und gewebsspezifische Unterschiede im Verhalten der Venolen auf die Einwirkung von Mediatoren des Histamin-Typs bestehen. Insbesondere reagieren in der geschilderten Weise nicht die Venolen in ZNS, Nieren und Speicheldrüsen, die Kapillaren und Venolen der Lungenalveolen sowie die Gefäße in jugendlichem Granulationsgewebe.

Die erhöhte Permeabilität nach *direkter Schädigung* der Gefäße kann sofort oder erst verzögert und langdauernd *(delayed prolonged vascular leakage)* nach Einwirkung der Noxe auftreten. Beispielsweise kommt es bei Verbrennungen 2. und 3. Grades sofort nach der Hitzeeinwirkung zu einer erhöhten Durchlässigkeit aller Arteriolen, Kapillaren und Venolen im Entzündungsgebiet, wobei einzelne Gefäße 24 Stunden und länger die Permeabilitätssteigerung zeigen. Bei leichteren Verbrennungen kann eine initiale, durch Histamin vermittelte Permeabilitätserhöhung auftreten, in der Regel setzt die erhöhte Durchlässigkeit aber erst später ein und dauert einige Stunden. Ähnliche Verhältnisse liegen bei Entzündungen infolge Einwirkung von Kälte, UV-Strahlen, ionisierenden Strahlen, bakteriellen Toxinen (Clostridien-Toxine) und einer Reihe chemischer Substanzen vor. Über die Art und Weise, wie eine Entzündungsnoxe direkt zur interzellulären Lückenbildung führt, weiß man nur wenig. Bei Einwirkung starker Noxen kann es selbstverständlich zur Zerstörung von Endothelzellen kommen. Auffällig ist jedoch, daß die Mehrzahl der Gefäße, deren erhöhte Durchlässigkeit nach Einwirken einer starken Noxe sofort entstand, und alle Gefäße mit verzögerter und langdauernder Permeabilitätssteigerung infolge Einwirkung einer schwachen Noxe elektronenmikroskopisch nur geringgradige Endothelzellschäden zeigen. Möglicherweise kommt die sofortige Permeabilitätserhöhung ebenfalls über eine Endothelzellkontraktion zustande, die direkt von der Noxe ausgelöst wird. Bei den verzögert eintretenden und langdauernden Permeabilitätssteigerungen dürften dagegen die durch die Noxe ausgelösten Stoffwechselstörungen der Endothelzellen, die morphologisch nur schwer faßbar sind, die interzelluläre Lückenbildung induzieren.

Der Sinn der durch die Erhöhung der Gefäßpermeabilität bedingten Exsudation besteht darin, daß humorale Abwehrstoffe des Blutes (Resistenzfaktoren, Immunglobuline, s. S. 98, 105) schnell und in größeren Mengen an den Entzündungsherd gelangen können. Durch Fibringerinnung kann außerdem eine rasche Demarkation und eine Fixierung der Erreger, vor allem von Bakterien, erreicht werden.

9.2.1.3 Adhäsion, Emigration und Chemotaxis von Leukozyten

Bei der intravitalmikroskopischen Betrachtung durchsichtiger Gewebe sieht man, daß mit Eintreten der entzündlichen Durchblutungsstörungen Leukozyten (vor allem polymorphkernige neutrophile Granulozyten, einzelne eosinophile Granulozyten und Monozyten, nicht jedoch Lymphozyten) den axialen Blutstrom verlassen, in den Randstrom übertreten und dabei immer wieder an die Gefäßwand stoßen. Anfänglich bleiben die Leukozyten kurzfristig am Endothel »kleben«, rollen unter Umständen eine kurze Strecke am Endothel entlang und fallen dann wieder zurück in das strömende Blut. Mit Fortschreiten der Mikrozirkulationsstörungen, insbesondere im Stadium der Stromverlangsamung, treten immer mehr Leukozyten in den Randstrom über (Randstellung der Leukozyten) und bleiben am Endothel »kleben«

(Adhäsion), bis schließlich die Innenseite der Venolen mit Leukozyten wie ausgepflastert ist. Nach ihrer Adhäsion passieren die meisten Leukozyten die Venolenwand und gelangen in das extravaskuläre Gewebe, ein Vorgang, der als *Emigration* oder *Transmigration* bezeichnet wird. Im Gewebe wandern die Leukozyten meist (10–40 μm/Minute) direkt auf den Entzündungsherd (z. B. nekrotisches Gewebe, Bakterienhaufen, Fremdkörper u. a.) zu, wo sie ihre Abwehraufgaben erfüllen können. Diese gezielte Wanderung wird durch chemische Substanzen gesteuert und als *Chemotaxis* bezeichnet (s. S. 289). Nachfolgend wird näher auf die einzelnen Phasen des Leukozytenverhaltens eingegangen.

Die Mechanismen, die die **Adhäsion** von Leukozyten bedingen, sind weitgehend unbekannt. Sie hängen aber offensichtlich eng mit Veränderungen der Gefäßwand zusammen und scheinen für die einzelnen Blutzellarten sehr spezifisch zu sein. So haften Lymphozyten im Unterschied zu den anderen Leukozyten in der Frühphase der Entzündung nicht am Endothel. Unter normalen Verhältnissen zeigen sie aber eine selektive Adhärenz an die Endothelien der postkapillären Venolen der lymphatischen Gewebe (Rezirkulation der Lymphozyten), die für die anderen Leukozyten nicht existiert. Es wird vermutet, daß Modifikationen des die Gefäße auskleidenden, von den Endothelien produzierten Glykoproteinfilmes die Adhäsion der Leukozyten bedingen. Elektronenmikroskopisch konnten dafür aber keine Hinweise gefunden werden. Weiterhin wird angenommen, daß die Adhäsion über komplementäre Bindungsstellen von Membranglykoproteinen benachbarter Zellen erfolgt, wobei die Spezifität der Anhaftung durch stereochemische Affinitäten zwischen den Glykogenproteinen bedingt sein soll. Ein anderer Adhäsionsmechanismus könnte darin bestehen, daß durch bivalente Kationen, besonders durch Ca^{++} des Blutes, Ionenbrücken zwischen den negativ geladenen Leukozyten und Endothelien ausgebildet werden.

Die **Emigration** der Leukozyten in das extravaskuläre Gewebe erfolgt über Lücken zwischen den Endothelzellen, vor allem von Venolen und kleinen Venen und nur selten von Kapillaren. Die Leukozyten sind durch Kontraktion (Aktin- und Myosinfilamente des Zytoskeletons) und Adhäsion in der Lage, sich amöboid fortzubewegen *(Lokomotion)*. Zu Beginn der Transmigration bilden sie kleine Pseudopodien aus, die sich in die interzellulären Lücken einbohren und diese erweitern, so daß anschließend die Zelle unter starken Formveränderungen (Einschnürung des Zelleibes, einschließlich des Zellkernes, von 10 μm Durchmesser auf 1 μm und weniger) sich durchzwängen kann. Die limitierende Basalmembran wird maximal auf eine Länge von 1 μm durch ein von den Leukozyten produziertes, Kollagenase-artiges Enzym aufgelöst und damit deren völliger Durchtritt ermöglicht. Neutrophile Granulozyten brauchen dazu 2–9 Minuten. Gelegentlich treten, offensichtlich durch den Blutdruck bedingt, auch einzelne Erythrozyten mit aus. Unmittelbar nach der Leukozytenemigration schließen sich die Lücken und die Basalmembran wird wiederhergestellt. Die Emigration der Lymphozyten erfolgt auf die gleiche Weise wie die der anderen Leukozyten. Die Anfang der 60er Jahre erstmals postulierte Auffassung, daß Lymphozyten durch Endothelzellen hindurch (transendothelial) transportiert werden *(Emperipolesis)*, hat sich als falsch erwiesen.

Die Leukozytenemigration kann, muß aber nicht, gleichzeitig mit der Erhöhung der Gefäßpermeabilität einhergehen. Mit Hilfe von sogenannten Tracersubstanzen (s. S. 284) und histologischen Untersuchungen kann man zeigen, daß im akuten Entzündungsgebiet Gefäße mit erhöhter Permeabilität ohne Leukozytenemigration und umgekehrt, sowie Gefäße, die beide Phänomene zeigen, nebeneinander vorkommen.

Die **Chemotaxis** wird als eine Reaktion definiert, bei der die Bewegungsrichtung von Zellen oder Mikroorganismen durch chemische Substanzen aus deren Umgebung bestimmt wird. Im Unterschied dazu versteht man unter *Chemokinese* die Reaktion, bei der die Bewegungsgeschwindigkeit durch chemische Substanzen festgelegt wird. Da man bei einer Reihe von Stoffen nicht weiß, ob sie chemotaktisch oder nur chemokinetisch wirken, spricht man auch von *chemoattraktiven Substanzen*. Chemotaxis und Chemokinese werden in vitro hauptsächlich durch Messung der Zellbewegung auf Objektträgern oder in Mikroporenfiltern (BOYDEN-Kammer) untersucht.

Neutrophile Granulozyten und mononukleäre Phagozyten reagieren auf die meisten bisher bekannten chemotaktischen Stoffe (s. bei Entzündungsmediatoren, S. 289). Im Unterschied dazu zeigen eosinophile Granulozyten nur bei einigen wenigen Substanzen (Histamin, ECF-A, s. S. 292), auf die andere weiße Blutzellen nicht ansprechen, chemotaktisches Verhalten. Für Lymphozyten ist eine Chemotaxis mittlerweile auch nachgewiesen.

Obwohl man schon seit den Untersuchungen von METSCHNIKOFF (1893) weiß, daß Leukozyten und Makrophagen *in vitro* auf chemotaktische Substanzen reagieren, ist nach wie vor nicht sicher, ob die Chemotaxis auch *in vivo* eine Rolle spielt. Aufgrund neuerer Untersuchungen mit verfeinerten Methoden wird aber heute allgemein die Ansicht vertreten, daß der Chemotaxis auch *in vivo* eine große Bedeutung zukommt.

9.2.2 Weiterer Verlauf der Entzündung

Der weitere Verlauf der Entzündung ist abhängig von der Art der Noxe und der Zeitdauer ihrer Einwirkung, vom Gewebstyp und Umfang des Gewebsschadens sowie der Abwehrlage des Organismus. Demzufolge kann es zur Regeneration, Reparation oder zu einem chronischen Verlauf der Entzündung kommen.

Regeneration und *Reparation* setzen voraus, daß das entzündliche Exsudat einschließlich des toten Gewebsmaterials entfernt oder abgekapselt wird. Damit auch das feste Entzündungsmaterial beseitigt werden kann, muß es soweit als möglich verflüssigt werden. Die Verflüssigung erfolgt in erster Linie durch lysosomale Enzyme, die aus toten Zellen und Entzündungszellen, besonders aus polymorphkernigen Granulozyten und Makrophagen, freigesetzt werden. Fibrin, das bei vielen Entzündungen entsteht (s. S. 299), wird durch Plasmin (Aktivierung des fibrinolytischen Systems) und fibrinolytische Enzyme besonders von Granulozyten, aufgelöst. Material, das nicht weiter abgebaut und verflüssigt werden kann, wird von mononukleären Phagozyten aufgenommen und auf diesem Wege beseitigt (s. S. 294). Der Abtransport des flüssigen und des phagozytierten Entzündungsmaterials erfolgt hauptsächlich über die Lymphgefäße und nur in geringem Maße auch über den venösen Teil der terminalen Strombahn. Dazu erweitern sich die Lymphgefäße im Entzündungsgebiet und bilden zusätzlich zu den schon normalerweise vorhandenen, zahlreiche Lücken zwischen ihren Endothelien aus, über die die Resorption des Entzündungsmaterials erfolgen kann. Nicht selten, vor allem, wenn die Entzündungsursachen (besonders Erreger) auf dem Lymphweg verschleppt werden, sind auch Lymphgefäße und regionäre Lymphknoten entzündlich miterkrankt.

Die weiteren Vorgänge bei der Regeneration und Reparation, einschließlich der Wundheilung, sind bereits in Kapitel 8 dieses Buches besprochen worden. Auf die chronische Entzündung wird auf Seite 305 näher eingegangen.

9.3 Entzündungsmediatoren

Aus dem mehr oder minder regelmäßigen Ablauf der Grundvorgänge bei der akuten Entzündung hat man schon zu Beginn dieses Jahrhunderts geschlossen, daß chemische Vermittlersubstanzen, die sogenannten Entzündungsmediatoren, diese Vorgänge induzieren und steuern. Dafür spricht besonders, daß entzündliche Vorgänge auch in nervenfreien beziehungsweise denervierten Geweben erzeugt werden können. Vor ungefähr 45 Jahren konnte MENKIN aus entzündlichen Exsudaten Stoffe isolieren, mit denen es gelang, Symptome und Veränderungen der Entzündung experimentell zu erzeugen. Bei den nach ihm benannten MENKINstoffen handelte es sich aber um chemisch nicht einheitliche Produkte, so daß dieses Konzept mit fortschreitendem Wissensstand wieder aufgegeben wurde.

Die bisher bekannten und definierten Entzündungsmediatoren werden unter Einfluß der Entzündungsnoxen entweder aus Zellen freigesetzt oder durch Aktivierung plasmatischer Systeme (Gerinnungs-, Komplement- und Kininsystem) gebildet. Im folgenden werden sie nach ihren hauptsächlichen Wirkungen – Erhöhung der Gefäßpermeabilität und Chemotaxis – besprochen. Mit Nachdruck sei aber darauf hingewiesen, daß selbst für die »etablierten« Entzündungsmediatoren nach wie vor noch viele Fragen hinsichtlich ihrer in vivo-Bedeutung und Wirkungsmechanismen offen sind.

9.3.1 Erhöhung der Gefäßpermeabilität

Histamin, das in vielen Zellen, vor allem aber in Mastzellen und basophilen Granulozyten vorkommt, ist der am längsten bekannte Entzündungsmediator. Nach den heutigen Erkenntnissen spielt es aber nur in den frühen Phasen der Entzündungen und bei den allergischen Entzündungen eine Rolle. Im Gefäßsystem ruft es eine Dilatation der terminalen Arteriolen und eine Kontraktion mit nachfolgender Lückenbildung der Endothelien der postkapillären Venolen hervor. Die Wirkung des Histamins setzt wenige Sekunden nach seiner Freisetzung ein, dauert aber nur kurze Zeit, da es schnell wieder inaktiviert wird. Die Histaminfreisetzung aus Mastzellen kann auf verschiedene Weise erfolgen. Bei der Allergie vom anaphylaktischen Typ wird es durch IgE, bei der Komplex-vermittelten Allergie durch *Anaphylatoxin* (C 3 a- und C 5 a-Fragmente) freigesetzt (s. S. 118 f). Auch *basische Polypeptide* von Lysosomen können als Histaminliberatoren wirken (s. S. 289). Bemerkenswert ist, daß Histamin in hohen Konzentrationen eine Reihe von entzündlichen und immunologischen Prozessen hemmen kann sowie chemotaktisch für eosinophile Granulozyten wirkt.

Serotonin hat eine ähnliche vasoaktive Wirkung wie Histamin. Als Entzündungsmediator spielt es bei den meisten Tierarten keine Rolle, da es in viel zu geringen Mengen (mit Ausnahme bei Nagern) in den Zellen vorkommt, nur sehr kurzfristig wirkt und schnell wieder metabolisiert wird.

SRS-A (slow reacting substance of anaphylaxis; chemische Struktur nicht genau bekannt) wird bei der Anaphylaxie aus Mastzellen freigesetzt. Es hat eine ähnliche Wirkung wie Histamin, jedoch setzt diese erst später (nach einigen Minuten) ein und dauert länger.

Die drei **Kinine** (Bradykinin, Kallidin = Lysyl-Bradykinin und Methionyl-Lysyl-Bradykinin) stellen niedermolekulare Polypeptide dar und besitzen, ähnlich wie das Histamin, aber in wesentlich stärkerem Maße, vasodilatorische und permeabilitätssteigernde Eigenschaften. Sie sind weiterhin an der Entstehung des Kardinalsymptoms »Schmerz« beteiligt (s. S. 297). Die Kinine werden aus der im Plasma befindlichen Vorstufe *Kininogen* (saures Glykoprotein) durch Plasma- oder Organ-Kallikreine (Kininogenasen) oder andere proteolytische Enzyme (Trypsin, Papain, Pronase, Schlangengifte, lysosomale Proteasen, s. S. 289, u. a.) sowie Plasmin abgespalten. Die *Kallikreine* entstehen aus dem inaktiven Präkallikrein unter Einfluß des aktivierten HAGEMANN-Faktors (XIIa). Der HAGEMANN-Faktor (XII) wiederum wird entweder aktiviert durch Kontakt mit negativ geladenen Partikeln (sogenannte feste Phase; Kollagen, Elastin, Salze von Fettsäuren, Chondroitinsulfate u. a.) oder durch Plasmin, Trypsin oder Plasma-Kallikrein (sogenannte flüssige Phase). In ähnlicher Weise kann Plasmin aus Plasminogen durch Kontakt über den HAGEMANN-Faktor oder durch Enzyme (Kallikrein, Urokinase, Streptokinase u. a.) entstehen. Plasmin kann das Kininsystem somit über den HAGEMANN-Faktor, aber auch durch direkte Abspaltung von Kininen aus Kininogen beeinflussen. Die Kinine würden aufgrund ihrer Wirkungsweise und der zahlreichen Aktivierungsmöglichkeiten durchaus den Vorstellungen über einen idealen Entzündungsmediator nahe kommen. Dagegen spricht aber besonders, daß Kinine im Entzündungsgebiet nur schwer nachgewiesen werden können, da sie sehr schnell durch Kininasen (besonders durch Carboxipeptidase N) gespalten und damit inaktiviert werden. Weiterhin reichen, auch wenn Plasma in größeren Mengen in das Entzündungsgebiet austritt, die verfügbaren Kininogenreserven nicht aus, um den Entzündungsprozeß längere Zeit aufrecht zu erhalten.

Die Frage, ob **Prostaglandine (PG)** einschließlich der *Prostazykline* und *Thromboxane* eine Rolle als Entzündungsmediatoren spielen, wurde besonders aktuell, als man Hinweise fand, daß die Wirkung der Nicht-Steroid-Antiphlogistika auf einer Hemmung der PG-Synthese beruhen könne. PG kommen im Entzündungsgebiet in ausreichenden Mengen vor, da fast alle Säugetierzellen in der Lage sind, diese zu bilden. PG werden aus hochungesättigten Fettsäuren (Arachidonsäure) synthetisiert, die durch die Entzündungsnoxen entweder direkt oder indirekt (z. B. über Kinin-, Renin-Angiotensin- oder Komplementsystem) über die Phospholipase A_2 aus zellulären Lipiden abgespalten werden. Unmittelbar nach Freisetzung der Fettsäuren erfolgt durch membrangebundene Zyklo-Oxigenasen ihre Umwandlung zu PG. Diese werden nicht gespeichert, sondern in kurzer Zeit (Sekunden bis Minuten) inaktiviert. Die Bedeutung der verschiedenen PG für das Entzündungsgeschehen ist in vielem noch ungeklärt. Prostaglandin E ruft bei allen bisher untersuchten Tierarten eine starke Vasodilatation in der terminalen Strombahn und damit eine erhöhte Durchblutung (Hyperämie) hervor. Eine permeabilitätssteigernde Wirkung der PG ist bei der Ratte ausgeprägt, bei anderen Tierarten jedoch nur in geringem Maße vorhanden. Die hyperämisierende Wirkung der PG dürfte aber sicherlich die Exsudation, die im Anschluß an die Erhöhung der Gefäßpermeabilität durch andere Mediatoren entsteht, fördern. PG sind weiterhin an der Entwicklung des Schmerzes im Entzündungsgebiet sowie des Fiebers beteiligt und spielen eventuell auch eine gewisse Rolle bei der Chemotaxis von Leukozyten.

Lysosomale Substanzen (Enzyme und basische = kationische Proteine), die vor allem in neutrophilen Granulozyten, Makrophagen und Thrombozyten beziehungsweise Plättchen vorkommen, befähigen u. a. diese Zellen phagozytiertes Material (besonders Erreger) zu inaktivieren und abzubauen oder Entzündungsprodukte zu verflüssigen (s. S. 291). Die lysosomalen Substanzen können aber auch als Entzündungsmediatoren wirken, indem sie Zell- und Gewebsschäden verursachen oder Entzündungsmediatoren anderer Art aktivieren beziehungsweise deren Bildung induzieren. Die lysosomalen Substanzen werden entweder durch Zerstörung von Zellen freigesetzt oder von diesen sezerniert. Die sekretorische Abgabe erfolgt vor allem im Zusammenhang mit Phagozytosevorgängen und bei Einwirkung von Immunkomplexen, stimulierten T-Lymphozyten oder Komplementfaktoren. Für die Zell- und Gewebsschädigungen sind besonders die sauren (Kathepsine) und neutralen (Kollagenase, Elastase) Proteinasen der Lysosomen verantwortlich. Kathepsine wirken auch als Kininogenasen, andere lysosomale Enzyme aktivieren Plasminogen oder spalten von Komplement (C 3 und C 5) chemotaktische oder permeabilitätssteigernde Fragmente ab. Kationische Proteine setzen Histamin aus Mastzellen frei, können aber auch direkt die Gefäßdurchlässigkeit erhöhen.

9.3.2 Chemotaxis

Heute wird allgemein anerkannt, daß das **Komplementspaltprodukt C 5 a** (Peptid) eine wichtige Rolle bei der Chemotaxis von Granulozyten und Makrophagen besitzt. C 3 a und C 567-Komplexe dürften, entgegen der vielfach vertretenen Meinung, dagegen keine oder eine nur sehr geringgradige chemotaktische Wirkung besitzen. Das Komplementsystem kann durch Antigen-Antikörper-Komplexe, Proteasen, Endotoxine u. a. aktiviert und seine Produkte daher längere Zeit im Entzündungsgebiet gefunden werden. Komplement kann sich aber auch mit anderen, primär nichtchemotaktischen Stoffen (Zytotaxigene) verbinden, so daß diese chemotaktische Eigenschaften erhalten.

Lymphokine werden von T-Lymphozyten (Effektorzellen) gebildet und haben verschiedene Eigenschaften (s. S. 121). Eine der Wirkungen von Lymphokinen besteht in der Chemotaxis von Granulozyten und Makrophagen. Ein ähnlicher chemotaktischer Faktor wird aber auch von B-Lymphozyten gebildet. Chemotaktisch für eosinophile Granulozyten wirken Histamin in hoher Konzentration und ECF-A (eosinophilic chemotactic factor of anaphylaxis, s. S. 292).

Lysosomale Enzyme, Prostaglandine, Kallikrein, nekrotisches Zellmaterial sowie α- und β-Milchkaseine sind weitere endogene chemotaktische Stoffe. Unter den vielen exogenen spielen vor allem Proteine, Peptide, Lipoide, Lipoproteine und Lipopolysaccharide von Erregern, besonders von Bakterien, eine Rolle.

Von *Lymphozyten* weiß man schon längere Zeit, daß sie sich aktiv im Gewebe bewegen können (Lokomotion, s. S. 286). Erst durch neuere Untersuchungen konnte aber nachgewiesen werden, daß Lymphozyten ebenfalls auf die meisten der bekannten chemoattraktiven Substanzen reagieren, vor allem aber auch auf Lectine und das Staphylokokken-Protein A. Nicht alle, sondern nur bestimmte Subklassen von T- und B-Lymphozyten zeigen Chemotaxis, wobei mit fortschreitender Zeit auch die Zahl der chemotaktisch reagierenden Zellen zunimmt. Offensichtlich bestehen auch in der Chemotaxis von Lymphozyten enge Wechselbeziehungen mit Makrophagen (s. S. 289).

9.4 Entzündungszellen und ihre Funktionen

Als Entzündungszellen (Zellen der entzündlichen Reaktion) werden polymorphkernige Granulozyten, mononukleäre Phagozyten, Thrombozyten und Lymphozyten einschließlich der Plasmazellen angesehen. Sie sind, mit Ausnahme letzterer, zur Phagozytose befähigt. Da diese einen zentralen Mechanismus in der entzündlichen Reaktion ausmacht, wird sie im nachfolgenden eigens dargestellt.

9.4.1 Phagozytose

Unter *Phagozytose* (phagein, griech. = verzehren) wird die intrazytoplasmatische Aufnahme von Partikeln über 1 μm Größe verstanden. Von *Pinozytose* (pinoein, griech. = saugen, trinken) spricht man, wenn die aufgenommenen Partikel kleiner sind (Makropinozytose = 0,1–1 μm; Mikropinozytose < 0,1 μm). Der Unterschied zwischen beiden besteht aber nicht nur in der Größe der aufgenommenen Teilchen, sondern auch in den dadurch ausgelösten Veränderungen des Zellstoffwechsels (lysosomale Verdauung, Mikrobizidie, Freisetzungsreaktionen u. a., s. S. 294). Phagozytose und Pinozytose dienen bei der Entzündung vor allem der Beseitigung der ursächlichen Noxe und des nekrotischen Materials. Die Phagozytose verläuft in drei Phasen: Erkennung einschließlich Anheftung, Aufnahme und Abbau.

Erkennung und Anheftung der Partikel an die Zellmembran der Phagozyten erfolgen über die dort befindlichen Rezeptoren für das Fc-Stück von IgG und das Komplementspaltprodukt C3b. Partikel, die mit IgG und/oder C3b opsoniert wurden (Opsonierung und Immunadhärenz, s. S. 100), werden über diese Liganden an die entsprechenden Membranrezeptoren gebunden. Da die Phagozytose gewisser Partikel (bestimmte Fremdkörper und Parasiten) auch in Abwesenheit von Serumfaktoren erfolgen kann, vermutet man, daß noch weitere Rezeptoren vorhanden sein müssen. Dabei ist aber zu bedenken, daß mononukleäre Phagozyten Komplementfaktoren produzieren können und damit in ihrer Phagozytosefähigkeit eine gewisse Unabhängigkeit von Serumfaktoren erhalten. Weiterhin beobachtet man besonders bei größeren Partikeln eine sogenannte Oberflächenphagozytose, die oft auch ohne vorausgegangene Opsonierung möglich ist. Dabei legen sich die Phagozyten in engem Verband um das Teilchen und schließen es so zwischen sich ein (Abb. 9.1).

Die *Aufnahme* eines Partikels in das Zellinnere (Inkorporation), die schon in einer Minute abgeschlossen sein kann, erfolgt über die Ausbildung von Pseudopodien. Diese umschlingen das Teilchen und fusionieren dann miteinander. Damit liegt es, von Teilen der ursprünglichen Zellmembran umhüllt, im Zellinneren und stellt als solches das *Phagosom* dar. Man nimmt an, daß Richtung und Ausmaß der Membranbewegung durch die Verteilung der Liganden auf der Oberfläche des Partikels und durch die kontinuierliche Verfügbarkeit von Rezeptoren auf der Phagozytenmembran gesteuert werden (sogenannter Reißverschlußmechanismus der Phagozytose). Die Aufnahme der Partikel setzt eine erhebliche Plastizität der Zellmembran (Aktin- und Myosinfilamente, s. S. 280) voraus und erfordert Energie. Diese wird durch ATP-Spaltung geliefert, wobei der ATP-Gehalt der Zelle während der Phagozytose durch Resynthese von ADP über gespeichertes Kreatinphosphat weitgehend konstant gehalten werden kann.

Der *Abbau* des aufgenommenen Materials erfolgt durch lysosomale Enzyme (s. S. 289), die

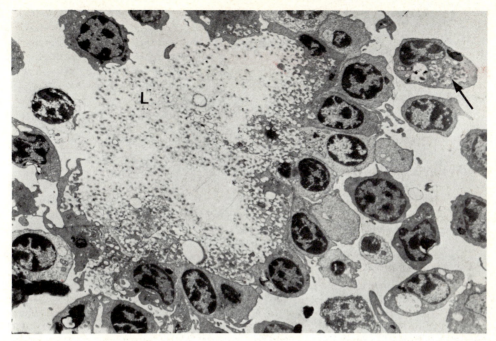

Abb. 9.1 Sogenannte *Oberflächenphagozytose in vitro*. Hühnerthrombozyten haben sich 30 Minuten nach Zugabe von ca. 0,2 μm großen Latexpartikel (L) im serumfreien Medium ringartig um diese gelagert. Pfeil = bereits intrazytoplasmatisch aufgenommene Partikel. 4000 × (Aufn.: S. Braun-Munzinger)

durch Fusion des Phagosoms mit einem Lysosom in jenes einströmen können *(Phagolysosom)*. Der Abbau erfolgt entweder vollständig oder unvollständig. Bei letzterem entstehen *Restkörperchen,* die entweder in der Zelle liegen bleiben oder durch Exozytose ausgeschleust werden. Ein *unvollständiger oder fehlender Abbau* wird vor allem bei fakultativ oder obligat intrazellulären Erregern (Mykobakterien, Brucellaceae, Chlamydien, Rickettsien, Leishmanien, Toxoplasmen u. a.) sowie gewissen Fremdkörpern beobachtet. Er ist dann der Anlaß dafür, daß die Entzündung chronisch wird und sich immunpathologische Prozesse entwickeln (s. Granulombildung, S. 308). Intrazelluläre Erreger vermögen auf unbekannte Weise die Fusion von Phagosomen und Lysosomen zu verhindern, so daß sie von den lysosomalen Enzymen nicht angegriffen werden können. In diesem Fall schützt der Phagozytosevorgang die Erreger sogar vor der Einwirkung spezifischer Antikörper oder Medikamente und trägt dazu bei, daß die Erreger mit den Phagozyten im Körper verschleppt werden. Weiterhin können sich Erreger durch Ausbildung von Kapselsubstanzen gegen den Abbau wehren, oder durch Toxinproduktion (Leukozidin von Staphylokokken, Streptolysin von Streptokokken u. a., s. S. 83) oder im Zuge ihrer intrazellulären Vermehrung (Viren) die Phagozyten zerstören. Fremdkörper, wie Silikate und Asbestfasern, können rein mechanisch nach ihrer Phagozytose die Zellmembran zerstören (Durchlöcherung) und so zum Absterben der Phagozyten führen (sogenannter phagozytischer Selbstmord).

Die metabolischen Veränderungen bei der Phagozytose betreffen neben dem lysosomalen intrazellulären Verdauungsvorgang auch das **mikrobizide System.** Dieses spielt in der Abtötung phagozytierter Mikroorganismen, besonders von Bakterien (Bakterizidie) eine wichtige Rolle und ist wahrscheinlich auch für die zytotoxische Aktivität von Phagozyten mitverantwortlich. Es beruht auf der Bildung von Wasserstoffsuperoxid, freien Radikalen und Singulett-Sauerstoff ($^1O_2$; aktivierter molekularer Sauerstoff). Die biochemischen Vorgänge bei der Mikrobizidie sind am besten für die neutrophilen Granulozyten erforscht, in vielem aber noch weitgehend unbekannt.

9.4.2 Polymorphkernige Granulozyten

Die polymorphkernigen Granulozyten werden im Knochenmark gebildet. Durch mitotische Teilungen entstehen aus der Stammzelle *(Myeloblast) Promyelozyten* und aus diesen die *Myelozyten* (Zeitdauer ca. fünf Tage). Diese reifen dann innerhalb von 6,5 Tagen über *Metamyelozyten* zu *stab- und segmentkernigen Granulozyten* heran, die entweder in das Blut abgegeben oder im Knochenmark als schnell mobilisierbare Reserve gespeichert werden. Die Granulozyten stellen hämatologische Endzellen dar, d. h. sie sind nicht mehr zur weiteren Teilung befähigt. Bei entzündlichen Prozessen spielen vor allem die neutrophilen und, in geringerem Maße, die eosinophilen Granulozyten eine wichtige Rolle. Basophile Granulozyten sind dagegen im Entzündungsgebiet nur sehr selten anzutreffen.

Die **neutrophilen Granulozyten** besitzen Rezeptoren für das Fc-Stück von IgG und für C 3 b und phagozytieren in mehr selektiver Weise vor allem kleinere Partikel. Sie enthalten ein größeres Reservoir von biologisch wirksamen Stoffen, besonders von lysosomalen Enzymen (s. S. 289) und sind stärker mikrobizid (s. S. 291) als mononukleäre Phagozyten. Ein weiterer Unterschied zu diesen besteht darin, daß sie auf die Einwirkung von Entzündungsnoxen nicht mit einer Leistungssteigerung reagieren können. Die Freisetzung aktiver Stoffe aus Granulozyten wird hauptsächlich durch Phagozytose ausgelöst und geht wie diese mit einer Degranulation der Zellen einher. Neutrophile Granulozyten spielen weiterhin als Effektorzellen (Abgabe von Wasserstoffsuperoxid und neutralen Proteasen?) bei der Zytotoxizität eine wichtige Rolle (s. S. 119).

Das Knochenmark ist in der Lage, den Gesamtbestand an peripheren Granulozyten (Verweildauer im Blut ca. 10 Stunden) 30- bis 70mal am Tage zu erneuern. Dabei ist zu beachten, daß dieser aus zirkulierenden Granulozyten und solchen besteht, die als schnell verfügbarer Vorrat an der Endothelauskleidung der Venolen kleben. Eine Speicherung von Granulozyten in Geweben außerhalb des Knochenmarkes ist dagegen nicht bekannt. Der Hauptausscheidungsort für die segmentkernigen Granulozyten ist der Verdauungsapparat. Aber auch im Atmungs- und Urogenitaltrakt werden große Mengen von Granulozyten eliminiert. Da es sich dabei aber in der Mehrzahl um noch funktionsfähige Granulozyten handelt, wird angenommen, daß sie eine gewisse Schutzwirkung für die Schleimhäute der genannten Organe ausüben. Nach neueren Untersuchungen ist in begrenztem Maße auch eine Rezirkulation von Granulozyten möglich.

Die Regulation der Bildung und Ausschwemmung von Granulozyten wird durch eine Reihe von humoralen Faktoren, die nur nach ihrer Wirkungsweise bekannt sind, sowie direkt durch die Entzündungsnoxen und -produkte gesteuert. Schon wenige Stunden nach Entzündungsbeginn werden aus dem Knochenmarksspeicher in vermehrtem Maße stab- und segmentkernige Granulozyten in das Blut ausgeschwemmt. Weiterhin kommt es zu einer erheblichen Verkürzung der postmitotischen Ausreifungszeit und zu einer erhöhten Mitoseaktivität im Myelozytenstadium. Dadurch wird ein ausreichender und beschleunigter Granulozytennachschub bei entzündlichen Prozessen gewährleistet.

Beim **Vogel** entsprechen den Neutrophilen weitgehend die *heterophilen Granulozyten*, die eosinophile, zigarrenförmige Granula besitzen. Ihre Enzymausstattung unterscheidet sich von der der neutrophilen Granulozyten. Insbesondere scheinen sie proteolytische Enzyme nur in vermindertem Maße zu besitzen (s. S. 303).

Die **eosinophilen Granulozyten** kommen im Gewebe (meist submukös) wesentlich häufiger ($\approx 100:1$) vor als im Blut. Sie sind ebenfalls zur Phagozytose befähigt. Ihre Aktivität ist jedoch offensichtlich aufgrund einer geringeren Ausstattung mit Oberflächenrezeptoren für Fc-IgG und C 3 b, nur etwa halb so groß wie die der Neutrophilen. Im Unterschied zu diesen sind aber die mikrobiziden Eigenschaften der eosinophilen Granulozyten stärker ausgebildet. Sie sind vor allem bei allergischen Prozessen und parasitären Infektionen von Bedeutung. Bei der *Allergie vom anaphylaktischen Typ* (s. S. 118) werden sie durch den ECF-A angelockt und inaktivieren enzymatisch oder nichtenzymatisch freigesetzte Mastzellenprodukte (Heparin, Histamin). Weiterhin inaktiviert die lysosomale Arylsulfatase der eosinophilen Granulozyten auch die SRS-A (s. S. 288). Dadurch limitieren sie die Reaktionen, die durch die freigesetzten Mediatoren ausgelöst wurden. Bei parasitären *Infektionen* werden die eosinophilen Granulozyten hauptsächlich durch chemotaktische Faktoren, die infolge einer Immunreaktion mit Parasitenprodukten entstanden, angelockt. Zusammen mit Antikörpern sind sie in der Lage, Parasiten, die aufgrund ihrer Größe (Helminthen; Abb. 9.18 A) oder sonstigen Eigenschaften nicht phagozytierbar sind, zu zerstören. Die Zerstörung erfolgt in erster Linie durch Freisetzung des hauptsächlichen basischen Proteins der eosinophilen Granula, das auch in vitro und in sehr geringen Dosen (2×10^{-5} M) eine solche Wirkung zeigt. Erst nach Abtötung und Zerstörung des Parasiten können die Phagozyten diese aufnehmen und beseitigen (s. Abb. 9.18 B).

Basophile Granulozyten produzieren, ähnlich wie die Gewebsmastzellen, mit denen sie nicht identisch sind, Heparin und Histamin. Sie spielen offensichtlich in den Frühstadien der Entzündung (Erhöhung der Gefäßpermeabilität) eine gewisse Rolle (s. S. 227).

9.4.3 Mononukleäre Phagozyten

Nach heutiger Ansicht stammen die *Makrophagen* aus dem Knochenmark und nicht aus dem Bindegewebe. Aus Knochenmarkstammzellen entstehen über Zellteilungen zunächst *Monoblasten* und *Promonozyten*. Letztere teilen sich wieder und werden zu *Monozyten*, die in das Blut übertreten und mit diesem in die verschiedenen Organe und Gewebe gelangen. Dort reifen sie zu freien oder fixierten (Histiozyten) Makrophagen heran, die zusammen mit ihren Vorstufen als *mononukleäre Phagozyten* oder *mononukleäres phagozytäres System* (van Furth, 1972) bezeichnet werden. Dieses entspricht in vielem dem älteren Begriff des retikuloendothelialen Systems (RES; Aschoff, 1924).

Unter **normalen Verhältnissen** entstehen auf diese Weise die Histiozyten des Bindegewebes, die Kupfferschen Sternzellen der Leber, die Alveolarmakrophagen der Lunge, die freien und fixierten Makrophagen in Lymphknoten und Milz, die Makrophagen der großen Körperhöhlen sowie die in anderen Organen in unterschiedlicher Menge zu findenden freien und fixierten Makrophagen. Die Osteoklasten, Mikrogliazellen, Langerhans-Zellen der Haut, Typ A-Zellen der Synovialis sowie die interdigitierenden Zellen der Lymphknotenrinde und des Thymusmarkes dürften ebenfalls monozytären Ursprungs sein. Eine ortsständige Vermehrung der reifen Makrophagen findet nur in Ausnahmefällen statt, sie werden vielmehr ständig vom Knochenmark nachgeliefert. Der Abbauort der Makrophagen ist, mit Ausnahme der Alveolarmakrophagen der Lunge, die mit dem Bronchialschleim ausgehustet werden, nicht genau bekannt. Man nimmt aber an, daß der Abbau vor allem in den Lymphknoten erfolgt, da in der efferenten Lymphe mononukleäre Phagozyten nicht zu finden sind. Die Rezirkulation dieser Zellen dürfte, wenn sie überhaupt vorkommt, nur eine sehr untergeordnete Rolle spielen.

Die mononukleären Phagozyten sind morphologisch, zytochemisch und hinsichtlich ihrer Funktion relativ gut charakterisiert und daher von ähnlichen Zellen (Retikulumzellen, dendritischen Zellen, Antigen-zurückhaltenden dendritischen Zellen, Lymphozyten, Fibroblasten, Mesothelien) zu unterscheiden. Dabei ist aber zu beachten, daß noch längst nicht alle Detailfragen geklärt sind, und daß je nach Reife- und Funktionszustand der Zellen sowie der Tierart Abweichungen bestehen. Die mononukleären Phagozyten besitzen in allen Reifungsstadien typische pflugschar- oder schaufelartige Fortsätze (Abb. 9.2), pinozytotische Vesikel und Lysosomen. Zytochemisch zeigen sie ein unspezifisches Esterase-positives Zytoplasma (tierartliche Unterschiede vorhanden) und Peroxydase-positive lysosomale Granula (nicht in fixierten Gewebsmakrophagen). Sie besitzen in allen Reifestadien einen Rezeptor für das Fc-Stück von IgG (s. S. 106) und als mehr ausgereifte Zellen auch einen Rezeptor für Komplement (C 3 b), über die die Phagozytose opsonierter Partikel vermittelt wird (s. S. 98).

Die *Hauptfunktion* der Makrophagen besteht in immunologisch (Opsonin- und Immunadhärenz, s. S. 100) oder nichtimmunologisch vermittelter Phagozytose oder Pinozytose, besonders von schädlichen Partikeln. Im einzelnen werden durch die mononukleären Phagozyten

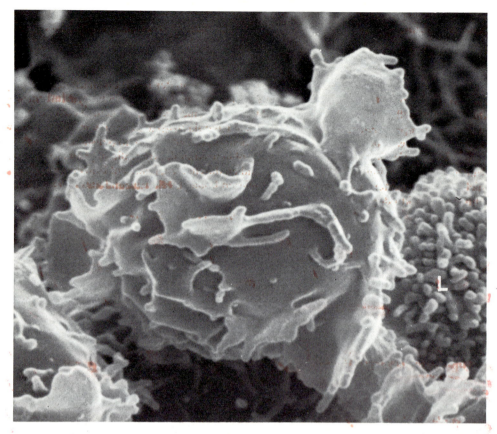

Abb. 9.2 *Blutmonozyt* eines Schafes mit typischen schaufel- und pflugscharartigen Fortsätzen; L = Lymphozyt. Schaf. 8000 × (Aufn.: I. Nolte)

Mikroorganismen, geschädigte oder tote Zellen, verbrauchte Zellen (z. B. Erythrozytenmauserung), Geschwulstzellen (s. S. 362), körpereigene und körperfremde Fremdkörper sowie Immunkomplexe aufgenommen und intrazellulär abgebaut. Der intrazelluläre Abbau erfolgt hauptsächlich mittels lysosomaler Enzyme (s. S. 289), die in den Makrophagen reichlich vorhanden sind. Ähnlich wie die neutrophilen Granulozyten vermögen sie auch Mikroorganismen durch Bildung von Superoxid und freien Radikalen intrazellulär abzutöten (Mikrobizidie, s. S. 291). Neben diesen endozytotischen Funktionen produzieren und sezernieren (sogenannte *Freisetzungsreaktionen*) mononukleäre Phagozyten auch eine Reihe biologisch aktiver Stoffe (lysosomale Enzyme, Interferon, Pyrogene, Prostaglandine, Komplement-Komponenten, Plasminogenaktivatoren, Stimulatoren für Fibroblasten- und Gefäßproliferation, Stimulatoren und Inhibitoren der Lymphozytenproliferation, Kolonien-stimulierender Faktor, zytotoxische Faktoren wie Wasserstoffsuperoxid und neutrale Proteasen u. a.), auf deren Bedeutung für die Entzündung schon auf S. 288 eingegangen wurde. Durch immunologische und nichtimmunologische Stimulatoren können Bildung und Freisetzung dieser Stoffe erheblich verstärkt werden. Weiterhin sind die mononukleären Phagozyten in der Aufnahme, Verarbeitung und Weitergabe von Antigenen (Kooperation mit T- und B-Lymphozyten, s. S. 104) von großer Bedeutung und spielen als Effektorzellen (K-Zellen, aktivierte Makrophagen) bei immunpathologischen Reaktionen vom zytotoxischen und verzögerten Typ eine wichtige Rolle (s. S. 119, 121). Möglicherweise gehören die natürlichen Killerzellen, die wie die K-Zellen ohne Phagozytose Zellen zerstören können, auch dem mononukleären phagozytären System an (Promonozyten?, s. S. 362).

Es gilt heute als erwiesen, daß die Hauptmasse der mononukleären Phagozyten, die bei **akuten und chronischen Entzündungen** auftreten, ebenfalls aus den Blutmonozyten entsteht. Inwieweit auch eine ortsständige Vermehrung dieser Zellen (z. B. unter Lymphokinbeeinflussung bei immunpathologischen Prozessen vom verzögerten Typ) eine Rolle spielt, ist ungeklärt. In entzündlichen Infiltraten findet man jedenfalls nur sehr selten Mitosen von mononukleären Phagozyten. Die Monozyten emigrieren in der Regel erst nach den neutrophilen Granulozyten (s. S. 292) und dominieren bei granulomatösen Entzündungen. Im Entzündungsgebiet stellen die mononukleären Phagozyten eine sehr heterogene Zellpopulation dar. Ihre morphologischen und funktionellen Charakteristika hängen von der Art der Entzündungsnoxe, dem Reifestadium und dem jeweiligen Funktionszustand ab. Darin unterscheiden sie sich wesentlich von neutrophilen Granulozyten, die als hämatologische Endzellen keine weiteren Differenzierungsstadien durchmachen und auf Entzündungsnoxen nicht mit gesteigerter Leistungsfähigkeit reagieren können. Die Entzündungsnoxen können entweder direkt oder indirekt (z. B. über Lymphokine, Interferon, Immunglobuline, Komplementkomponenten) die mononukleären Phagozyten beeinflussen. Die Änderung ihres Funktionszustandes kann sich auf Lokomotion, Haft- und Phagozytose-Aktivität, Mikrobizidie, Zytotoxizität, Chemotaxis, Kooperation mit T- und B-Lymphozyten, Sekretionsaktivität u. a. auswirken. Zu beachten ist ferner, daß die verschiedenen Methoden, die zur Isolierung der mononukleären Phagozyten angewandt werden, diese in unterschiedlicher Weise beeinflussen.

Aufgrund des Gesagten ist es verständlich, daß in der **Terminologie** von mononukleären Phagozyten, die bei der Entzündung auftreten, Unsicherheiten und teils auch Verwirrungen bestehen. Um mit diesem Problem fertig werden zu können, macht van Furth (1980) folgenden Vorschlag zur Benennung und Definition dieser Zellen:

Ansässiger (resident) Makrophage = Makrophage, der normalerweise in irgendeinem Gewebe vorhanden ist (= normaler Makrophage). Im entzündlichen Exsudat können diese in geringen Mengen auftreten und stellen dann die Makrophagen dar, die schon vor Einwirkung der Entzündungsnoxe dort vorhanden waren.

Exsudat-Makrophage = Makrophage im Exsudat, der weitgehend dem Monozyten gleicht.

»Exsudat-Resident«-Makrophage = Zwischenform von beiden.

Aktivierter Makrophage = Makrophage mit erhöhten und/oder neuen funktionellen Aktivitäten, der aus einem ansässigen oder Exsudat-Makrophagen entstanden ist. Dabei sollte immer angegeben werden, wie die Makrophagen stimuliert und die Aktivierungsvorgänge gemessen wurden (s. S. 362).

Angelockter (elicited) Makrophage = Makrophage, der an eine bestimmte Stelle, angelockt von einer bestimmten Substanz, gewandert ist. Der Name bezieht sich lediglich auf Ansammlungen von Makrophagen, nicht jedoch auf ihren Reife- und Funktionszustand.

Im Entzündungsgebiet können somit die ausgewanderten Monozyten über Zwischenformen zu Makrophagen heranreifen, die den normalen Makrophagen (resident macrophages) weitgehend gleichen. Aus den Monozyten entstehen aber auch die Epitheloidzellen und mehrkernigen Riesenzellen, die vor allem bei granulomatösen Entzündungen (s. S. 308) vorkommen. Die **Epitheloidzellen** haben, wie der Name sagt, ein den Epithelzellen ähnliches lichtmikroskopisches Aussehen und besitzen ebenfalls Fc- und Komplement-Rezeptoren. Ihre phagozytotische Aktivität ist aber wesentlich geringer als die der Makrophagen. Grundsätzlich können zwei Typen von Epitheloidzellen unterschieden werden, nämlich ein *aktivierter* und ein *sekretorischer*. Der aktivierte Typ hat ähnliche Funktionen wie die aktivierten Makrophagen und kommt vor allem in Granulomen vor, in denen eine starke verzögerte allergische Reaktion gegen das ursächliche Antigen besteht. Der sekretorische Typ ist durch verstärkte Sekretion biologisch aktiver Stoffe (s. S. 294) gekennzeichnet und tritt vor allem bei schlechter Abwehrlage des Organismus auf.

Die **mehrkernigen Riesenzellen** entstehen durch Fusion von Exsudat-Makrophagen und stellen somit Synzitien dar. Der Fusionsmechanismus wird sowohl durch immunologische als auch nichtimmunologische Faktoren (s. S. 310) in Gang gebracht, ist aber in den Einzelheiten weitgehend unbekannt. Auch bei den Riesenzellen kann man zwei Typen, nämlich den LANGHANS-*Typ* und den *Fremdkörpertyp* unterscheiden. Der LANGHANS-Typ besitzt relativ wenige, vorwiegend in der Peripherie des Zytoplasmas gelegene Kerne, die beim Fremdkörpertyp wesentlich zahlreicher und meist über das ganze Zytoplasma verteilt sind. Da Übergangsformen vorkommen, liegt der Schluß nahe, daß bei fortdauernder Fusion aus dem LANGHANS-Typ der Fremdkörpertyp entsteht.

Die vermehrte Produktion von Monozyten im Knochenmark und ihre verstärkte Ausschwemmung von diesem in das Blut bei entzündlichen Prozessen wird offensichtlich durch einen *humoralen Regulationsmechanismus* gesteuert. Die Makrophagen des Entzündungsgebietes sezernieren nach Phagozytose einen Faktor, der ins Blut gelangt und die Monozytopoiese erhöht (FIM = factor increasing monocytopoiesis). Der FIM ist nur in vivo wirksam, in vitro zeigt er keine proliferative Wirkung wie der CSF (colony stimulating factor). Wenn die Entzündungsnoxe beseitigt ist, hört auch die zusätzliche Produktion von Monozyten auf, da der FIM wegen des Verschwindens der Makrophagen nicht mehr in vermehrtem Maße gebildet wird. Wohin die Makrophagen des Entzündungsgebietes verschwinden, ist, ähnlich wie ihr Abbau unter normalen Verhältnissen, weitgehend unbekannt. Für den Rückgang der erhöhten Monozytopoiesis ist möglicherweise auch ein Hemmfaktor (MPI = monocytopoiesis inhibitor) mitverantwortlich. Ob diese beiden Faktoren auch für die Regulation der Makrophagenkinetik unter normalen Bedingungen von Bedeutung sind, ist nicht geklärt.

9.4.4 Thrombozyten und Blutplättchen

Die **Thrombozyten** der Vögel sind kernhaltige Zellen und – neben ihrer Rolle in der Hämostase – hochpotente Makrophagen (Abb. 9.2). Sie kommen dreimal so häufig vor wie die anderen Phagozyten zusammen und phagozytieren auch wesentlich schneller als diese. Bei der Phagozytose treten morphologische Veränderungen und Aggregatbildungen auf. Die Freisetzung von Inhaltsstoffen wird ebenfalls beobachtet, ist aber im einzelnen noch wenig erforscht. Die Bildungsstelle der Vogelthrombozyten ist nicht sicher bekannt, dürfte aber sehr wahrscheinlich im Knochenmark liegen.

Die **Blutplättchen** der Säuger entstehen durch zytoplasmatische Abschnürungen aus den Megakaryozyten des Knochenmarkes, sind damit also kernlos. Die Plättchen reichern sich in den Gefäßen des Entzündungsgebietes an, wobei sie häufig aggregieren und unter Degranulation ihre Inhaltsstoffe abgeben. Durch Phagozytose von kleinen Partikeln (Viren, Bakterien, Immunkomplexe) oder aktiviertes Komplement, können diese Vorgänge ebenfalls ausgelöst werden (s. Komplex-vermittelte Allergie, S. 119). Die in den Granula der Plättchen gespeicherten Stoffe, vor allem kationische Proteine, Kathepsine, Prostaglandine und vasoaktive Amine tragen nach ihrer Freisetzung zur Ausbildung der Frühveränderungen bei der Entzündung, insbesondere zur Erhöhung der Kapillarpermeabilität, bei (s. S. 288). Mikrothrombenbildung ist eine weitere Folge (s. S. 165).

9.4.5 Lymphozyten

Die Lymphozyten, die die Schlüsselzellen im immunologischen Geschehen darstellen, wurden bereits auf Seite 103 eingehend behandelt. In Ergänzung dazu sei noch gesagt, daß sie keine hämatologischen Endzellen darstellen, d. h. sich weiter teilen können. Lymphozyten sind außerordentlich langlebig (Monate und Jahre) und rezirkulieren häufig, vor allem im Bereich der mit hohen Endothelien ausgestatteten postkapillären Venolen der Lymphknoten. Obwohl sie Rezeptoren für Fc-IgG und C 3 b besitzen, sind sie nicht zur Phago- oder Pinozytose befähigt. Im Unterschied zu Granulozyten oder Monozyten sind sie stets Esterase-, Peroxydase- und Lysozym-negativ. Im entzündlichen Geschehen treten sie vermehrt auf, wenn dieses längere Zeit dauert beziehungsweise chronisch wird. Weiterhin sind die meisten virusbedingten Entzündungen, sofern keine sekundären bakteriellen Infektionen vorliegen, nichteitrig, d. h. die Entzündungszellen bestehen fast ausschließlich aus Lymphozyten und mononukleären Phagozyten.

9.5 Die Kardinalsymptome der akuten Entzündung

Die äußerlich erkennbaren Symptome der akuten Entzündung waren bereits im Altertum (ägyptische Papyri aus dem 2. Jahrtausend v. Chr., HIPPOKRATES von Kos 460–377 v. Chr.) bekannt. Die erste zusammenfassende Beschreibung und Definition der Entzündungssymptome stammt von dem römischen Arzt und Enzyklopädisten CELSUS (1. Jahrhundert n. Chr.), der noch stark von der Krasenlehre HIPPOKRATES beeinflußt war. Er definierte die vier Kardinalsymptome der aktuen Entzündung als Rötung, Schwellung, Wärme und Schmerz (»Notae vero inflammationes sunt quattuor: rubor et tumor cum calore et dolore«). Das fünfte Kardinalsymptom, die Funktionsstörung (functio laesa), wird GALEN aus Pergamon (130–201) zugeschrieben, obwohl es in seinen Schriften nicht eigens Erwähnung findet. Über Jahrhunderte hinweg sah man die Entzündung als eigenständige Krankheit an, da man zwischen den die Entzündung auslösenden Ursachen (vor allem Erreger) und den Reaktionen des Körpers auf diese nicht unterscheiden konnte. Der englische Arzt JOHN HUNTER (1728–1793) postulierte schließlich erstmals die moderne Konzeption der Entzündung, nach der diese eine Abwehrreaktion des Körpers gegen schädliche Einflüsse darstellt.

Die Kardinalsymptome der akuten Entzündung können weitgehend durch die Grundvorgänge des entzündlichen Geschehens erklärt werden. *Rötung (rubor) und Wärme (calor)* sind durch die aktive Hyperämie im Entzündungsgebiet bedingt. Die *Schwellung (tumor)* ist Folge des Austrittes und der nachfolgenden Ansammlung von Blutflüssigkeit und Entzündungszellen im Gewebe. Der *Schmerz (dolor)* geht auf mechanische (Druckwirkung des Exsudates und damit Dehnung des Gewebes) und chemische (Azidose im Entzündungsgebiet, Entzündungsmediatoren, vor allem Prostaglandine und Kinine) Reizung von Nerven im Entzündungsgebiet zurück, kann aber auch direkt durch die Entzündungsnoxe, besonders im Anfangsstadium, ausgelöst werden. Die *Funktionsstörung* ist in den Bewegungsorganen hauptsächlich Folge des Schmerzes, der eine bewußte oder unbewußte Ruhigstellung des erkrankten Gebietes veranlaßt. In den parenchymatösen Organen ist die durch die Entzündung bedingte Beeinträchtigung der Leistung auf Stoffwechselstörungen, die sich im Gefolge entzündlicher Prozesse einstellen, zurückzuführen.

9.6 Einteilung, Benennung und Formen der Entzündung

Wie eingangs bereits erwähnt, werden Zeitdauer, Ausbreitung und Form der Entzündung, besonders von Art und Menge der Noxe, von strukturellen und biochemischen Eigenschaften des betroffenen Gewebes und der allgemeinen Reaktionslage des Organismus bestimmt. Die zahlreichen Entzündungsformen können nach verschiedenen Kriterien eingeteilt werden. Nach der Zeitdauer kann man zwischen akuten und chronischen Entzündungen unterscheiden. Die *akuten Entzündungen* sind gekennzeichnet durch exsudative Vorgänge, die *chronischen* durch Proliferation von ortsständigen Gefäß- und Bindegewebszellen. Demzufolge unterscheidet man auch *exsudative und proliferative Entzündungen. Chronische Entzündungen* entstehen in der Regel aus akuten, wobei die Übergänge (subakute Entzündung) fließend sind. Es gibt aber auch chronische Entzündungen, bei denen die akute exsudative Phase nur sehr schwach ausgeprägt ist und daher morphologisch und klinisch nicht erfaßt wird (sogenannte primäre chronische Entzündung). Weiterhin zeigen chronische Entzündungen nicht selten wieder ein Aufflammen akuter exsudativer Vorgänge (entzündliche Schübe), weshalb man in diesem Fall von einer chronisch-rezidivierenden Entzündung spricht.

Die Einteilung der Entzündungen nach *ätiologischen Gesichtspunkten* (z. B. bakteriell, viral oder allergisch bedingte Entzündungen) wird vor allem in der speziellen pathologischen Anatomie gebraucht, da sie erlaubt, in die Vielfalt der Krankheitsprozesse Ordnung zu bringen.

Die **Benennung** der Entzündung im medizinischen Sprachgebrauch erfolgt derart, daß man dem lateinischen oder griechischen Namen eines Organes oder Gewebes die Endung »-itis« anhängt (z. B. Perikarditis = Herzbeutelentzündung, Dermatitis = Hautentzündung, Hepatitis = Leberentzündung). Bei der exakten Benennung eines entzündlichen Prozesses gibt man in der Regel dessen Typ, Zeitdauer und Ausdehnung an (z. B. akute, eitrige, diffuse Luftröhrenentzündung = Tracheitis purulenta acuta diffusa). Daneben gibt es aber auch eine ganze Reihe von speziellen Bezeichnungen (z. B. Pneumonie = Lungenentzündung, Ekzem = oberflächliche Hautentzündung, Coryza = Nasenschleimhautentzündung), auf die hier jedoch nicht weiter eingegangen wird.

Die verschiedenen Formen der Entzündung werden in folgender Weise eingeteilt und besprochen:

1   Die exsudativen Formen der Entzündung
1.1 Die seröse Entzündung
1.2 Die fibrinöse Entzündung
1.3 Die eitrige Entzündung
1.4 Die hämorrhagische Entzündung
1.5 Die gangräneszierende Entzündung
2   Die chronische proliferative Entzündung
3   Die chronische nicht-proliferative Entzündung
4   Die granulomatöse Entzündung

9.6.1 Die exsudativen Formen der Entzündung

Die exsudativen Formen der Entzündung werden nach der vorherrschenden Zusammensetzung des Exsudates eingeteilt. Im einzelnen unterscheidet man seröse, fibrinöse, eitrige, hämorrhagische und gangräneszierende Entzündungen. Die Art des Exsudates gibt nicht selten wertvolle Hinweise auf die Ätiologie des jeweiligen entzündlichen Prozesses. Dabei ist aber zu beachten, daß sich im zeitlichen Ablauf einer Entzündung häufig auch die Zusammensetzung des Exsudates ändert und Mischformen auftreten können.

9.6.1.1 Die seröse Entzündung

Das seröse Exsudat entspricht in seiner Zusammensetzung etwa dem Blutserum und enthält damit mehr Eiweiß als gewöhnliche Ödemflüssigkeit. Die seröse Entzündung tritt vor allem in der äußeren Haut (Virusinfektionen, Insektenstiche, Verbrennungen 1. und 2. Grades, Urtikaria allergischer und nichtallergischer Genese u. a.) und serösen Häuten (akute Infektionskrankheiten) auf, wobei es zur Ansammlung des Exsudates in präformierten Höhlen (entzündliche Ergüsse) oder im Gewebe (z. B. Brandblasen, Aphthen bei Maul- und Klauenseuche) kommen kann. Die seröse Entzündung wird auch als *entzündliches Ödem* bezeichnet (z. B. heißes = entzündliches Ödem in Kopf- und Halsbereich beim Rachenmilzbrand des Schweines).

Die seröse Entzündung ist häufig nur Anfangsstadium einer anderen schwereren Entzündungsform (z. B. in der Anschoppungsphase der fibrinösen Pneumonie) oder tritt als sogenanntes *perifokales Ödem* um einen andersartigen Entzündungsherd (Eiterungsprozesse, tuberkulöse Herde u. a.) auf (s. S. 309).

Die seröse Entzündung der Schleimhäute wird als *katarrhalische Entzündung* (katarrheein, griech. = herabfließen) oder *Katarrh* bezeichnet. Das seröse Exsudat vermengt sich dabei mit Schleim und abgeschilferten Schleimhautzellen (Desquamativkatarrh), die infolge der Entzündung in erhöhtem Maße gebildet werden. Diese serös-schleimige Entzündung tritt vor allem in den Schleimhäuten von Nase (Schnupfen), Bronchien und des Darmes auf. Das anfänglich wäßrig-schleimige Exsudat nimmt sehr häufig durch Beimengung von ausgewanderten Granulozyten (meist infolge bakterieller Infektionen) einen eitrigen Charakter an (katarrhalisch-eitrige Entzündung).

9.6.1.2 Die fibrinöse Entzündung

Bei der fibrinösen Entzündung ist die aus den Gefäßen ausgetretene Flüssigkeit so reich an Fibrinogen, daß es zu einer Gerinnung des Exsudates kommt. Sie geht häufig, besonders im Bereich von Schleimhäuten, mit einer Gewebsnekrose einher. Je nach Menge des Fibrinexsudates und des Ausdehnungsgrades der Gewebsnekrose kann man weiterhin eine fibrinöse Entzündung im engeren Sinne (kruppöse oder pseudomembranöse Entzündung), eine diphtheroide sowie eine nekrotisierende und verschorfende Entzündung unterscheiden.

Bei der **fibrinösen Entzündung i.e.S.** ist eine Gewebsnekrose nicht oder nur in sehr geringem Maße vorhanden. Sie kommt vor allem in Schleimhäuten, serösen Häuten, in der Lunge und in Gelenken vor. Auf Schleimhäuten und serösen Häuten bilden sich schleier-

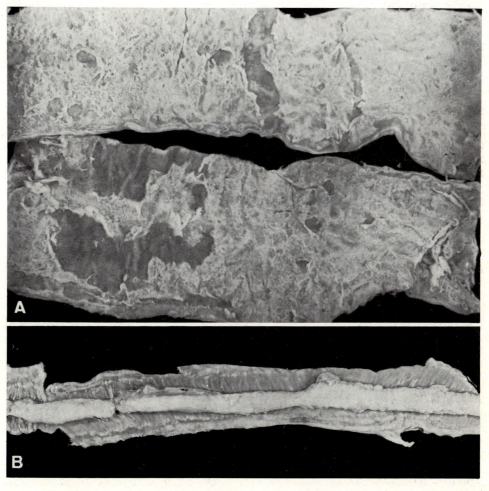

Abb. 9.3 A: *Fibrinöse Dünndarmentzündung,* Pferd. – B: Röhrenförmiger *Fibrinausguß* im Dünndarm eines Lammes mit Coliseptikämie

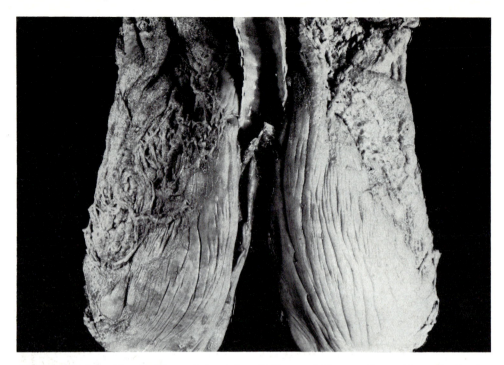

Abb. 9.4 *Fibrinöse Pleuritis* mit netzartig-zottigen Belägen und Kompressionsatelektase der Lungen eines Fohlens mit Coliseptikämie

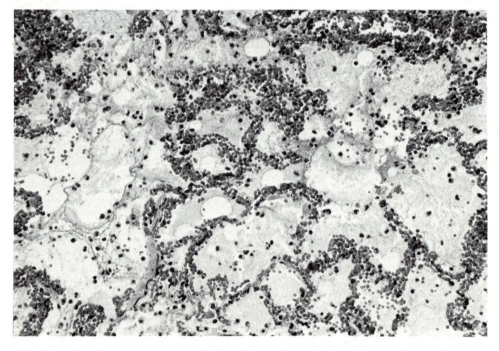

Abb. 9.5 *Fibrinöse Pneumonie* eines Rindes *(Pasteurella multocida)*, Stadium der Anschoppung: hochgradige Hyperämie der Alveolarkapillaren mit Austritt einzelner Erythrozyten und Fibrinausschwitzungen in den Alveolen. H.E., 160 ×

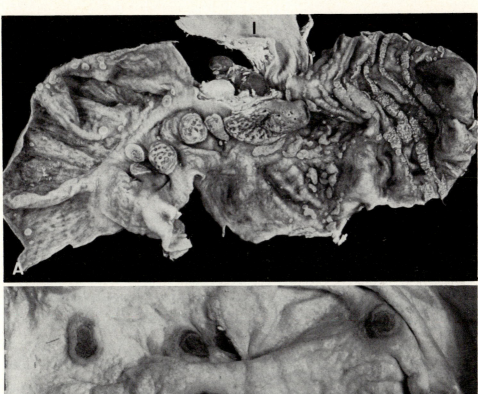
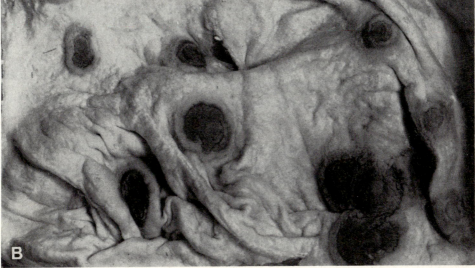

Abb. 9.6 *Diphtheroide Kolitis* bei Schweinepest. – A: Teils leistenartige, teils knofpartige diphtheroide Beläge. I = Ileum. – B: Ausschnitt aus A mit typischen knopfartigen Veränderungen (Boutons)

oder membranartige Fibrinauflagerungen, die auch als Pseudomembranen oder Krupp (Croup) bezeichnet werden *(pseudomembranöse oder kruppöse Entzündung)*. Die Bezeichnung »Krupp« ist wahrscheinlich schottischen Ursprungs und eine lautmalende Nachahmung der heiseren Sprache bei fibrinösen Entzündungen der oberen Luftwege des Menschen. Die Pseudo- oder Kruppmembranen liegen der Unterlage nur leicht auf und lassen sich daher ohne nennenswerten Substanzverlust von der darunterliegenden Schleimhaut oder Serosa abziehen (Abb. 9.3). Vor allem in Trachea, großen Bronchien und Darm, besonders von Rindern, kommt es häufig zu langen röhrenförmigen Ausgüssen, die im Zuge der Heilung abgestoßen und ausgehustet beziehungsweise mit dem Kot ausgeschieden werden. Auf den serösen Häuten bilden sich nicht selten auch große Fibrinmassen, die als eierkuchenartige Beläge imponieren. Liegen die Fibrinmassen zwischen sich bewegenden

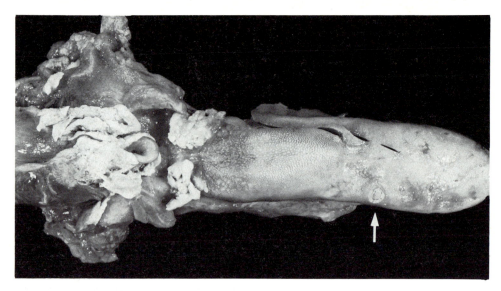

Abb. 9.7 *Nekrotisierende und verschorfende Entzündung* mit Ausbildung von Geschwüren (Pfeil) beim sogenannten Kälberdiphtheroid *(Fusobacterium necrophorum)*

Serosaflächen (z. B. Epi- und Perikard-, Zwerchfell-, Lungen- und Leberserosa), dann wird das zusammenklebende Fibrinexsudat immer wieder auseinandergerissen, wodurch netzartig-zottige Beläge entstehen (Abb. 9.4). Bei der fibrinösen Lungenentzündung tritt das flüssige Exsudat in die Alveolen und Bronchien aus, wo es gerinnt und feste Pfröpfe bildet (Abb. 9.5). Im Zuge der Heilung werden später die Fibrinmassen durch eingewanderte Granulozyten wieder aufgelöst und resorbiert. Nicht selten treten auch Mischformen, wie serofibrinöse oder fibrinös-eitrige Entzündungen auf.

Bei der **diphtheroiden Entzündung,** die in Schleimhäuten vorkommt, gerinnt das fibrinöse Exsudat nicht nur an der Oberfläche, sondern bereits in dem durch Einfluß der Noxe nekrotisch gewordenen Epithel und in den Saftspalten des submukösen Bindegewebes. Dadurch wird der graugelbe, schmierige oder mehr trockene Fibrinbelag fest mit der Unterlage verbunden und läßt sich nur unter Substanzverlust (fetziger blutiger Grund) ablösen. Der Name leitet sich von dem bei der Diphtherie des Menschen (Erreger: *Corynebacterium diphtheriae)* vorkommenden Entzündungsprozeß ab (diphthera, griech. = Fell im Sinne einer abgezogenen Tierhaut). Diphtheroide Entzündungen sind beim Haustier vor allem in Zusammenhang mit viralen (z. B. Schweinepest, Mucosal Disease des Rindes) und bakteriellen (z. B. Salmonellose, Pseudotuberkulose) Infektionen nicht selten (Abb. 9.6).

Die **nekrotisierende und verschorfende Entzündung** geht mit einer noch tiefergreifenden Nekrose (in Schleimhäuten über die *Tunica muscularis* hinaus) einher. Sie ist besonders stark ausgeprägt bei der Nekrobazillose (Erreger: *Fusobacterium necrophorum*) von Mundschleimhaut, Uterus und Vagina des Rindes (Abb. 9.7). Durch Mazeration und Abstoßung des nekrotischen Materials entstehen sowohl bei der diphtheroiden als auch bei der nekrotisierenden und verschorfenden Entzündung häufig auch *Geschwüre* (ulzerierende Entzündung, s. S. 304).

9.6.1.3 Die eitrige Entzündung

Bei der reinen Form der eitrigen Entzündung besteht das Exsudat fast nur aus neutrophilen Granulozyten, während andere Entzündungszellen, Blutflüssigkeit und Fibrin nur in sehr geringen Mengen vorhanden sind. Das Exsudat wird als Eiter (lat. = pus; griech. = pyon) und demzufolge die eitrige Entzündung auch als *purulente* oder *pyogene* Entzündung bezeichnet. Die neutrophilen Granulozyten des Exsudates verfetten, gehen unter Kernzerfall zugrunde und bilden dann die sogenannten Eiterkörperchen. Der *Eiter* hat eine gelbliche, grau-gelbe, weißliche, grünliche oder schokoladenbraune (Blutbeimengung) Farbe und ist von rahmiger oder etwas mehr dünnflüssiger Konsistenz. Die unterschiedliche Farbe und Beschaffenheit des Eiters hängen in erster Linie von der Ursache, in gewissem Maße auch von den tierartlichen Besonderheiten ab. So kommt es beim Huhn wegen des Fehlens proteolytischer Enzyme in den heterophilen Granulozyten (s. S. 292) meist nicht zur Bildung eines flüssigen Eiters, sondern von trockenen (Fibringerinnung), gelblichen Belägen.

Die eitrigen Entzündungen werden hauptsächlich durch sogenannte Eiterbakterien *(Streptokokken, Staphylokokken, Cornynebacterium pyogenes)* aber auch andere Bakterien (z. B. *Escherichia coli, Corynebacterium equi, Actinobacillus equuli, Pseudomonas aeruginosa*) verursacht. Grundsätzlich kann man daher bei Vorliegen einer eitrigen Entzündung annehmen, daß eine bakterielle Infektion vorliegt. Eitrige Entzündungen können aber auch durch Einwirkung chemischer Substanzen (Terpentinöl, Sublimat, Krotonöl u. a.), oder im Zuge der Verflüssigung nichtinfizierten nekrotischen Gewebes entstehen. Diese sogenannten aseptischen Eiterungen sind im Unterschied zu den bakteriell bedingten örtlich begrenzt und nicht progressiv.

Je nach Lokalisation können eine Reihe von verschiedenen Formen der eitrigen Entzündung unterschieden werden. Die wichtigsten sind: eitriger Katarrh, Empyem, Abszeß und Phlegmone.

Wenn sich das eitrige Exsudat auf einer Schleimhaut angesammelt hat und von dieser abfließt, dann spricht man von einem **eitrigen Katarrh** (s. S. 298), einer *Pyorrhoe* oder *Blenorrhoe* (blénna, griech. = eitriger Schleim). Die Leukozyten wandern dabei, von den Gefäßen der Submukosa kommend, zwischen den Schleimhautepithelien hindurch und vermengen sich mit abgeschilferten Epithelien und Schleim zu dem charakteristischen Exsudat. Wenn sich in kutanen Schleimhäuten oder in der Haut Eiter zwischen den Epithelzellen ansammelt, dann entstehen Eiterbläschen oder *Pusteln* (pustula, lat. = Bläschen).

Sammelt sich Eiter in einer präformierten Höhle an, dann spricht man von einem **Empyem** (émpyos, griech. = eiternd). Ein typisches Beispiel dafür ist die durch *Streptococcus equi* verursachte Druse des Pferdes, bei der das im Verlauf der eitrigen Nasenschleimhautentzündung entstandene Exsudat häufig in die Nasennebenhöhlen fließt und sich dort ansammelt.

Im Unterschied dazu bezeichnet man die Ansammlung von Eiter in einem Hohlraum, der durch Einschmelzung von Gewebe entstanden ist, als **Abszeß** (abscedere, lat. = weggehen, sich absondern) beziehungsweise als abszedierende oder apostematöse (apóstema, griech. = Absonderung) Entzündung. Der Abszeßeiter besteht somit aus eingeschmolzenem Gewebe und neutrophilen Granulozyten beziehungsweise Eiterkörperchen. Die Einschmelzung des durch die Entzündungsursache geschädigten Gewebes erfolgt in erster Linie durch die proteolytischen Enzyme der Granulozyten. Wesentlich ist dabei, daß das nekrotische Gewebe gegenüber dem gesunden abgegrenzt wird (Demarkation). Dies geschieht in den frühen Phasen durch einen Wall von Granulozyten und Makrophagen, in den späteren durch ein Granulationsgewebe (s. chronische proliferative Entzündung, s. S. 305), das auch als *Abszeßmembran* bezeichnet wird. Die innere Schicht der Abszeßmembran, die sogenannte *pyogene Membran* entspricht in Aussehen und Aufbau einem jugendlichen Granulationsgewebe und unterliegt zunächst noch einer teilweisen eitrigen Einschmelzung. Die Makrophagen in der pyogenen Membran haben häufig Fettstoffe gespeichert, die aus zerfallenen Eiterkörperchen frei geworden sind, und verleihen dadurch der Membran eine leicht gelbliche Farbe. Aus den Kapillaren der pyogenen Membran gelangen laufend Leukozyten und humorale Abwehrstoffe in die Abszeßhöhle mit dem Ziel, die ursächlichen Erreger zu vernichten und das tote Gewebe zu verflüssigen. An die pyogene Membran schließt sich ein älteres, bindegewebsreicheres Granulationsgewebe an, das schließlich zur *Abszeßkapsel* wird. Wenn die Erreger vernichtet sind, dann verschwindet die pyogene Membran und der

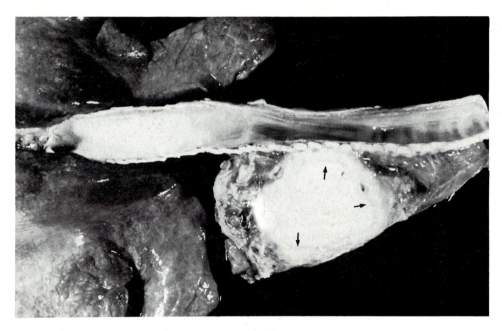

Abb. 9.8 Peritrachealer *Abszeß* bei der Druse des Pferdes *(Streptococcus equi)*. Pfeile = pyogene Membran. Trachea mit Schaum gefüllt (Lungenödem)

Eiter grenzt direkt an die bindegewebige Kapsel an. In diesem abgekapselten Zustand kann der Abszeß im Gewebe liegen bleiben, ohne daß die unmittelbare Gefahr einer weiteren Ausbreitung besteht. Mit dem Verschwinden der pyogenen Membran ist der Abszeß reif und für die chirurgische Spaltung geeignet (Abb. 9.8).

Während der Abszeßreifung besteht häufig, vor allem bei Vorhandensein besonders virulenter Erreger, die Tendenz zur Einschmelzung der Abszeßmembran an einer bestimmten Stelle, so daß der Abszeß auf- beziehungsweise durchbricht. Das Aufbrechen von Abszessen durch Haut oder Schleimhäute führt zur Entleerung des Eiters und damit in der Regel auch zur Heilung. Kommt es dabei zu größeren Substanzverlusten, dann kann ein Geschwür oder

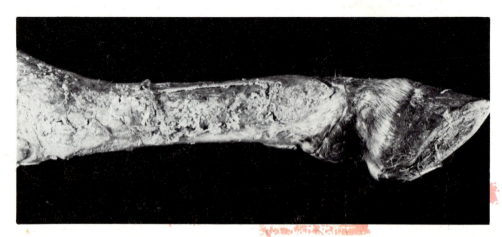

Abb. 9.9 Diffuse *Phlegmone* der rechten Hinterextremität eines Pferdes infolge Infektion mit Streptokokken

Ulkus (lat.) sich entwickeln. Bricht der Abszeß dagegen in benachbarte Gewebe oder Hohlräume durch, dann entstehen dort wieder, meist schwerwiegendere entzündliche Prozesse. Ein in der Tiefe von Geweben liegender Eiterherd kann aber auch durch fortlaufende Einschmelzung benachbarten Gewebes, wodurch mit Granulationsgewebe ausgekleidete kanalartige Gänge, sogenannte *Fisteln* (fistula, lat. = Röhre) entstehen, eine in der Nähe gelegene Oberfläche erreichen und sich über diese entleeren. Kleinere Abszesse können auch ohne Entleerung des Eiters durch Resorption vollständig oder über eine bindegewebige Organisation unvollständig zurückgebildet werden. In letzterem Falle kommt es häufig auch zu einer dystrophischen Verkalkung des eingedickten Abszeßinhaltes sowie des Narbengewebes.

Als **Phlegmone** (phlegmoné, griech. = Entzündung) wird die flächenhafte eitrige Entzündung lockeren Gewebes (subkutanes, subfasziales, intermuskuläres, submuköses, periproktales Bindegewebe u. a.) bezeichnet (Abb. 9.9). Sie entsteht, meist nach Wundinfektionen, sehr schnell, geht mit umfangreichen Gewebsnekrosen einher, breitet sich in einem bestimmten Bezirk (zirkumskripte Phlegmone) oder fortschreitend (diffuse Phlegmone) aus und führt in der Regel zu erheblichen Störungen des Allgemeinbefindens. Besonders gefürchtet sind die durch Streptokokkeninfektionen verursachten Phlegmonen, da diese sich sehr schnell ausbreiten und leicht zur Sepsis führen können (s. S. 65). Phlegmonen gehen nicht seltem mit Abszeßbildungen einher und umgekehrt (abszedierende Phlegmone).

9.6.1.4 Die hämorrhagische Entzündung

Die hämorrhagische Entzündung ist durch Beimengung von roten Blutkörperchen zum primär serösen, fibrinösen oder eitrigen Exsudat gekennzeichnet und daher streng genommen nicht unbedingt eine eigenständige Entzündungsform. Das Exsudat nimmt dadurch eine rötliche bis schwarzrote oder schokoladenbraune Farbe an. Voraussetzung für die Entstehung einer hämorrhagischen Entzündung sind besonders schwere Schädigungen der Gefäßwände. Die hämorrhagische Entzündung darf nicht mit einer einfachen Diapedesisblutung verwechselt werden, was besonders im Bereich der Darmschleimhaut häufig Schwierigkeiten macht.

9.6.1.5 Die gangräneszierende Entzündung

Wenn Fäulnisbakterien am entzündlichen Geschehen beteiligt sind, dann spricht man von einer *gangräneszierenden* (gangraena, griech. = fressendes Geschwür), *putriden* (putrefacere, lat. = zur Fäulnis bringen), *ichorösen* (ichor, griech. = Blutwasser) oder *eitrig-jauchigen Entzündung*. Das Exsudat und nekrotische Gewebe werden jauchig-stinkend (typischer Fäulnisgeruch, vor allem durch Bildung von Indol, Skatol, Methylmerkaptan, Äthylsulfid u. a. im Zuge der Eiweißfäulnis) und nehmen eine schiefergraue bis grünliche Farbe an (Sulfhämoglobinbildung durch frei werdenden Schwefelwasserstoff, s. S. 383). Eine gasig-emphysematöse Beschaffenheit des Entzündungsgebietes weist auf Anaerobierinfektionen, vor allem mit verschiedenen Clostridienarten, hin. Die gangräneszierende Entzündung spielt beim Haustier, sonders als Lungengangrän (Aspiration von Futter) und in den verschiedenen Formen des Gasbrandes eine Rolle.

9.6.2 Die chronische proliferative Entzündung

Die chronische proliferative Entzündung, auch produktive Entzündung genannt, schließt sich in der Regel an eine akute exsudative Entzündung an. In diesen Fällen ist sie durch Wucherung ortsansässiger Bindegewebszellen und Neubildung kleiner Gefäße gekennzeichnet, während die exsudativen Vorgänge in den Hintergrund treten. Das dadurch entstehende Gewebe wird als **Granulationsgewebe** bezeichnet, da es an Oberflächen infolge des Vorspringens kleiner schlingenartiger Gefäße eine körnige Beschaffenheit annimmt. Aufbau und Zusammensetzung des Granulationsgewebes ändern sich mit seinem Alter. Das jugendliche Granulationsgewebe ist reich an Fibroblasten und -zyten sowie kleinen schlingenförmig miteinander verbundenen Gefäßen, die aus Gefäßsprossen (sogenannten Angiofibroblasten) entstehen. Mit fortschreitendem Alter nimmt die Zahl der Bindegewebszellen und kleinen Gefäße ab, während Bindegewebsfasern, vor allem Kollagenfasern, vermehrt auftreten. Im jugendlichen Granulationsgewebe sind anfänglich Granulozyten und Makrophagen, später fast nur noch Lymphozyten, häufig in manschettenartiger perivaskulärer Anordnung, und Plasmazellen anzutreffen. Letztere weisen auf örtliche immunologische Vorgänge hin, die bei längerdauernden Entzündungen von Bedeutung sind. Im älteren, fibrösen Granulationsgewebe fehlen dagegen Entzündungszellen fast völlig.

Nach wie vor ist weitgehend unbekannt, durch welche Stimulantien die Granulationsgewebsbildung angeregt wird. Fibrinabbauprodukte und wachstumsfördernde Faktoren von aktivierten Makrophagen und möglicherweise auch von Lymphozyten dürften aber eine wichtige Rolle spielen.

Hauptaufgabe des Granulationsgewebes ist die Abgrenzung des geschädigten Gewebes, damit der entzündliche Prozeß nicht auf weitere noch gesunde Gebiete übergreift. Über das Granulationsgewebe erfolgt die Bekämpfung der ursächlichen Noxen durch zelluläre und humorale Abwehreinrichtungen und die Resorption des nekrotischen Materials (s. Abszeßmembran, S. 303). Sind diese Aufgaben erfüllt, dann kann das Granulationsgewebe wieder völlig zurückgebildet werden. Häufiger ist jedoch eine *Organisation* mit nachfolgender *Narbenbildung* (s. Kapitel Reparation, S. 279). Die Schrumpfung des Narbengewebes wirkt sich vor allem in Hohlorganen sehr ungünstig aus, weil dadurch funktionsbehindernde *Verengungen (Stenose)* oder sogar vollständige Verschlüsse *(Atresie)* entstehen können. Nach ausgedehnten chronisch-proliferativen Entzündungen ist es möglich, daß ein ganzes Organ schrumpft und bindegewebig verhärtet *(Induration* oder *Sklerose)*. Ein typisches Beispiel dafür ist die bindegewebe Induration und Atrophie eines Mammarkomplexes bei der chronischen Form des gelben Galtes (Euterentzündung infolge Infektion mit *Streptococcus agalactiae*) des Rindes. Auf serösen Häuten kann es im Verlauf der Organisation von fibrinösem oder eitrigem Exsudat zur Bildung fibröser, filamentöser oder flächenhafter Verwachsungen kommen (adhäsive Entzündung). Weißliche, flache und fleckenförmige Narben in der Serosa werden als Sehnenflecken, dickere als Schwielen oder Schwarten bezeichnet.

Wenn die Entzündungsursache nicht beseitigt werden kann, dann dauert die chronische proliferative Entzündung an, so daß es häufig zu einer erheblichen Zubildung von Granulations- und Narbengewebe kommt. Durch Aufflammen akuter exsudativ-entzündlicher Prozesse entsteht nicht selten eine **chronisch-rezidivierende Entzündung.** Ein typisches Beispiel dafür ist die durch perforierende, in der Regel von der Haube *(Reticuloperitonitis traumatica)* kommende Fremdkörper verursachte chronische Herzbeutelentzündung *(Pericarditis traumatica)* des Rindes. Bei dieser kann man ein dickes, schwartiges Entzündungsgewebe beobachten, das aus unterschiedlich alten und damit unterschiedlich zusammengesetzten Schichten besteht (Abb. 9.10). Die der Herzbeutelhöhle zugewandte akut-exsudative Entzündungszone besteht aus Fibrin, untermengt von polymorphkernigen Granulozyten und Makrophagen. In dieser Zone kann man auch, meist in Haufen angeordnet, Bakterien (sogenannte Bakterienrasen) nachweisen, die mit dem Fremdkörper in den Herzbeutel gelangen und für den Unterhalt des entzündlichen Prozesses verantwortlich sind. Die darauf folgende Schicht besteht aus einem jugendlichen Granulationsgewebe, das reich an kleinen Gefäßen, Fibrozyten, Fibroblasten und Kollagenfasern ist sowie zahlreiche Plasmazellen und Lymphozyten enthält. Der sich anschließende, in das weitgehend zerstörte Epikard übergehende Bezirk ist zellärmer, aber wesentlich reicher an Kollagenfasern und Grundsubstanz. Die Fasern sind dabei annähernd parallel, die dort befindlichen Gefäße mehr senkrecht zur Herzoberfläche angeordnet.

Abb. 9.10 (rechte Seite) A: *Chronisch-rezidivierende Perikarditis* eines Rindes infolge eines perforierenden Fremdkörpers aus der Haube. – B: Ausschnitt aus A; Hz = Herzmuskel mit Resten des Perikards; oberhalb des Pfeiles das ältere, zellarme, faser- und grundsubstanzreiche

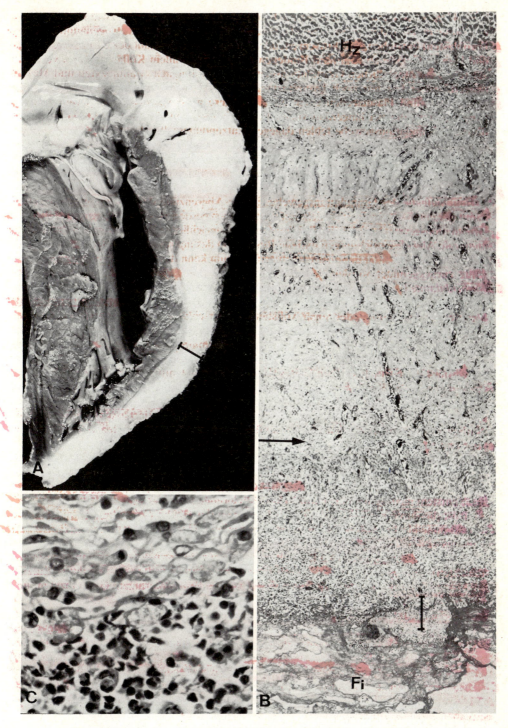

Granulationsgewebe mit annähernd senkrecht verlaufenden Blutgefäßen; unterhalb des Pfeiles das jugendlichere, zell- und gefäßreiche Granulationsgewebe; Fi = Fibrin mit Entzündungszellen. H.E., 20 ×. – C: Ausschnitt aus B; Granulozyten, Makrophagen, Plasmazellen und Fibrozyten. H.E., 400 ×

Im Gegensatz zu dieser, im wesentlichen der Begrenzung und Reparation des Schadens dienenden chronischen Entzündungsform, kennt man auch eine sogenannte **primäre chronische proliferative Entzündung**. Bei dieser ist die exsudative Phase nur sehr gering ausgeprägt, so daß die entzündlichen Veränderungen »schleichend« beginnen und erst relativ spät klinisch erkannt werden können. Dieser Entzündungstyp spielt vor allem bei rheumatischen und rheumatoiden Erkrankungen, bei anderen Bindegewebskrankheiten (Lupus erythematodes, Sklerodermie u. a.) und fortschreitenden Organkrankheiten (z. B. aggressiver Leberzirrhose) des Menschen eine wichtige Rolle. Ähnliche Krankheitsbilder gibt es auch bei Tieren (z. B. rheumatoide Polyarthritis beim chronischen Rotlauf des Schweines, Lupus erythematodes beim Hund, Aleutenkrankheit des Nerzes = Slow Virus-Infektion) beziehungsweise können bei diesen experimentell erzeugt werden (z. B. rheumatoider Symptomenkomplex bei der Ratte nach Rotlaufinfektion). Die entzündliche Reaktion ist vor allem gekennzeichnet durch fibrinoide Nekrosen des Gefäßbindegewebes und die Aggressivität des proliferierenden Gewebes, das über Freisetzung lysosomaler Enzyme benachbartes Gewebe (z. B. Gelenkknorpel bei rheumatoiden Entzündungen) zerstört. Im Endstadium kann es dabei zu umfangreichen Narbenbildungen kommen, die ihrerseits wiederum schwere Funktionsstörungen (z. B. Gelenkversteifungen) bedingen. Induktion und Aufrechterhaltung (»self perpetuation«) dieser Entzündungsprozesse über lange Zeit werden heute in erster Linie durch immunpathologische Vorgänge (Erreger- bzw. Antigenpersistenz, Immunkomplexbildung, autoimmune Prozesse) erklärt (s. S. 116 f.).

9.6.3 Die chronische nicht-proliferative Entzündung

Diese Form der chronischen Entzündung ist durch langdauernde Emigration und Ansammlung mononukleärer Zellen (vorwiegend Lymphozyten, in geringem Maße auch Plasmazellen und Makrophagen beziehungsweise Monozyten) gekennzeichnet, wobei eine Proliferation des Gefäßbindegewebes nicht oder nur in sehr geringem Maße vorhanden ist. Die mononukleären Infiltrate weisen auf immunologische Vorgänge hin, die sich im Entzündungsgebiet abspielen, im einzelnen aber nicht erforscht sind (vgl. Lymphozytenfunktion, S. 103). Typische Beispiele für diesen Entzündungstyp sind die besonders beim Rind häufige herdförmige, interstitielle Nephritis (sogenannte weiße Fleckniere, Ätiologie weitgehend unbekannt) und bestimmte viral bedingte, vorwiegend perivaskuläre, nichteitrige Entzündungen des Zentralnervensystems (z. B. lymphozytäre Choriomeningitis der Maus, Borna-Krankheit der Pferde und Schafe; Abb. 9.11).

9.6.4 Die granulomatöse Entzündung

Diese zum chronischen Verlauf führende Entzündung ist durch das Auftreten von **Granulomen** gekennzeichnet. Man versteht darunter herdförmige Gebilde aus Entzündungszellen, proliferierten Bindegewebszellen und degenerativ-nekrotischem Gewebe. *Mikroskopischer Aufbau* und zelluläre Zusammensetzung der Granulome weisen aber je nach Ursache, Tierart, Reaktionslage des betroffenen Organismus und Zeitdauer des Prozesses erhebliche Unterschiede auf. Unter den Entzündungszellen dominieren meist Makrophagen einschließlich der sich von diesen ableitenden Epitheloidzellen (s. S. 295). Lymphozyten, Plasmazellen und polymorphkernige Granulozyten sind fast immer mitvertreten, letztere können bei bestimmten Granulomen (z. B. Aktino- und Botryomykose) zahlenmäßig auch überwiegen. Vielkernige Riesenzellen (s. S. 296), die ebenfalls zum Makrophagensystem gehören, verleihen, wenn vorhanden, den Granulomen ein relativ typisches Aussehen. Sie sind besonders häufig bei Vögeln zu finden, bei denen meist anstelle von Abszessen Granulome mit trockenen zentralen Nekrosen entstehen (s. S. 303). Die Entzündungszellen sind in der Regel um die auslösende Noxe oder um die durch diese verursachte Gewebsschädigung (zentrale Nekrose) gelagert, können aber auch in mehr diffuser Weise angeordnet sein. An die Zone der

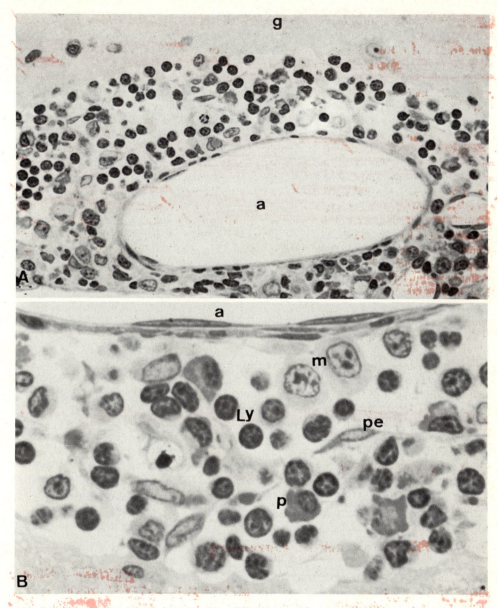

Abb. 9.11 *Chronische nicht-proliferative Enzephalitis* mit periarteriellen (a) Infiltraten aus Lymphozyten (Ly), mononukleären Phagozyten (m) und Plasmazellen (p) bei experimenteller Borna-Infektion des Kaninchens. – A: Semidünnschnitt, Toluidinblau, 400 ×. – B: dito, 1000 ×. g = Gehirn, pe = Perizyten (Aufn.: K. Frese)

Entzündungszellen schließt sich bei älteren Granulomen eine Bindegewebsschicht an, deren Gehalt an Fasern, Kapillaren und Entzündungszellen großen Variationen unterworfen ist.

Das *makroskopische Bild* granulomatöser Entzündungen ist ebenfalls heterogen, da sie häufig mit anderen exsudativen Entzündungsformen gemischt vorkommen. Charakteristisch sind hirse- bis linsengroße, weißlich-graue Knötchen, die in der akuten Phase häufig einen roten (hämorrhagischen) Randsaum aufweisen. Durch Konfluation dieser Knötchen und Bindegewebszubildung entstehen nicht selten große tumorartige Gebilde. Häufig sind auch dystrophische Verkalkungen, eitrig-abszedierende Einschmelzungen, Verkäsungen und Verschwartungen.

Als **Ursachen** für granulomatöse Entzündungen kommen besonders fakultativ und obligat intrazelluläre Erreger (Bakterien, Pilze, Parasiten) und Fremdkörper in Betracht, deren Zerstörung und Beseitigung nicht oder nur unter großen Schwierigkeiten möglich ist. Daneben gibt es aber auch granulomatöse Entzündungen, deren Ursachen nicht bekannt sind (z. B. eosinophiles Granulom der Katze, granulomatöse Kolitis, vor allem bei Boxerhunden, ROECKLsches Granulom beim Rind) beziehungsweise im Einzelfall nicht mehr geklärt werden können.

Immunologische Prozesse, vor allem zelluläre Immunreaktionen beziehungsweise immunpathologische Vorgänge vom verzögerten Typ, spielen in der Ausbildung von Granulomen, die durch Noxen mit Antigeneigenschaften verursacht werden, eine wichtige Rolle. Besonders die verschiedenen Lymphokine, die dabei entstehen, induzieren die Bildung von Epitheloid- und Riesenzellen sowie aktivierten Makrophagen. Dadurch können beispielsweise auch obligat intrazelluläre Erreger abgetötet werden (s. S. 291). Die Entstehung der genannten Zellen kann aber auch in unspezifischer Weise durch chemische und biologisch inerte Partikel (z. B. Kohlepartikel) ausgelöst werden.

Entzündungen, die mit Granulombildung einhergehen, wurden früher als **spezifische Entzündungen** bezeichnet. Unter »spezifisch« verstand man, daß aufgrund des makroskopischen und mikroskopischen Bildes der Entzündung mit genügender Sicherheit die ätiologische Diagnose gestellt werden kann, ohne daß die Ursache (in der Regel Erreger) nachgewiesen werden braucht. In der Veterinärmedizin wurden demzufolge Tuberkulose, Rotz, Aktinomykose und Botryomykose als spezifische Entzündungen angesehen. Dieser Begriff kann aber heute nicht mehr aufrecht erhalten werden, da man mittlerweile weiß, daß ätiologisch ganz verschiedene Krankheiten (z. B. Tuberkulose, Mykosen, Brucellose, Salmonellose, Pseudotuberkulose) weitgehend gleichartige Granulome erzeugen können. Trotzdem geben Aussehen und Aufbau eines Granuloms vielfach wertvolle Hinweise auf die Ätiologie eines Krankheitsprozesses und ermöglichen die gezielte Suche nach einem bestimmten Erreger.

Im folgenden werden in gebotener Kürze die wichtigsten granulomatösen Entzündungen (Tuberkulose, Rotz, Aktinomykose, Botryomykose, Mykosen, Parasiten und Fremdkörper) abgehandelt.

9.6.4.1 Tuberkulose

Die Tuberkulose kommt bei allen Säugetieren und Vögeln vor und wird durch *Mycobactrium tuberculosis* (hauptsächlich beim Menschen, aber auch beim Fleischfresser vorkommend), *M. bovis* (bei Säugetieren am häufigsten vorkommend) oder *M. avium* (hauptsächlich bei Vögeln, aber auch beim Schwein vorkommend) verursacht. Je nach Tierart, Art des Erregers und Reaktionslage des Organismus entstehen entweder vorwiegend exsudative oder vorwiegend proliferative (produktive) Entzündungen.

Bei den vorwiegend *exsudativen Entzündungen* kommt es von Anfang an zu einer starken Ausschwitzung eines eiweißreichen Exsudates und zur Koagulationsnekrose des betroffenen Gebietes. Dieses nimmt eine strukturlose, käsige Beschaffenheit an, weshalb man hier auch von einer *primären Verkäsung* spricht. Um den Nekroseherd sammeln sich besonders Epitheloidzellen und mehrkernige Riesenzellen vom LANGHANS-Typ (fehlen beim Fleischfresser häufig) an, während Lymphozyten und Granulozyten kaum auftreten. Insgesamt besteht jedoch nur eine geringe Neigung zur Demarkation. Durch geeignete Färbung (z. B. nach ZIEHL-NEELSEN) lassen sich in den Phagozyten und im nekrotischen Gewebe die Tuberkelbakterien in unterschiedlicher Menge nachweisen. Typische Beispiele für diese vorwiegend exsudative Entzündungsform sind die azinöse und die lobulär-verkäsende Tuberkulose der Lunge beim Rind, die sich rasch ausbreiten und daher auch als galoppierende Tuberkulose bezeichnet werden.

Bei der vorwiegend *proliferativen Entzündungsform* treten am Ort der Erregereinwirkung Epitheloidzellen und LANGHANSsche Riesenzellen (s. oben) auf und bilden ein herdförmiges Infiltrat, in dessen Peripherie später auch vermehrt Lymphozyten anzutreffen sind

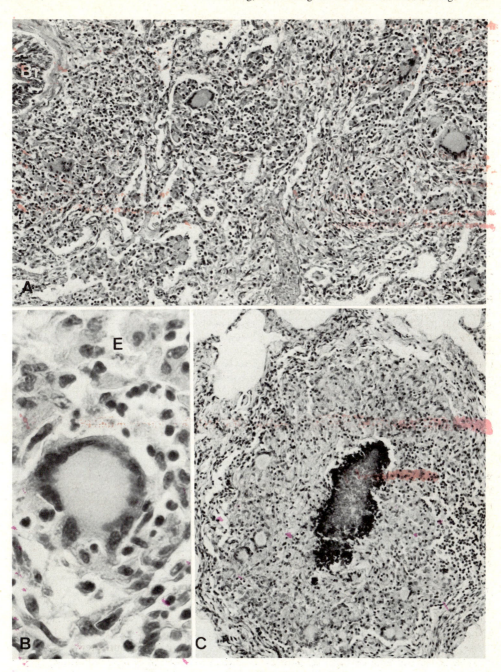

Abb. 9.12 A: Vorwiegend *proliferative Form der Tuberkulose* der Lunge eines Pferdes *(Mycobacterium avium)* mit LANGHANSschen Riesenzellen, Epitheloidzellen und Lymphozyten. H.E., 150 ×. Br = Bronchus. – B: Ausschnitt aus A. LANGHANSsche Riesenzelle, Epitheloidzellen (E) und Lymphozyten. H.E., 1000 ×. – C: Miliartuberkulose *(Mycobacterium bovis)* der Lunge eines Rindes mit LANGHANSschen Riesenzellen, Epitheloidzellen, Lymphozyten sowie zentraler Nekrose mit nachfolgender dystrophischer Verkalkung. H.E., 150 ×

(Abb. 9.12). Im allgemeinen fehlen Gefäße in dem Entzündungsgewebe. Im weiteren Verlauf kann dieses entweder herdförmig begrenzt bleiben und Tuberkel (tuberculum, lat. = Knötchen) bilden oder in diffuser Weise und infiltrativ ein Gewebe oder Organ durchsetzen. Aufgrund der Schadwirkung der Erreger und wegen der Gefäßlosigkeit des Entzündungsgewebes entstehen bald regressive Veränderungen der Epitheloid- und Riesenzellen sowie des betroffenen Gewebes, die letztlich zu einer Nekrose (Karyolyse) der mehr zentral gelegenen Bezirke führen. Dieser Vorgang wird auch als *sekundäre Verkäsung* bezeichnet (Abb. 9.12 C). Bei günstigem Krankheitsverlauf bildet sich an der Peripherie des entzündlichen Geschehens ein faserreiches Granulationsgewebe, wodurch der tuberkulöse Herd mehr oder minder sicher von der Umgebung abgegrenzt wird. Häufig kommt es auch zur dystrophischen Verkalkung der zentralen nekrotischen Gebiete. In diesen »abgeheilten« Herden können aber infektionsfähige Tuberkelbakterien noch jahrelang erhalten bleiben und nach Einwirkung belastender Faktoren (Exazerbation) wieder zum Aufflammen der Krankheit führen.

Makroskopisch sieht man bei der herdförmig-begrenzten Zellwucherung speckige, hirsekorngroße Knötchen *(Epitheloidzelltuberkel,* Abb. 9.13). In deren Nachbarschaft können sich durch Ausbreitung der Bakterien über Lymphspalten und -gefäße neue Herde *(Resorptivtuberkel)* entwickeln, die wiederum mit dem ursprünglichen Herd verschmelzen, wodurch bis zu bohnengroße, sogenannte *Konglomerattuberkel* entstehen. Nicht selten, vor allem bei Pferden und Fleischfressern, bilden sich auch große, speckige, tumorförmige Knoten, die meist nicht verkäsen. Bei der diffusen Form der Zellwucherung findet man derbe, grauweißliche Verdickungen, deren Schnittfläche durch Bindegewebszüge eine Felderung erhält. Auf Schleimhäuten entstehen durch oberflächlichen Zerfall der Tuberkel und Knoten häufig Geschwüre.

Im Ablauf der Tuberkulose lassen sich eine Reihe von Phasen unterscheiden, die vor allem beim Rind ausgeprägt sind. Die an der Eintrittsstelle (meist Lunge oder Darm) sich entwickelnden Veränderungen werden als *Primärinfekt* bezeichnet. Von dort gelangen die Tuberkelbakterien zu den regionären Lymphknoten, die gleichsinnig miterkranken. Dadurch entsteht der tuberkulöse *Primärkomplex*, der mit großer Regelmäßigkeit angetroffen wird (CORNETsches Lokalisationsgesetz). Ein unvollständiger Primärkomplex entsteht dann, wenn der Schaden an der Eintrittsstelle nur gering ist und schnell wieder regeneriert wird (z. B. Darm) und demzufolge nicht mehr nachgewiesen werden kann. Die tuberkulösen Herde können völlig ausheilen oder abgekapselt liegen bleiben. Aus den primären Herden,

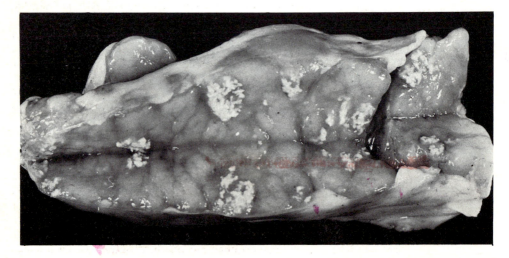

Abb. 9.13 Vorwiegend *proliferative tuberkulöse Granulome (Mycobacterium avium)* in den Mesenteriallymphknoten eines Schweines. 1,5 ×

seltener auch aus ruhenden (Exazerbation), können Bakterien in die Blutbahn gelangen und dann in anderen Organen zur Entstehung multipler Tuberkel *(Frühgeneralisation)* führen. Bei schneller und starker Aussaat der Tuberkelbakterien (akute Generalisation) entsteht die akute *Miliartuberkulose*, bei wiederholter, schubweiser eine *protrahierte Generalisation* mit verschieden alten und damit auch unterschiedlich großen Herden. Während der Frühgeneralisation gilt das CORNETsche Lokalisationsgesetz uneingeschränkt.

Primärkomplex und Frühgeneralisation werden zusammen als *Erstinfektionsperiode* bezeichnet. Die *Periode der postprimären Prozesse* kommt in der Regel nur beim Rind vor und ist durch Ausbreitung des tuberkulösen Prozesses entlang vorgebildeter Kanalwege *(chronische Organtuberkulose)* oder erneuter hämatogener Ausbreitung *(Spätgeneralisation)* gekennzeichnet.

9.6.4.2 Rotz

Der Rotz (Malleus) der Equiden, der heute noch in asiatischen und afrikanischen Ländern eine Rolle spielt und auf Mensch und Fleischfresser (Löwen, Tiger) übertragbar ist, wird durch *Pseudomonas mallei* verursacht. Ähnlich wie bei der Tuberkulose kann man auch beim Rotz vorwiegend exsudative und vorwiegend proliferative (produktive) Entzündungsprozesse unterscheiden.

Bei vorwiegend *exsudativem Verlauf* findet man linsen- bis erbsengroße Knötchen. Die Schnittfläche dieser Knötchen zeigt in der frühen Phase einen gelbtrüben, trocken-eitrigen Kern, der von einem schwarzroten, breiten Hof umgeben ist. Im späteren Stadium ist der Kern mörtelartig, teilweise verkalkt und von einem speckig-weißlichen Gewebe ummantelt. Mikroskopisch zeigen die schwarzroten Knötchen ein zentrales, dichtes Kerntrümmerfeld (Karyorrhexis, vor allem von Granulozyten), dem sich eine Schicht aus Epitheloidzellen anschließt, in der gelegentlich auch Riesenzellen gefunden werden. Der schwarzrote Hof kommt durch die starke entzündliche Hyperämie in der Nachbarschaft des Knötchens zustande. Bei älteren Rotzknötchen findet man einen peripher gelegenen breiten Saum, der hauptsächlich aus Lymphozyten besteht.

Die vorwiegend *proliferativen Knötchen* sind von Anfang an von grauer, etwas durchscheinender Farbe und besitzen keinen roten Hof und keinen nekrotischen Kern. Erst in älteren Knötchen kann es zur zentralen Trübung (Nekrose) und Verkalkung kommen. Mikroskopisch herrschen anfänglich Proliferationen von Epitheloidzellen vor, wobei auch einzelne Riesenzellen und Granulozyten auftreten können. Später findet man auch ein zentrales Kerntrümmerfeld sowie einen peripheren Mantel aus Lymphozyten und faserbildendem Bindegewebe.

Die Rotzbakterien dringen hauptsächlich über die Rachenschleimhaut, nur selten über Darm oder Haut, in den Körper ein. Von der Eintrittsstelle können sie sich lymphogen und hämatogen verbreiten und in alle Organe gelangen. In erster Linie erkranken dabei die Nasenschleimhaut (Nasenrotz mit Knötchen, Geschwüren oder eisblumenartigen Narben), die Lunge (Lungenrotz mit Knötchen, großen, zum Zerfall neigenden Knoten = rotzige Pneumonie oder Schwielenbildung) und die Haut (Hautrotz mit Knoten und Geschwüren entlang der Lymphgefäße).

9.6.4.3 Aktinomykose und Aktinobazillose

Unter dem Begriff Aktinomykose (Strahlenpilzkrankheit) werden eitrig-granulomatöse Entzündungen mit weitgehend gleichartigem morphologischem Bild zusammengefaßt, die ätiologisch nicht einheitlich sind. Sie tritt besonders häufig bei Rind und Schwein auf, während sie bei den anderen Haustieren selten ist. Als Erreger kommen besonders *Actinomyces bovis* (GRAM-positiv) und *Actinobacillus lignieresi* (GRAM-negativ) in Betracht. Häufig handelt es sich dabei um Mischinfektionen mit *Staphylokokken*, die auch alleine gleichartige Veränderungen hervorrufen können. Makroskopisch ist es nicht möglich zu sagen, welcher Erreger jeweils die Veränderungen verursacht hat. Als Faustregel gilt

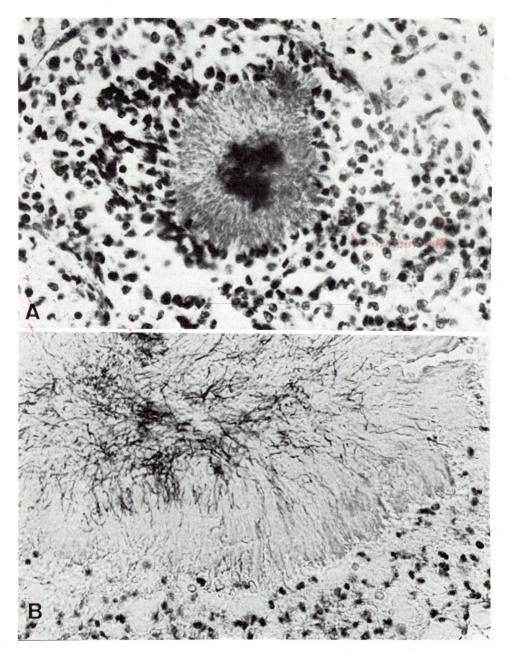

Abb. 9.14 *Aktinomykose (Actinomyces bovis)* des Knochens bei einem Rind. – A: Druse mit umgebenden neutrophilen polymorphkernigen Granulozyten. H.E., 450 ×. – B: Rand einer Druse mit fadenförmigen, GRAM-positiven Aktinomyzeten. GRAM-Färbung nach BROWN und BRENN, 450 ×

jedoch, daß die Aktinomykose mehr in den Knochen, die Aktinobazillose mehr in den Weichteilen vorkommt.

Das aktinomykotische Granulom hat einen typischen Aufbau. Im Zentrum findet man die sogenannte *Druse* (Begriff aus der Mineralogie), die aus den strahlenförmig angeordneten

Erregern und Reaktionsprodukten des Körpers besteht. Mit Hilfe der GRAM-Färbung kann man in den Drusen, die durch *Actinomyces bovis* hervorgerufen wurden, ein myzelartiges Fadengerüst nachweisen (Abb. 9.14), das bei den durch *Actinobacillus lignieresi* oder Staphylokokken verursachten fehlt. An die Druse schließt sich eine Zone von überwiegend polymorphkernigen Granulozyten an, die je nach Alter des Prozesses, von einer Bindegewebsschicht, ähnlich wie bei einem Abszeß, umgeben wird.

Makroskopisch kann man Knoten, Geschwüre, Abszesse oder diffuse sklerosierende Veränderungen beobachten (z. B. sogenannte Holzzunge des Rindes, aktinomykotische Pachydermie der Ohren beim Schwein; Abb. 9.15).

Bei der Aktinomykose handelt es sich um eine Wund- oder Schmutz- und Schmierinfektion. Bevorzugt betroffen sind Kieferknochen (Abb. 9.15) und Zunge (Rind), Gesäuge (Schwein), Haut sowie Brust- und Bauchfell (Hund). Auf lymphogenem und hämatogenem Wege können sich die Erreger in andere Organe ausbreiten und dort entsprechende Veränderungen hervorrufen.

9.6.4.4 Botryomykose

Als Botryomykose (Traubenpilzkrankheit) wird eine chronische, abszedierend-granulomatöse Entzündung beim Pferd bezeichnet, die durch Wundinfektion mit *Staphylococcus aureus* zustande kommt. Das botryomykotische Granulom gleicht im Aufbau weitgehend dem bei der Aktinomykose. Im Zentrum des Granuloms findet man Kokkenhaufen, die von einer Art Schleimhülle traubenförmig zusammengehalten werden (Abb. 9.16). Möglicherweise handelt es sich bei dieser um eine durch die Staphylokokken-Koagulase (s. S. 84) bedingte Fibringerinnung, wodurch die Erreger vor der Phagozytose durch die sie umgebenden Granulozyten weitgehend geschützt werden.

Bevorzugt betroffen ist die Haut in der Geschirrlage (Scheuerwunden) und Fesselgegend. Viele Stoll- und Bugbeulen sowie Samenstrangfisteln sind gleichfalls botryomykotischen

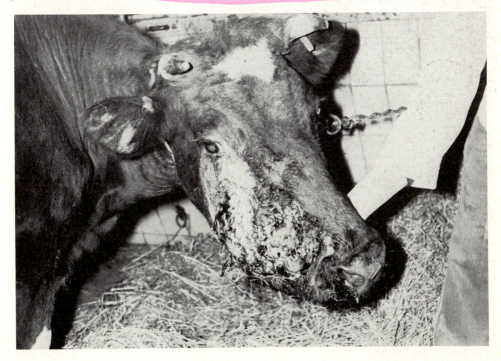

Abb. 9.15 *Aktinomykose (Actinomyces bovis)* des Oberkieferknochens eines Rindes mit tumorösen Auftreibungen und geschwürigen Aufbrüchen

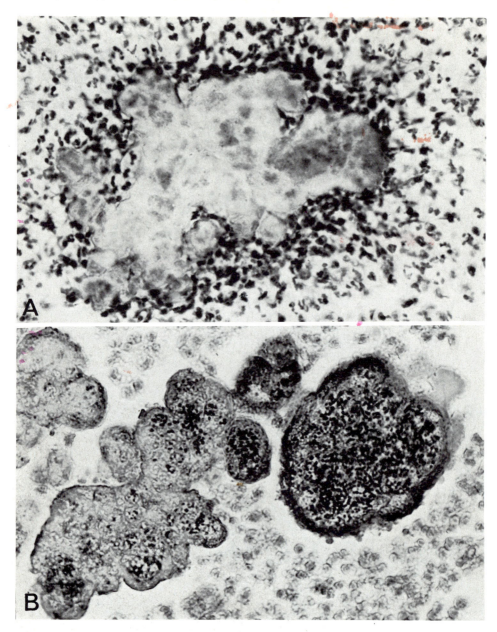

Abb. 9.16 *Botryomykose (Staphylococcus aureus)* des Samenstranges eines Pferdes. – A: Zentraler, traubenähnlicher Herd, umgeben von neutrophilen polymorphkernigen Granulozyten. H.E., 450 ×. – B: Bei GRAMfärbung (BROWN und BRENN) werden in den Herden die GRAM-positiven Kokken sichtbar. 450 ×

Ursprungs. Die Euterbotryomykose zeigt sich meist als chronisch-indurierende Entzündung mit Ausbildung zahlreicher Mikroabszesse. Die metastatische Ausbreitung der Botryomykose in die regionären Lymphknoten oder innere Organe wird nicht selten gesehen.

9.6.4.5 Systemmykosen

Bei obligaten und fakultativen Systemmykosen (s. S. 88) kommt es meist auch zur Ausbildung von granulomatösen Prozessen mit Epitheloidzellen und mehrkernigen Riesenzellen. Häufig sind aber auch eitrige und fibrinöse Entzündungsvorgänge mitbeteiligt. Mittels Spezialfärbungen (z. B. GROCOTT-Färbung) lassen sich die Pilze im histologischen Schnitt besonders gut nachweisen und zum Teil auch taxonomisch einordnen (Abb. 9.17).

9.6.4.6 Parasiten

Parasiten können vor allem bei ihrer Wanderung durch Organe und Gewebe Anlaß zur Bildung von Granulomen geben. Im Zentrum des frischen Granuloms liegt der Parasit, der entweder noch lebt oder bereits abgestorben ist. Daran schließt sich eine Zone aus eosinophilen und neutrophilen Granulozyten sowie Makrophagen an, wobei häufig auch mehrkernige Riesenzellen auftreten (Abb. 9.18). In älteren Granulomen findet man meist eine zentrale, oft verkalkte Nekrose, die von einer relativ zellarmen Bindegewebsschicht abgekapselt (z. B. Wurmknötchen) wird. Anstelle der zentralen Nekrose kann auch ein Narbengewebe vorhanden sein. Parasitär bedingte Granulome, insbesondere älterer Art, können denen bei Tuberkulose und Rotz sehr ähnlich sein. Eine Unterscheidung mit rein morphologischen Methoden ist dann in sicherer Weise nicht mehr möglich.

9.6.4.7 Fremdkörper

Körpereigene oder körperfremde Fremdkörper rufen meist granulomatöse Entzündungen mit Epitheloidzellen und mehrkernigen Riesenzellen (Fremdkörperriesenzellen) hervor. Neutrophile Granulozyten sind vor allem dann mit anzutreffen, wenn mit dem Fremdkörper auch Bakterien in das Gewebe gelangen.

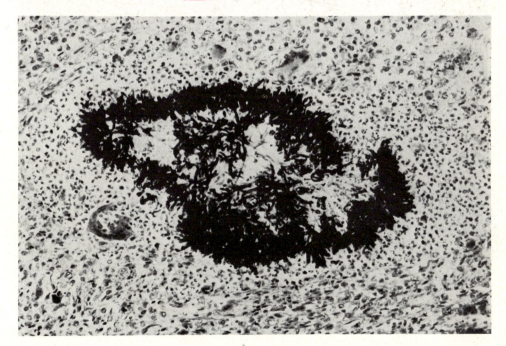

Abb. 9.17 *Mykotisches Granulom* (sog. Maduromykose) aus einem tumorartigen Gebilde (Mycetom) in der Haut eines Pferdes. Zentral gelegen das Pilzgeflecht, peripher Fremdkörperriesenzellen, Granulozyten, Makrophagen sowie Bindegewebszellen und -fasern. H.E. – GROCOTT, 160 ×

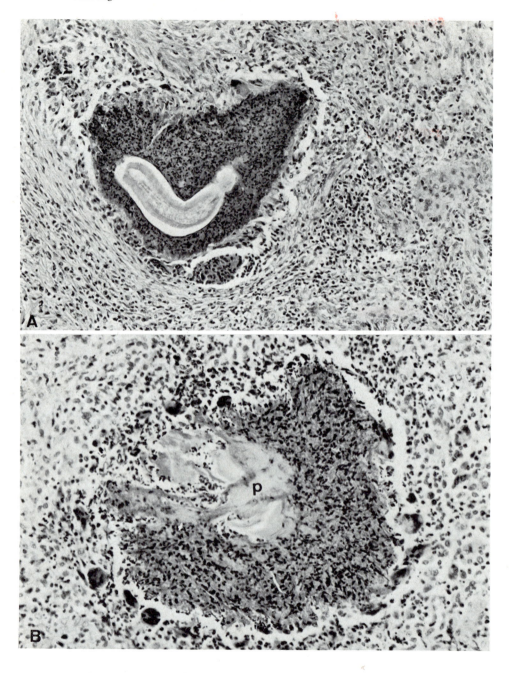

Abb. 9.18 *Kutane Habronematose (Sommerwunden; Habronema muscae)* bei einem Pferd. – A: Der im Zentrum des Granuloms liegende Parasit wird von einem dichten Wall nekrotischer, vorwiegend eosinophiler Granulozyten umgeben; darauffolgend Makrophagen, Bindegewebszellen und -fasern sowie eosinophile Granulozyten. H.E., 100 ×. – B: Zerstörter Parasit (p), Aufbau des Granuloms wie bei A, aber zusätzlich Auftreten von Riesenzellen und Lymphozyten. H.E., 160 ×

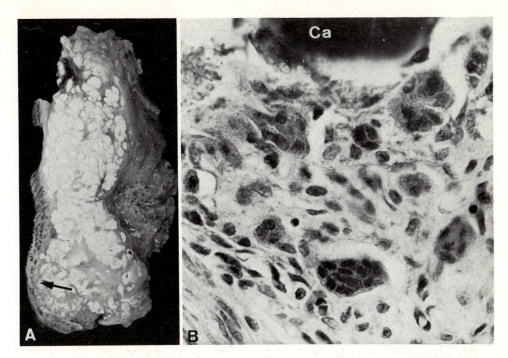

Abb. 9.19 Sogenannte *Kalkgicht (Calcinosis circumscripta)* am Fersenhöcker eines zweijährigen Schäferhundes als Beispiel eines Granuloms infolge körpereigenen Fremdmaterials. – A: Pfeil = Epidermis. 1,5 ×. – B: Ausschnitt aus dem Granulom: Riesenzellen, Epitheloidzellen, Bindegewebszellen und -fasern. Ca = Kalk. H.E., 500 ×

Körpereigene Fremdkörper sind vor allem Cholesterinkristalle (z. B. bei Dermoidzysten, Haarfollikeltumoren, Schaumzellengranulomen in der Lunge), Kalkablagerungen (z. B. Calcinosis circumscripta, s. S. 243 und Abb. 9.19, Epithelioma calcificans MALHERBE, s. Abb. 10.25 B), Uratkristalle (Gicht, s. S. 243) und eingespießte Haare (Haargranulome im Bereich von Liegeschwielen bei Hunden; eitrige Entzündung mit vorhanden). Als körperfremde Fremdkörper kommen bei Haustieren vor allem eingespießte Grassamen, Nahtmaterial, injiziertes Material (z. B. Aluminiumhydroxidanteil von Vakzinen; sogenannte Spritzenabszesse) (Abb. 9.20) und Talkum als Puderbestandteil in Betracht.

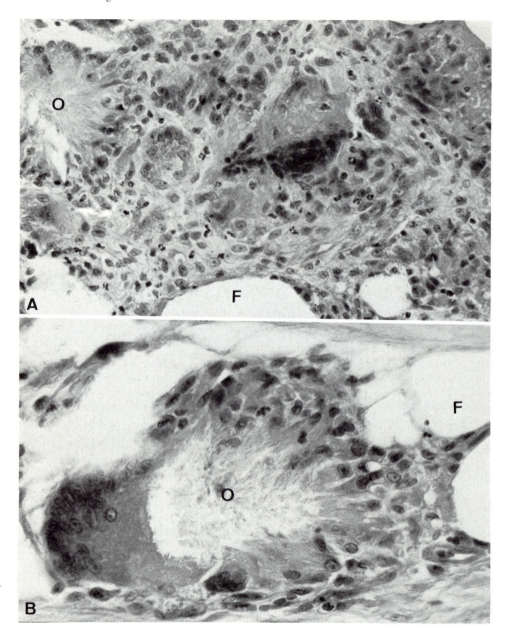

Abb. 9.20 Sogenanntes *Lipidgranulom* aus der Unterhaut eines Hundes, entstanden nach Injektion eines lipidhaltigen Medikamentes. – A: Fremdkörperriesenzellen, Epitheloidzellen und sogenannte Oberflächenphagozytose (o). F = Fettzellen. H.E., 300 ×. – B: Oberflächenphagozytose (o) und Riesenzellen bei Phagozytose des Fremdmaterials. H.E., 450 ×

10 Geschwülste

E. WEISS

10.1	Definition ... 322	10.8.4.1	Viren als Geschwulstursache ... 346
10.2	Vorkommen und Häufigkeit ... 323		Einleitung ... 346
10.3	Einteilung und Benennung der Geschwülste ... 324		Tumorvirus-Wirts-Beziehungen ... 346
			Transformation durch DNS-Tumorviren ... 347
10.4	Allgemeine Morphologie der Geschwülste ... 325		Transformation durch RNS-Tumorviren ... 348
10.4.1	Makroskopisches Bild ... 325		Durch DNS-Viren bedingte Geschwülste ... 349
10.4.2	Mikroskopisches Bild ... 328		
10.5	Wachstum und Ausbreitung der Geschwülste ... 329		Durch RNS-Viren bedingte Geschwülste ... 350
10.5.1	Expansives und infiltratives Wachstum ... 330		Spontantumoren mit vermutlicher Virusätiologie ... 353
10.5.2	Metastasierung ... 331	10.8.4.2	Parasiten als Geschwulstursache ... 355
10.5.2.1	Lymphogene Metastasierung ... 332	10.8.5	Mutationstheorie ... 356
10.5.2.2	Hämatogene Metastasierung ... 332	10.8.6	Vererbungstheorie ... 356
10.5.2.3	Kanalikuläre Metastasierung ... 335	10.9	Hypothesen zur Kanzerisierung der Zelle ... 356
10.5.2.4	Implantationsmetastasierung ... 335		
10.5.2.5	Zusammenfassende Betrachtung des Metastasierungsgeschehens ... 335	10.10	Tumorimmunologie ... 358
		10.10.1	Transplantationstumoren ... 358
10.6	Biologisches Verhalten der Geschwülste ... 337	10.10.2	Tumorantigene ... 359
		10.10.2.1	Tumor-spezifische Antigene ... 359
10.7	Folgen bösartiger Geschwülste ... 338		Antigene bei Virustumoren ... 359
10.8	Kausale Genese der Geschwülste ... 339		Antigene bei durch Kanzerogene verursachten Tumoren ... 360
10.8.1	Irritationstheorie ... 339		
10.8.1.1	Chemische Reize ... 340	10.10.2.2	Onkofetale oder Tumor-assoziierte Antigene ... 360
	Polyzyklische aromatische Kohlenwasserstoffe ... 340		
	Aromatische Amine ... 341	10.10.3	Immunologische Reaktionen gegen Tumoren ... 361
	N-Nitrosoverbindungen ... 341		
	Anorganische Stoffe ... 342	10.10.3.1	Antikörper plus Komplement ... 361
	Natürlich vorkommende Kanzerogene ... 342	10.10.3.2	Aktivierte spezifische T-Lymphozyten ... 361
	Andere Kanzerogene ... 342	10.10.3.3	Antikörper-abhängige zellvermittelte Zytotoxizität ... 361
	Pharmakodynamische Wirkungsmechanismen chemischer Kanzerogene ... 343	10.10.3.4	Natürliche, Antikörper-unabhängige zellvermittelte Zytotoxizität ... 362
10.8.1.2	Physikalische Reize ... 344	10.10.3.5	»Aktivierte« Makrophagen ... 362
	Mechanische Reize ... 344	10.10.4	Wege, auf denen sich ein Tumor immunologischen Gegenreaktionen entziehen kann ... 362
	Thermische Reize ... 344		
	Aktinische Reize ... 345		
10.8.2	Hyperregenerationstheorie ... 345	10.10.4.1	Fehlende oder ungenügende Erkennung ... 362
10.8.3	Keimversprengungstheorie ... 345		
10.8.4	Infektionstheorie ... 346	10.10.4.2	Insuffizienz des Immunsystems ... 362

10.10.4.3	Fehlfunktion des Immunsystems .	363	10.11.3	Mesenchymale Geschwülste 371
10.10.4.4	Unterlaufen der Immunreaktionen	363	10.11.3.1	Vom Bindegewebe ausgehend . . . 371
10.10.4.5	Immunresistenz von Tumoren . . .	364	10.11.3.2	Vom Knorpel- und Knochengewebe ausgehend 373
10.11	Allgemeine Systematik der Geschwülste	364	10.11.3.3	Von der Muskulatur ausgehend . . 374
10.11.1	Epitheliale Geschwülste	364	10.11.3.4	Von den Gefäßen ausgehend 375
10.11.1.1	Geweblich spezifische Geschwülste	364	10.11.3.5	Vom blutbildenden oder retikulohistiozytären System ausgehend 377
10.11.1.2	Geweblich unspezifische Geschwülste	364		
10.11.1.3	Für bestimmte Organe typische Geschwülste	368	10.11.4	Geschwülste des Nervensystems . 377
			10.11.4.1	Neuroektodermale Geschwülste . 377
10.11.2	Geschwülste des pigmentbildenden Gewebes	370	10.11.4.2	Mesodermale Geschwülste 377
			10.11.5	Mischgeschwülste 377

10.1 Definition

Eine allgemein und in speziellen Dingen völlig befriedigende Definition des Wesens der Geschwülste ist nicht möglich. Trotzdem kann man versuchen, sie als lokale Wachstumsexzesse, die autonom verlaufen und den Gesamtorganismus schädigen, zu definieren.

Unter *Wachstumsexzeß* hat man nicht nur eine stark erhöhte Zellteilungsrate zu verstehen. Es gibt nämlich auch Geschwülste, die eine niedrigere Mitoserate besitzen als ihre Ausgangsgewebe, aber trotzdem an Masse ständig zunehmen. Bei diesen Geschwülsten ist die Lebenszeit der Zellen pathologisch gesteigert, woraus sich ein Mißverhältnis zwischen Zellneubildung und normaler Absterberate ergibt (HARBERS).

Hinsichtlich der Entstehung aus *körpereigenen Zellen* macht das Chorionepitheliom eine Ausnahme. Diese vor allem beim Menschen vorkommende und in der Regel bösartige Geschwulst der Plazenta entsteht aus individualfremdem, nämlich embryonalem Gewebe.

Autonom heißt, daß das Geschwulstwachstum unabhängig von den Gesetzen des Körpers erfolgt und von diesem nicht mehr regulierend beeinflußt werden kann. Autonom heißt aber auch, daß das Geschwulstwachstum auch nach Verschwinden der auslösenden Ursache bestehen bleibt und zum weiteren Wachstum keiner Reize mehr bedarf. Die Autonomie ist aber nicht absolut. Wissen wir doch, daß Geschwülste hinsichtlich ihrer Ernährung vom Gesamtorganismus abhängig sind, und daß Hormone das Tumorwachstum (besonders bei Mamma- und Prostatatumoren) stimulieren oder bremsen können.

Die Geschwulst lebt auf Kosten des Gesamtorganismus und nimmt auf dessen Zustand keine Rücksicht, sie verhält sich *anarchistisch*. Sie kann den Körper durch Entzug von Nährstoffen, durch Zerstörung, durch rein mechanische Behinderung der Funktion von Geweben und Organen sowie durch Produktion toxischer oder hormoneller beziehungsweise hormonartiger Stoffe schädigen (vgl. Seite 338). Die Geschwülste gleichen somit hinsichtlich ihrer Schadwirkung Parasiten. Man hat daher Geschwülste auch als *»parasitierende Organe«* bezeichnet. Auf Grund ihres autonomen, anarchistischen und parasitären Verhaltens unterscheiden sich die Geschwülste grundsätzlich von regeneratorischen, entzündlich-proliferativen oder hyperplastischen Wachstumsprozessen, die makroskopisch durchaus als geschwulstartige Prozesse imponieren können. Bei diesen handelt es sich aber im allgemeinen um ein Ersatz- beziehungsweise Anpassungswachstum, das vom Gesamtorganismus noch weitgehend regulatorisch beeinflußt werden kann, und das nach Beseitigung der Ursache sich wieder zurückbildet und verschwindet. Es darf aber nicht verschwiegen werden, daß die Abgrenzung hyperplastischer Vorgänge von gutartigen Geschwülsten und umgekehrt des öfteren Schwierigkeiten macht, im Einzelfall sogar unmöglich werden kann.

Synonyme Bezeichnungen für Geschwulst sind: *Blastom, Neoblastom, Gewächs, Neoplasie, Neoplasma, Neubildung, Tumor*. Hierbei ist zu beachten, daß die Bezeichnung Tumor auch für nichtneoplastische Umfangsvermehrungen gebraucht wird. Um Mißverständnisse zu vermeiden, sollte man daher entweder diesen Namen nicht für Geschwülste verwenden oder zur besseren Unterscheidung von echten Tumoren sprechen. Die Bezeichnung *Krebs (Cancer)* kann für alle bösartigen Geschwülste verwendet werden. Der Name wurde ursprünglich für bösartige Brustgeschwülste der Frau gebraucht, die sich krebsartig in das benachbarte Gewebe ausbreiten.

Die Lehre von den Geschwülsten heißt *Onkologie.* Die Geschwulstforschung ist heute nicht mehr alleiniges Anliegen der Pathologie und Klinik, sondern als Verbundwissenschaft Aufgabe vieler Bereiche der Medizin und Naturwissenschaften (Pharmakologie, Virologie, Epidemiologie, Statistik, Molekularbiologie, Biochemie, Genetik u. a.).

10.2 Vorkommen und Häufigkeit

Geschwülste kommen bei allen Wirbeltieren vor. Auch bei niederen Tieren, vor allem bei Insekten und Mollusken, wird über das Auftreten von Neoplasien berichtet. Es ist jedoch fraglich, inwieweit es sich bei diesen Differenzierungsstörungen um Geschwülste im Sinne der Wirbeltierpathologie handelt.

Die **Häufigkeit** der Blastome bei den einzelnen Tierarten ist verschieden. Bei den domestizierten Tieren spielen, ähnlich wie beim Menschen, Zivilisationseinflüsse eine gewisse Rolle. Das heißt aber nicht, daß Blastome eine reine Folge der Zivilisation darstellen. Dies geht schon, ganz abgesehen von den vielfältigen Ursachen der Geschwulstentstehung, daraus hervor, daß Blastome, wie Osteosarkome und Hämangiome, bereits bei Sauriern und anderen ausgestorbenen Wirbeltieren auftraten.

Unter den Haussäugetieren kommen Geschwülste am häufigsten beim Hund vor. Es folgen mit Abstand Pferd, Katze und Rind. Bei kleinen Wiederkäuern und Schweinen sind Blastome selten. Beim Geflügel spielen vor allem Geschwülste der blutbildenden Gewebe (Leukose und im Rahmen der MAREKschen Krankheit) eine wichtige Rolle.

Für die Häufigkeit des Auftretens von Geschwülsten bei den einzelnen Tierarten sind Rassen-, Alters- und Geschlechtsdisposition von großer Bedeutung.

Ein typisches Beispiel für *Rassendisposition* ist der Boxerhund. Bei ihm findet man wesentlich mehr mesenchymale Geschwülste als bei anderen Hunderassen. Besonders typisch ist seine Disposition für Mastzellentumoren: Bis zu 80% dieser häufigen Blastome kommen bei dieser Hunderasse vor! Grauschimmel sind besonders häufig Träger von Melanomen. Ein weiteres Beispiel stellen bestimmte Rassen von Laboratoriumsratten und -mäusen dar, die eine hohe Rate spontan auftretender Geschwülste zeigen. Im Gegensatz dazu sind Blastome bei frei lebenden Ratten und Mäusen sehr selten (s. S. 358).

Das *Lebensalter* ist ein weiterer wichtiger Faktor. Grundsätzlich gilt die Regel, daß im höheren Alter Geschwülste häufiger auftreten, wobei die epithelialen wesentlich stärker altersabhängig sind als die mesenchymalen. Dies ist in erster Linie darauf zurückzuführen, daß viele Krebs erzeugenden Ursachen oft jahrelang einwirken müssen, bis der Geschwulstprozeß manifest wird (s. S. 344). Damit wird verständlich, warum Hund, Katze und Pferd die höchsten Tumorraten aufweisen, während Rind, Schwein und kleine Wiederkäuer nur relativ wenig Geschwülste zeigen. Hund, Katze und auch Pferd stellen nicht nur einen wirtschaftlichen, sondern auch einen gewissen ideellen Wert dar, der dem Rind, dem kleinen Wiederkäuer und dem Schwein im allgemeinen nicht zukommen dürfte. Erstere erreichen deshalb unter der Obhut des Menschen ein höheres Alter. Das Alter letzterer wird dagegen vor allem durch die Wirtschaftlichkeit bestimmt, so daß diese Tiere gar nicht in jenes Alter gelangen, in dem bösartige Geschwülste vermehrt aufzutreten pflegen. Hund und Katze stellen daher heute unsere wichtigsten Objekte für eine vergleichende Geschwulstforschung dar, während den Pferden wegen ihrer geringeren Zahl eine untergeordnete Bedeutung zukommt.

Anderseits darf daraus nicht geschlossen werden, daß Neubildungen bei jungen Tieren nicht vorkommen würden. Virusbedingte Geschwülste, wie Fibropapillome, treten beispielsweise fast ausschließlich im jugendlichen Alter auf. Im hohen Lebensalter nimmt die Häufigkeit vor allem bösartiger Geschwülste wieder ab. Dies ist in erster Linie darauf zurückzuführen, daß ein bestehender maligner Geschwulstprozeß meist schon zum Tode führt, bevor der Träger ein hohes Lebensalter erreicht. Ältere, geschwulstkranke Tiere werden außerdem häufig wegen der Aussichtslosigkeit des Leidens eingeschläfert.

Die *Geschlechtsdisposition* zeigt sich in der Häufigkeit des Auftretens von Blastomen in Organen, die bei beiden Geschlechtern den gleichen Bau und dieselbe Funktion besitzen. So treten über 90 % der beim Hund nicht selten vorkommenden Geschwülste der Perianaldrüsen beim Rüden auf. Dagegen kann das fast ausschließliche Vorkommen von Mammatumoren bei der Hündin nicht im Sinne einer Geschlechtsdisposition gewertet werden, da die Mamma in Bau und Funktion sich bei beiden Geschlechtern wesentlich unterscheidet.

Abschließend sei noch darauf hingewiesen, daß eine einwandfreie statistische Erfassung von Blastomen beim Haustier bisher kaum möglich ist. Die Schwierigkeiten für eine exakte *Geschwulststatistik* sind beim Haustier noch viel größer als beim Menschen. Im günstigsten Fall ist eine solche nur für eine bestimmte Population und Geschwulstform, wie zum Beispiel für die Rinderleukose, zu erhalten. Dies beruht in erster Linie darauf, daß es sehr schwierig ist, innerhalb einer Population die Zahl der an Krebs erkrankten (Morbiditätszahlen) oder gestorbenen (Mortalitätszahlen) Tiere zu erfassen. Zudem fehlen häufig auch exakte Unterlagen über Größe sowie Rassen- und Altersverteilung einer Tierpopulation in einem bestimmten Einzugsgebiet. Unsere Kenntnisse stützen sich daher in erster Linie auf Sektionsstatistiken und die Erfassung der operativ entfernten und untersuchten Geschwülste. Allgemein gültige Rückschlüsse können aber daraus nur dann gezogen werden, wenn das zugrunde liegende Material repräsentativ und nicht selektiv ist. Diese Forderung wird aber in vielen Fällen nicht erfüllt. Hinsichtlich der operativ entfernten oder anderweitig behandelten Geschwülste besteht in der Veterinärmedizin zudem der große Nachteil, daß über das weitere Schicksal des Patienten (follow-up studies) häufig nur wenig in Erfahrung gebracht werden kann. Aufgrund umfangreicher Untersuchungen in den vergangenen zehn Jahren, insbesondere aber Dank der Bemühungen der Weltgesundheitsorganisation (WHO), die zur Schaffung einer internationalen Klassifikation der Tumoren der Haustiere führten, ist es heute möglich, zuverlässige Aussagen über das biologische Verhalten der Spontantumoren der Haus- und Labortiere zu machen.

10.3 Einteilung und Benennung der Geschwülste

Die Geschwülste werden nach ihrer geweblichen Herkunft, also nach ihrer **Histogenese** eingeteilt. Grundsätzlich unterscheidet man *epitheliale* und *mesenchymale Blastome* und *Tumoren des pigmentbildenden Gewebes (Melanome)*. Sind in einer Geschwulst sowohl epitheliale als auch mesenchymale Gewebe neoplastisch entartet, dann spricht man von *Mischgeschwülsten (Kompositionstumoren)*. Dazu kann man auch die *Kollisionstumoren* rechnen, die dadurch entstehen, daß epitheliale und mesenchymale Geschwülste verschiedener, aber benachbarter Ursprungsorte ineinander wachsen. *Teratome* sind Mischgeschwülste, in denen Differenzierungsprodukte aller drei Keimblätter in wirrem Durcheinander auftreten.

Hinsichtlich des **biologischen Verhaltens** (sogenannte Dignität, vgl. Seite 373) unterscheidet man *gutartige (benigne)*, *bedingt bösartige (semimaligne)* und *bösartige (maligne) Blastome*.

Die **Benennung der Geschwülste** erfolgt in der Weise, daß man an den Namen des Ausgangsgewebes die Endung *-blastom* oder häufiger abgekürzt *-om* anhängt (z. B. Fibrom, Myxom, Fibromyxom, Chondrom, Osteochondrom, Myom, Melanom, Adenom). Die bösartigen Formen werden in der epithelialen Reihe als *Karzinome* (z. B. Plattenepithelkarzinom, Adenokarzinom), in der Bindegewebsreihe als *Sarkome* (z. B. Myosarkom, Chondrosarkom, Fibrosarkom) bezeichnet. Völlig undifferenzierte, embryonalem Keimgewebe vergleichbare Geschwülste heißen *Meristome* (merismos, griech. = Teilung).

10.4 Allgemeine Morphologie der Geschwülste

10.4.1 Makroskopisches Bild

Das makroskopische Bild der Geschwülste ist verschieden. Grundsätzlich kann eine Geschwulst aus einem Organ heraus *(Exophytie)* oder in ein solches hineinwachsen *(Endophytie)*. Exophytisches Wachstum findet man vor allem in Haut, Schleimhäuten, serösen Häuten und in Drüsengängen. Es können dabei *Knoten* (*Nodi;* flach, knollig oder fungös), *polypöse* (mit einem dünnen Stiel auf der Unterlage aufsitzend) oder *papillomatöse* (warzenartig oder baumartig verästelt) Wucherungen entstehen. Endophytisches Wachstum führt entweder zur Bildung gut abgegrenzter, innerhalb des Organs beziehungsweise des Gewebes liegender Knoten oder zur diffusen Durchsetzung (*Infiltration;* Abb. 10.1, 10.2 und 10.3).

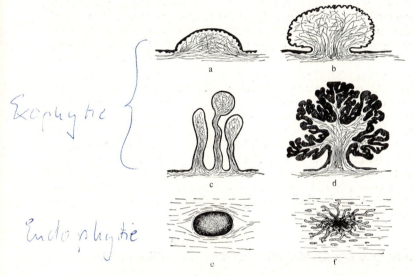

Abb. 10.1 Verschiedene Wuchsformen von Geschwülsten. a = verrukös; b = fungös; c = polypös; d = papillomatös; e = expansives Wachstum; f = infiltratives Wachstum

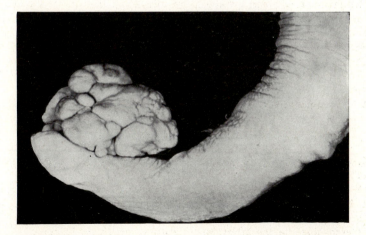

Abb. 10.2 *Fibropapillom* am Penis eines Stiers. Beispiel einer exophytisch wachsenden Geschwulst (aus E. WEISS, in E. JOEST, Hdb. Spez. Path. Anat., Bd. IV)

326 Geschwülste

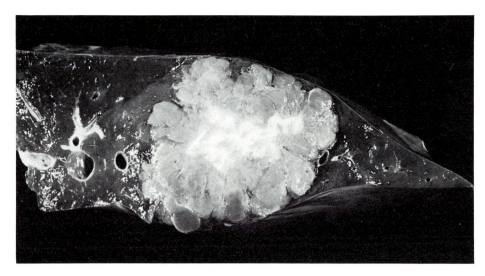

Abb. 10.3 *Hepatom* in der Leber eines Rindes. Beispiel einer *endophytisch* wachsenden, knotenförmigen Geschwulst

Weiterhin wird bei Geschwülsten häufig die Bildung von *Zysten oder zystenartigen Hohlräumen* beobachtet. Diese können auf verschiedene Art entstehen. Einmal führt das Geschwulstwachstum selbst zur Zystenbildung (Abb. 10.4), oder es kommt durch Verlegung von Gängen mit nachfolgender Sekretstauung zur zystischen Ausweitung des vor dem Hindernis gelegenen Gangabschnittes (Retentionszyste). Beide Formen sind besonders häufig in Drüsengeschwülsten anzutreffen. Zum anderen kann es aber auch durch meist zentrale Verflüssigungsnekrose mit nachfolgender teilweiser Resorption des nekrotischen Materials zur Bildung von zystenartigen Hohlräumen, die oft mit Flüssigkeit gefüllt sind,

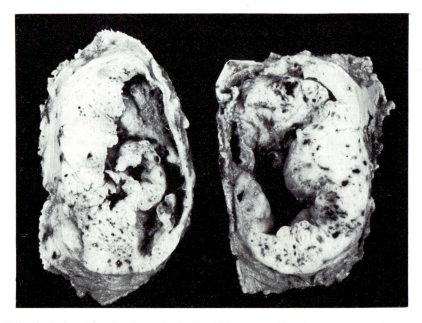

Abb. 10.4 *Zystisches Adenokarzinom* der Perianaldrüsen eines Hundes

Allgemeine Morphologie der Geschwülste 327

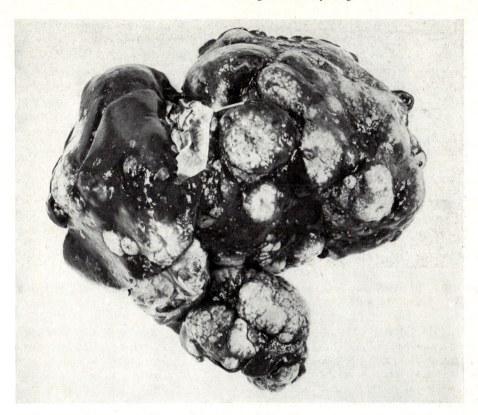

Abb. 10.5   *Karzinom* der Leber eines Hundes mit sogenannter *Krebsnabelbildung*

kommen. Dies ist besonders bei schnell wachsenden Blastomen zu beobachten, bei denen die ernährenden Gefäße mit dem Geschwulstwachstum nicht mehr Schritt halten können. Auch durch Verlegung der ernährenden Gefäße durch Einwachsen der Geschwulst kann es zur Nekrose kommen. Infolge der zentralen Einschmelzung und der nachfolgenden narbigen Strikturen entsteht weiterhin eine von einem ringförmigen Wulst umgebene oberflächliche Eindellung, die als *Krebsnabel* bezeichnet wird (Abb. 10.5). Greift die Nekrose auf die Geschwulstoberfläche über oder entwickelt sie sich dort primär, dann bildet sich ein Geschwür (Abb. 10.6). Man sieht daraus, daß das Geschwulstgewebe wie normales Gewebe regressiven Veränderungen unterworfen ist.

Abschließend sei mit Nachdruck darauf hingewiesen, daß in vielen Fällen auf Grund des makroskopischen Bildes allein die Diagnose «Geschwulst» nicht mit Sicherheit gestellt werden kann. Insbesondere macht die Unterscheidung von granulomatösen Prozessen (Aktinomykose, Botryomykose, Pilzgranulome, Tuberkulose u. a.), chronischen unspezifischen Entzündungsvorgängen und hyperplastischen Umfangsvermehrungen immer wieder Schwierigkeiten. Für eine sichere Diagnose ist in jedem Fall eine *histologische Untersuchung* zu empfehlen. Sie ist der *zytologischen Untersuchung* (Nachweis geschwulstverdächtiger Zellen oder von Geschwulstzellen in Sekreten, Exsudaten, Abstrichen usw.) überlegen. Diese gibt im allgemeinen nur einen Hinweis auf das Vorliegen eines Geschwulstprozesses überhaupt. Hinsichtlich der Bestimmung der Art des blastomatösen Geschehens erreicht sie häufig schnell die Grenzen ihrer Leistungsfähigkeit. In der Humanmedizin spielt die zytologische Tumordiagnostik bei Reihenuntersuchungen (z. B. Zervixgeschwülste und deren präkanzeröse Stadien) eine wichtige Rolle. Bei Geschwülsten des lymphoretikulären und hämopoietischen Gewebes sind Abstriche beziehungsweise Abklatsche eine wertvolle Ergänzung der histologischen Untersuchung und unter Umständen dieser sogar überlegen.

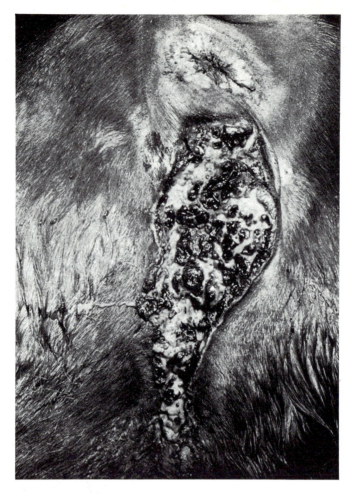

Abb. 10.6 *Verhornendes Plattenepithelkarzinom* mit oberflächlicher *Ulzeration* und infiltrativem Wachstum in der Vulva einer Stute

10.4.2 Mikroskopisches Bild

Jede Geschwulst besteht aus *Parenchym* und *Stroma*. Das Parenchym wird aus den eigentlichen Geschwulstzellen, das Stroma aus Stützgewebe und ernährenden Blutgefäßen gebildet. Sind in einem Blastom Parenchym und Stroma gut voneinander getrennt, dann spricht man von einer *organoiden Geschwulst* (Abb. 10.7). Sind dagegen beide Bestandteile nicht oder nur sehr schwer unterscheidbar, dann handelt es sich um eine *histoide Geschwulst* (Abb. 10.27 A). Organoide Struktur besitzen in der Regel die epithelialen, histoiden Aufbau die mesenchymalen Blastome. Epitheliale Geschwülste mit sehr viel, in der Regel derbem, festem Stroma werden als *Skirrhus* beziehungsweise als skirrhöse Karzinome bezeichnet. Es gibt jedoch auch epitheliale Geschwülste, die nur sehr wenig Stroma *(Carcinoma solidum simplex)* oder gar keines *(Carcinoma solidum medullare)* aufweisen.

Bei den epithelialen Geschwülsten wird das Stroma aus dem ortsständigen Bindegewebe gebildet. Die mesenchymalen Blastome können ihr Stroma selbst produzieren, allerdings unter der Einschränkung, daß Gefäße aus dem gesunden Gewebe einwachsen.

Ähnlich wei bei der Differenzierung normaler Zellen und Gewebe macht die Geschwulst auch einen gewissen Reifungsprozeß mit. Ausgereifte Geschwülste sind solche, die gut erkennen lassen, von welchem Gewebe sie ihren Ausgang genommen haben. Sie werden als *homoiotypische* oder *homologe Blastome* bezeichnet. Bei wenig oder nicht ausgereiften Blastomen spricht man von *a-* oder *heterotypischen* oder *heterologen Geschwülsten*.

Als allgemeine Regel kann gelten, daß homologe Geschwülste gutartig, heterologe bösartig sind. Jedoch kann aus dem Differenzierungsgrad eines Blastoms nicht unbedingt seine Dignität abgeleitet werden. So verhalten sich beispielsweise auch gut ausgereifte Mastzellentumoren des Hundes häufig bösartig, die wenig differenzierten übertragbaren venerischen Tumoren des Hundes (sogenanntes STICKER-Sarkom) dagegen meist gutartig. Trotzdem stellt die Atypie (Anaplasie oder Kataplasie) des Geschwulstgewebes ein sehr wichtiges Kriterium in der Beurteilung der Dignität eines Blastoms dar (s. S. 337).

10.5 Wachstum und Ausbreitung der Geschwülste

Geschwülste entwickeln sich primär nur an einer Stelle *(lokal)* oder gleichzeitig an vielen Stellen des Körpers (*multipel* beziehungsweise *multizentrisch*, unter Umständen auch *systemisch*). Sie entstehen durch Umwandlung normaler Körperzellen zu Krebszellen (sogenannte Kanzerisierung, s. S. 356). Diese vermehren sich durch laufende Zellteilungen, die Geschwulst wächst und wird schließlich auch klinisch manifest. Während der Vorgang der Kanzerisie-

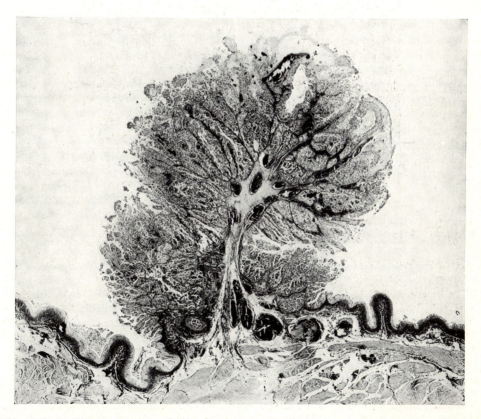

Abb. 10.7 *Papillom* der Harnblasenschleimhaut eines Hundes. Beispiel einer *organoiden* Geschwulst. – (Aufn. K. FRESE)

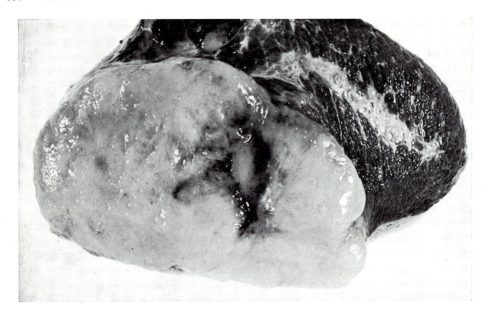

Abb. 10.8 Expansiv wachsendes Seminom im Hoden eines Hengstes mit zentraler Nekrose

rung, der sich in der Zelle selbst abspielt, vom Organismus kaum beeinflußt werden kann, sind im Wachstum der Geschwülste Wechselwirkungen zwischen Blastom und Organismus von Bedeutung (s. S. 335).

Die *Wachstumsgeschwindigkeit* der Geschwülste ist verschieden. Bei gutartigen Blastomen erfolgt in der Regel das Wachstum langsam, bei bösartigen schnell, zum Teil überstürzt. Sarkome wachsen im allgemeinen schneller als Karzinome. Bösartige Blastome zeigen bei Kindern ein schnelleres Wachstum als bei Greisen. Das Wachstum erfolgt nicht fortlaufend exponentiell, sondern verlangsamt sich im allgemeinen mit zunehmender Größe der Geschwulst, möglicherweise durch Substratmangel (SCHMÄHL). Wachstumsstillstand über längere Zeit oder zeitweilige Zurückbildung (sogenannte *Spontanremission*) ist auch bei bösartigen Blastomen bekannt. *Spontanregressionen* (Spontanheilungen) sind bei gutartigen Tumoren nicht, bei bösartigen dagegen extrem selten.

10.5.1 Expansives und infiltratives Wachstum

Das Wachstum kann *expansiv* oder *infiltrativ* erfolgen. Beim expansiven Wachstum schiebt die sich vergrößernde Geschwulst das benachbarte Gewebe vor sich her, das häufig druckatrophisch zu Grunde geht. Nicht selten ist die expansiv wachsende Neubildung auch von einer Bindegewebskapsel umgeben, aus der sie sich relativ leicht und ohne Substanzverlust herausschälen läßt (Abb. 10.8).

Im Gegensatz dazu ist beim infiltrativen Wachstum die Geschwulst nicht scharf abgesetzt und läßt sich nicht ohne Substanzverlust ausschälen. Die Geschwulstzellen wachsen strangartig in Gewebslücken und Lymphspalten, später auch in Blut- und Lymphgefäße, ein und zerstören häufig druckatrophisch oder rein durch Kontakt, aber auch durch Produktion histiolytischer Fermente, das umgebende Gewebe. Man spricht dann auch von einem *infiltrativ-destruierenden Wachstum.* Bei der chirurgischen Entfernung infiltrativ wachsender Geschwülste ist die Exzision großzügig vorzunehmen, da man sonst Gefahr läuft, den Tumor nicht restlos zu entfernen. *Rezidivbildungen* sind dann die Folge.

10.5.2 Metastasierung

Eine Geschwulst kann sich nicht nur in ihre unmittelbare Umgebung, sondern auch über den ganzen Körper ausbreiten. Dies geschieht in der Absiedlung von Tochtergeschwülsten (*Metastasen;* metísthémai, griech. = versetzen) von der *Primärgeschwulst,* ein Vorgang, der als *Metastasierung* oder *sekundäre Multiplizität* bezeichnet wird. Je nach der Entfernung von der Primärgeschwulst kann man lokale, regionäre und Fernmetastasen unterscheiden. In der Regel ist die Primärgeschwulst größer als die Metastasen und dadurch von diesen zu unterscheiden. Oft genug gibt es aber davon auch Ausnahmen (s. S. 335). Histologisch zeigen die Tochtergeschwülste meist ein weitgehend gleiches Bild wie die Ausgangstumoren, häufig sogar in einer »gereinigten« Form. Das histologische Bild kann aber sowohl vom Primärtumor abweichen, als auch bei den einzelnen Metastasen verschieden sein. Dafür können Einflüsse von seiten des befallenen Organes, aber auch eine Zusammensetzung des Primärtumors aus verschiedenen Zellinien verantwortlich sein (s. S. 360).

Der Vorgang der Metastasierung beginnt mit der *Ablösung* von Tumorzellen. Diese stellt eine typische Eigenschaft der bösartigen Geschwülste dar. Sie wird offensichtlich bedingt durch einen relativen Kalziummangel des Geschwulstgewebes (Kalzium ist wichtig für den Zellzusammenhalt), durch einen erhöhten Binnendruck infolge der ständigen Zellvermehrung (Platzmangel), durch die zeitweise Auflockerung des Zellverbandes bei gleichzeitiger Teilung benachbarter Tumorzellen und schließlich auch durch traumatische Einwirkungen (Irritationen, chirurgische Eingriffe).

Nach der Ablösung erfolgt die *weitere Verbreitung* der Tumorzellen und schließlich ihre *Ansiedlung* und *Vermehrung* in den betroffenen Geweben oder Organen. Die Verbreitung kann lymphogen, hämatogen, kanalikulär oder durch Implantation stattfinden.

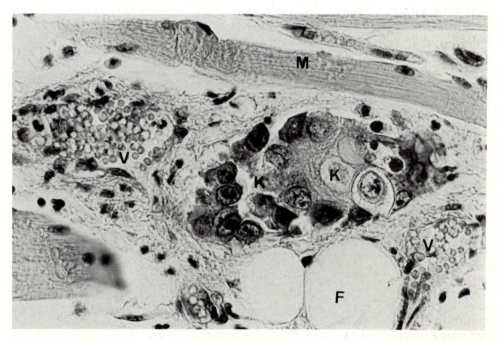

Abb. 10.9 *Metastase* eines *soliden Karzinoms* (K) in einem Lymphgefäß (*Lymphangiosis carcinomatosa*) der Muskulatur (M) eines Pferdes. – HE, 450 ×. F = Fettzelle; V = Vene

10.5.2.1 Lymphogene Metastasierung

Bei diesem, besonders bei Karzinomen, häufigen Ausbreitungsweg wächst die Geschwulst beziehungsweise wandern Geschwulstzellen zunächst in Lymphspalten und kleinere Lymphgefäße ein. Man spricht dann histologisch von einer *Lymphangiosis carcinomatosa* beziehungsweise *sarcomatosa* (Abb. 10.9). Mit dem Lymphstrom werden die Geschwulstzellen zum regionären Lymphknoten gebracht, wo sie sich nach ihrer Abfilterung häufig auch ansiedeln und dann Tochtergeschwülste bilden (Abb. 10.10). Aber auch im Bereich der Lymphgefäßklappen werden nicht allzu selten Geschwulstmetastasen beobachtet, da die Strömungsverhältnisse dort die Absiedlung von Tumorzellemboli begünstigen. Wird das Filter des regionären Lymphknotens durch das Geschwulstwachstum durchbrochen, dann können Tumorzellen in die ableitenden Lymphgefäße, von dort aus in andere nachgeschaltete Lymphknoten und schließlich in die großen Lymphbahnen gelangen. Auch hier ist wiederum eine Absiedlung in den Lymphgefäßen selbst, vor allem im Bereich der Klappen, möglich. Über den *Ductus thoracicus* gelangen die Geschwulstzellen schließlich in die *Vena cava cranialis* und dann mit dem Blutstrom in den rechten Vorhof, von dort in die rechte Kammer und über die *Arteria pulmonalis* in die Lunge. Im Kapillarnetz der *A. pulmonalis* bleiben die Geschwulstemboli stecken und kommen dort zur Ansiedlung. Die ausgedehnte lymphogene Metastasierung führt somit zur sekundär hämatogenen, in der Regel multiplen Metastasenbildung in der Lunge, ähnlich wie bei der primär hämatogenen Ausbreitung. Es ist aber auch möglich, daß nach lymphogener Metastasierung in den regionären Lymphknoten sich die Geschwulst nicht lymphogen, sondern durch Eindringen in Lymphknoten-eigene Gefäße hämatogen weiter ausbreitet.

10.5.2.2 Hämatogene Metastasierung

Die primäre hämatogene Ausbreitung kommt vor allem bei Sarkomen vor. Geschwulstzellen gelangen dabei direkt durch infiltrativ-destruierendes Wachstum in Kapillaren oder kleinere venöse Gefäße. Bei bestimmten Blastomen, besonders bei Nieren- und Schilddrüsenkarzinomen und bösartigen Nebennierenmarksgeschwülsten (Phäochromozytome und -blastome), beobachtet man aber auch den Einbruch in größere Venen, wobei sich ein thrombusartiger Tumorzapfen bildet, von dem aus dann die weitere Absiedlung erfolgt (Abb. 10.11). Eine

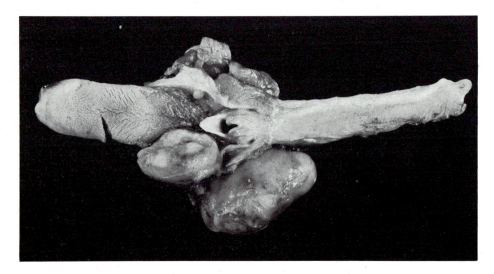

Abb. 10.10 *Lymphosarkom* der linken Tonsille mit *lymphogener Metastasierung* in die retropharyngealen Lymphknoten bei einer Katze

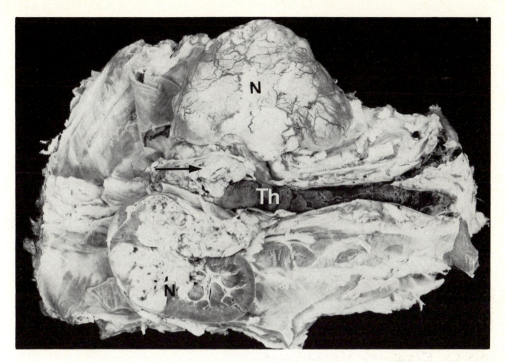

Abb. 10.11 Infiltrativ-destruierend wachsendes *Karzinom* der Nieren (N) eines Hundes mit Einbruch (Pfeil) in die *V. cava caudalis* und Ausbildung eines großen Thrombus (Th). Beispiel der *hämatogenen Metastasierung* nach Gefäßeinbruch

weitere Möglichkeit besteht darin, daß durch traumatische Einflüsse (Quetschen, Operation) Krebszellen ins Blut gelangen.

Aus tierexperimentellen Untersuchungen weiß man, daß die Tumorzellemboli bereits im strömenden Blut und besonders nach ihrer Arretierung aufgrund ihrer hohen thromboplastischen Aktivität Gerinnungsvorgänge auslösen können. Auf diese Weise werden sie von Fibrin und aggregierten Plättchen umgeben. Diese Thrombenbildung begünstigt das Haften der Tumorzellen an den Gefäßwänden und schützt sie gleichzeitig vor den Abwehrkräften des Blutes. Die weitere Ausbreitung der Tumorzellen erfolgt durch Diapedese oder nach Zerstörung der Endothelzellen und Basalmembran durch tumoreigene Enzyme. Im extravaskulären Raum bleibt das Wachstum der Tumorzellen so lange beschränkt, bis sich ein eigenes, den Tumor versorgendes Gefäßsystem gebildet hat. Dies entsteht offensichtlich unter dem Einfluß eines Glykoproteins (sogenannter *Tumor-Angiogenese-Faktor*), das von malignen Geschwulstzellen sezerniert wird.

Bei der hämatogenen Metastasierung hat man die **verschiedenen Typen** zu unterscheiden, die sich aus der Lokalisation des Primärtumors und dem Venensystem des betroffenen Organes ergeben. Der wichtigste ist der sogenannte *Cavatyp*, bei dem die Geschwulstzellen über Körpervenen in die Hohlvenen, von diesen in den rechten Vorhof (nicht selten auch Implantationsmetastasen im Maschenwerk des Herzohres), dann in das rechte Herz und schließlich über die *A. pulmonalis* in die Lunge gelangen, wo sich dann die Tochtergeschwülste ausbilden (Abb. 10.12). Diese können durch destruierendes Wachstum wiederum in Lungenvenen eindringen und sich dann über *Vv. pulmonales*, linken Vorhof, linke Kammer und Aorta über den großen Kreislauf ausbreiten. Metastasen, in diesem Falle als Enkelmetastasen zu bezeichnen, können dann in allen Organen auftreten.

Die hämatogene Ausbreitung von Primärtumoren der Leber erfolgt wie beim Cavatyp (die Lebervenen münden unmittelbar in die hintere Hohlvene), so daß sich erübrigt, von

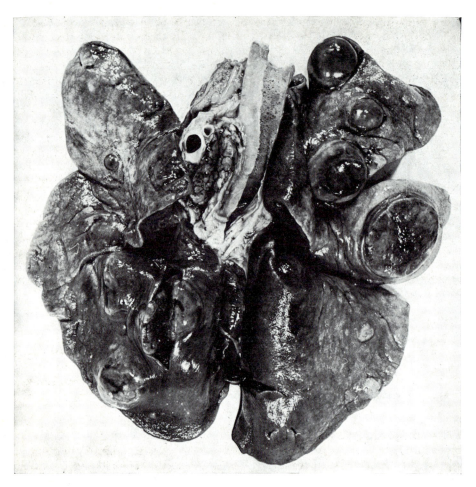

Abb. 10.12 Multiple, hämatogen entstandene *Metastasen* eines wenig pigmentierten malignen *Hautmelanoms* in der Lunge eines Hundes

einem speziellen Lebertyp der Metastasierung zu sprechen.

Befindet sich die Primärgeschwulst in der Lunge, dann erfolgt die hämatogene Metastasierung auf dem gleichen Weg, also *Vv. pulmonales*, linker Vorhof, linke Kammer, Aorta, großer Kreislauf *(Lungentyp)*. Nur handelt es sich in diesem Fall um Tochter- und nicht um Enkelgeschwülste. Brechen die Tochtermetastasen, z. B. in der Leber, wieder in Gefäße ein, dann kommt es zur erneuten hämatogenen Aussaat mit Bildung von Enkelmetastasen in der Lunge. Theoretisch können diese wieder in Gefäße einbrechen und zur Bildung von Urenkelmetastasen Anlaß geben.

Liegt die Primärgeschwulst im Bereich des Darmes, dann erfolgt nach Gefäßeinbruch die Metastasierung über die Mesenterialvenen und die Pfortader *(Pfortadertyp)*. Die Tochtergeschwülste sind dementsprechend in der Leber zu erwarten. Ähnlich wie beim Lungentyp können diese nach erneutem Gefäßeinbruch zur Bildung von Enkelmetastasen in der Lunge, und diese schließlich wieder zu Urenkelmetastasen im großen Kreislauf führen. Rektumgeschwülste brauchen bei hämatogener Ausbreitung nicht dem Pfortadertyp zu folgen, da sie auch direkt über die V. rectalis media oder V. rectalis caudalis in die V. cava caudalis gelangen können.

Aus dem Gesagten ist ersichtlich, daß die hämatogene Metastasierung, ähnlich wie die

Embolie, offensichtlich den Gegebenheiten des normalen Blutkreislaufes folgt (vgl. Seite 171). Jedoch gibt es davon auch **Ausnahmen**. Bei offenem *Foramen ovale* und Überdruck im rechten Vorhof können Geschwulstzellemboli von den Hohlvenen über den rechten Vorhof unter Umgehung der Lunge direkt in den großen Kreislauf gelangen *(paradoxe Metastasierung)*. Eine andere Besonderheit stellt die *retrograde Metastasierung,* d. h. die Ausbreitung der Geschwulstzellen entgegen dem Blut- beziehungsweise Lymphstrom dar. Sie spielt bei der häufigen Metastasierung des Prostatakarzinoms des Menschen in Becken- und Wirbelknochen eine wichtige Rolle. Durch Husten oder Betätigung der Bauchpresse kommt es zur zeitweisen Druckerhöhung und Umkehr des Blustromes in den prävertebralen Venenplexus. Tumorzellen des Prostatakarzinoms, die in den *Plexus praesacralis* eingedrungen sind, können dadurch retrograd in die Beckenknochen gelangen und dort zur Metastasenbildung Anlaß geben. Beim Tier ist ein analoger Vorgang nicht mit Sicherheit nachgewiesen. Dagegen ist die retrograde lymphogene Metastasierung infolge Verlegung der Strombahn durch primäre oder sekundäre Lymphknotengeschwülste von Bedeutung. Sie spielt vor allem beim Hund im Bereich des *Lymphocentrum coeliacum*, das u. a. Leber, Milz, Pankreas und Magen versorgt, eine Rolle. So kann beispielsweise ein Leberkarzinom, das in das genannte Lymphozentrum metastasiert hat, retrograd lymphogen sich in Milz, Pankreas oder Magen ausbreiten, ohne daß die Lunge betroffen wird. Auf dem gleichen Wege können umgekehrt auch Geschwülste des Magens, des Pankreas oder der Milz in die Leber metastasieren.

10.5.2.3 Kanalikuläre Metastasierung
Die Ausbreitung von Geschwülsten entlang vorgebildeter Kanalwege spielt in Hohlorganen eine gewisse Rolle. So können sich beispielsweise Blastome der Lunge nach Einbruch in das Bronchialsystem über dieses in der Lunge ausbreiten und an verschiedenen Stellen zur Anheftung (Implantation, siehe unten) kommen.

10.5.2.4 Implantationsmetastasierung
Implantationsmetastasen treten besonders häufig in Körperhöhlen und Hohlorganen auf (vergleiche kanalikuläre Metastasierung). So können sich beispielsweise von Karzinomen der Leber oder Eierstöcke, die sich an die Oberfläche der Organe ausgebreitet haben, Teilchen ablösen und über die ganze Bauch- und Beckenhöhle verbreiten. Ist die Körperhöhle mit Flüssigkeit gefüllt (z. B. Aszites, Hydrothorax), dann werden Geschwulstteilchen mit dieser weiter verschleppt. Man spricht dann von *Abschwimmetastasen*. Eine weitere Form stellen die *Kontakt-* oder *Abklatschmetastasen* dar, die vor allem dort entstehen, wo sich Organe berühren (z. B. Ober–Unterlippe, Schenkelinnenfläche–Bauchwand, Vulva, Präputium, Bauchorgane, Brustorgane u. a., Abb. 10.13).

10.5.2.5 Zusammenfassende Betrachtung des Metastasierungsgeschehens
Die ausführliche Schilderung der Metastasierungswege soll nicht den Eindruck erwecken, daß das Metastasierungsmuster eines Krebses rein von »mechanischen« Gegebenheiten abhängig ist. Auf Grund klinischer und pathologisch-anatomischer Beobachtungen vor allem beim Menschen sowie tierexperimenteller Untersuchungen weiß man, daß es eine Reihe von *Besonderheiten* der Metastasierung gibt, die in dieser Weise nicht zu erklären sind. So metastasieren beim Menschen Prostata-, Schilddrüsen-, Mamma- und bestimmte Bronchialkarzinome sowie das Hypernephrom der Nieren bevorzugt in das Skelett. Gehirntumoren metastasieren relativ selten, während andere Geschwülste, wie die malignen Melanome, sich oft rasch über den ganzen Körper verbreiten. Weiterhin findet man in Milz, Skelettmuskulatur, Hoden und Darm nur selten metastatische Geschwülste.

Zur Erklärung dieser Besonderheiten müssen wir davon ausgehen, daß die verschleppten Tumorzellen eine gewisse Individualität besitzen und ein unterschiedliches Schicksal vor sich

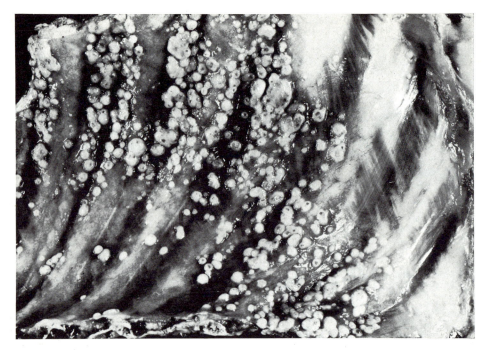

Abb. 10.13 Multiple *Implantationsmetastasen,* teilweise mit Ausbildung eines *Krebsnabels,* eines *Retikulosarkoms* auf der *Pleura costalis* eines Hundes. – (Aufn. K. FRESE)

haben: sie können zerstört werden, sich vermehren und Metastasen bilden oder über längere Zeit als »schlafende Krebszellen« (»dormant cancer cells«) liegen bleiben.

Die *Zerstörung* der Tumorzellen durch *körpereigene Abwehrkräfte* (vgl. Seite 361) spielt bei hämatogener Aussaat eine große Rolle. Obwohl bei etwa 50 % der krebskranken Menschen Geschwulstzellen im strömenden Blut nachgewiesen werden, treten Metastasen doch wesentlich seltener auf, da ein Großteil der im Blut zirkulierenden Krebszellen zerstört wird. Experimentelle Untersuchungen mit Impftumoren an Tieren bestätigen diese Beobachtung. Bei lymphogener Metastasierung sind dagegen körpereigene Abwehrvorgänge von mehr untergeordneter Bedeutung, zirkulationsmechanische Bedingungen bestimmen hier in erster Linie die Lokalisation der Metastasen.

Die *Vermehrung* der Tumorzellen am Ort ihrer Absiedlung hängt von weiteren Faktoren ab. Es gilt heute als erwiesen, daß für das Angehen einer Metastase nach hämatogener Aussaat (weniger nach lymphogener) ein günstiger »Mutterboden« notwendig ist. Man spricht hierbei sogar von einer »Organspezifität« in der Metastasierung bestimmter Geschwülste. In gleicher Weise ist auch der Begriff der *histohomologen Metastasierung* zu interpretieren. Man versteht darunter die Bildung von Tochtergeschwülsten nur in Organen, die hinsichtlich ihres vorherrschenden Gewebes dem der Geschwulst homolog sind. Diese Art der Metastasierung wird vor allem bei Blastomen des hämatopoietischen Gewebes diskutiert. Diese Geschwülste treten oft multipel in Lymphknoten, Milz und Leber auf. Die Lunge ist dagegen, was bei einer hämatogenen Ausbreitung zu erwarten wäre, nur selten betroffen. Offensichtlich finden bei einer metastatischen Ausbreitung dieser Blastome die Tumorzellen nur in den genannten Organen günstige Ansiedlungsbedingungen, während sie in anderen zugrunde gehen. Ein günstiger »Mutterboden« kann unter Umständen auch durch hormonelle Einflüsse (Östrogene, Cortison), Röntgenbestrahlung und traumatische Irritationen geschaffen werden.

Von großer Bedeutung ist die *Zahl* der ausgeschwemmten Tumorzellen. Je größer sie ist, desto wahrscheinlicher ist die Entstehung von Metastasen. In die Blutbahn injizierte Tumoreinzelzellen verursachen beim Versuchstier keine Metastasen, wohl aber Tumorzellverbände. Bei lymphogener Aussaat genügen offensichtlich weniger Tumorzellen, um Metastasen zu erzeugen als bei hämatogener. Weiterhin sind bei schnell wachsenden Tumoren, bei langem Bestehenbleiben der Primärgeschwülste sowie bei allgemeiner Resistenzminderung vermehrt Metastasen zu erwarten.

Schließlich können verschleppte Tumorzellen nach Entfernung der Primärgeschwulst, ähnlich wie beim *Carcinoma in situ* der *Portio uteri* der Frau, Jahre und Jahrzehnte latent als »*dormant cancer cells*« liegen bleiben, um dann plötzlich und offensichtlich unter Einfluß der oben geschilderten fördernden Faktoren zu »*Spätmetastasen*« zu werden.

Abschließend sei noch erwähnt, daß auch *Wechselwirkungen* zwischen Primärtumor und Metastasen bestehen, die jedoch noch wenig erforscht sind. So ist gut bekannt, daß nach operativer Entfernung der Primärgeschwulst unter Umständen vermehrt Metastasen auftreten, oder daß der Primärtumor spontan verschwindet und nur mehr die Metastasen weiterwachsen.

10.6 Biologisches Verhalten der Geschwülste

Unter dem biologischen Verhalten der Geschwülste wird hier die *Dignität*, also ihre *Gut-* oder *Bösartigkeit* verstanden. Die Beantwortung der Kardinalfrage nach der Gut- oder Bösartigkeit eines Blastoms setzt vom Kliniker und Pathologen ein umfangreiches Wissen und lange Erfahrung voraus. Grundsätzlich muß man sich aber darüber im klaren sein, daß die Begriffe »gut- oder bösartig« relativ sind. So führen beispielsweise gutartige Geschwülste an der Herzbasis von Hunden (sogenannte Herzbasistumoren) gelegentlich zu schweren mechanischen Behinderungen der Herzaktion und zu plötzlichen Todesfällen. Ein anderes Beispiel stellen die gutartigen, rein expansiv wachsenden Geschwülste in der Schädelhöhle dar, die durch Druckwirkung auf das Gehirn den Tod des Tieres bedingen können. Anderseits müssen aber bösartige Geschwülste nicht unbedingt zum Tode führen, vor allem, wenn sie rechtzeitig behandelt werden oder nur sehr langsam wachsen.

Grundsätzlich kann man bösartige (maligne), gutartige (benigne) und semimaligne Geschwülste unterscheiden. Im allgemeinen sind **bösartige Geschwülste** durch folgende Merkmale gekennzeichnet: Sie wachsen *infiltrativ*, häufig auch *destruierend* und sind demzufolge unscharf begrenzt. Ihre Wachstumsgeschwindigkeit ist in der Regel erhöht. Weiterhin neigen sie zur *Rezidivbildung*, d. h. nach operativer Entfernung entsteht in unterschiedlich langer Zeit im Bereich des Operationsgebietes wieder die gleiche Geschwulst. Rezidivbildung ist aber kein unbedingtes Zeichen für Malignität. So rezidivieren beispielsweise die gutartigen virusbedingten Fibropapillome sehr häufig. Dagegen ist das Auftreten von *Metastasen* ein sicheres Kriterium für die Bösartigkeit eines Blastoms und entscheidend für das Schicksal des krebskranken Patienten.

Histologisch sind maligne Geschwülste vor allem durch die *Atypie* und *Polymorphie* der Zellen und Gewebe (Kern- und Plasmarelation zu Gunsten des Kernes verschoben; Kernhyperchromasie; viele, häufig pathologische Mitosen; entzündliche Prozesse im Tumorrandgebiet, u. a.) gekennzeichnet (Abb. 10.22 A).

Zusammenfassend sei gesagt, daß die Diagnose »bösartige Geschwulst« nicht auf Grund des Auftretens eines einzigen Merkmales gestellt werden darf. Erst das Zusammentreffen mehrerer dieser Kennzeichen sichert die Diagnose.

Gutartige Geschwülste wachsen langsam und expansiv. Histologisch sind sie durch ihren hohen Differenzierungsgrad gekennzeichnet. Sie metastasieren nicht, können aber rezidivieren (z. B. Fibropapillome der Haut- und Schleimhäute).

Semimaligne Geschwülste, die vor allem beim Menschen bekannt sind, wachsen destruktiv-infiltrierend und rezidivieren sehr häufig. Sie bleiben jedoch lokal begrenzt und metastasieren nicht. Sie dürfen nicht mit den *Präkanzerosen* verwechselt werden. Man versteht darunter Veränderungen, die bei genügend langem Bestehenbleiben mit hoher Wahrscheinlichkeit zu bösartigen Geschwülsten werden. Beim Menschen sind sie von großer Bedeutung (zum Beispiel: besondere Formen der *Leukoplakie, papillomatöse Veränderungen* der Schleimhäute, *solare Keratose* der Haut, *Carcinoma in situ der Portio vaginalis uteri, Xeroderma pigmentosum, Colitis ulcerosa, Polyposis intestinalis*).

10.7 Folgen bösartiger Geschwülste

Bösartige Geschwülste schädigen den Körper auf verschiedene Weise. Sie entziehen ihm Nährstoffe und produzieren toxische Stoffwechselprodukte, wodurch es häufig zum Tod infolge hochgradiger Abmagerung *(Geschwulstkachexie)* kommt (Abb. 10.14). Weiterhin führt das maligne Geschwulstwachstum oft zu *Organperforationen* (zum Beispiel Darm, Magen, mit nachfolgender Peritonitis), zu *Obturations-* oder *Kompressionsstenosen* von Hohlorganen und Gangsystemen (zum Beispiel Bronchien, Ösophagus, Darm, Harnleiter, Drüsengänge u. a.) oder *mechanischer Behinderung* von Organfunktionen (zum Beispiel Behinderung der Herzaktionen durch Herzbasistumor). Besonders gefürchtet sind Blutungen infolge Gefäßzerstörungen *(Arrosionsblutungen),* da sie häufig massiv und nur schwer stillbar sind. Viele Geschwülste bedingen Sickerblutungen, die zur chronischen Blutungsanämie führen können. Geschwülste können schließlich zur *völligen Zerstörung* oder weitgehenden *funktionellen Insuffizienz* (zum Beispiel aplastische Anämie bei Knochenmarkgeschwülsten) von Organen führen. *Sekundäre bakterielle Infektionen* stellen eine weitere, besonders bei ulzerierenden und mit der Außenwelt in Verbindung stehenden Blastomen sowie bei solchen, die die allgemeine Abwehrkraft schädigen, Komplikation dar. Auch *Intoxikationen* durch Zerfallprodukte von Geschwülsten und eine disseminierte intravasale Gerinnung mit nachfolgender Verbrauchskoagulopathie können auftreten.

Geschwülste können ferner durch Produktion von *Hormonen* oder *hormonartigen Stoffen* schwere Schäden hervorrufen. So führt der *Sertolizelltumor* des Hundes häufig zum Hyperöstrogenismus mit all seinen Folgen (sogenanntes *Feminisierungssyndrom:* Gynäkomastie, metaplastische Verhornung der Prostata, Alopezie, Hodenatrophie u. a.) (Abb. 10.15). Geschwülste des Nebennierenmarkes *(Phäochromozytome)* können durch Noradrenalin- und/oder Adrenalinproduktion zu lebensbedrohlicher Blutdrucksteigerung führen. Nebennierenrindengeschwülste rufen, wenn sie hochgradig Androgene produzieren, bei Mädchen und Frauen Virilisierung, bei Knaben Pseudopubertas praecox hervor (erworbenes adrenogenitales Syndrom). Weiterhin ist gut bekannt, daß Ovarialgeschwülste bei Mensch und Tier sowohl Androgene als auch Östrogene bilden können und dadurch entsprechende Veränderungen beziehungsweise Symptome erzeugen.

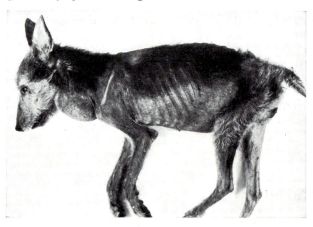

Abb. 10.14 *Kachexie* und *Alopezie* bei einem Hund mit metastasierendem *Schilddrüsenkarzinom* (sog. Geschwulstkachexie; aus: E. WEISS, in E. JOEST, Hdb. Spez. Path. Anat., Bd. IV)

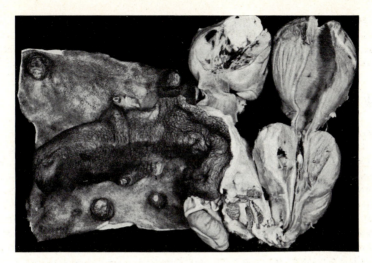

Abb. 10.15 Organveränderungen beim sogenannten *Feminisierungssyndrom* des Hundes: *Sertolizelltumor* des linken Hodens, Atrophie des rechten Hodens; metaplastische Verhornung und sekundäre Entzündung der Prostata; Ödem des Präputiums; Gynäkomastie; Hyperpigmentierung und Alopezie der Haut (aus: E. WEISS, in E. JOEST, Hdb. Spez. Path. Anat., Bd. IV)

Aber auch Geschwülste primär nicht endokrin aktiver Organe oder Gewebe sind unter Umständen in der Lage, hormonartige Stoffe (Peptide) freizusetzen. Dieses Phänomen wird als *paraneoplastisches Syndrom* bezeichnet. So produzieren beispielsweise gewisse Bronchus- und Lebergeschwülste ACTH-ähnliche, gewisse Nierenblastome Parathormon-ähnliche Stoffe, die dann Hyperkortizismus beziehungsweise Hyperparathyreoidismus mit all den bekannten Folgen bedingen.

Eine weitere Schadwirkung besteht in der Produktion *abnormer Proteine,* wie sie vor allem beim *Plasmozytom* bekannt ist. Die dabei entstehenden pathologischen Immunglobuline führen zur Paraproteinämie und bedingen dadurch vor allem schwere Nierenschädigungen (paraproteinämische Nephrose).

10.8 Kausale Genese der Geschwülste

Bezüglich der kausalen Genese der Geschwülste muß grundsätzlich festgehalten werden, daß es nicht eine, sondern verschiedene Krebsursachen gibt. Dementsprechend bestehen verschiedene *»Krebstheorien«* nebeneinander, die sich nicht ausschließen, sondern gegenseitig ergänzen.

Im einzelnen können folgende Theorien unterschieden werden:

1. Irritationstheorie
2. Hyperregenerationstheorie
3. Keimversprengungstheorie
4. Infektionstheorie
5. Mutationstheorie
6. Vererbungstheorie

10.8.1 Irritationstheorie

Die Irritationstheorie (Reiztheorie) von VIRCHOW (1863) ist – in erweiterter und modifizierter Form – von großer Bedeutung. Sie besagt ganz allgemein, daß Reize verschiedener Art, die auf Zellen einwirken, Geschwulstwachstum auslösen können. In der Regel handelt es sich dabei um lang andauernde oder wiederholte Reize, nur selten führt ein einmaliger Reiz zur Geschwulstbildung. Die in Betracht kommenden Reize sind mannigfaltig. Sie können chemischer, physikalischer und entzündlicher Natur sein. Auf letztere wird bei der Hyperregenerationstheorie, die mit der Reiztheorie in engem Zusammenhang steht, eingegangen.

10.8.1.1 Chemische Reize

Chemische Substanzen, die Geschwülste erzeugen können, werden als *Kanzerogene* oder *Karzinogene* bezeichnet. Unsere Kenntnisse über Kanzerogene beruhen besonders auf Erfahrungen aus der *Krebsepidemiologie* (vor allem der geographischen Pathologie), über *Berufskrebse des Menschen* und auf *tierexperimentellen Untersuchungen*. Bei der Bewertung letzterer beziehungsweise bei der Prüfung von Substanzen auf kanzerogene Eigenschaften ist jedoch zu beachten, daß oft erhebliche tierartliche Unterschiede hinsichtlich Kanzerogenität, Gesamtdosis und Induktionszeit bestehen. So verursacht beispielsweise *2-Acethylaminofluoren* Tumoren bei Hund, Ratte, Maus, Hamster und Huhn, nicht jedoch beim Meerschweinchen. Tierartliche Besonderheiten in der Biotransformation einschließlich unterschiedlicher Entgiftungsmechanismen von Kanzerogenen dürften dafür in erster Linie verantwortlich sein.

Es gilt als gesichert, daß die meisten Kanzerogene nicht direkt, sondern erst nach metabolischer (meist enzymatischer) Aktivierung krebserzeugend sind. Dementsprechend unterscheidet man nach MILLER (1966) das Ausgangsprodukt *(precarcinogen)*, ein Abbauprodukt oder ein Produkt mit erhöhter Kanzerogenität *(proximate carcinogen)* und das chemisch reaktive Endprodukt *(ultimate carcinogen)*, das die Kanzerisierung der Zelle bedingt. Während man für eine Reihe von Kanzerogenen die metabolischen Schritte dieser Biotransformation gut kennt, ist der durch das ultimate carcinogen ausgelöste Kanzerisierungsprozeß weitgehend unbekannt (s. S. 357).

Man kennt heute mehr als 700 chemische Substanzen, die ohne Mitwirkung von Kokanzerogenen (s. S. 344) Krebs erzeugen können. Von diesen auch als Vollkanzerogene oder Solitär-Kanzerogene bezeichneten Stoffen werden nachfolgend nur die wichtigsten besprochen.

Polyzyklische aromatische Kohlenwasserstoffe

Von den vielen bekannten polyzyklischen aromatischen Kohlenwasserstoffen (PAH) sind nur relativ wenige kanzerogen. Wichtige wirksame Kanzerogene sind *3,4-Benzpyren, 1,2,5,6-Dibenzanthracen, 7,12-Dimethylbenzanthracen* sowie *20-Methylcholanthren*. In der Regel erhöht die Einführung von Methylsubstituenten die karzinogene Wirkung des Grundmoleküls. Bemerkenswert ist weiterhin, daß relativ geringfügige Änderungen der Molekülstruktur auch eine Änderung der Karzinogenität bedingen. So sind beispielsweise Benzanthracen und 1,2,3,4-Dibenzanthracen nicht kanzerogen. Diese empirisch gefundenen Struktur-Wirkungs-Beziehungen sind durch Berechnung der Elektronendichten der einzelnen Bindungsstellen im Molekül auch theoretisch untermauert worden. Als Grundregel für die karzinogene Wirkung eines PAH gilt, daß die Elektronendichte der K-Region (Region mit hoher Elektronendichte) einen kritischen Wert überschreiten und gleichzeitig die konkurrierende Reaktivität der L-Region (Region mit den meisten freien Valenzen) unter einem gewissen Grenzwert liegen müssen.

Die kanzerogenen PAH wirken *lokal*, das heißt am Ort ihrer Applikation. Systemische Wirkungen sind nur sehr vereinzelt beobachtet worden. Da PAH relativ inerte Substanzen darstellen, ist es sehr wahrscheinlich, daß sie metabolisch aktiviert werden und dadurch mit DNS, RNS oder Proteinen kovalente Bindungen (s. S. 357) eingehen können. Die größte Bedeutung in der metabolischen Aktivierung dürfte die Bildung von reaktionsfähigen Epoxiden an Doppelbindungen unter Einwirkung mischfunktioneller Oxigenasen besitzen. Weiterhin begünstigt die immunsuppressive Wirkung, die bestimmte PAH besitzen, das Angehen der Geschwülste (s. S. 363).

Dem *3,4-Benzpyren,* das in der durch Industrie- und Autoabgase sowie Abfallprodukte mannigfaltig verseuchten Umwelt (Luft, Wasser, Boden, Pflanzen und Tiere), in Zigarettenrauch und -kondensat sowie unter Umständen auch in Nahrungsmitteln (stark geräucherte Fleischwaren, Grillen über Holzkohle) vorkommt, wurde bislang eine besondere kanzerogene Bedeutung zugemessen. Diese Auffassung muß revidiert werden, da sich gezeigt hat, daß in vielen Organen, vor allem auch in der Lunge, Entgiftungsmechanismen bestehen, die eine kanzerogene Wirkung des 3,4-Benzpyrens verhindern.

Als Berufskrebs wurde der *Skrotalkrebs* der Schornsteinfeger (meist ein Plattenepithelkarzinom) schon 1755 von dem englischen Arzt P. POTT erkannt. Arbeiter, die ständig mit Teeren, Pech, Asphalt, Ruß, Erdöl oder ähnlichem in Berührung kommen, erkranken in erhöhten Maße an einem Hautkrebs, besonders im Bereich der Hände und Unterarme. In der Entstehung des *Bronchialkarzinoms,* das besonders häufig bei starken und inhalierenden Zigarettenrauchern vorkommt, spielen kanzerogene PAH des Tabakrauches beziehungsweise -kondensates eine wichtige Rolle.

Der *experimentelle Beweis,* und zugleich die erste experimentelle Geschwulsterzeugung, der kanzerogenen Wirkung von PAH gelang 1915 den Japanern YAMAGIWA und ICHIKAWA. Durch monatelanges Pinseln mit Steinkohleteer konnten sie in der Haut von Kaninchenohren Papillome und Plattenepithelkarzinome erzeugen.

Aromatische Amine

Die wichtigsten Vertreter dieser Gruppe sind *2-Naphthylamin, Benzidin, 2-Acetylaminofluoren* und *Dimethylaminostilben.* Das Besondere ist, daß diese Stoffe selbst nicht kanzerogen sind. Erst durch ihre Biotransformation (vor allem N-Hydroxylierung) und weitere metabolische Aktivierung entstehen die tumorerzeugenden Produkte. Daher wirken aromatische Amine *systemisch* (resorptiv), das heißt, sie verursachen nicht am Ort ihrer Applikation, sondern an anderen Stellen Geschwülste. So ruft beispielsweise 2-Naphthylamin nach oraler Verabreichung bei Hunden Harnblasengeschwülste hervor, nicht aber, wenn man es direkt in die Blase bringt.

Das klassische Beispiel für die Kanzerogenität aromatischer Amine ist der *Blasenkrebs der Anilinarbeiter,* dessen gehäuftes Auftreten in dieser Berufsgruppe schon 1895 von dem Frankfurter Chirurgen REHN in Zusammenhang mit Anilinprodukten gebracht wurde.

N-Nitrosoverbindungen

Obwohl diese Verbindungen schon seit langem bekannt sind, wurde ihre kanzerogene Wirkung erst 1956 entdeckt. N-Nitrosoverbindungen spielen heute eine sehr wichtige Rolle in der Krebsforschung und vor allem in der Umweltkarzinogenese.

Aus chemischer Sicht kann man die N-Nitrosoverbindungen in *Nitrosamine* (stabil) und *Nitrosamide* (labil, sehr reaktiv) einteilen. Über 80% der bisher geprüften N-Nitrosoverbindungen sind kanzerogen. Sie rufen (vor allem *Dimethyl- und Diäthylnitrosamin*) bei allen bisher untersuchten Tierarten Geschwülste hervor, so daß mit Sicherheit anzunehmen ist, daß sie auch für den Menschen kanzerogen sind. Weiterhin erzeugen sie bei Versuchstieren in vielen Organen bösartige Geschwülste, können aber auch einen ausgesprochenen Organtropismus aufweisen. Vielfach genügt schon die einmalige Verabreichung des Kanzerogens, um einen Tumor zu erzeugen (»Puls-Kanzerogenese«). So führt eine einzige Dosis von *N-Äthyl-N-Nitrosoharnstoff* bei Ratten in nahezu 100% der Fälle zur Entstehung von malignen Tumoren im zentralen und peripheren Nervensystem.

Nitrosamine wirken systemisch, während Nitrosamide sowohl lokale als auch systemische Wirkung besitzen. Beide bedürfen einer Biotransformation (Umwandlung in alkylierende Substanzen), um kanzerogen zu werden.

N-Nitrosoverbindungen kommen entweder als solche vor oder werden erst aus nitrosierbaren Aminoverbindungen gebildet. Nitrosamine können in geringen Mengen in Fleisch- und Wurstwaren, verschiedenen Käsesorten, Fischen, alkoholischen Getränken, Pilzen u. a. gefunden werden. Von wesentlich größerer Bedeutung ist jedoch, daß nitrosierbare Aminoverbindungen (Amine, Harnstoffe, Carbamate, Guanide u. a.) in zahlreichen Pflanzenprodukten und den oben genannten Lebensmitteln natürlicherweise vorkommen. Auch viele Medikamente sowie Tabak und Tabakrauch enthalten nitrosierbare Aminostrukturen. Die

Nitrosierung erfolgt mit Nitrit, das weitverbreitet in der Natur vorkommt (Nitratreduktion durch Bakterien) oder in der Lebensmitteltechnologie (gepökelte Fleisch- und Wurstwaren) verwendet wird. Hohe Temperaturen bei der Verarbeitung von Lebensmitteln (Braten, Rösten) begünstigen die Bildung von Nitrosaminen.

Anorganische Stoffe

Arsen, das bis 1940 als Schädlingsbekämpfungsmittel im Tabak-, Obst- und Weinbau verwendet wurde, in bestimmten Gegenden (China, Taiwan) in relativ hohen Konzentrationen im Trinkwasser vorkommt und auch als Arzneimittel verabreicht wurde, ist ein wirksames Kanzerogen. Es verursacht beim Menschen besonders Haut- und Bronchuskarzinome sowie Karzinome, Sarkome und Hämangioendotheliome der Leber (zum Beispiel: Arsenkrebs der Moselwinzer, »Kaiserstuhlkrankheit«).

Asbest (Magnesium-Eisen-Silikat), das in schätzungsweise 3000 verschiedenen Produkten verwendet wird, ist ein hochpotentes Karzinogen. Der bei Bearbeitung des natürlichen Silikatfaserstoffes entstehende Feinstaub verursacht, wie man seit langem weiß, nach Inhalation Lungenkrebs und Mesotheliome (Deckzellenkrebs). Besonders gefährdet sind unter anderen Bauarbeiter, die mit schnellaufenden (und damit Feinstaub erzeugenden) Geräten Asbestprodukte (z. B. Eternitrohre und -platten) bearbeiten, sofern der anfallende Feinstaub nicht abgesaugt oder durch Wasser gebunden wird. Grundsätzlich sind aber alle Menschen, die mit Asbestfasern zu tun haben, gefährdet (s. S. 291).

Chrom, Nickel, Blei, Cadmium und *Eisenverbindungen* können im Tierexperiment Geschwülste auslösen.

Natürlich vorkommende Kanzerogene

Dazu gehören bakterielle Produkte, Mykotoxine und Inhaltsstoffe höherer Pflanzen.
Bakterielle Produkte, wie *Äthionin, Streptozotocin, Actinomycin D, Mytomycin C* u. a. können bei Labortieren Geschwülste erzeugen. **Mykotoxine,** vor allem *Aflatoxin B 1* (s. S. 88), sind hochpotente Karzinogene, besonders bei Forellen (seuchenartiges Auftreten von Lebergeschwülsten in Forellenzuchten infolge verschimmelten Futters) und Ratten. Kanzerogene Inhaltsstoffe von höheren **Pflanzen** sind vor allem *Pyrrolizidinalkaloide* (besonders in Unkräutern der Gattungen *Senecio, Crotalaria* und *Heliotropium;* meist Lebertumoren), *Cycasin* (in Wurzeln, Blättern und Nüssen von Cycadaceen = palmenartige Gewächse in Asien und Afrika; Tumoren in verschiedenen Organen verschiedener Labortierarten), *Safrol* (Bestandteil vieler ätherischer Öle), *Sanguinarin* (Alkaloid in vielen Mohnarten) und *Thioharnstoff und -derivate* (vor allem in Brassica-Arten wie Raps und Kohl; Leber- und Schilddrüsentumoren bei Ratten). *Adlerfarn (Pteridium aquilinum)* spielt in der veterinärmedizinischen Onkologie eine besondere Rolle. Er wird verantwortlich gemacht für das gehäufte Auftreten von Tumoren der Blase (Papillome, Übergangszellkarzinome, Plattenepithelkarzinome, Sarkome und Gefäßtumoren; Abb. 10.16) und des oberen Verdauungsapparates (Papillome und Plattenepithelkarzinome) bei Rindern und Darmkarzinomen bei Schafen. Das kanzerogene Prinzip dürfte auf einem ungesättigten, alkylierend wirkenden Lacton beruhen.

Andere Kanzerogene

Diazofarbstoffe können bei Labortieren Lebertumoren erzeugen. Das klassische Beispiel ist *Buttergelb (4-Dimethylaminoazobenzol),* das früher zur Färbung von Butter und Margarine verwendet wurde. Aber auch eine Reihe von anderen Farbstoffen, wie *Fuchsin, Ponceau 3 R, Ponceau SX, Brillantblau FCF, Thiazinblau* u. a. sind kanzerogen.

Halogenierte Kohlenwasserstoffe *(DDT, Aldrin, Dieldrin, Vinylchlorid)* können bei Labortieren Tumoren erzeugen. Besondere Bedeutung hat das Vinylchlorid, das als Ausgangsstoff für die Herstellung des Kunststoffes PVC dient, und das bei Labortieren Haut-, Lungen-, Magen-Darm-, Nieren-, Leber- und Drüsentumoren auslösen kann.

Arzneimittel *(Urethan, Zytostatika, Alkylantien, Diäthylstilböstrol, Thiouracile* u. a.) können bei Labortieren eine kanzerogene Wirkung aufweisen.

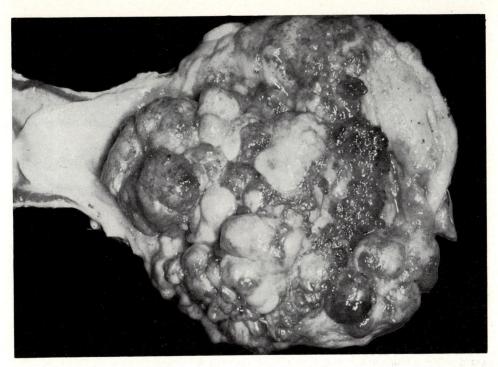

Abb. 10.16 *Fibro-* und *Hämangiosarkome* in der Harnblase eines Rindes infolge Aufnahme von Adlerfarn *(Pteridium aquilinum)*

Abschließend sei darauf hingewiesen, daß laufend weitere Substanzen mit kanzerogenen Eigenschaften entdeckt werden. Damit erheben sich berechtigte Zweifel, ob es jemals gelingen wird vollständig zu verhindern, daß Mensch und Tier mit Kanzerogenen in Berührung kommen. In der Suche nach immer weiteren Kanzerogenen läuft die Krebsforschung in die Gefahr, sich in eine Sackgasse zu verrennen. Aus dieser kommt sie nur heraus, wenn es ihr gelingt, die Mechanismen der Kanzerogenese, insbesondere das Zusammenwirken exogener Noxen und vorgegebenen endogenen krebserzeugenden Informationen (s. S. 357), aufzuklären.

Pharmakodynamischer Wirkungsmechanismus chemischer Karzinogene

Während man über die Vorgänge, die zur Kanzerisierung der Zelle (s. S. 356) führen, nur relativ wenig weiß, ist man über die pharmakodynamischen Wirkungsmechanismen beziehungsweise über die quantitativen Aspekte der Geschwulstentstehung durch Kanzerogene ziemlich gut informiert. Auf Grund der Untersuchungen des Arbeitskreises um DRUCKREY mit kanzerogenen Kohlenwasserstoffen, aromatischen Aminen und Diäthylnitrosamin kann als gesichert gelten, daß die Karzinogenität dieser Substanzen auf einer *Summationswirkung* beruht. *Mit anderen Worten ist die Geschwulstentstehung nicht abhängig von der Tagesdosis (Konzentration), sondern von der Summe aller Einzeldosen, also der Gesamtdosis* des Karzinogens. Bei den tierexperimentellen Untersuchungen stellte sich ferner heraus, daß die Gesamtdosis bei sehr kleinen, über längere Zeit verabreichten Tagesdosen nicht größer, sondern sogar kleiner wird. Die *Latenzzeit,* das ist die Zeit von der ersten Applikation des Karzinogens bis zum Sichtbarwerden der Geschwulst, wird um so größer, je kleiner die in einer bestimmten Zeiteinheit verabreichte Gesamtdosis ist. Von großer Bedeutung ist weiterhin, daß die kanzerogene Wirkung einer Substanz, auch bei sehr kleinen Tagesdosen oder nach Absetzen (»Stop«), über die ganze Lebenszeit erhalten bleibt. Eine »Erholung«

gibt es nicht, die Wirkung bleibt *irreversibel,* auch wenn das Karzinogen schon längst aus dem Körper ausgeschieden ist.

Diese Erkenntnisse sind von größter Wichtigkeit im Hinblick auf die spontan entstandenen Geschwülste von Mensch und Tier. Sie erklären, warum Blastome häufiger im fortgeschrittenen Lebensalter (s. S. 323) auftreten und mahnen, im Umgang mit karzinogenen Stoffen größte Sorgfalt walten zu lassen beziehungsweise die Gefährdung durch eine mit Karzinogenen verseuchte Umwelt sehr ernst zu nehmen.

Aus der experimentellen Krebsforschung ist bekannt, daß man mit nichtkanzerogenen Stoffen (zum Beispiel Crotonöl, BERENBLUM-Experiment) oder durch mechanische Alterationen (Reizwirkung der Wundheilung?) latente (»schlafende«) Tumorzellen, die durch »unterschwellige« Karzinogendosen erzeugt wurden und die morphologisch nicht nachweisbar sind, zum Wachstum stimulieren kann, so daß schließlich die Geschwulst manifest wird. Daraus hat man die *Zweistufentheorie* der Karzinogenese entwickelt. In der ersten Stufe kommt es durch das Karzinogen zur Verkrebsung von Zellen. Dieser Schritt ist irreversibel und wird als *Initiierung* oder *Determinationsphase* bezeichnet. In der zweiten Stufe bedingen nichtkanzerogene Faktoren die *Promotion* beziehungsweise *Realisation* der latenten Tumorzellen und damit die Entstehung der Geschwulst. Im Unterschied zur Initiierung ist die Promotion reversibel. Die Promotion-auslösenden Faktoren werden allgemein als *Kokanzerogene* bezeichnet. Zu diesen kann man auch bestimmte wachstumsfördernde Hormone (Hypophyse, Sexualhormone) rechnen, die vor allem bei der Entstehung von Geschwülsten in hormonabhängigen Organen (besonders Mamma und Prostata) von Bedeutung sind.

Von der Kokanzerogenese zu unterscheiden ist die *Synkanzerogenese* (BAUER). Man versteht darunter das Zusammenwirken mehrerer Karzinogene mit gleichem Organtropismus in der Induktion von Geschwülsten. Es ist zu vermuten, daß eine Reihe von Blastomen des Menschen durch synkanzerogene Vorgänge verursacht wird.

Abschließend kann festgestellt werden, daß die Zweistufenhypothese der Karzinogene zwar von großer Bedeutung ist, aber keine Allgemeingültigkeit besitzt. Dafür spricht vor allem, daß Vollkanzerogene (Solitärkanzerogene) zur Realisation des Geschwulstprozesses keiner zusätzlichen Faktoren bedürfen, und daß Kokanzerogene unter Umständen vielleicht doch Synkanzerogene darstellen.

10.8.1.2 Physikalische Reize

Mechanische Reize

Chronische mechanische Reize können zur Geschwulstbildung Anlaß geben. In vielen Fällen spielen hierbei aber auch Kofaktoren wie Disposition und hormonelle Einflüsse eine Rolle. So tritt in Sumatra und Indien bei weiblichen Rindern und Ochsen, jedoch nicht bei Bullen, häufig ein Plattenepithelkarzinom in der Horngegend *(horn cancer)* auf, bei dessen Entstehung chronische mechanische Irritation durch das Stirnjoch eine wichtige Rolle spielt. Bei großwüchsigen Hunderassen ist das besonders häufige Auftreten von *Osteosarkomen* der Extremitätenknochen bekannt. Man hält es für sehr wahrscheinlich, daß traumatische Irritationen des wachsenden Knochens die primären onkogenen Noxen darstellen. Bei bestimmten *Merinoschafrassen* werden durch in die Haut eingespießte Grassamen häufig *Plattenepithelkarzinome* verursacht. Mechanische Irritationen durch *Parasiten* werden bei verschiedenen Tieren als krebsauslösendes Prinzip angesehen (s. S. 355). Auch *einmalige Gewalteinwirkung* kann zur Entstehung von Geschwülsten führen. Bei der Beurteilung solcher in Human- und Veterinärmedizin mitgeteilter Fälle ist jedoch strenge Kritik anzuwenden.

Thermische Reize

Thermische Reize können ebenfalls zur Geschwulstbildung führen. Gut bekannt ist das Auftreten von Geschwülsten in der Gegend von Brandnarben (sogenannter *Brandkrebs*). Der häufige *Kangrikrebs* der Tibetaner ist durch wiederholte Verbrennungen bedingt, die von kleinen mit Holzkohle beheizten Öfen ausgehen, die die Tibetaner zum Schutz gegen die Kälte direkt auf dem Leib tragen. Sehr wahrscheinlich spielen hier aber auch kanzerogene Kohlenwasserstoffe des Holzkohlenrauches eine Rolle.

Aktinische Reize

Sonnenlichteinstrahlung (UV-Strahlen) führen bei weißen Angoraziegen in Südafrika zu gehäuftem Auftreten von Plattenepithelkarzinomen in der Haut des Perineums, der Ohren und des Hornansatzes. Ähnliches ist auch bei weißen Katzen in tropischen und subtropischen Gebieten bekannt. Bei diesen findet man die Plattenepithelkarzinome vor allem an den Ohrspitzen. Bei Rindern mit schwach- oder nichtpigmentiertem Lidrand (vor allem Hereford) treten in Ländern mit starker Sonneneinstrahlung häufig Papillome und Plattenepithelkarzinome *(cancer eye)* auf, die vom konjunktivalen Lidrand oder Limbus corneae ihren Ausgang nehmen. Auch Vulvakarzinome bei der Kuh werden im Zusammenhang mit UV-Strahleneinwirkung beschrieben.

Weiterhin ist bekannt, daß α-, β- und γ-*Strahlen* sowie *Neutronen* hoher Geschwindigkeit kanzerogene Eigenschaften besitzen. Beispiele dafür sind der Röntgenkrebs der Haut, Röntgenstrahlen bedingte Leukosen und der Lungenkrebs der Radiumarbeiter *(Schneeberger Lungenkrebs)*. In der Wirkungsweise der Strahlen werden vor allem direkte Chromosomenschädigungen, somatische Mutationen und Aktivierung von latenten Infektionen mit Tumorviren diskutiert. Die Strahlenwirkung ist irreversibel, die Einzeldosen werden summiert zur letztlich entscheidenden Gesamtdosis. Es gelten hier also ähnliche Regeln wie bei der Pharmakodynamik chemischer Karzinogene (s. S. 343).

10.8.2 Hyperregenerationstheorie

Diese von FISCHER-WASELS (1906) aufgestellte und auch als *postembryonale Fehldifferenzierung* bezeichnete Theorie steht in engem Zusammenhang mit der Irritationstheorie. Sie basiert auf der Beobachtung, daß in Geweben, die dauernd geschädigt und wieder regeneriert werden, es offensichtlich zu einer Entgleisung der Regeneration kommt. Das dabei entstehende Überschußregenerat stellt gewissermaßen die Geschwulstkeimanlage dar. Durch einen zusätzlichen Reiz, der in der Regel nicht zu eruieren ist, wird dann das Geschwulstwachstum ausgelöst. FISCHER-WASELS unterscheidet dementsprechend eine Determinations- und Realisationsphase der Karzinogenese (s. Zweistufentheorie S. 344). Beispiele für die Hyperregenerationstheorie sind die Geschwülste, die sich bei chronischen Entzündungen der Mundhöhle (ständig wiederkehrende Verletzungen der Backenschleimhaut bei fehlerhaftem Gebiß), bei Leberzirrhosen, Narben (Narbenkrebs) und chronischen Magengeschwüren des Menschen entwickeln.

10.8.3 Keimversprengungstheorie

Die von COHNHEIM (1877) begründete Theorie besagt, daß im Laufe der Embryonalentwicklung Gewebskeime an einen fremden Ort verlagert werden, dort zunächst liegen bleiben, später aber infolge eines unbekannten Reizes zu wuchern beginnen und dann zu Geschwülsten werden. Diese Geschwülste bezeichnet man als *dysontogenetische Blastome*. Beim Haustier spielen sie wegen ihrer relativen Seltenheit keine besondere Rolle.

Im einzelnen unterscheidet man Hamartome, Choristome und Teratome. *Hamartome* (hamartánein, griech. = Fehler machen) sind örtliche, also nicht auf Verlagerungen folgende, atypisch differenzierte Bildungen aus dem gleichen Keimblatt *(Hamartie)* und zunächst nicht als echte Geschwülste anzusehen. Sie können aber später maligne entarten. Besonders bekannt sind Hamartome der Blut- und Lymphgefäße, die häufig nicht von echten Geschwülsten, wie Angiomen, unterschieden werden können. Beim *Choristom* (chorizein, griech. = versprengen) liegt eine Keimversprengung, also Wachstum von verlagertem Gewebe am falschen Platz, vor. Beispiele sind Dermoide im Bereich der Augen oder Ovarien.

Teratome (téras, griech. = Wunder) setzen sich aus Abkömmlingen aller drei Keimblätter, die in wirrem Durcheinander angeordnet sind, zusammen. Man findet sie besonders in Hoden und Ovarien und nimmt an, daß sie sich aus noch nicht differenzierten Keimzellen beziehungsweise liegen gebliebenen Urkeimzellen entwickeln. Sie werden deshalb auch als unvollkommen entwickelte, parasitäre Zwillinge gedeutet. Teratome können sich gut- und bösartig verhalten.

10.8.4 Infektionstheorie

10.8.4.1 Viren als Geschwulstursache

Einleitung

Schon im Jahre 1908 konnten der Arzt ELLERMANN und der Tierarzt BANG aus Kopenhagen die Hühnerleukose zellfrei übertragen. Drei Jahre später fand ROUS, daß dies auch mit dem Hühnersarkom (Rous-Sarkom) möglich ist. ROUS erhielt für seine Entdeckung erst 1966 den Nobelpreis. Dies ist bezeichnend für die langdauernde, zum Teil mit heftiger Polemik verbundene Ablehnung der Virustheorie von Geschwülsten. Daran änderte auch nicht, daß in der Folgezeit virusinduzierte Tumoren bei Wildkaninchen (Fibrom und Papillom, SHOPE, 1932 und 1933), Fröschen (Adenokarzinom der Nieren, LUCKÉ, 1934) und Mäusen (Mammakarzinom, BITTNER, 1936; lymphatische Leukämie, GROSS, 1951) entdeckt wurden. Der entscheidende Durchbruch gelang erst den Amerikanern DULBECCO, TEMIN und BALTIMORE, die 1975 für ihre Entdeckungen den Nobelpreis für Medizin und Physiologie erhielten. DULBECCO (1967) fand, aufbauend auf den in den fünfziger Jahren gewonnenen Erkenntnissen über die *Lysogenie von Bakterien* (temperente Bakteriophagen, s. S. 85), daß DNS-Tumorviren ihre genetisches Material (DNS) in das Genom der Wirtszelle integrieren und damit diese zur Krebszelle transformieren können. Bei der Zellteilung wird die integrierte Virus-DNS synchron mit dem Zellgenom vermehrt und auf die Tochterzelle weiter vererbt. Für die RNS-Tumorviren war dieses Konzept jedoch zunächst nicht akzeptabel, da RNS nicht in DNS eingebaut werden kann und nach dem zentralen Dogma der Molekularbiologie der genetische Informationsfluß nur von der DNS zur RNS und von dort zu den Proteinen, nicht aber in umgekehrter Richtung von der RNS zur DNS, möglich war. Das Postulat von TEMIN (1964), daß die Replikation von RNS-Tumorviren über ein DNS-Zwischenprodukt *(Provirus)* erfolgen würde, fand daher auch keine besondere Beachtung. Als aber 1970 TEMIN und BALTIMORE unabhängig voneinander und gleichzeitig in RNS-Tumorviren die *reverse Transkriptase,* die virale RNS in eine komplementäre DNS umschreiben kann, entdeckten, war die Brücke zu den Arbeiten von DULBECCO über die die zelluläre Integration viraler DNS geschlagen. Aufgrund ihrer reversen Transkriptase können RNS-Tumorviren bei der Interaktion mit dem Zellgenom wie onkogene DNS-Viren betrachtet werden.

Diese Entdeckungen haben der Virustheorie der Krebsentstehung zu einer führenden Rolle in der Onkologie verholfen. Bei einer ganzen Reihe von Geschwülsten verschiedener Tierarten ist die Virusätiologie keine Hypothese mehr, sondern experimentell gesichert. Die Virustheorie steht nicht in Widerspruch, sondern in engen Wechselbeziehungen zu den anderen hier besprochenen Krebstheorien.

Tumorvirus – Wirts-Beziehungen

Die Tumorviren (onkogene Viren) gehören nicht einer, sondern verschiedenen taxonomischen Gruppen an und können sowohl DNS als auch RNS als genetisches Material enthalten. Ihr gemeinsames Merkmal besteht nur darin, daß sie im empfänglichen Wirt Tumoren erzeugen können.

Die Kenntnisse über Tumorvirus – Wirts-Beziehungen wurden vor allem durch Versuche mit virusinfizierten Gewebekulturen gewonnen. Tumorviren können in vitro zur *Transforma-*

tion (DULBECCO, 1969) der Wirtszellen führen. Darunter versteht man, daß die infizierten Zellen und deren Nachkommen eine Reihe von **neuen Eigenschaften** erhalten, die sie von Normalzellen unterscheiden. Diese bestehen vor allem in morphologischen Abweichungen, verändertem Wachstumsverhalten (beschleunigtes und kontinuierliches Wachstum, Verlust der Kontakthemmung), Veränderungen des Zellstoffwechsels und von Membranen sowie im Auftreten neuer Antigene (*Neoantigene, Tumor-spezifische Antigene,* s. S. 359). Bei den durch DNS-Viren transformierten Zellen findet man intranukleär gelegene *Tumorantigene (T-Antigene)* und Antigene, die an der Zelloberfläche exponiert sind und auch als *Transplantationsantigene* bezeichnet werden können. Bei den durch RNS-Viren transformierten Zellen kommen nur neue Oberflächenantigene, nicht jedoch T-Antigene, vor. Die Neoantigene sind nicht identisch mit Strukturproteinen des Virus, sie werden vielmehr auf Veranlassung (Kodierung) des Virus beziehungsweise von Teilen der ins Zellgenom integrierten viralen DNS über eine virusspezifische m-RNS gebildet (s. S. 359).

Die in vitro transformierte Zelle ist nicht gleich der Krebszelle im Tier. Erst wenn sie auf ein empfängliches Tier übertragen wird – das ist das wichtigste Kriterium der Transformation – entwickelt sich eine Geschwulst.

Bei der Transformation durch DNS- und RNS-Tumorviren bestehen Unterschiede, auf die nachfolgend näher eingegangen wird.

Transformation durch DNS-Tumorviren

Die in vitro Zelltransformation durch DNS-Tumorviren geht im allgemeinen ohne Virusvermehrung einher. Nur sehr selten, und dann nur in geringem Ausmaß, kommt es auch zur Virusreplikation.

Die Virus-Wirts-Beziehungen sind für das *SV 40 (simian virus 40, vacuolating agent)* am besten erforscht. SV 40 wurde 1960 als kontaminierendes Agens in Zellkulturen von Rhesusaffen entdeckt, die zur Herstellung einer Poliovakzine dienten. Das Virus ist weit verbreitet bei Rhesusaffen und beim Javaneraffen *(Cynomolgus),* kommt aber auch bei afrikanischen Primaten vor. Während das SV 40 sich in Nierengewebekulturen von Rhesusaffen, ohne zytopathogene Effekte auszulösen, vermehrt, ruft es bei seiner Replikation in Nierengewebekulturen von grünen Meerkatzen eine vakuolige Zelldegeneration mit nachfolgender Lyse und Freisetzung neugebildeter Viruspartikel hervor. Die Affenzellen stellen somit das *permissive Wirtssystem* für die *produktive (lytische) Vermehrung* des SV 40 dar.

In Zellkulturen von *nichtpermissiven Wirten* (Hamster, Maus, Kaninchen u. a.) kommt es dagegen nach SV 40-Infektion nicht zur Lyse, sondern zur Transformation der Zelle ohne Virusvermehrung. Injiziert man SV 40 oder durch dieses Virus transformierte Zellen zum Beispiel neugeborenen Hamstern, dann entwickeln sich bösartige Tumoren, an denen die Tiere sterben. In den Tumorzellen sind, wie bei den in vitro transformierten Zellen, Viruspartikel, infektiöse Virus-DNS oder Hüllproteine nicht nachweisbar. Sie enthalten aber funktionsfähige virale Gene, die in das Genom der Zelle integriert sind und damit zu deren Erbgut gehören. Den Beweis dafür erbrachten DULBECCO und WESTPHAL (1968) durch Anwendung der DNS-RNS-Hybridisierungstechnik. Sie konnten damit nachweisen, daß durch SV 40 transformierte Zellen eine virusspezifische m-RNS bilden, die die Synthese des virusspezifischen T-Antigens, das auch bei der produktiven Infektion auftritt, induziert. In transformierten Zellen bleiben somit funktionsfähige virale Gene und solche, die defekt oder nur teilweise funktionstüchtig sind, persistent. Dafür spricht auch der als »virusrescue« bezeichnete Vorgang. Fusioniert man durch SV 40 transformierte Zellen mit permissiven Affenzellen, dann kommt es in den mehrkernigen Zellhybriden zur Produktion vollständiger Viruspartikel, ähnlich wie bei der produktiven Infektion. Voraussetzung dafür ist aber, daß das komplette Virusgenom in der transformierten Zelle erhalten ist. Das Fehlen von Viruspartikeln in Tumorzellen ist somit kein Beweis gegen die Virusätiologie einer Geschwulst.

Eine Besonderheit unter den onkogenen DNS-Viren weisen die Papillomviren und das Kaninchen-Fibrom-Virus (Leporipoxvirus) auf. Soweit bisher untersucht, transformieren sie Zellen in vitro ohne Virusvermehrung. Die durch sie beim Tier ausgelösten Geschwülste enthalten aber komplette Viruspartikel beziehungsweise infektiöse DNS. Bei den Papillomen findet man sie in den Kernen nur von keratinisierten Epithelien, nicht dagegen in sich teilenden oder anderen Zellen. Papillome mit maligner Entartung zu Karzinomen enthalten in der Regel keine Viruspartikel. Beim Kaninchenfibrom liegen die Viruspartikel im Zytoplasma der Tumorzellen.

Eine Transformation permissiver Zellen wird bei gewissen Herpesviren gesehen. Voraussetzung dafür ist aber, daß die Viruspartikel defekt sind, da intakte die Zellen zerstören würden.

Transformation durch RNS-Tumorviren

RNS-Tumorviren werden auch als *Onkornaviren* (**onko**gene **RNA**-Viren) bezeichnet und gehören mit den nicht tumorbildenden *Lentiviren* (Maedi-Visna des Schafes) und *Spumaviren* (Syncitium-bildende Viren von Katze, Rind, Hamster und Mensch; Foamy-Viren von Affen) zur Familie der *Retroviridae* (von **re**verser **Tr**anskriptase). Die Onkornaviren werden nach ihrer Morphologie in Ultradünnschnitten als A-, B- oder C-Partikel bezeichnet. A- und B-Partikel (A-Partikel werden als Vorstufe der B-Partikel angesehen) sind verantwortlich für das Mammakarzinom der Maus, C-Partikel für den Leukose-Sarkom-Komplex bei Säugern und Vögeln.

Nach Infektion der Zelle mit RNS-Tumorviren wird die virale RNS freigesetzt und durch die im Virion enthaltene DNS-Polymerase *(reverse Transkriptase)* zunächt ein RNS-DNS-Hybridmolekül und dann durch eine DNS-gesteuerte DNS-Polymerase eine lineare doppelsträngige DNS synthetisiert. Diese auch als *Provirus* bezeichnete Stufe wird in eine zirkuläre DNS umgewandelt und vom Zytoplasma in den Kern transportiert. Während der DNS-Synthesephase und Mitose der Zelle erfolgt die kovalente Bindung des Provirus an die DNS des Kernes. Die virale DNS wird damit zum integralen Bestandteil der Wirtszelle und somit auf deren Tochterzellen vererbt. Im permissiven System kommt es dadurch zur Zelltransformation beziehungsweise Tumorbildung unter gleichzeitiger Partikelsynthese, die ohne besondere Zellschädigungen abläuft. In nichtpermissiven Zellen dagegen persistiert das Provirus im Wirtsgenom (endogenes Virogen, s. S. 349).

Bei den **C-Typ-Viren** kann man aufgrund ihres unterschiedlichen Verhaltens zwei Hauptklassen unterscheiden. Die *nichtdefekten (chronischen) Leukoseviren* können sich selbständig in Fibroblasten vermehren, ohne daß dabei morphologische Zeichen einer Zelltransformation auftreten. Nach Inokulation in einen empfänglichen Wirt verstreicht eine lange Latenzzeit (Monate und Jahre), bis die Leukose manifest wird. Im Gegensatz dazu transformieren die *Sarkomviren* auch morphologisch Fibroblasten und erzeugen im empfänglichen Tier in kurzer Zeit (meist in einigen Wochen) solide Tumoren. Die Sarkomviren sind, mit Ausnahme einiger aviärer Formen, defekt und brauchen zu ihrer Bildung die Hilfe von nichtdefekten »Helferviren« (meist Leukoseviren). Defekt sind auch gewisse Leukoseviren, die ein akutes Krankheitsbild mit schnellem tödlichem Verlauf verursachen (z. B. aviäre Erythroblastose, Seite 351).

Die **Anordnung der Gene im Typ C-Virusgenom** ist für die nichtdefekten aviären Onkornaviren aufgeklärt, während bei den defekten und denen der Säuger (am besten untersucht bei der Katze) noch eine Reihe von Fragen offen ist. Die nichtdefekten Leukoseviren besitzen ein RNS-Genom mit drei Genen, die von 5' nach 3' als *gag, pol* und *env* bezeichnet werden. Das *gag* Gen kodiert für eine 76 000 Dalton Vorstufe (pr 76) der hauptsächlichen Virusstrukturproteine, das *pol* Gen für eine 180 000 Dalton Vorstufe (pr 180) der RNS-abhängigen Polymerase (reverse Transkriptase) und das *env* Gen für die Glykoproteine (gp 70) der Virushülle (envelope). Im Gegensatz dazu enthalten die Genome der *Sarkomviren* ein zusätzliches Gen, das als *src* (sarcom) oder *onc* (oncogen) bezeichnet wird. Mit der Aufnahme des *src* Gens in das Virusgenom gehen, mit Ausnahme bei den nichtdefekten aviären Sarkomviren, zumindest Teile der virogenen Information *(gag-pol-env)* verloren. Das *src* Gen ist nicht viralen, sondern offensichtlich zellulären Ursprungs, da homologe Sequenzen zum *src* Gen, ähnlich wie beim endogenen Virogen (s. S. 357), auch in der zellulären DNS normaler Tiere gefunden werden (sogenannte *endogene Onkogene*). Das *src*

Gen ist verantwortlich für die Bildung von Proteinen, die für die Transformation der Zellen verantwortlich sein dürften *(transformierende Proteine)*. Bei den nichtdefekten aviären Onkornaviren ist das *src* Gen am 3' Ende des env Gens lokalisiert *(5'-gag-pol-env-src-3')*, während bei den anderen defekten Sarkom- und Leukoseviren seine genauere Lokalisation noch unbekannt ist. Wichtig ist jedoch festzuhalten, daß mit Inkorporation des *src* Gens in das Virusgenom es zur Bildung von Viren mit stark erhöhter Transformationspotenz kommt.

Man weiß heute, daß normale Zellen von allen Tieren aller bisher untersuchten Wirbeltierarten in ihrem Genom DNS-Sequenzen (Gene) enthalten, die die prinzipielle Fähigkeit besitzen, für ein Virus zu kodieren. Diese **endogenen Virogene** (TODARO) sind möglicherweise (durch molekulare Hybridisierung hat man Hinweise gefunden) durch virale Infektionen zwischen verschiedenen Tierarten während der Evolution entstanden. So wird beispielsweise postuliert, daß das endogene feline Onkornavirus von einem Virus eines Altweltaffen stammt, das vor Millionen von Jahren auf Vorfahren der Hauskatze übertragen wurde.

Die funktionelle Bedeutung der endogenen Virogene ist weitgehend ungeklärt. Da sie aber normale Zellgene darstellen und seit Jahrmillionen in der Keimbahn so gut wie aller Wirbeltiere vorhanden sind, dürften sie auch eine physiologische Funktion, wahrscheinlich in der Regulation des Zellwachstums, besitzen (s. Onkogen-Hypothese, S. 357). Weiterhin ist daraus abzuleiten, daß die Typ C-Viren aus Untergruppen normaler zellulärer Gene entstanden sind.

Die endogenen Virogene können durch Bestrahlungen, Überalterung der Zelle, Kanzerogene, Hormone, Infektionen mit exogenen Retroviren u. a. aktiviert werden, so daß es zur Bildung des Genproduktes, d. h. vollständiger Retroviren kommt (s. Onkogen-Hypothese, S. 357). Diese Virusproduktion ist aber zeitlich beschränkt (transient), da endogene Viren im allgemeinen sich nicht in ihren ursprünglichen Wirtszellen vermehren beziehungsweise diese nicht infizieren können. Sie vermehren sich nur in fremden Wirten und werden daher auch als *xenotrop* bezeichnet. Im Unterschied dazu vermehren sich exogene Retroviren nur im natürlichen Wirt und sind daher *ekotrop*. Die Genome der endogenen Retroviren ähneln denen der nichtdefekten chronischen Leukoseviren und besitzen wie diese die Gene *gag, pol* und *env*. Man vermutet daher, daß zumindest die nichtdefekten Leukoseviren durch genetische Variationen (Mutation, Deletion oder Rekombination während der kurzen transienten Virusvermehrung) aus endogenen Virogenen normaler Zellen entstanden sind. Da die nichtdefekten Leukoseviren, die die am häufigsten vorkommenden C-Typ Viren darstellen, kein *src (onc)* Gen enthalten, transformieren sie in vivo die Zielzellen offensichtlich auf einem anderen, unbekannten Weg. Es ist aber auch möglich, daß sie endogene Onkogene der Zelle aktivieren und so die Zelltransformation bewirken. Weiterhin ist vorstellbar, daß Rekombinationen zwischen Virogenen und Onkogenen durchaus zur Bildung von Viren mit stark erhöhter und beschleunigter Transformationspotenz führen können.

Durch DNS-Viren bedingte Geschwülste

Die in Haut und kutanen Schleimhäuten oft multipel auftretenden **Papillome** werden durch die zur Familie der Papovaviridae gehörenden Papillomviren (s. S. 73; Abb. 10.2) verursacht. Sie sind besonders häufig beim jüngeren Rind (Kopf, Hals, Rücken, Euter, Vulva, Penis, Ösophagus, Pansen), kommen aber auch bei den anderen Haustieren, bei Baumwollschwanzkaninchen, Schimpansen, Gemsen, Hirschen, Zitzenmäusen (Mastomys natalensis) und Buchfinken vor. Die Warzen und Kondylome (spitze Warzen, vor allem im Ano-Genitalbereich) des Menschen sind ebenfalls durch Papillomviren bedingt. Die Papillome bleiben besonders bei Rindern, Pferden und Hunden meist gutartig und verschwinden häufig wieder von selbst. Rezidive nach operativer Entfernung sind dagegen nicht selten. Bei Schafen, Ziegen und ganz besonders beim Hauskaninchen (SHOPE-Papillom) besteht jedoch eine starke Tendenz zur malignen Entartung (Plattenepithelkarzinom). Bei *Mastomys natalensis* (Zitzenmaus) entstehen häufig neben Plattenepithelkarzinomen auch Keratoakanthom-artige Geschwülste. Die Papillomviren, mit Ausnahme der des Rindes, weisen eine ausgeprägte Wirtsspezifität auf. Eine Impfprophylaxe mit abgetötetem Tumormaterial ist möglich und spielt vor allem bei der Bekämpfung der mit schweren wirtschaftlichen Verlusten einhergehenden enzootischen Form der Rinderpapillomatose eine wichtige Rolle. Eine Besonderheit stellt in diesem Zusammenhang das häufig vorkommende *Sarkoid des Pferdes* (Sarkom-ähnlicher, oft ulzerierender und rezidivierender Hauttumor) dar, das durch das Rinderpapillomvirus verursacht wird. Beim Sarkoid wird die virale DNS repliziert, vermutlich ohne in die Wirtszelle integriert zu sein (»episomal«), wobei eine Synthese von Viruspartikeln nicht stattfindet. Inwieweit virale Antigene produziert werden, ist noch unbekannt.

Das **Polyoma-Virus,** von STEWART (1957) aus einem Parotistumor einer Inzuchtmaus isoliert, gehört ebenfalls in die Familie der Papovaviridae. Es kann nach experimenteller Übertragung bei neugeborenen Mäusen, Hamstern, Ratten und Kaninchen bis zu zehn verschiedene Geschwulstarten hervorrufen (Polyoma = »Vieltumorerzeuger«). Wegen der starken Antigenität des Virus kommen Polyoma-Tumoren spontan nur sehr selten vor. Auf das SV 40, das zum Genus der Polyomaviren gerechnet wird, wurde bereits auf Seite 347 eingegangen.

Die MAREKsche **Krankheit** der Hühner ist weit verbreitet und von sehr großer wirtschaftlicher Bedeutung. Sie wird durch ein Herpesvirus verursacht und kann sich u. a. in einer neoplastischen Proliferation von T-Lymphozyten äußern. Dabei können lymphoide Tumoren in peripheren Nerven, Gonaden, Leber, Haut, Lunge, Muskulatur, Nieren, Milz, Bursa FABRICII und Thymus entstehen (tumoröse oder akute Form der MAREKschen Krankheit). Zu einer vollständigen Virusreplikation mit Freisetzung infektiöser Partikel kommt es aber nur in den Epithelien der Federfollikel (Übertragung der Krankheit mit dem Federstaub), nicht dagegen in den Tumorzellen. Diese enthalten aber komplette Kopien des viralen Genoms. Mit einer Lebendvakzine kann man Hühner gegen das Auftreten der Tumoren schützen, damit jedoch nicht die Virusinfektion und -vermehrung verhindern (s. S. 360).

Weitere **onkogene Herpesviren** (H.) sind das LUCKÉ-Virus (Adenokarzinom der Nieren bei Fröschen), *H. saimiri* von klinisch gesunden Totenkopfaffen (Lymphome und Leukämie bei verschiedenen subhumanen Primaten), *H. ateles* von klinisch gesunden Klammeraffen (Lymphome und Leukämie bei anderen Affenarten) und *H. sylvilagus* bei Baumwollschwanzkaninchen (Lymphome).

Das **Kaninchenfibrom** wird durch ein Pockenvirus (Leporipoxvirus; SHOPE) verursacht, das enge serologische Verwandtschaft zum Myxomatosevirus, Eichhörnchen- und Hasenfibromvirus aufweist.

Das **Adenovirus 12,** das die Ursache einer weit verbreiteten Tonsillitis des Menschen ist, ruft beim neugeborenen Hamster Sarkome hervor.

Durch RNS-Viren bedingte Geschwülste

Onkornaviren verursachen meist Leukosen und Sarkome (Leukose-Sarkom-Komplex), gelegentlich auch epitheliale Geschwülste.

Unter **Leukose** versteht man eine systematisierte neoplastische Proliferation von Blutzellen beziehungsweise deren Vorstufen. Dementsprechend unterscheidet man eine *lymphatische Leukose* und eine *myeloische Leukose* (neutrophil, eosinophil, basophil, erythroisch), die mit oder ohne Ausschwemmung von proliferierten Zellen in die Blutbahn einhergehen können (leukämische oder aleukämische Verlaufsformen). Beim Haussäugetier kommen in erster Linie lymphatische Leukosen vor, beim Geflügel dagegen alle Formen. Bevorzugt betroffen sind bei der lymphatischen Leukose Lymphknoten, Milz, Thymus, Knochenmark und Leber, häufig aber auch Labmagen, Darm, Herzmuskel (Rind, Schaf) und Nieren (Katze). Nach Art der transformierten lymphatischen Zellen kann man auch T-, B- und O-Zelleukosen unterscheiden. In englischsprachigen Ländern wird die von VIRCHOW geschaffene Bezeichnung *»Leukämie«* für die neoplastische Wucherung von Blutzellen, bei der es nicht zur Ausbildung solider Tumoren kommt, gebraucht. Die tumorösen Formen werden, soweit sie von Lymphozyten abstammen, als *»malignant lymphoma«* bezeichnet.

Die Virusätiologie ist für die Leukose beziehungsweise den Leukose-Sarkom-Komplex von Huhn, Katze, Rind, Schaf und Maus gesichert. Es spricht einiges dafür, daß die

Leukosen der anderen Tiere und des Menschen zumindest zum Teil auch virusbedingt sind. Es gibt keine Beweise dafür, daß entsprechende Krankheiten des Menschen durch animale Leukoseviren ausgelöst werden.

Die **aviären Leukose-Sarkom-Viren** (Untergruppen A, B, C, D, E, F und G) kommen ubiquitär bei Hühnern vor und können ganz unterschiedliche Tumoren hervorrufen. Neben verschiedenen Leukoseformen (*lymphatische Leukose*, vor allem bei erwachsenen Tieren, monatelange Inkubationszeit; *Myeloblastose* und *Erythroblastose*, kurze Inkubationszeit; *Myelozytomatose*, aleukämisch, Inkubationszeit nicht bekannt) treten *solide Tumoren* (Sarkome, Hämangiome, Osteome, Nephroblastome u. a.) und den Markraum obliterierende Knochenverdickungen *(Osteopetrose)* auf. Die Hühnerleukose, die große wirtschaftliche Verluste bedingt, wird unter natürlichen Verhältnissen meist durch eine Mischinfektion mit verschiedenen aviären Leukoseviren hervorgerufen. Die Infektion erfolgt in erster Linie vertikal, d. h. über das Ei. Die horizontale Übertragung durch Kontakt ist von untergeordneter Bedeutung. Vertikal infizierte Tiere sind immunologisch tolerant gegen die Leukoseviren. Sie produzieren das Virus Zeit ihres Lebens, nicht jedoch spezifische Antikörper und zeigen eine hohe Leukoserate. Immunologisch kompetente Hühner bilden nach Infektion spezifische neutralisierende Antikörper, wobei in der Regel kein Virus mehr gebildet wird, und es nicht zur Tumorbildung kommt. Küken, die unmittelbar nach Verschwinden der maternalen Antikörper (vier bis sechs Wochen nach dem Schlupf) infiziert werden, produzieren sowohl Virus als auch Antikörper. Bei der am häufigsten vorkommenden lymphatischen Form der Hühnerleukose handelt es sich um eine maligne Proliferation von B-Lymphozyten, die ihren Ausgang von der Bursa FABRICII nimmt. Dementsprechend kann die Krankheit durch Bursektomie (in ovo oder unmittelbar nach dem Schlupf) verhindert werden. In der Epizoologie der Hühnerleukose spielen weiterhin genetisch bedingte Empfänglichkeit beziehungsweise Resistenz eine wichtige Rolle.

Einzelne Stämme der *aviären Sarkomviren* (ROUS-Sarkom), vor allem der hochtitrige BRYAN-Stamm (BH), sind genetisch defekt und brauchen daher zu ihrer vollständigen Synthese die Unterstützung durch Helferviren (meist latent vorhandene Leukoseviren). Natürlicher Wirt der Sarkomviren ist das Huhn, bei dem es aber nur selten zum spontanen Auftreten der ROUS-Sarkome kommt. Experimentell können mit den aviären Sarkomviren Tumoren bei anderen Vogelarten und verschiedenen Säugern erzeugt werden.

Das **aviäre Retikuloendotheliose-Virus** (Retrovirus, aber serologisch nicht verwandt mit den aviären Leukose-Sarkom-Viren) kann monohistiozytäre Tumoren, besonders in Herz und Nieren von Hühnern und anderen Vögeln, verursachen.

Die **Katzenleukose,** die vor allem als lymphatische Form auftritt, ist die wichtigste Tumorkrankheit dieser Spezies. Sie wird verursacht durch das *feline Leukämievirus* (FeLV; Untergruppen A, B und C; verwandt mit dem Mäuseleukosevirus), das in Katzenpopulationen weit verbreitet ist und horizontal (Speichel, Nasensekret, Kot, Urin u. a.) übertragen wird. Die Infektion erfolgt vorwiegend bei jüngeren Tieren, kann aber zu jedem Lebensalter stattfinden. Nach der Infektion entwickeln die Tiere entweder eine vorübergehende (transiente) oder dauernde (persistierende) Virämie. Dies hängt von einer Reihe von Faktoren ab, wie Alter zum Zeitpunkt der Infektion (bei jungen Katzen persistierende Virämie häufiger als bei älteren), Dosis und Virulenz des FeLV, genetisch bedingte Empfänglichkeit, Umwelteinflüsse, andere Krankheiten u. a. Katzen mit transienter Virämie bilden neutralisierende Serumantikörper gegen virale Antigene und Antikörper gegen das möglicherweise virusinduzierte zelluläre Neoantigen FOCMA (feline oncornavirus-associated membrane antigen). Die neutralisierenden Antikörper beenden die Virämie, während die FOCMA-Antikörper die Entstehung von Geschwülsten aus durch FeLV-transformierten Zellen zu verhindern scheinen (s. S. 360). Zu persistierender Infektion kommt es, wenn durch die immunsuppressive Wirkung des FeLV (Knochenmarksschädigungen) keine oder nur unzureichende Mengen von neutralisierenden Serumantikörpern gebildet werden. Solche Katzen können aber hohe FOCMA-Antikörper-Titer aufweisen und sind dann zwar Virusträger und -ausscheider, aber gegen die Entstehung von leukotischen Tumoren in der Regel geschützt. Ein großer Teil der Virusträger entwickelt aber im Laufe der Zeit eine Leukose. Beachtens-

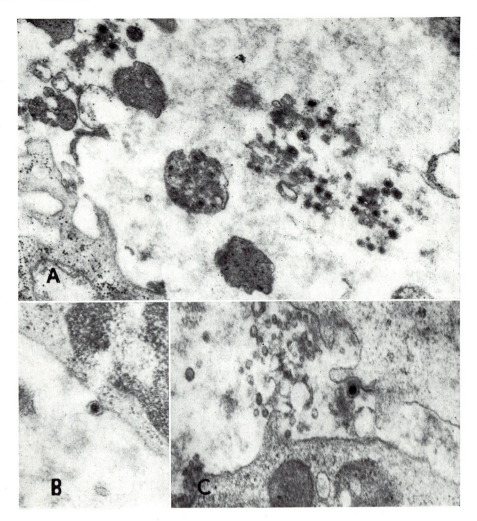

Abb. 10.17 A: Extrazellulär liegende C-Typ Viruspartikel bei Schafleukose. In der Mitte ist ein Zytoplasmafortsatz zu sehen, in welchem sich drei weitere Partikel befinden. 30 000 ×. – B: C-Typ Viruspartikel in Verbindung mit der Ektoplasmamembran. 40 000 ×. – C: C-Typ Viruspartikel in enger Nachbarschaft zur Ektoplasmamembran. Zahlreiche vesikelartige Gebilde im extrazellulären Raum. 48 000 ×. – Aus: E. Weiss, J. Paulsen, R. Rudolph u. R. Hoffmann, Zbl. Vet. Med. B, **18**, 1971

wert ist jedoch, daß besonders bei über fünf Jahre alten Katzen mit Leukose des öfteren FeLV nicht nachgewiesen werden kann. Diese Leukosen zeigen zwar auch das FOCMA, trotzdem bleibt die kausale Bedeutung des FeLV für diese Fälle noch ungeklärt.

Das **feline Sarkomvirus** (FeSV; Untergruppen A und B) wird als Modifikation des FeLV (feliner Leukose-Sarkom-Komplex) angesehen. Es braucht zu seiner Replikation die Hilfe von FeLV und transformiert, im Gegensatz zu FeLV, Fibroblasten in vitro. FeSV ist *eine* der Ursachen des Fibrosarkoms der Katze und wird in ca. 50 % der spontan auftretenden multiplen Fibrosarkome gefunden. Solitäre Fibrosarkome und multiple Fibrosarkome alter Katzen sind in der Regel frei von FeSV. Die multizentrischen Fibrosarkome junger Katzen wachsen schnell und metastasieren häufig. Unter natürlichen Bedingungen erfolgt die

Übertragung offensichtlich nicht durch Kontakt. Experimentell können bei Katzen, Hunden, Kaninchen, Schafen, Rindern und verschiedenen subhumanen Primaten Fibrosarkome durch subkutane Inokulation des FeSV erzeugt werden. Bei intrakutaner Injektion entstehen häufig auch Melanome. Durch FeSV transformierte Zellen und die Fibrosarkomzellen exprimieren wie die Leukosezellen FOCMA. Die protektive Wirkung von FOCMA-Antikörpern gegen das Auftreten von Tumoren ist auch beim felinen Fibrosarkom zu beobachten. Eine Immunprophylaxe gegen den felinen Leukose-Sarkom-Komplex ist grundsätzlich mit einer attenuierten FeLV-Vakzine möglich, aber noch nicht voll befriedigend. Das vertikal übertragene, *endogene feline Onkornavirus* (eFOV) ist, soweit bekannt, nicht onkogen und offensichtlich auch nicht pathogen.

Die **enzootische lymphatische Leukose des Rindes** wird durch das *bovine Leukosevirus* (BLV; C-Partikel) verursacht, wobei es hauptsächlich zur malignen Transformation von B-Lymphozyten kommt. Sie stellt die häufigste bösartige Tumorkrankheit des Rindes dar und ist in enzootischen Gebieten von erheblicher wirtschaftlicher Bedeutung. Die Infektion erfolgt in erster Linie horizontal unmittelbar nach der Geburt, wenn Kälber mit der Milch BLV aufnehmen. Infektionen zu einem späteren Lebensalter sind möglich, rufen aber viel seltener klinisch manifeste Erkrankungen hervor. Der vertikalen (intrauterinen) Infektion, die früher als Hauptweg angesehen wurde, wird heute nur noch eine untergeordnete Bedeutung beigemessen. Leukämische Verlaufsformen sind besonders im Spätstadium der Krankheit häufig. Umgekehrt gibt es aber auch Fälle mit lebenslang persistierender Lymphozytose ohne Ausbildung von leukotischen Tumoren.

Antikörper gegen BLV-Antigene sind bei infizierten Tieren regelmäßig zu finden, wobei Virus gleichzeitig produziert werden kann. Die Antikörper verhindern aber nicht die Entstehung der leukotischen Tumoren. Der Nachweis der Antikörper, vor allem mit dem Agargelimmundiffusionstest, wird heute routinemäßig bei der Bekämpfung der enzootischen Rinderleukose eingesetzt.

Für die *Jungtierleukose, sporadische Hautleukose* und *Thymusleukose* ist eine Virusätiologie nicht gesichert.

Die seltene **Leukose des Schafes** wird durch das *ovine Leukosevirus* (OLV; C-Partikel) verursacht, das serologisch vom Rinderleukosevirus nicht zu unterscheiden ist. Von Bedeutung ist in diesem Zusammenhang, daß man mit dem BLV bei neugeborenen Lämmern leukotische Tumoren erzeugen kann (Abb. 10.17).

Der **murine Leukose-Sarkom-Komplex** wird durch verschiedene Onkornaviren vom C-Typ verursacht. Im einzelnen sind dies das GROSS-, MOLONEY-, FRIEND-, RAUSCHER- und GRAFFI-Leukämievirus. Die Mäuseleukämien (meist T-Zelleukämien) spielen vor allem in der experimentellen Krebsforschung eine wichtige Rolle. Bezüglich Einzelheiten sei auf die umfangreiche Speziallleiteratur verwiesen.

Die spontan vor allem bei älteren Mäusen vorkommenden **Mammakarzinome,** die häufig metastasieren, werden von Typ B Retroviren verursacht. Die Viren werden mit der Milch (BITTNERscher Milchfaktor) auf die Neugeborenen übertragen, bei denen sich nach einer langen Latenzzeit (300–350 Tage) Tumoren entwickeln. Für die Tumorhäufigkeit ist vor allem eine genetische Disposition ausschlaggebend.

Spontantumoren mit vermutlicher Virusätiologie

Neben den bereits erwähnten kausal noch nicht geklärten Leukosen wird vor allem beim übertragbaren venerischen Tumor und Mastzellentumor des Hundes, bei der Lungenadenomatose der Schafe sowie bei bestimmten Tumoren der Nasenschleimhaut von Schaf, Rind und Pferd eine Virusätiologie angenommen beziehungsweise diskutiert.

Der **übertragbare venerische Tumor des Hundes** ist die erste Geschwulst, die experimentell übertragen wurde (durch den russischen Tierarzt NOVINSKY, 1876). Der Tumor wurde später ausführlich von STICKER in Deutschland beschrieben, daher auch die Bezeichnung STICKER-Tumor. Der übertragbare venerische Tumor kommt weltweit vor und ist besonders häufig bei streunenden Hunden in warmen Ländern. Die natürliche Übertragung erfolgt während des Deckaktes. Experimentell kann der Tumor nur mit zellhaltigem Material

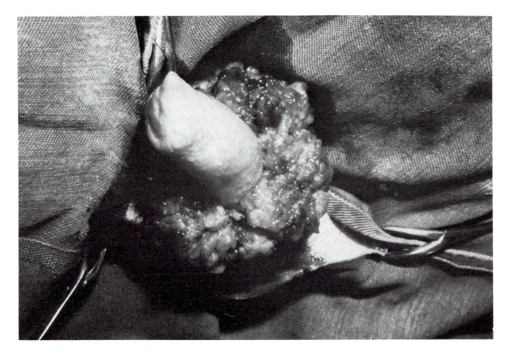

Abb. 10.18 Blumenkohlartig zerklüfteter *übertragbarer venerischer Tumor* am Penis eines Hundes vor der operativen Entfernung. – (Aufn. H. Frank)

übertragen werden. Die meist blumenkohlartig zerklüfteten, bösartig aussehenden Tumoren (Abb. 10.18) treten in der Schleimhaut von Penis, Präputium, Vagina und Vulva auf. Nur gelegentlich kommt es zur Metastasierung in regionäre Lymphknoten, Haut, orale Schleimhäute oder andere Organe. Sehr häufig wird die spontane Rückbildung der Tumoren beobachtet, für die offensichtlich eine zellvermittelte Zytotoxizität und Antikörper gegen tumorspezifische Oberflächenantigene verantwortlich sind. Die Tumorzellen, die ähnlich denen des Hundehistiozytoms sind, zeigen auffällige Chromosomenaberrationen und keine Histokompatibilitätsantigene des Wirtes. C-Partikel wurden in den Tumoren gefunden, ihre kausale Bedeutung ist aber ungeklärt.

Die **Mastzellentumoren** sind die häufigsten mesenchymalen Hautgeschwülste des Hundes (Rassendisposition, s. S. 323; Abb. 10.30 B, C) und metastasieren nicht selten. Für eine Virusätiologie spricht vor allem die gelungene zellfreie Übertragung und der Nachweis virusähnlicher Partikel. Die meist multipel und häufig generalisiert auftretenden Mastzellentumoren der Katze sind, zumindest zum Teil, durch das feline Leukosevirus bedingt.

Die **Lungenadenomatose der Schafe** (Jagziekte) ist in Ländern mit ausgedehnter Schafhaltung eine verlustreiche, chronisch verlaufende Krankheit. Sie tritt bei Schafen im Alter von sieben Monaten bis zehn Jahren auf, verhält sich epizootologisch wie eine Infektionskrankheit und kann experimentell übertragen werden. Als Ursache wird das bovine Herpesvirus Typ 4 angesehen, obwohl in den Tumoren auch A- und C-Viruspartikel gefunden wurden.

Für die **kontagiösen papillären Adenokarzinome** der Riechschleimhaut der Schafe, die zellfrei übertragen werden konnten, sowie für die enzootisch auftretenden Adenokarzinome des Siebbeins bei Pferden und Rindern, wird eine Virusätiologie vermutet. Eingehendere Untersuchungen dazu fehlen jedoch.

Das von Burkitt (1958) beschriebene und nach ihm benannte **Lymphom,** das besonders bei Kindern in Zentralafrika auftritt, wird sehr wahrscheinlich durch das humane Herpesvirus Typ 4 (Epstein-Barr-Virus, EBV) verursacht. Das gleiche Virus ist aber auch Ursache der weit verbreiteten *infektiösen Mononukleose* (Pfeiffersches Drüsenfieber), die meist harmlos verläuft. Über die Zusammenhänge beider Krankheiten besteht noch keine Klarheit. Offensichtlich spielen für die Entstehung des BURKITT-Lymphoms neben dem EBV noch andere Faktoren, wie Malariainfektion, genetische Disposition sowie chemische und virale Kokanzerogenese, eine Rolle. Das EBV wird auch als Hauptursache des in Asien (besonders Südchina) gehäuft auftretenden *Nasopharyngealkarzinoms* (SCHMINCKE-Tumor) angesehen und scheint auch gewisse Beziehungen zu bestimmten Leukämien und der HODGKINschen Krankheit zu haben. Mit Hilfe der molekularen Hybridisierungstechnik konnte gezeigt werden, daß in allen Nasopharyngealkarzinomen und afrikanischen BURKITT-Lymphomen EBV-DNS vorhanden ist, die zum Teil nicht in das Zellgenom integriert wird (episomale DNS).

Das *Herpes simplex Virus Typ 2* wird in kausalen Zusammenhang mit dem häufigen Zervikalkarzinom der Frau, das *Zytomegalievirus* (humanes Herpesvirus Typ 5) mit Kolonkarzinomen und KAPOSI-Sarkomen gebracht. Bei einer Reihe von menschlichen Tumoren wurden auch Typ C-Viruspartikel gefunden. Ihre kausale Bedeutung ist ungeklärt, da die bisherigen biochemischen Evidenzen nicht ausreichen und Übertragungsversuche, die Aufschluß bringen könnten, sich beim Menschen von vornherein verbieten.

10.8.4.2 Parasiten als Geschwulstursache

Das kanzerogene Prinzip bei der Entstehung von Geschwülsten im Zusammenhang mit Invasionen tierischer Parasiten ist nicht bekannt. In Betracht kommen mechanische Irritationen, chronische Entzündungen, Absonderung karzinogener Stoffwechselprodukte und eventuell auch Übertragung onkogener Viren.

Die wichtigste parasitäre Ursache von Geschwülsten ist *Spirocerca lupi*. Der Parasit kommt häufig bei Hunden und anderen Kaniden in warmen Ländern vor. Aus den Knoten und Geschwüren, die durch die Nematoden in Ösophagus und kardialem Teil des Magens

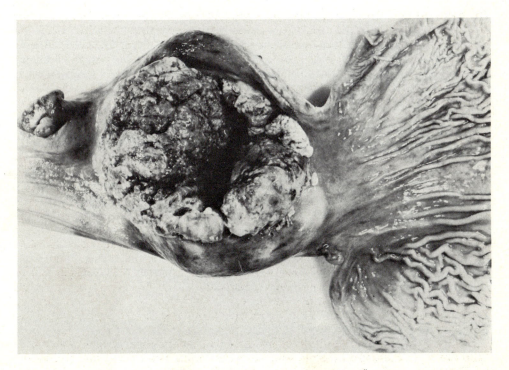

Abb. 10.19 Ulzerierendes *Osteofibrosarkom* infolge *Spirocerca lupi* im Ösophagus eines Hundes. – (Aufn. H. FRANK)

entstehen, entwickeln sich häufig Fibro-, Osteo- und Rundzellensarkome, die nicht selten in andere Organe metastasieren (Abb. 10.19).

Weiterhin wird das Auftreten von Geschwülsten noch im Zusammenhang mit folgenden Parasiten beschrieben: *Cysticercus fasciolaris* (bei bis zu 25 % der befallenen Ratten Lebersarkome), *Opisthorchis felineus* (Gallengangskarzinome bei Katzen), *Fasciola hepatica* (sehr selten Gallengangskarzinome beim Rind), *Gasterophiluslarven* (möglicherweise Plattenepithelkarzinome des Magens bei Pferden), *Schistosoma haematobium* (*Bilharziose;* häufig Harnblasenkarzinome beim Menschen).

Die FIBIGER (1913) mit *Spiroptera neoplastica* gelungene Erzeugung von Plattenepithelkarzinomen des Magens bei Ratten konnte in späteren Versuchen nicht wiederholt werden. Offensichtlich spielte bei den Untersuchungen von FIBIGER, die mit dem Nobelpreis ausgezeichnet wurden, eine Mangeldiät in der Geschwulstauslösung eine wichtige Rolle. Trotzdem bleibt der Wert dieser Untersuchungen ungeschmälert, da sie die Krebsforschung ungemein befruchteten.

10.8.5 Mutationstheorie

Die Mutationstheorie besagt, daß die Kanzerisierung der Zelle (s. S. 357) durch eine *somatische Mutation* bedingt ist. Die Mutation kann dabei das ganze *Genom* (Veränderungen der Chromosomenzahl, Aneuploidie), einzelne *Chromosomen* (Defekte oder pathologische Kombinationen), *Gene* oder den genetischen Schlüssel *(Codon-Mutation)* betreffen. Für eine somatische Mutation spricht vor allem, daß die Eigenschaften der Tumorzellen auf ihre Nachkommen voll übertragen werden, daß Chromosomenanomalien bei Geschwülsten vorkommen können (zum Beispiel *Philadelphia Chromosom* bei der myeloischen Leukämie des Menschen), und daß viele Kanzerogene und Strahlen mutagene Wirkung besitzen. Andererseits weiß man aber auch, daß eine Reihe hochpotenter Kanzerogene keine oder nur schwache mutagene Eigenschaften aufweist, und umgekehrt einige starke Mutagene nicht kanzerogen sind. Wichtig ist ferner, daß chemische Substanzen hinsichtlich ihrer mutagenen und kanzerogenen Wirkung bei verschiedenen Säugerarten und -rassen große Unterschiede zeigen. Der Karzinogenitätstest nach AMES (1976), der auf Prüfung der mutagenen Eigenschaften von Substanzen bei Bakterien beruht, kann daher nur eine sehr eingeschränkte Aussage über die tatsächlichen Verhältnisse bei Mensch und Tier geben.

10.8.6 Vererbungstheorie

Die Vererbungstheorie besagt, daß durch Keimbahnmutationen Geschwülste entstehen können. Insbesondere wird dabei an die Keimbahnmutation eines Regulationsgens gedacht, das normalerweise die für Wachstum und Differenzierung verantwortlichen Gene unter strenger Kontrolle hält. Die Vererbungstheorie steht somit in engem Zusammenhang mit der Onkogen-Hypothese (s. S. 357). Für die Vererbungstheorie spricht vor allem, daß man Mäusestämme kennt, bei denen durch Züchtung erreicht werden konnte, daß bis zu 100 % der Tiere im Laufe einer genügend langen Zeit an verschiedenartigen Tumoren erkranken. Erbliche Melanome bei Zahnkarpfenbastarden (ANDERS) stellen ein anderes Beispiel dar und dienen als Modell für das Studium der Wechselbeziehungen genetischer und nicht genetischer Faktoren in der Geschwulstentstehung.

10.9 Hypothesen zur Kanzerisierung der Zelle

Während man bei vielen Virustumoren den Vorgang der Kanzerisierung der Zelle durch Einbau des viralen Genoms in das Zellgenom relativ gut erklären kann, ist bei den anderen Geschwülsten dieser Vorgang noch weitgehend ungeklärt.

Heute werden **Schädigungen der zellulären DNS** hauptsächlich für die Initiation der Kanzerisierung verantwortlich gemacht. Dafür spricht vor allem, daß die meisten chemischen Kanzerogene beziehungsweise ihre metabolischen Endprodukte *(ultimate carcinogens)* kovalent, vor allem an DNS, gebunden werden (s. S. 340). Dabei kann es zu Schädigungen der DNS kommen, die nicht mehr oder nur unvollständig oder fehlerhaft repariert werden (z. B. Veränderung der normalen Basenpaarung) und zur somatischen Mutation führen können. Diese Hypothese wird untermauert durch die Beobachtung, daß Menschen mit der Erbkrankheit *Xeroderma pigmentosum* Geschwülste der Haut entwickeln, wenn diese dem Sonnenlicht ausgesetzt wird. Bei dieser Krankheit liegt ein defektes Reparatursystem der DNS vor, so daß Schäden am Genom, die durch UV-Strahlen verursacht wurden, nicht mehr korrigiert werden können.

Die **Deletionshypothese** (MILLER und POTTER, 1947) beruht auf der Beobachtung, daß gewisse kanzerogene aromatische Amine und polyzyklische Kohlenwasserstoffe an bestimmte Zellproteine (h2-Proteine) kovalent gebunden werden. Diese Proteine, die wachstumshemmende Komponenten (*Chalone?* s. S. 263) enthalten, werden nach der Kanzerogenbindung aus der Zelle eliminiert (Deletion) und fehlen somit in der »fertigen« Tumorzelle. Eine Enthemmung des Zellwachstums ist die Folge. Die Deletion betrifft weiterhin auch eine Reihe von Enzymen, die bei Verarbeitung und Abbau der Karzinogene in der Zelle von Bedeutung sind. Es ist jedoch schwer vorstellbar, daß ein erworbener Verlust von h2-Proteinen von einer Krebszelle auf die Tochterzelle vererbt wird. Nach der Hypothese des doppelten Repressionskreises wäre aber denkbar, daß die Synthese des durch das Kanzerogen geschädigten Regulators (Repressors) auch ohne irreversible Veränderung des Zellgenoms auf Dauer eingestellt werden kann.

Die **Onkogen-Hypothese** von HUEBNER und TODARO (1969) stützte sich auf die Beobachtung, daß in vielfach passagierten Kulturen von Zellen, die von Mäusestämmen mit hoher Leukämiehäufigkeit stammten, plötzlich Leukämieviren (C-Partikel) auftraten, die mit Sicherheit nicht exogenen Ursprungs waren. Diese Beobachtung führte letztlich zur Entdeckung der endogenen Virogene und Onkogene (s. S. 349). Beide spielen offensichtlich auch eine regulatorische Rolle im Zusammenspiel der Gene, die für das normale Zellwachstum mitverantwortlich sind. Durch Umwelteinflüsse, wie ionisierende Strahlen, Kanzerogene, Infektionen mit exogenen Retroviren, Zellalterung u. a., kann es zur Aktivierung speziell der Onkogene (Ausschaltung von Repressoren?) und damit zur malignen Transformation der Zelle kommen. Die Aktivierung der Onkogene kann dabei unabhängig von den Genen, die für die Virusreplikation verantwortlich sind *(gag-pol-env)* erfolgen. Dies bedeutet, daß die Bildung kompletter Viruspartikel keine Voraussetzung für die Geschwulstentstehung darstellt. Spontan auftretende Geschwülste könnten somit als ein durch Umwelteinflüsse ausgelöster »genetischer Unfall«, der nur eine kleine Untergruppe zellulärer Gene betrifft, angesehen werden (TODARO, 1980). Die Onkogen-Hypothese, die heute erhebliche Bedeutung gewonnen hat, ist in der Lage, die verschiedenen Krebstheorien, insbesondere die chemische Kanzerogenese, die Strahlentheorie und die Mutationstheorie in die Virustheorie zu integrieren. Sie ist auch mit der Deletionshypothese in Einklang zu bringen, wenn man das eliminierte Protein im Sinne eines Onkogen-Repressors versteht. Die weitere Erforschung der zellulären Onkogene, insbesondere ihrer normalen Funktion und Regulation, steht heute im Vordergrund des wissenschaftlichen Interesses.

Die **Protovirus-Hypothese** von TEMIN (1974), die in Beziehung zur Onkogen-Hypothese steht, räumt der reversen Transkriptase eine zentrale Stellung ein. Nach dieser Hypothese ist der Informationsfluß von der DNS zur RNS und wieder zurück zur DNS ein normaler zellulärer Vorgang, der zur Zelldifferenzierung auf dem Wege über eine Modifikation der Genexpression führt. Entgleisungen dieser Transkriptionswege infolge Mutationen, ungewöhnlicher Rekombinationsvorgänge oder »genetischer Unfälle« anderer Art könnten die de novo Bildung von Tumorviren oder genetischer Krebsinformationen bewirken. In dieser Beziehung unterscheidet sich die Protovirus-Hypothese von der Onkogen-Hypothese, die voraussetzt, daß die genetische Information für Tumorvirus und Krebs a priori in der Zelle vorhanden ist und vererbt wird. Die Protovirus-Hypothese wird besonders unterstützt durch den gelungenen Nachweis einer reversen Transkriptase-Aktivität auch in normalen Virusfreien Zellen verschiedener Tiere. Gemeinsam ist beiden Hypothesen, und das ist wichtig festzuhalten, daß die Potentiale für die Bildung von Onkorna-Viren und Geschwülsten im Zellgenom verankert sind, aber unabhängig voneinander kontrolliert werden. Eine Geschwulst kann daher auch ohne Bildung kompletter Viruspartikel entstehen.

Die älteste, heute nicht mehr so aktuelle, Hypothese zur Kanzerisierung der Zelle stammt von WARBURG (1923, 1925). Dieser fand, daß in Geschwulstzellen weniger Sauerstoff verbraucht und mehr Milchsäure produziert wird als in Normalzellen. In den Tumorzellen findet somit eine Gärung (Glykolyse) statt, die aber bei weitem nicht die Energiemenge liefert, wie die Atmung. WARBURG hat daraus geschlossen, daß der erste Schritt zur Kanzerisierung in einer irreversiblen Schädigung der Zellatmung besteht, die durch viele Ursachen bedingt sein kann. Der zweite Schritt ist gewissermaßen ein Selektionsprozeß. Die geschädigten Zellen gehen entweder zugrunde oder versuchen, damit sie überleben können, die Atmungsenergie durch Gärungsenergie zu ersetzen. Durch das Umschalten auf einen Gärungsstoffwechsel kommt es zur Entdifferenzierung und malignen Transformation der Zelle. Entscheidende Einwände gegen diese Hypothese sind aber, daß die Störung der Atmung nicht primärer, sondern genau so gut sekundärer Natur sein kann, und daß es außerdem Tumoren, wie die *»minimum deviation tumours«* (z. B. Hepatome, die morphologisch und funktionell der normalen Leber noch sehr ähnlich sind) gibt, die keine anaerobe Glykolyse aufweisen.

10.10 Tumorimmunologie

Bei der zusammenfassenden Betrachtung des Metastasierungsgeschehens (s. S. 335) wurde bereits auf die Rolle körpereigener Abwehrkräfte eingegangen. Dabei zeigte sich, daß diese einmal typisch für bestimmte Organe (zum Beispiel Zerstörung von Leukosezellen in der Lunge) und als solche noch wenig erforscht sind, zum anderen aber auch auf immunologischen Vorgängen beruhen. Die Vorstellung, daß der Organismus einen Tumor als fremd erkennen und ihn mit Hilfe seines immunologischen Systems vernichten kann, wurde bereits 1906 von Paul EHRLICH vertreten.

10.10.1 Transplantationstumoren

Die Kenntnisse über immunologische Abwehrvorgänge bei Geschwülsten stützen sich zum großen Teil auf experimentelle Untersuchungen mit Transplantationstumoren (Impftumoren) und virusbedingten Geschwulsten (s. S. 349) bei isogenetischen Tieren (Inzuchtstämme, vor allem von Mäusen).

Die Transplantationstumoren stammen von spontanen oder durch chemische Kanzerogene erzeugten Geschwülsten und lassen sich zellulär übertragen. Die bekanntesten aus der Vielzahl der heute zur Verfügung stehenden sind das EHRLICH-Aszites-Karzinom der Maus, das JENSEN-Sarkom, das YOSHIDA-Aszites-Sarkom und das WALKER-Karzinom der Ratte sowie das BROWN-PEARCE-Karzinom des Kaninchens. Ohne die Bedeutung der Transplantationstumoren für die experimentelle Krebsforschung zu schmälern, muß jedoch festgehalten werden, daß sie des öfteren keine einwandfreien Modelle in bezug auf die Verhältnisse bei Spontantumoren des Menschen und der Tiere darstellen. Impftumoren bleiben »Fremdkörper«, die gewissermaßen ihrem Wirt aufgezwungen worden sind, sie lassen sich wesentlich leichter durch Strahlen oder Medikamente beeinflussen und bilden auch weitaus weniger häufig Metastasen als Spontantumoren.

Grundsätzlich gelten für die Transplantation von Geschwülsten die gleichen immunologischen Gesetzmäßigkeiten wie bei der Übertragung normaler Zellen und Gewebe (s. S. 122). Viele gewebsspezifische und Histokompatibilitäts-Antigene (Transplantationsantigene), die man in Tumorzellen findet, kommen auch bei den entsprechenden normalen Zellen vor und sind deshalb keine eigentlichen Tumorantigene. Überträgt man daher Tumorzellen auf allogene Empfänger, dann werden diese in gleicher Weise abgestoßen wie nicht neoplastische allogene Transplantate.

Bei den Impftumoren liegt ein *Verlust* beziehungsweise eine *Verringerung der Transplantationsantigene* vor, so daß sie auch allogen übertragen werden können. Durch zahlreiche Übertragungen des Ausgangstumors auf isogenetische Tiere ist es offensichtlich zum Verlust beziehungsweise zur Abschwächung der Transplantationsantigene gekommen. Anderseits weiß man aber, daß die maligne Entartung von Zellen auch zu einem Verlust von Transplantationsantigenen führen kann.

10.10.2 Tumorantigene

Die Kanzerisierung einer Zelle beruht auf Änderungen in der Expression oder Repression von DNS-Sequenzen der Zelle selbst, oder, wie bei den Virustumoren, in der Einschleusung neuer DNS-Sequenzen. Die Veränderungen der DNS haben zwangsläufig auch Auswirkungen auf den Zellstoffwechsel. Dabei können neue oder veränderte Proteine und Glykoproteine entstehen, die als solche antigene Eigenschaften besitzen und dem immunologischen Kontrollapparat des Wirtes als fremd erscheinen beziehungsweise erscheinen sollten (*Neoantigene*, s. S. 347). Weiterhin können im Zuge der Entdifferenzierung neoplastischer Zellen Antigene auftreten, die normalerweise in der Ontogenese des Zelltyps entstehen, von dem die Geschwulst ihren Ausgang genommen hat (*onkofetale Antigene*).

Tumorantigene sind in der Zelle oder an deren Oberfläche lokalisiert. Die »inneren« Tumorantigene werden erst durch Zellzerstörung oder durch Sekretion in Form eines löslichen Produktes freigesetzt. Die Oberflächenantigene sind relativ stabil, stellen aber keine fixierten Strukturen dar. Sie können unter Umständen abgestoßen oder endozytotisch aufgenommen werden.

Die spezifische immunogene Wirkung eines Tumors im Wirt selbst oder in isogenetischen Individuen beruht in der Ausbildung von *Tumor-spezifischen Antigenen* (TSA) und/oder *Tumor-assoziierten Antigenen* (TAA). Letztere können auch in nicht neoplastischen Zellen (fetale oder fremde normale Gewebe) gefunden werden, treten aber nicht in dem normalen Gewebe auf, aus dem der Tumor entstand. Im einzelnen können folgende Tumorantigene unterschieden werden.

10.10.2.1 Tumor-spezifische Antigene

Die Tumor-spezifischen Antigene sind hinsichtlich ihrer Immunogenität schwachen Histokompatibilitätsantigenen vergleichbar. In vivo kann man sie unter Verwendung isogenetischer Spender- und Empfängertiere nachweisen. Dazu werden die Empfänger vorher mit attenuierten (zum Beispiel durch Bestrahlung) Geschwulstzellen des Spenders immunisiert. Überträgt man auf den so vorbehandelten Empfänger die Geschwulst, mit der man immunisierte, dann wird diese, ähnlich wie ein Allotransplantat, abgestoßen. Diese Immunität ist spezifisch, d. h. ausschließlich gegen die besonderen Tumorantigene gerichtet. Sie verhindert nicht das Anwachsen eines übertragenen andersartigen Tumors eines isogenetischen Tieres oder eines normalen Auto- oder Isotransplantates. Daraus ergeben sich zwangsläufig die Fragen: »Warum kann eine Geschwulst überhaupt entstehen?«, »warum wird ein Tumor nicht vom Immunsystem des Wirtes zerstört?« Auf diese Fragen, die das Kardinalproblem der Tumorimmunologie ansprechen, wird in einem eigenen Abschnitt (S. 362) eingegangen.

Antigene bei Virustumoren

Bei Virustumoren beobachtet man u. a. auch neue spezifische Oberflächenantigene, die auf Veranlassung des onkogenen Virus gebildet werden (s. S. 347). Alle Tumoren, die durch ein und dasselbe Virus verursacht werden, besitzen die gleichen Oberflächenantigene, unabhängig vom morphologischen Typ der Geschwulst, von Individuum, Rasse und Tierart. So haben beispielsweise alle durch das Polyomavirus (s. S. 350) bei genetisch verschiedenen Mäusen erzeugten Geschwülste das gleiche Tumor-spezifische Oberflächenantigen, das wiederum identisch ist mit dem TSA in Polyoma-induzierten Blastomen des Hamsters. Das TSA ist kein Bestandteil des Virus selbst, also kein eigentliches Virusantigen. Die engen Beziehungen zwischen dem onkogenen Virus und den Tumor-spezifischen Antigenen weisen darauf hin, daß das Virus die Gene, die für die Produktion der neuen Antigene verantwortlich sind, liefert oder in spezifischer Weise aktiviert (s. S. 347).

Die *Immunität* gegen Virusgeschwülste kann durch T-Lymphozyten (z. B. Polyoma), durch Antikörper (z. B. Katzenleukose) oder durch beide (z. B. MAREKsche Krankheit) vermittelt werden. Sie ist gegen die TSA gerichtet und unabhängig von der, die gegen das onkogene Virus selbst ausgebildet wird. So kann man beispielsweise Hühner mit einer Lebendvakzine (attenuierte MAREK-Viren oder Puten-Herpesviren) gegen das Auftreten von MAREK-Tumoren (S. 350) schützen, aber damit eine Virusvermehrung bei erneuter Infektion nicht verhindern. Man nimmt an, daß nach Infektion mit einem onkogenen Virus mikroskopisch kleine Tumoren entstehen, die hochgradig immunogen sind. Das Immunsystem zerstört diese Mikrotumoren und wird gleichzeitig sensibilisiert, d. h. es verhindert das Angehen von Tumorzellen, die durch das gleiche Virus induziert wurden.

Antigene bei durch Kanzerogene verursachten Tumoren

Die durch Kanzerogene erzeugten Tumoren besitzen nur selten ausgeprägte immunogene Eigenschaften. Im allgemeinen sind Geschwülste, die in kurzer Zeit nach Karzinogeneinwirkung entstehen, stärker immunogen, während solche mit langer Latenzzeit nur eine schwache oder nicht nachweisbare Immunogenität aufweisen. Die in isogenetischen Tieren durch verschiedene, aber besonders auch durch ein und dasselbe Karzinogen erzeugten Geschwülste besitzen unterschiedliche tumorspezifische Antigene ohne nachweisbare Kreuzreaktivität, d. h. eine antigene Individualspezifität. Es zeigt sich sogar, daß Tumoren, die in einem Tier durch mehrmalige Injektion des gleichen Karzinogens an verschiedenen Stellen entstehen, verschiedene tumorspezifische Antigene aufweisen können. Dies erklärt auch, warum man mit einem chemisch induzierten Tumor nur gegen den Ausgangstumor immunisieren kann, nicht aber gegen eine morphologisch völlig gleichartige Geschwulst, die in einem anderen isogenen Tier durch das gleiche Karzinogen entstanden ist. Manches weist darauf hin, daß auch innerhalb der Zellpopulation, aus der eine Geschwulst besteht, antigene Unterschiede bestehen. Diese könnten einmal dadurch bedingt sein, daß der Tumor multizellulär entstanden ist und aus antigenetisch verschiedenen, zusammengewachsenen Klonen (ähnlich wie in einer Gewebekultur) besteht. Zum anderen ist aber auch denkbar, daß der Tumor nur aus einer Zelle sich entwickelt hat (das ist die geltende Lehrmeinung) und mit fortlaufender Zellteilung sich neue antigene Varianten gebildet haben. Die antigene Verschiedenheit der durch ein und dasselbe chemische Kanzerogen erzeugten Geschwülste weist weiter darauf hin, daß das Karzinogen nicht direkt für die antigenen Unterschiede verantwortlich ist, sondern daß es eher verschiedene Gene in verschiedenen Tumoren aktiviert.

10.10.2.2 Onkofetale oder Tumor-assoziierte Antigene

In den 60er Jahren wurde entdeckt, daß eine Reihe von Tumoren antigene Kreuzreaktivität aufweist. Diese ist darauf zurückzuführen, daß Tumoren, die vom gleichen Zelltyp abstammen, ein gemeinsames Antigen im Zuge ihrer Entdifferenzierung ausbilden können, das auch in embryonalen Zellen vorkommt und deshalb als onkofetales Antigen bezeichnet wird. So reagiert beispielsweise Serum von multiparen Frauen oder solches von Erwachsenen, die mit attenuiertem fetalem Gewebe immunisiert wurden, in vitro mit vielen Tumoren, gleichgültig, ob diese spontan entstanden, durch Viren oder Kanzerogene ausgelöst wurden. Die onkofetalen Antigene sind offensichtlich kein integraler Bestandteil der Zellmembran, sondern höchstwahrscheinlich lösliche Produkte, die von den Tumorzellen sezerniert werden. Dafür spricht auch, daß man zwar eine Immunantwort gegen onkofetale

Antigene in tumortragenden Tieren erzeugen, damit aber weder eine Abstoßung noch eine andere Beeinflussung des Wachstums der Geschwulst erreichen kann.

Die wichtigsten der bisher bekannten onkofetalen Antigene sind das *karzinoembryonale Antigen* (CEA), das *α-Fetoprotein* (AFP) und das *humane Choriongonadotropin* (HCG).

Das CEA wurde bereits 1965 im Serum von Menschen mit Dickdarmkarzinomen, später auch bei Pankreaskarzinomen entdeckt. Mit Verfeinerung der Nachweismethoden konnte es auch bei anderen Geschwülsten (Lunge, Mamma u. a.) und auch bei nichtneoplastischen Veränderungen (Pankreatitis, Alkoholzirrhose) gefunden werden. Das CEA ist ein stark immunogenes Glykoprotein (M = 180 000) und zum Teil in der Glykokalix der Tumorzellen lokalisiert, von wo es in das Blut abgegeben wird.

AFP, ein Glykoprotein (M = 70 000), findet man in hohen Serumkonzentrationen bei Menschen mit Hepatomen, wobei die Konzentration im Serum parallel zum Entdifferenzierungsgrad des Tumors zunimmt. AFP kommt in relativ großen Mengen im Serum von Feten, in geringen in dem von Neugeborenen und schwangeren Frauen vor.

Das HCG ist ein fetales Hormon, das beim Menschen normalerweise von den Zytotrophoblasten der Plazenta gebildet wird. Es kommt aber auch bei deren maligner Entartung, beim Chorionkarzinom vor.

Radioimmunassays für onkofetale Antigene sind für die frühe Diagnostik von Geschwülsten von einiger Bedeutung. Sie spielen aber eine wichtige Rolle bei der Überwachung des Erfolges einer Krebstherapie, da der Serumspiegel der onkofetalen Antigene mit der Progression eines Tumors ansteigt und mit der Remission abfällt.

10.10.3 Immunologische Reaktionen gegen Tumoren

Die Kenntnisse über immunologische, gegen Tumoren gerichtete Mechanismen stammen vor allem von in vitro Untersuchungen mit Sera und Zellen von tumortragenden Menschen und Tieren. Es ist jedoch schwierig abzuschätzen, welche Bedeutung diese Mechanismen bei der in vivo Immunität gegen Geschwülste besitzen.

Im einzelnen kann man vier Haupttypen der Immunreaktionen gegen Tumoren unterscheiden.

10.10.3.1 Antikörper plus Komplement
Zytotoxische Antikörper können Einzeltumorzellen zerstören und mit beitragen, daß eine Metastasierung unterbleibt. In vielen Fällen sind Antikörper aber nicht schützend, sondern fördern sogar das Geschwulstwachstum (Enhancement, s. S. 363).

10.10.3.2 Aktivierte spezifische T-Lymphozyten
Zytotoxische T-Lymphozyten *(T-Killerzellen)* mit Rezeptoren für Tumorantigene spielen eine wichtige Rolle in der Zerstörung von Tumorzellen, besonders in den frühen Phasen des Geschwulstprozesses. Mit ihren spezifischen Rezeptoren haften sie sich an die Tumorzellen und zerstören diese. Die T-Killerzellen gehen dabei nicht zugrunde, sondern können weitere Tumorzellen vernichten. Tumorantigene sind möglicherweise aber auch in der Lage, andere spezifische T-Lymphozyten zu stimulieren, *Lymphokine* freizusetzen. Diese lösen eine lokale verzögerte Allergie aus, wobei Makrophagen aktiviert werden, und es zur unspezifischen Gewebsschädigung kommt. Komplement ist an dieser Reaktion nicht beteiligt.

10.10.2.2 Antikörper-abhängige zellvermittelte Zytotoxizität
Antikörper und unspezifische Effektorzellen können durch Zusammenwirken Tumorzellen zerstören. Der Antikörper muß vom IgG-Typ sein. Er bindet das Tumorantigen, wobei das Fc-Stück frei bleibt. Die Effektorzellen (Makrophagen, Granulozyten und sogenannte

K-Zellen, s. Kap. 10.10.3.4) können sich dann an das Fc-Stück des Antikörpers koppeln und damit die Tumorzelle zerstören. Komplement ist an diesem Vorgang nicht beteiligt.

10.10.3.4 Natürliche, Antikörper-unabhängige zellvermittelte Zytotoxizität

Träger dieser Zytotoxizität sind die sogenannten *Natural Killer-Zellen* (NK), die in vitro die Fähigkeit besitzen, Zellen, vor allem Tumorzellen und virusinfizierte, zu schädigen beziehungsweise zu zerstören. Diese Fähigkeit ist unabhängig von der Mitwirkung von Antikörpern oder Komplement und beruht nicht auf Phagozytose. Sie kann jedoch durch Interferon und Immunstimulatoren (s. Kap. 10.10.3.5) stark erhöht werden. Die NK kommen besonders in der Milz junger Tiere, aber auch im peripheren Blut vor. Die NK stellen mononukleäre Zellen dar, sind aber nicht identisch mit T- oder B-Lymphozyten. Sie sind nicht adhärent (keine Haftung auf Glasflächen) und besitzen Rezeptoren für das Fc-Stück von IgG. Sie sind nach heutiger Ansicht, trotz einiger Unterschiede, identisch mit den Killerzellen (K-Zellen), die bei der Antikörper-abhängigen zellvermittelten Zytotoxizität eine Rolle spielen und stellen wahrscheinlich Makrophagenvorstufen dar (s. S. 294). Hypothetisch wird angenommen, daß in vivo Tumorzellen Lymphozyten zur Interferonproduktion anregen und dadurch die NK aktiviert werden, so daß es zur verstärkten Zerstörung von Tumorzellen kommt (immunologische Überwachung, s. S. 295).

10.10.3.5 »Aktivierte« Makrophagen

Unter gewöhnlichen Verhältnissen zerstören Makrophagen Tumorzellen nicht. Sie können aber durch verschiedene Substanzen (Lymphokine, Interferon, BCG = Vakzinestamm des Tuberkelbakteriums, abgetötete Bakterien wie *Corynebacterium parvum,* Glykogen u. a.) »aktiviert« und damit in die Lage versetzt werden, Tumorzellen zu vernichten. Ob dieser Mechanismus in vivo eine Rolle spielt, wird derzeit noch diskutiert. Insbesondere ist schwer vorstellbar, daß die Wirkung der »aktivierten« Makrophagen spezifisch ist, d. h. offensichtlich werden auch normale Zellen in Nachbarschaft des Tumors zerstört (s. S. 295).

10.10.4 Wege, auf denen sich ein Tumor immunologischen Gegenreaktionen entziehen kann

Aus dem bisher Gesagten ist zu schließen, daß Tumorzellen sich auf irgendeine Weise dem immunologischen Kontrollapparat entziehen müssen, damit überhaupt eine Geschwulst entstehen kann. Nach KLEIN kann man fünf Wege unterscheiden, wie Tumorzellen sich einer immunologisch bedingten Zerstörung entziehen können.

10.10.4.1 Fehlende oder ungenügende Erkennung

Wenn Geschwulstzellen beginnen, sich zu vermehren, dann haben diejenigen Subpopulationen die größte Chance zu überleben, die in ihrer Antigenstruktur am meisten der des Wirtes ähneln. Dementsprechend findet ein Selektionsprozeß statt, wobei stark immunogene Tumorzellen zerstört werden, schwach- oder nichtimmunogene sich dagegen weiter vermehren können. Ein Tumor kann auf diese Weise im Laufe seiner Entwicklung seine Immunogenität ändern. Tatsächlich zeigen viele spontan entstandene maligne Geschwülste und eine Reihe von Transplantationstumoren (s. S. 358) keine oder nur sehr schwache antigene Eigenschaften.

10.10.4.2 Insuffizienz des Immunsystems

Die Entstehung von Geschwülsten wird durch Schädigungen des Immunsystems begünstigt. Eine solche Immunsuppression kann beispielsweise durch bestimmte Medikamente (Antimetaboliten, Alkylantien, Peroxidbildner u. a.), aber auch schon durch kleine Mengen hochwirksamer chemischer Kanzerogene (vor allem aromatische Kohlenwasserstoffe, s. S. 340), die stark zytotoxisch sind und besonders die Lymphozyten schädigen, erzeugt werden. Möglicherweise begünstigt die immunsuppressive Wirkung der chemischen Kanzerogene auch das Wachstum der durch sie neoplastisch transformierten Zellen. Antilymphozytenserum, das bei Organtransplantationen viel verwendet wird, fördert jedenfalls im Experiment die Entstehung von Geschwülsten beziehungsweise die Neigung zur Metastasierung. Heute sind beim Menschen eine Reihe von Fällen bekannt, bei denen nach immunsuppressiver Behandlung maligne Geschwülste auftraten.

Bei virusbedingten Geschwülsten, die in der Regel starke Tumorantigene besitzen, ist häufig eine Immunsuppression oder eine immunologische Inkompetenz des Wirtes die Voraussetzung, daß die Tumoren überhaupt entstehen können. Weiterhin ist bekannt, daß auch eine genetisch bedingte besondere Empfänglichkeit vorliegen kann. So verursacht beispielsweise das GROSS-Leukämievirus bei den meisten wilden Mäusestämmen keine Tumoren. Bei einem eigens selektierten Inzuchtstamm (AKR) besteht dagegen eine sehr hohe Tumorempfänglichkeit, für die ein besonderes Allel in der H2-Region verantwortlich ist.

10.10.4.3 Fehlfunktion des Immunsystems

Das wichtigste Beispiel der Fehlfunktion des Immunsystems ist die Blockade durch Tumorantigene, Antikörper oder Antigen-Antikörper-Komplexe. Während des Tumorwachstums werden Antigene »abgestoßen« (s. S. 359), so daß letztlich im Blut freie Tumorantigene, gegen diese gerichtete freie Antikörper und Antigen-Antikörper-Komplexe auftreten. Die abgestoßenen Tumorantigene besitzen offensichtlich die Fähigkeit, Rezeptoren von Zellen, die Tumorzellen vernichten können, zu blockieren. Antikörper und vor allem Antigen-Antikörper-Komplexe können die Oberflächenantigene von Tumorzellen belegen und diese dadurch gegen die Attacke von zytotoxischen T-Lymphozyten schützen. Durch die Blockade wird weiterhin bedingt, daß die Tumorzellen ihre Immunogenität weitgehend verlieren und damit kaum oder gar keinen Anlaß mehr zur Produktion von spezifischen Antikörpern und Immunzellen geben. Die Blockade verstärkt somit das Geschwulstwachstum, ein Phänomen, das auch als *Enhancement* bezeichnet wird (s. S. 361).

10.10.4.4 Unterlaufen der Immunreaktionen

Im Initialstadium bestimmter Tumoren reicht offensichtlich die produzierte Antigenmenge nicht aus, um eine Immunreaktion zu stimulieren. Der Tumor kann damit ungestört weiterwachsen und eine Größe erreichen (sogenannte *kritische Tumormasse*), die es ihm erlaubt, der später einsetzenden immunologischen Attacke zu widerstehen. Die immunologischen Reaktionen sind, nachdem der Tumor die kritische Masse erreicht hat, nicht mehr in der Lage, die zahlreichen Tumorzellen zu zerstören.

Experimentell kann man diese Hypothese durch Übertragung verschieden großer Mengen von Tumorzellen untermauern. Bei Überimpfung einer großen Zahl von Tumorzellen entwickelt sich im isogenetischen Empfänger eine Geschwulst. Offensichtlich wird hierbei die immunologische Abwehr überrannt. Überimpft man nur eine sehr kleine Zahl, dann geht der Tumor auch an, da keine genügende Stimulation für die Auslösung einer Immunantwort erfolgt. Bei Verwendung einer mittleren Zahl entsteht dagegen kein Tumor, da diese zum »Überrennen« zu klein ist, aber für die Stimulation der Abwehr ausreicht.

Aufgrund neuerer Erkenntnisse wird aber auch diskutiert, daß das geschilderte Unterlaufen der Immunabwehr auf der Ausbildung einer Immuntoleranz (s. S.112) beruht. Die *natürliche Immuntoleranz* spielt bei den virusbedingten Tumoren, bei denen die Erreger auch vertikal, d.h über das Ei oder diaplazentar von der Mutter auf den Fetus, oder mit der Milch auf das Neugeborene übertragen werden, eine Rolle (s. S. 351, 353).

10.10.4.5 Immunresistenz von Tumoren

Tumoren können nicht nur wegen ihrer mangelnden Immunogenität oder Größe (kritische Tumormasse) der immunologischen Abwehr widerstehen. So kennt man Geschwülste, die Hemmstoffe produzieren, die vor allem gegen Makrophagen gerichtet sind. Andere Tumoren können ein Glykoprotein bilden, das ihre Vaskularisation, die unbedingte Voraussetzung für ein weiteres Wachstum ist, fördert (Tumor-Angiogenese-Faktor, s. S. 333).

Eine weitere Möglichkeit, sich den immunologischen Abwehrmechanismen zu entziehen, besteht in der sogenannten antigenen Modulation, die auch zum *Enhancement-Phänomen* gerechnet werden kann. Antikörper können sich, ohne die Zelle zu schädigen, mit den tumorspezifischen Oberflächenantigenen zu Immunkomplexen verbinden, die sich dann an einer Stelle der Zelloberfläche polarisieren *(capping)*. Durch dauernde Antikörpereinwirkung verlieren auf diese Weise die Tumorzellen ihre Oberflächenantigene und werden so unempfindlich gegen Immunreaktionen. Dieser Mechanismus scheint besonders bei malignen Geschwülsten von Bedeutung zu sein.

10.11 Allgemeine Systematik der Geschwülste

Im folgenden werden lediglich die wichtigsten Geschwülste der Haustiere genannt. Besonderheiten, soweit sie nicht schon in den vorhergegangenen Kapiteln erwähnt wurden oder aus den Abbildungen ersichtlich sind, können in den Lehr- und Handbüchern der speziellen pathologischen Anatomie nachgelesen werden.

10.11.1 Epitheliale Geschwülste

10.11.1.2 Geweblich spezifische Geschwülste (Histogenese erkennbar)
1. Gutartig
   a. Vom Deckepithel ausgehend
      ▷ *Papillome* (dendritisch oder warzenartig; Abb. 10.2, 7)
      ▷ *Fibropapillom* (mehr Bindegewebe)
      ▷ *Basalzellentumoren* (»*Basaliom*«; beim Tier gutartig, beim Menschen eventuell semimaligne = Basalzellenkarzinom, verschiedene Typen; Abb. 10.20)
   b. Vom Drüsenepithel ausgehend
      ▷ *Adenome* (tubulär, alveolär, papillifer, trabekulär, follikulär, solid; Abb. 10.21 A)
      ▷ *Zystadenome* (groß- und kleinzystisch, papillifer; Abb. 10.21 B)
2. Bösartig
   a. Vom Deckepithel ausgehend
      ▷ *Plattenepithelkarzinome* (verschiedene Differenzierungsgrade, in der Haut meist mit, in den Schleimhäuten meist ohne Verhornung; Abb. 10.22 A)
      ▷ *Zylinderepithelkarzinom*
      ▷ *Übergangszellkarzinom* (Schleimhaut der Harnwege; Abb. 10.22 B)
   b. Vom Drüsenepithel ausgehend
      ▷ *Adenokarzinome* (ähnliche Unterteilung wie bei den Adenomen; zylindrische, kubische oder plattenepithelähnliche Zellen; schleimbildend oder nicht; Abb. 10.23 A)

10.11.1.2 Geweblich unspezifische Geschwülste (Histogenese nicht erkennbar)
1. *Carcinoma solidum medullare* (fast kein bindegewebiges Stroma, weiche Konsistenz)
2. *Carcinoma solidum simplex* (mäßig ausgebildetes bindegewebiges Stroma; Abb. 10.23 B)
3. *Carcinoma scirrhosum* (»*Skirrhus*«; sehr viel bindegewebiges Stroma, harte Konsistenz)

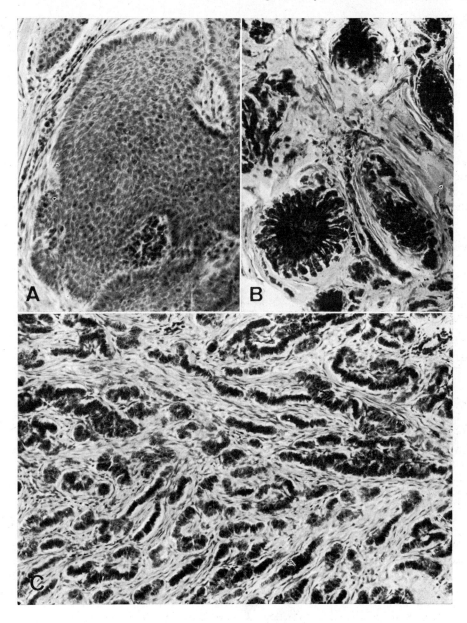

Abb. 10.20 *Basalzellentumoren* aus der Haut von Hunden. A: Solide Form mit palisadenartiger Reihung der Zellen an der Peripherie des Tumors. – B: Sogenannte medusoide Form. – C: Bandartige Form. HE, 200 ×

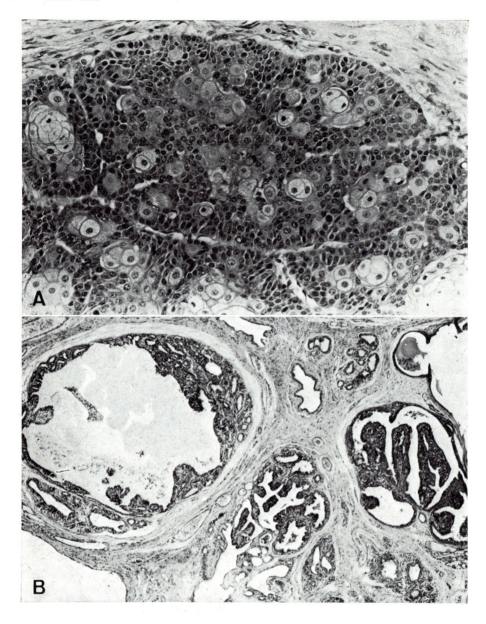

Abb. 10.21 A: *Talgdrüsenadenom* aus der Haut eines Hundes. Zwischen den generativen Talgdrüsenzellen zahlreiche kleine Herde beginnender Talgdrüsendifferenzierung. HE, 225 ×. (Aufn. G. Hoffmann-Fezer). – B: *Zystadenom* der Mamma eines Hundes. HE, 40 ×

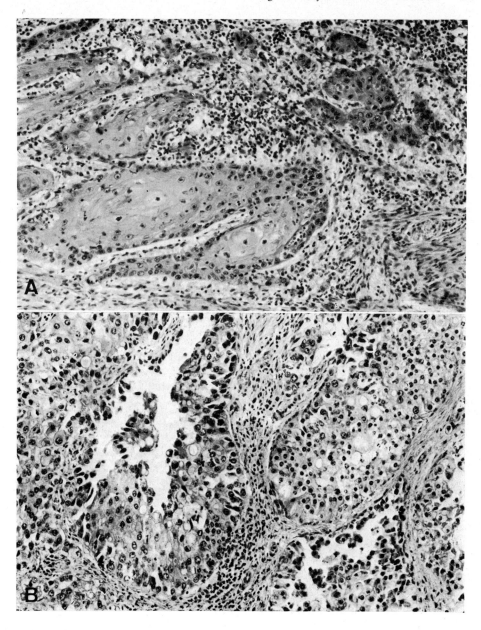

Abb. 10.22 A: Verhornendes, infiltrativ wachsendes *Plattenepithelkarzinom* der Haut mit starker Entzündung, Hund. HE, 150 ×. – B: *Übergangszellkarzinom* aus der Harnblasenschleimhaut eines Hundes. HE, 150 ×

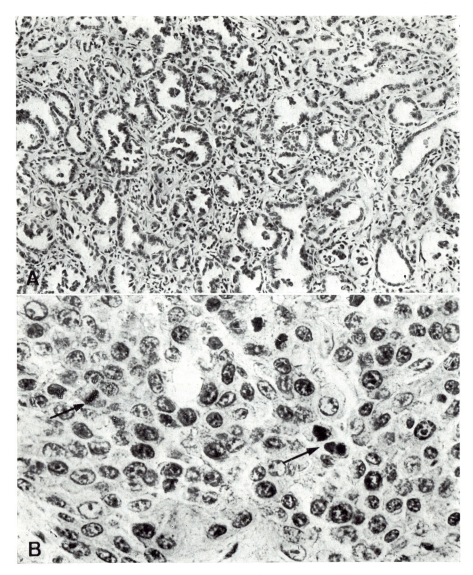

Abb. 10.23 A: *Adenokarzinom* von den Gallengängen ausgehend, in der Leber eines Hundes. HE, 150 ×. – B: *Solides Karzinom* mit mehreren Mitosefiguren (Pfeile) und sehr wenig bindegewebigem Stroma, Pferd. HE, 450 ×

10.11.1.3 Für bestimmte Organe typische Geschwülste

Zum Beispiel: *Leberzellkarzinom; Phäochromozytom* und *-blastom* des Nebennierenmarkes; *Seminom, Sertolizelltumor, Leydigzelltumor* des Hodens; *Granulosa-, Theka-* und *Luteinzelltumoren* des Eierstocks; Haarfollikeltumoren wie *Trichoepitheliom* und *Epithelioma calcificans* MALHERBE; *Adamantinom* = ausgehend vom Zahnschmelzorgan (Abb. 10.24, 25).

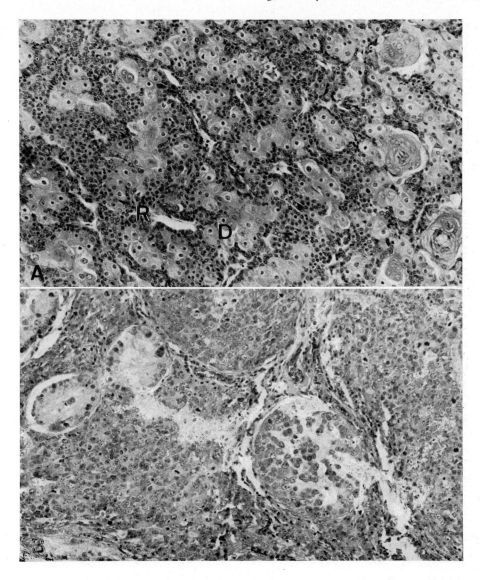

Abb. 10.24 A: *Adenom* hepatoider Drüsen mit Übergangszellformen. Zwischen den von Reservezellen (R) umrahmten Gefäßen liegen reife Drüsenzellen (D) und Übergangszellformen mit relativ großen, blassen Kernen. Hund, Perianaldrüsen, HE, 140 ×. (Aufn. G. Hoffmann-Fezer). – B: *Seminom* im Hoden eines Hundes. HE, 140 ×

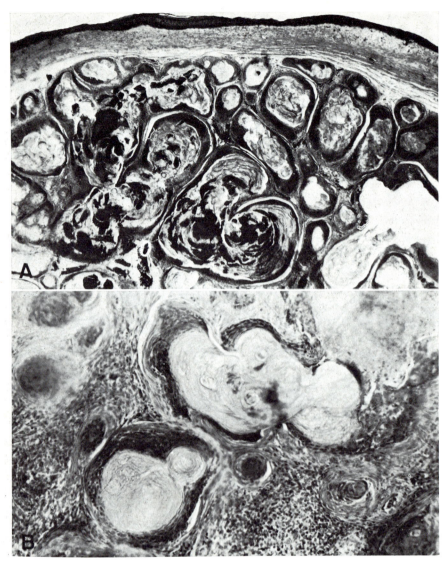

Abb. 10.25 A: *Trichoepitheliom* in der Subkutis eines Hundes. HE, 3 ×. – B: *Epithelioma calcificans* MALHERBE in der Haut eines Hundes. Der periphere Rand aus basophilen Zellen und die zentral gelegenen Schattenzellen sind deutlich zu erkennen. HE, 10 ×. (Aufn. E. SCHÄFFER)

10.11.2 Geschwülste des pigmentbildenden Gewebes

A. *Melanom* (Abb. 10.26 A, B)
B. *Malignes Melanom* (verschiedene Typen, oft »sarkomartig«; Abb. 10.26 C, D).

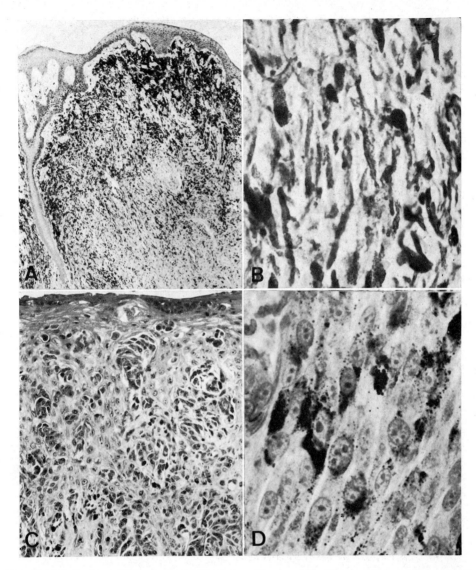

Abb. 10.26 A: *Benignes Melanom* in der Haut eines Hundes. HE, 40 ×. – B: Ausschnittsvergrößerung von A: dendritenartige Geschwulstzellenausläufer mit starkem Melaningehalt. HE, 150 ×. – C: *Malignes*, infiltrativ wachsendes, pigmentarmes *Melanom* der Mundschleimhaut eines Hundes. HE, 140 ×. – D: Ausschnittsvergrößerung von C. Zahlreiche Melaningranula in den Tumorzellen, durch FONTANA-Silberreaktion zur Darstellung gebracht. 450 ×. (Aufn. K. FRESE)

10.11.3 Mesenchymale Geschwülste

10.11.3.1 Vom Bindegewebe ausgehend
1. Gutartig
   a. *Fibroma durum* (viele Kollagenfasern, relativ wenig Zellkerne; Abb. 10.27 A)
   b. *Fibroma molle* (relativ wenig Kollagenfasern, mehr Zellkerne)

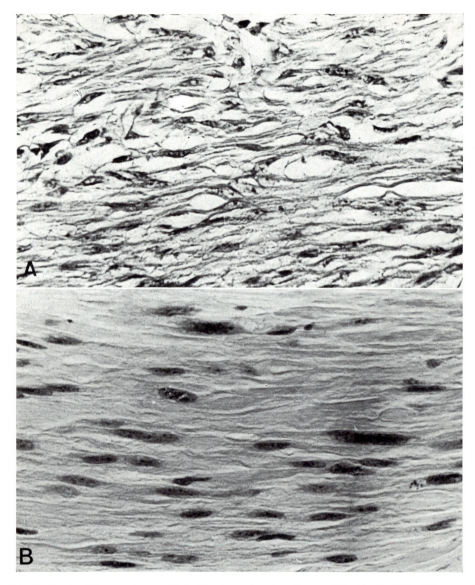

Abb. 10.27 A: *Fibroma durum;* Beispiel einer histoiden Geschwulst, Hund. HE, 450 ×. – B: *Leiomyom* aus der Vagina einer Hündin. Unterscheidung vom Fibrom durch die langen Zellkerne auch im HE-Schnitt möglich. HE, 450 ×

    c. *Myxom*
    d. *Lipom* (u. U. pendelnd am Mesenterium, besonders beim Pferd)
    e. *Sarkoid des Pferdes*
2. Bösartig
    a. *Sarkome* (wenig differenziert; spindel-, rund- und polymorphzellig; riesenzellig)
    b. *Fibrosarkome* (verschiedene Varianten; mit peritheliomartigen Strukturen = sog. *Hämangioperizytom* des Hundes; Abb. 10.28 A)
    c. *Myxosarkom*
    d. *Liposarkom*

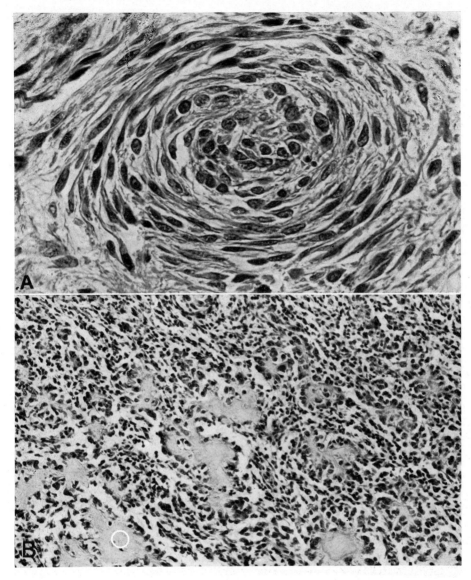

Abb. 10.28 A: *Fibrosarkom* = sogenanntes *Hämangioperizytom* aus der Unterhaut eines Hundes. HE, 450 ×. – B: *Osteoplastisches Sarkom* eines Hundes. O = osteoides Gewebe. HE, 140 ×

10.11.3.2 Von Knorpel- und Kochengewebe ausgehend
1. Gutartig
   a. *Chondrom*
   b. *Osteome* (Osteoma eburneum, durum, spongiosum, medullare)
   c. *Osteochondrom*
   d. *Odontom* (von der Zahnanlage ausgehend)
2. Bösartig
   a. *Chondrosarkom*
   b. *Osteogene Sarkome* (= *Osteosarkome;* rarefizierend, sklerosierend; Osteochondrosarkome, Osteofibrosarkome, Osteoidsarkome; osteoplastische Sarkome; Abb. 10.28 B)

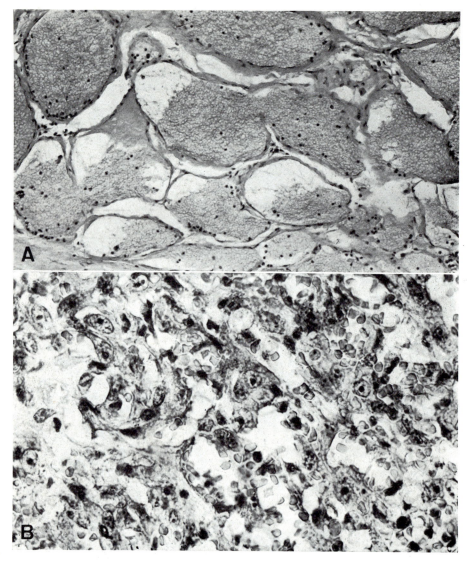

Abb. 10.29 A: *Kavernöses Hämangiom* aus der Unterhaut eines Rindes. Die Erythrozyten sind in den Gefäßräumen infolge der Fixierung zusammengeballt. HE, 40 ×. – B: *Malignes Hämangioendotheliom* aus der Milz eines Hundes. HE, 450 ×

10.11.3.3 Von der Muskulatur ausgehend
1. Gutartig = Myome
   a. *Leiomyom* (von der glatten Muskulatur ausgehend; Abb. 10.27 B)
   b. *Rhabdomyom* (von der quergestreiften Muskulatur ausgehend; sehr selten)
2. Bösartig = Myosarkome
   a. *Leiomyosarkom*
   b. *Rhabdomyosarkom* (sehr selten)

Allgemeine Systematik der Geschwülste 375

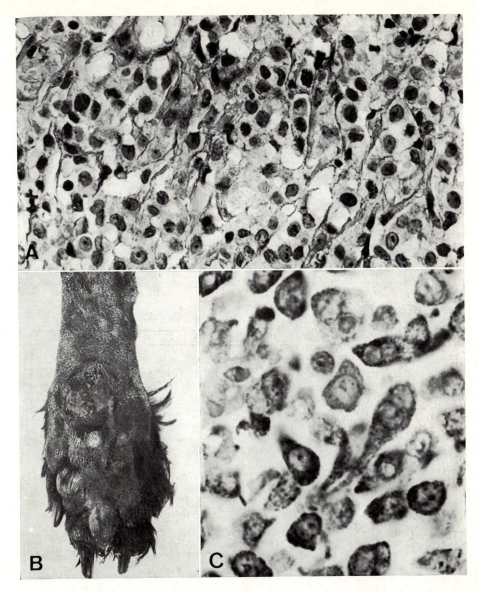

Abb. 10.30 A: *Histiozytom* aus der Haut eines Hundes. HE, 450 ×. – B: Multiple *Mastzellentumoren* eines Hundes, der an einer generalisierten Mastzellenretikulose starb. – C: Polymorphe Tumormastzellen mit deutlicher Granulierung, Hund, Toluidinblau, 900 ×

10.11.3.4 Von den Gefäßen ausgehend
1. Gutartig
    a. *Hämangiom* (einfach kapillär oder häufiger kavernös; multipel = *Hämangiomatose;* Abb. 10.29 A)
    b. *Glomustumoren* (sehr selten)
    c. *Lymphangiom* (selten)
2. Bösartig

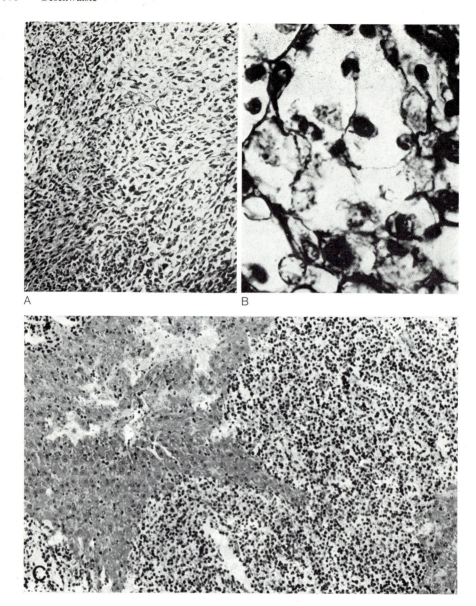

Abb. 10.31 A: Fibrilläres, reifes *Retikulosarkom* mit kleinzelliger Indifferenzzone, Hund, Mediastinum. HE, 200 ×. – B: Alveoläres Retikulumfasergerüst mit weidenkätzchenartig angeordneten Geschwulstzellen und direktem Übergang der Fasern in das Zytoplasma der Tumorzellen. *Retikulosarkom,* Hund, Milz, Gomorri, 1000 ×. (A u. B aus: E. Weiss, Zbl. Vet. Med. **9,** 221, 1963). – C: Lymphatische Leukose mit Druckatrophie des Lebergewebes, Schwein. HE, 140 ×

a. *Malignes Hämangioendotheliom* (= *Angiosarkom;* sehr häufig multipel bzw. metastasierend; Abb. 10.29 B)
b. *Lymphangiosarkom* (selten)

10.11.3.5 Vom blutbildenden oder retikulohistiozytären System ausgehend
1. Gutartig
   a. *Lymphom* (*Lymphozytom;* fraglich ob überhaupt Geschwulst = Hyperplasie)
   b. *Histiozytom des Hundes* (Abb. 10.30 A)
   c. *Übertragbarer venerischer Tumor des Hundes* (sog. STICKER-Sarkom, s. S. 354)
2. Bösartig
   a. *Lymphosarkom* (wenn multipel = *Lymphosarkomatose,* s. f. α.)
   b. *Retikulosarkom* (= Retothelsarkom; wenn multipel = *Retikulosarkomatose;* Abb. 10.31 A, B)
   c. *Plasmozytom* (häufig multipel = multiples Myelom; s. S. 339)
   d. *Mastzellentumor* (reif oder unreif; wenn multipel, dann auch als *Mastzellenretikulose, -leukose oder Mastocytosis* bezeichnet; s. S. 354; Abb. 10.30 A, B)
   e. *Chlorom* (von eosinophilen Myelozyten ausgehend; s. f. β)
   f. *Leukose* (systemartige Wucherung von Zellen des hämatopoietischen Gewebes mit leukämischem oder aleukämischem Verlauf; s. S. 350)
      α *Lymphatische* (weitaus häufigste Form beim Haustier; Abb. 10.31 C)
      β *Myeloische* (selten beim Haussäugetier, häufig beim Huhn; *Chloroleukose* = eosinophile Granulozyten)
      γ *Erythroische* (beim Huhn nicht, beim Säuger dagegen extrem selten)

10.11.4 Geschwülste des Nervensystems

10.11.4.1 Neuroektodermale Geschwülste
1. *Medulloblastome*
2. *Gliome* (besonders bei brachyzephalen Hunderassen auftretend; Abb. 10.32 A, B)
   a. *Spongioblastom*
   b. *Oligodendrogliom*
   c. *Astrozytom*
   d. *Glioblastome* (wenig differenziert)
3. *Paragliome*
   a. *Ependymom*
   b. *Plexuspapillom*
   c. *Pinealom* (Epiphyse)
   d. *Neurinom* (beim Tier meist perineurale Fibroblastome; s. unten)
4. *Gangliozytome* (sehr selten)

10.11.4.2 Mesodermale Geschwülste
1. *Meningeome* (von den Endothelien der pialen Lymphräume, besonders den PACCIONIschen Granulationen ausgehend)
2. *Perineurale Fibroblastome* (Schwannome, Neurofibrome, Neurolemmome usw., s. oben)
3. *Andere mesodermale Geschwülste* (s. S. 371)

10.11.5 Mischgeschwülste

Häufig in der Mamma des Hundes vorkommend. *Karzinosarkome* und *Teratome* sind ebenfalls als Mischgeschwülste anzusehen (Abb. 10.33 A, B)

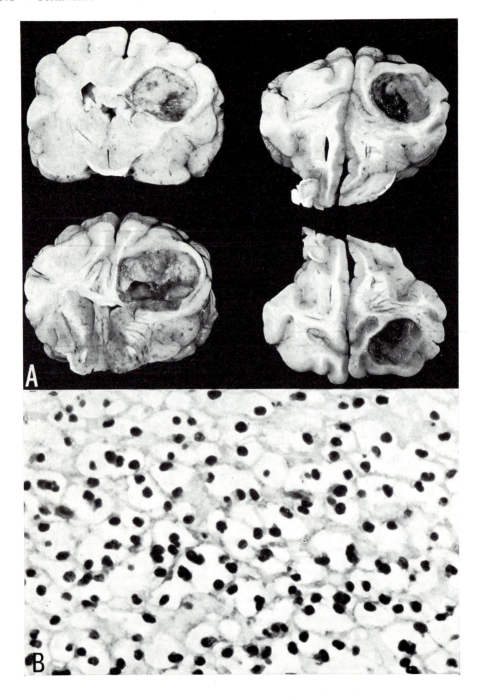

Abb. 10.32 A: *Oligodendrogliom* im Gehirn eines Hundes. – B: Typische, honigwabenartige Struktur des Oligodendroglioms. HE, 450 ×. (Aufn. K. Frese)

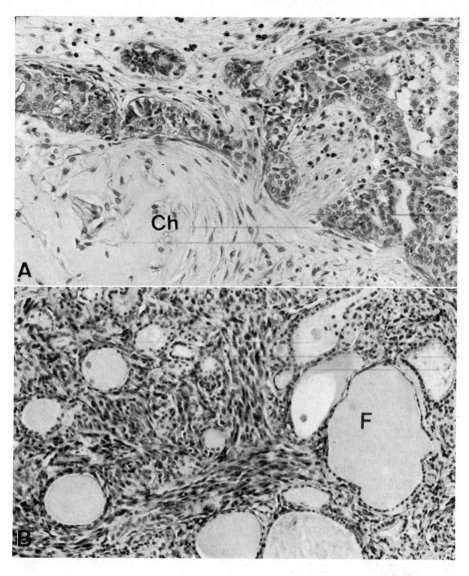

Abb. 10.33 A: *Maligner Mischtumor* der Mamma einer Hündin. Ch = chondroides Gewebe. HE, 140 ×. – B: *Karzinosarkom* der Schilddrüse eines Hundes. F = Schilddrüsenfollikel mit Kolloid. HE, 140 ×

11 Gesamttod

E. WEISS

11.1 Definitionen 380	11.2.1 Sogenannte Lebensproben 381
11.2 Feststellung des Gesamttodes 381	11.2.2 Todeszeichen 381

11.1 Definitionen

Der **Gesamttod** (Körpertod, allgemeiner Tod) liegt bei höheren Lebewesen dann vor, wenn Gehirn, Herz und Lunge ihre Funktionen vollständig und irreversibel eingestellt haben. Die drei genannten Organe werden im Hinblick auf das Eintreten des Todes als *Todespforten (Atria mortis)* bezeichnet und stehen in engen Wechselbeziehungen zueinander: Das Versagen eines dieser Organe bedingt in kurzer Zeit zwangsläufig auch die vollständige Insuffizienz der anderen!

Der Gesamttod ist nicht mit dem **Zelltod** gleichzusetzen, da Zellen und Gewebe auch nach dem allgemeinen Tod noch eine gewisse Zeit weiterleben, bis sie dann schließlich zugrunde gehen (postmortale Autolyse). Dieses zeitlich begrenzte Überleben ermöglicht es, Zellen und Gewebe auch von toten Menschen oder Tieren zu explantieren und in künstlichen Nährmedien zum Wachstum und zur Vermehrung zu bringen *(Explantation; Zell- und Gewebekultur).* Auch die Verwendbarkeit von Geweben und Organen Gestorbener für die Transplantation beruht auf dieser Gegebenheit. Als Faustregel für die Überlebensdauer von Zellen und Geweben gilt, daß weniger differenzierte und weniger sauerstoff bedürftige (z. B. Bindegewebe, Knochen) längere Zeit (Stunden) überleben als hochdifferenzierte mit hohem Sauerstoffbedarf (z. B. Gehirn, Herz; nur wenige Minuten Überlebensdauer). Durch Herabsetzen der Stoffwechselaktivitäten, etwa durch Kühlen oder Tieffrieren, kann die Überlebenszeit beträchtlich (Tage bis Jahre) erhöht werden.

Der akute Zelltod ist nur im nativen, also unfixierten Präparat festzustellen. Mittels Phasenkontrast sieht man dabei Bilder, die im Prinzip denjenigen entsprechen, die man von lebensfrisch fixierten Zellen her kennt. In fixierten und gefärbten Präparaten (Schnitte, Ausstriche usw.) kann man einen bereits vor deren Anfertigung eingetretenen Zelltod nur dann diagnostizieren, wenn schon sekundäre, enzymatisch bedingte Veränderungen (Nekrose oder postmortale Autolyse) vorhanden sind.

Der Gesamttod ist entweder Folge einer Krankheit *(vorzeitiger Tod, »pathologischer Tod«)* oder des Alters *(»physiologischer Tod«, Alterungstod).* Im Prinzip besteht aber zwischen beiden kein Unterschied.

Als **Scheintod** bezeichnet man den Zustand, bei dem die Lebensfunktionen auf ein minimales Maß herabgesetzt und deswegen ohne genauere Untersuchungen nicht mehr wahrzunehmen sind.

11.2 Feststellung des Gesamttodes

11.2.1 Sogenannte Lebensproben

Die möglichst frühzeitige Feststellung des Gesamttodes sowie die Unterscheidung vom Scheintod ist oft nicht einfach und erfordert deshalb die Ausführung von sogenannten Lebensproben. Dagegen sind die sogenannten Todeszeichen, die unterschiedliche Zeit nach dem Tode auftreten, leicht zu erkennen.

Die sogenannten Lebensproben, die unter Umständen im Rahmen der ärztlichen Leichenschau durchzuführen sind, beruhen im Prinzip auf dem mit relativ einfachen Mitteln zu erbringenden Nachweis einer Blutbewegung oder Atmung. Da diese Lebensproben in der Tiermedizin ohne Bedeutung sind, wird hier darauf nicht näher eingegangen.

In der heutigen Zeit, in der die Medizin große Fortschritte in der Wiederbelebung (Reanimation), Intensivtherapie (künstliches Aufrechterhalten der Herz-, Kreislauf- und Atmungsfunktionen) und Organtransplantation verzeichnen kann, ist das Problem der frühzeitigen und sicheren Bestimmung des Gesamttodes besonders in den Vordergrund getreten. Dieses Problem ist nicht nur ein medizinisches, sondern auch ein juristisches und allgemein menschliches, so daß es auch im Rahmen dieses Lehrbuches zusätzliche Beachtung verdient.

Derzeit besteht weitgehende Einigkeit, den Gesamttod des Menschen auf den **Organtod des Gehirns,** das von den drei Todespforten durch Sauerstoffmangel am schnellsten geschädigt wird, abzustellen. Der Hirntod wird sicher nachgewiesen durch klinische Befunde (tiefe Bewußtlosigkeit, Areflexie, Absinken von Körpertemperatur und Blutdruck trotz entsprechender Behandlung) einschließlich Fehlen jeglicher hirnelektrischer Aktivitäten *(Elektroenzephalogramm)* und Ausfall der arteriellen Hirndurchblutung *(Serienangiographie* der großen Hirn- und Vertebralarterien). Der Serienangiographie kommt besondere Bedeutung zu, da das Enzephalogramm nur die Hirnrinde, nicht aber den Hirnstamm erfaßt und keine bindende Auskunft über die Irreversibilität eines Hirnschadens gibt. Die vollständige Unterbrechung der zerebralen Durchblutung ist gleichbedeutend mit einer zerebralen Ischämie, die nur kurze Zeit toleriert wird und schließlich zu irreversiblen Schädigungen des Gehirns führt. Die sichere Bestimmung des Hirntodes erlaubt dem Arzt die Reanimation, mit deren Hilfe hirntote Menschen unter Umständen über Wochen am »Leben« erhalten werden können, abzusetzen und damit Pflegepersonal und Angehörige von einer qualvollen Last zu entbinden. Sie ist weiterhin die unbedingte Voraussetzung für die Organentnahme zu Transplantationszwecken.

11.2.2 Todeszeichen

Unter Todeszeichen (Leichenerscheinungen) im engeren Sinn versteht man die Veränderungen, die sich nach dem Gesamttod entwickeln und bereits am uneröffneten Körper zu erkennen sind. In der Haut fallen sie besonders bei hellhäutigen Schweinen und beim Geflügel auf, während bei den anderen Haustieren die starke Pigmentierung und Behaarung Leichenerscheinungen oft nicht oder nur undeutlich sichtbar werden lassen.

Todeszeichen im engeren Sinn sind Totenblässe, Totenkälte, Totenauge, Totenstarre sowie durch Autolyse, Fäulnis oder Austrocknung bedingte Veränderungen. Bezüglich der postmortalen Blutgerinnung sei auf das auf Seite 161 Gesagte verwiesen.

Schon während der Agonie, vor allem aber nach Eintritt des Todes, macht sich eine auffallende Blässe der Haut, die sogenannte **Totenblässe** *(Palor mortis)* bemerkbar. Durch das Absinken des Blutdruckes in der Agonie wird die Haut nur mehr mangelhaft durchblutet, so daß ihre Eigenfarbe stärker zum Vorschein kommen kann. Mit dem Aufhören der Blutzirkulation nach dem Tode entleeren sich, der Schwerkraft entsprechend, die Arterien und Venen höher gelegener Hautbezirke in tiefer liegende Gebiete, wodurch der Eindruck der Blässe noch verstärkt wird.

Die **Blutsenkung** *(Hypostase)* führt weiterhin zur Ausbildung sogenannter **Totenflecke** *(Livores)*. Sie sind entweder streifenförmig oder rundlich, ihre Farbe schwankt zwischen bläulich-rot bis violett, je älter, desto dunkler sind sie. Im Gegensatz zu echten Blutungen findet man primär kein freies Blut im Gewebe. In den inneren Organen wird die postmortale hypostatische Blutfülle vor allem in Lunge, Niere und Leber deutlich.

Mit fortgeschrittener Zeit, insbesondere unter Einwirkung autolytischer Vorgänge, kommt es zur Diffusion von Blutfarbstoff (freigeworden infolge *postmortaler Hämolyse*) durch die Gefäßwände (Venen) in benachbarte Gewebe, es entstehen die sogenannten **Diffusions-** oder **Imbibitionsflecken.** Ihre Farbe ist verwaschen-rötlich, sie lassen sich im Unterschied zu den rein hypostatisch bedingten Flecken durch Umlagerung der Leiche nicht mehr zum Verschwinden bringen.

Ähnliche Veränderungen, als *Imbibitionsröte* bezeichnet, treten besonders auch im Endokard und in der Intima der größeren Gefäße auf.

Die **Totenkälte** *(Algor mortis)*, das ist das Angleichen der Temperatur des Körpers an die der Umgebung, beginnt ebenfalls schon in der Agonie (unsicheres Todeszeichen!) und ist durch das Erlöschen der wärmeerzeugenden Stoffwechselprozesse bedingt. Das Erkalten erfolgt in unterschiedlicher Zeit (menschliche Leiche ungefähr 1° je Stunde) und ist neben der Umgebungstemperatur beim Tier auch von der Dichte der Behaarung und der Stärke des Fettpolsters (isolierende Wirkung) abhängig. Eine postmortale Temperaturerhöhung (bis 44°C) wird beim Tod infolge Wundstarrkrampf (Tetanus) beobachtet, ist aber ansonsten selten.

Das **Totenauge** stellt ein weiteres Todeszeichen dar. Infolge Wasserverlust (Verdunstung) verlieren die Augäpfel ihren Tonus, werden schlaff und sinken ein. Die Hornhaut wird glanzlos (Tränensekretion eingestellt) und trübe.

Die **Totenstarre** *(Rigor mortis)* betrifft die quergestreifte und glatte Muskulatur. Die biochemischen Vorgänge, die zur postmortalen Muskelstarre führen, entsprechen weitgehend denen, die bei der Kontraktion des lebenden Muskels ablaufen. Diese sind aber noch nicht in allen Einzelheiten bekannt.

Als Energielieferanten für die Muskelkontraktion dienen die energiereichen Phosphate *Adenosintriphosphat* (ATP), *Kreatinphosphat* (schnell verfügbare Energiereserve für die ATP-Regeneration; durch Spaltung entstehen ATP und Kreatin) und *Adenosindiphosphat* (ADP; daraus durch Resynthese ATP und Adenosinmonophosphat). Die eigentliche »*Aktionssubstanz*« des Muskels ist das ATP. In Muskeln mit kurzzeitiger und großer Arbeitsleistung (helle Muskelfasern = Typ II) wird es hauptsächlich durch anaerobe Glykolyse, in solchen mit Dauerleistung (rote Muskelfasern = Typ I) hauptsächlich durch oxydative Prozesse (vor allem Verbrennung von Fett) gebildet.

Im ruhenden Muskel verhindert das in die Aktinfilamente eingelagerte Eiweißsystem des *Troponins* und *Tropomyosins* die für die Muskelkontraktion wichtige Wechselwirkung der *Aktin- und Myosinfilamente*. Bei Reizung der motorischen Nerven treten Kalziumionen aus dem *sarkoplasmatischen Retikulum* (SR; Netzwerk von longitudinalen Tubuli mit transversen Kanälchen um jede Myofibrille) in das Sarkoplasma über und heben die blockierende Wirkung des Troponin-Tropomyosin-Systems auf. Gleichzeitig erhöhen die Kalziumionen in beträchtlichem Maße die ATP-ase-Aktivität des Myosins, so daß es zur schnellen hydrolytischen Spaltung des ATP zu ADP kommt. Die dadurch frei werdende Energie ermöglicht, daß die Aktin- und Myosinfilamente sich teleskopartig ineinanderschieben und damit der Muskel verkürzt, d. h. kontrahiert wird. Die Erschlaffung des Muskels nach der Kontraktion wird ausgelöst durch den Rücktransport der Kalziumionen in das SR mittels einer *Kalziumionenpumpe*. Die dazu notwendige Energie wird durch eine ATP-ase des SR (Kalziumtransportprotein = *Translokase*) über ATP-Spaltung geliefert. Dadurch und durch ein Kalzium bindendes Protein des SR *(Calsequestrin)* kommt es zum Absinken der Kalziumionenkonzentration im Sarkoplasma auf die ursprüngliche Konzentration und damit zu einer Wiederherstellung der blockierenden Wirkung des Troponin-Tropomyosin-Systems. Die Aufgabe des in den 50er Jahren erstmals postulierten »*Erschlaffungsfaktors*« wird somit vom SR der Muskelzelle übernommen.

Nach dem Tod bleibt die Muskulatur zunächst in einem erschlafften Zustand, da die Kalziumionenpumpe des SR noch weiterarbeitet und so die Kalziumionenkonzentration des Sarkoplasmas niedrig hält. Mit Aufhören der Blutzirkulation und dem damit bedingten Erlöschen der oxydativen Stoffwechselvorgänge kann die für Abbau und Resynthese der

ATP notwendige Energie nur mehr über Kreatinphosphat (Vorrat schnell erschöpft) und anaerobe Glykolyse des Muskelglykogens bereitgestellt werden. Offensichtlich durch die postmortal (Hypoxydose) einsetzenden Membranveränderungen bedingt, kommt es bald nach dem Tod zum Einströmen von Kalziumionen aus dem SR und aus der Matrix der Mitochondrien in das Sarkoplasma. Damit wird die Blockadewirkung des Troponin-Tropomyosin-Systems aufgehoben und die Myosin-ATP-ase-Aktivität gesteigert. Die Folgen sind, daß der Muskel sich, ähnlich wie bei der physiologischen Kontraktion, verkürzt beziehungsweise dort, wo er durch Fixation an Knochen u. a. daran gehindert wird, einen Spannungszustand (»isometrische Spannung«) einnimmt. Wenn das Muskelglykogen weitgehend erschöpft und damit auch das ATP zum größten Teil (über 50 %) aus dem Muskel verschwunden ist, dann kommt es zu einer festen Verknüpfung der Myosin- und Aktinfilamente (»Weichmacherwirkung« des ATP). Der Muskel wird starr und irreversibel undehnbar, der *Rigor mortis* ist eingetreten. Gleichzeitig sinkt der pH-Wert ins Saure ab, da durch den anaeroben Abbau des Glykogens Milchsäure entsteht.

Die Lösung der Totenstarre wird in erster Linie durch autolytische Vorgänge, die zur Trennung der Aktin-Myosin-Verbindung führen, bedingt. Fäulnisprozesse beschleunigen den Vorgang. Ähnlich wie bei der normalen Muskelkontraktion, sind auch hier die biochemischen Vorgänge (vor allem im Zusammenhang mit der Fleischreifung) nicht völlig geklärt.

Die Totenstarre der *quergestreiften Muskulatur* beginnt an Herz und Zwerchfell, dann folgen Kopf-, Hals-, Brustgliedmaßen- und Beckengliedmaßenmuskulatur. Die Lösung der Totenstarre erfolgt in der gleichen Reihenfolge (NYSTENsche Regel). Diese Aufeinanderfolge hängt offensichtlich mit dem Tätigkeitsgrad der Muskulatur vor dem Tod zusammen: Aktive und bis zuletzt arbeitende Muskel haben eine geringere ATP-Reserve beziehungsweise einen kleineren Vorrat an ATP-liefernden Substanzen. Nach neueren Untersuchungen ist die Reihenfolge des Starrebeginns auch von der Hypostase nach dem Tod abhängig. Dort, wo die Senkungsblutfülle am frühesten und stärksten auftritt, entwickelt sich auch zuerst die Totenstarre. Maßgebend wäre damit die Lage der Leiche. Die Erklärung dafür dürfte sein, daß im Hypostasegebiet durch Hämolyse der Erythrozyten Enzymsysteme frei werden, die den Ablauf der oben geschilderten Vorgänge bei der Entwicklung der Totenstarre beschleunigen.

Die Totenstarre tritt unterschiedliche Zeit nach dem Tode (in der Regel zwei bis acht Stunden) ein und dauert ungefähr 24 bis 48 Stunden. Eintritt und Lösung der Totenstarre sind vor allem von der Umgebungstemperatur und Todesart beziehungsweise Art der vorausgegangenen Krankheit abhängig. Wärme begünstigt, Kälte verzögert Eintritt und Lösung der Totenstarre. Stärkere Muskelanstrengungen, wie zum Beispiel bei Starrkrampf, Strychninvergiftung und Hetzen vor dem Tode sowie Sonnenstich begünstigen ein rasches Eintreten der Totenstarre. Das Auftreten der Totenstarre im Moment des Todes (*kataleptische Totenstarre*) beobachtet man nach Gehirn- und Rückenmarksschüssen, insbesondere, wenn dabei der *Nucleus ruber* oder seine Umgebung geschädigt werden. Ein verzögertes Eintreten oder Ausbleiben der Totenstarre kommt vor allem bei sehr stark abgemagerten Tieren vor.

Die Totenstarre der *glatten Muskulatur* beobachtet man vor allem an Magen (Kontraktion besonders der Pylorusmuskulatur; postmortaler Sanduhrmagen beim Hund) und Darm (Spasmus-artige Kontraktion, »Verdickung« der Darmwand; Invaginationen infolge einer zu verschiedenen Zeiten auftretenden Totenstarre der Darmmuskulatur).

Ein charakteristisches Zeichen eingetretener **Fäulnis** (bakterielle Zersetzung) ist die grüne Verfärbung der Totenflecken, bedingt durch Bildung von *Sulfmethämoglobin*. Die Grünfärbung beginnt zunächst in der Bauch- und Inguinalgegend, wo die besonders vom Darm kommenden schwefelwasserstoffproduzierenden Fäulniskeime (Saprophyten; Ausbreitung aktiv mit Geißeln, passiv durch postmortale Flüssigkeitszirkulation) am schnellsten in die Haut gelangen können und breitet sich dann entlang der Totenflecke über große Teile der Körperfläche aus. Durch verstärkte Diffusion blutiger Flüssigkeit aus den Gefäßen werden Korium und Subkutis in eine mißfarbene, sulzig-ödematöse Masse umgewandelt. *Gasbildun-*

gen (SH_2, NH_3, CO_2, CH_4) treten namentlich zwischen Schultern und Brustwand, Oberschenkel und Bauchwand sowie im lockeren Unterhautgewebe des Halses auf. Schließlich diffundiert die blutigseröse Flüssigkeit aus dem Korium auch zur Epidermis, die sich blasig abhebt und feuchte, leicht abstreifbare Beläge bildet. Der Zusammenhang der Epithelien bleibt jedoch noch lange erhalten, auch bei Wasserleichen. Das Korium ist wesentlich widerstandsfähiger als die Epidermis, geht jedoch auch im Laufe der Zeit in völlige Auflösung über.

Hufe, Klauen und Krallen lassen sich bei fortgeschrittener Fäulnis leicht von ihrer Matrix lösen, die Haare gehen aus. Die Horngebilde als solche besitzen jedoch eine außerordentliche Widerstandskraft gegen Fäulnisvorgänge und können oft noch jahrelang nach dem Vergraben der Kadaver gefunden werden.

Von den *inneren Organen* werden durch Fäulnisprozesse am schnellsten Leber, Milz und Pankreas zersetzt. Die starke Gasentwicklung führt häufig zur postmortalen Tympanie, oft mit Zerreißung von Magen, Darm und Zwerchfell sowie Vorfall des Afters und Mastdarmes. Die Knochen widerstehen der Fäulnis am längsten.

Der zeitliche Ablauf und der Grad der Fäulnis hängen in erster Linie von exogenen Faktoren wie Temperatur, Luftzutritt, Feuchtigkeit und bei begrabenen Leichen auch von der Bodenbeschaffenheit ab.

Durch **Austrocknung** bedingte Veränderungen findet man vor allem in der Zunge und an Hautgebieten, die wenig oder gar keine Behaarung zeigen, wie Augenränder, Nasenspiegel, Flotzmaul, Rüsselscheibe, Lippenränder und gelegentlich auch das Skrotum alter Hunde. An diesen Stellen wird die Haut trocken, runzelig, teils borkenähnlich und, wenn unpigmentiert, auch transparent und pergamentartig.

12 Literatur

Das Schrifttumsverzeichnis umfaßt nur sogenannte Schlüsselliteratur. Diese ermöglicht, sich umfangreichere Kenntnisse über das in diesem Lehrbuch behandelte Stoffgebiet anzueignen. Die im Text zitierten Autoren sind aus Platzgründen nicht immer im Verzeichnis aufgeführt. Die entsprechenden Angaben sind aber ohne besondere Schwierigkeiten in der hier gebrachten Schlüsselliteratur zu finden.

12.1 Lehr- und Handbücher

BÜCHNER, F., E. LETTERER & F. ROULET, 1955 ff: Handbuch der Allgemeinen Pathologie. Berlin, Heidelberg, New York: Julius Springer.
– 1966: Allgemeine Pathologie, 5. Aufl., München, Berlin: Urban und Schwarzenberg.

DAHME, E. & E. WEISS, 1978: Grundriß der Speziellen Pathologischen Anatomie der Haustiere, 2. Aufl. Stuttgart: Ferdinand Enke.

DOERR, W. & G. QUADBECK, 1970: Allgemeine Pathologie. Berlin, Heidelberg, New York: Julius Springer.

EDER, M. & P. GEDIGK, 1977: Lehrbuch der Allgemeinen Pathologie und der Pathologischen Anatomie, 30. Aufl. Berlin, Heidelberg, New York: Julius Springer.

GRAUMANN, E. & K. NEUMANN, 1963 ff: Handbuch der Histochemie. Stuttgart: Gustav Fischer.

JOEST, E.: Handbuch der Speziellen Pathologischen Anatomie der Haustiere, 3. Aufl. Herausgegeben von J. DOBBERSTEIN, G. PALLASKE & H. STÜNZI. Berlin, Hamburg: Paul Parey.

JUBB, K. V. F. & P. G. KENNEDY, 1970: Pathology of Domestic Animals, 2nd Ed. New York, London: Academic Press.

LEHNINGER, A. L., 1975: Biochemistry, 2nd Ed. New York: Worth Publishers, Inc.

LETTERER, E., 1959: Allgemeine Pathologie. Stuttgart: Georg Thieme.

NIEBERLE, K. & P. COHRS, 1970: Lehrbuch der Speziellen Pathologischen Anatomie der Haustiere, 5. Aufl. Stuttgart: Gustav Fischer.

POTEL, K., 1969: Lehrbuch der Pathologischen Physiologie der Haustiere. Stuttgart: Gustav Fischer.

SANDRITTER, W. & G. BENEKE, 1974: Allgemeine Pathologie. Stuttgart, New York: F. K. Schattauer
–, 1981: Histopathologie. Lehrbuch für Studierende und Ärzte, 8. Aufl. Stuttgart, New York: F. K. Schattauer.

SIEGENTHALER, W., 1979: Klinische Pathophysiologie, 4. Aufl. Stuttgart: Georg Thieme.

SMITH, H. A. & T. C. JONES, 1972: Veterinary Pathology, 4th Ed. Philadelphia: Lea and Febiger.

SPÖRRI, H. & H. STÜNZI, 1969: Pathophysiologie der Haustiere. Berlin, Hamburg: Paul Parey.

THOMSON, R. G., 1978: General Veterinary Pathology. Philadelphia, London, Toronto: W. B. Saunders

ZOLLINGER, H. U., 1969: Pathologische Anatomie, 2. Aufl. Stuttgart: Georg Thieme.

12.2 Allgemeine Ätiologie

BERGEY's Manual of Determinative Bacteriology, 8th Ed., 1975: Baltimore: The Williams and Wilkins Company.

BOCH, J. & R. SUPPERER, 1977: Veterinärmedizinische Parasitologie, 2. Aufl. Berlin, Hamburg: Paul Parey.

BORNEFF, J., 1971: Hygiene. Stuttgart: Georg Thieme.

EGGERS, H. J., 1970: Viren als Krankheitserreger. Dtsch. med. Wschr. **95**, 473.

FRITZ-NIGGLI, H., 1960: Allgemeine Strahlenbiologie. Handb. Allg. Path. Bd. X/1. Berlin, Heidelberg, New York: Julius Springer.

GEDEK, B., 1968: Hefen als Krankheitserreger bei Tieren. Infektionskrankheiten und ihre Erreger. Bd. **7**, 231. Jena: Gustav Fischer.

GEDEK, B., 1972: Pilze als Erreger von Zoonosen. Fortschritte der Veterinärmedizin **17**, Bericht des 9. Kongresses der Deutschen Veterinärmedizinischen Gesellschaft, 99. Berlin, Hamburg: Paul Parey.

HIEPE, TH., 1968: Betrachtungen zum Wesen des Parasitismus und der Parasit-Wirt-Beziehungen. Mschr. Vet. Med. **23**, 659.

HOTCHIN, J., 1971: Persistent and slow virus infections. Monographs in Virology. Vol. **3**. Basel, München, Paris, London, New York, Sidney: S. Karger.

MAYR, A., 1961: Grundlage einer Ganzheitsbetrachtung von Viruserkrankungen. Mh. Tierhk. **13**, 102

MAYR, A., 1968: Transspermale Übertragung von Krankheitserregern beim Tier. Med. Tribune **3**, 19.

MAYR, A., 1973: Umwelt und Zoonosen. Tierärztl. Umschau **1**, 3.

MAYR, A., 1976: Neue Schwerpunkte in der Infektionsmedizin. Zbl. Bakt. Hyg., I. Abt. Orig. B **163**, 81

MAYR, A., 1979: Wesen und Bedeutung persistierender Virusinfektionen. Münch. med. Wschr. **121**, 25

MAYR, A., TH. SCHLIESSER & W. MERK, 1969: Infektion – Infektionskrankheit – Seuche. Mitt. Tierärzte **22**, 3.

MAYR, A. & B. BIBRACK, 1974: Ursache-Wirkungs-Relationen bei Infektionskrankheiten. Zbl. Bakt. Hyg., I. Abt. Orig. A **226**, 168.

MITSCHERLICH, E., 1972: Genetische Grundlagen der Zoonosen. Fortschritte der Veterinärmedizin **17**, Bericht des 9. Kongresses der Deutschen Veterinärmedizinischen Gesellschaft. Berlin, Hamburg: Paul Parey.

RAETTIG, H. J., 1960: Die Seuchenkurve. Arch. Hyg. **144**, 159.

RAETTIG, H. J., 1971: Allgemeine Epidemiologie der Infektionskrankheiten. Das öffentliche Gesundheitswesen. Bd. III, Teil A, I. Stuttgart: Georg Thieme.

ROLLE, M. & A. MAYR, 1978: Mikrobiologie, Infektions- und Seuchenlehre, 4. Aufl. Stuttgart: Ferdinand Enke.

SCHIEFER, B., 1968: Pathomorphologie der Systemmykosen des Tieres. Infektionskrankheiten und ihre Erreger. Bd. **6**, Jena: Gustav Fischer.

SCHLEGEL, H. G., 1974: Allgemeine Mikrobiologie, 3. Aufl. Stuttgart: Georg Thieme.

SCHWARZ, F., 1960: Die durch elektrischen Strom bedingten Veränderungen am menschlichen Körper. Handb. Allg. Path. Bd. X/1. Berlin, Heidelberg, New York: Julius Springer.

SINNECKER, H., 1971: Allgemeine Epidemiologie. Jena: Gustav Fischer.

STOCKL, W., 1970: Bakterielle Toxine. Wien. tierärztl. Wschr. **57**, 177.

ZOLLINGER, H. U., 1960: Radio-Histologie und Radio-Histopathologie. Handb. Allg. Path. Bd. X/1. Berlin, Heidelberg, New York: Julius Springer.

12.3 Immunologie

AMBROSIUS, H. & W. RUDOLPH, 1978: Grundriß der Immunbiologie, Jena: Gustav Fischer.

BECHT, H., 1979: Die Immunantwort. In BLOBEL und SCHLIESSER: Handbuch der bakteriellen Infektionen bei Tieren. Bd. I, 75–119, Stuttgart, New York: Gustav Fischer.

FELLENBERG, R. VON, 1978: Kompendium der allgemeinen Immunologie. Pareys Studientexte 20. Berlin, Hamburg: Paul Parey.

ROITT, I., 1977: Leitfaden der Immunologie, 2. Aufl. Darmstadt: Dietrich Steinkopff.

SELL, S., 1977: Immunologie, Immunpathologie und Immunität, 2. Aufl. Weinheim, New York: Chemie.

12.4 Mißbildungen

BENIRSCHKE, K., 1970: Spontaneous Chimerism in Mammals, a Critical Review. Current Topics in Pathology **51,** 1–61, Berlin, Heidelberg, New York: Julius Springer.

BERRY, C. L. et. al., 1977: Non-Mendelian Developmental Defects: Animal Models and Implications for Research into Human Disease. Bulletin WHO **55,** 475–478.

BERRY, C. L. & D. E. POSWILLO, 1975: Teratology – Trends and Application. Berlin, Heidelberg, New York: Julius Springer.

HAFEZ, E. S. E. & M. R. JAINUDEEN, 1966: Intersexuality in Farm Mammals. Animal Breeding Abstracts **34,** 1, 1–15.

HICKS, S. P. & J. D. AMATO, 1966: Effects of Ionizing Radiations on Mammalian Development. Advances in Teratology **1,** 195–250, New York, London: Academic Press.

INABA, Y. et al., 1975: Akabane Disease: Epizootic Abortion, Premature Birth, Stillbirth and Congenital Arthrogryposis-Hydranencephaly in Cattle, Sheep and Goats caused by Akabane Virus. Austr. vet. J., **51,** 584.

KOCH, P., H. FISCHER & H. SCHUMANN, 1957: Erbpathologie der landwirtschaftlichen Haustiere. Berlin, Hamburg: Paul Parey.

RIECK, G. W., 1965: Untersuchungen zur Verbreitung und zur Ätiologie der angeborenen Anomalien beim Rind. Fortpfl. Haust. **1,** 326–342.

ROSENBAUER, K. A., 1969: Entwicklung, Wachstum, Mißbildungen und Altern bei Mensch und Tier. Stuttgart: Wissenschaftliche Verlagsgesellschaft mbH.

SCHNIEDERS, B., G. STILLE & P. GROSDANOFF, 1978: Embryotoxikologische Probleme in der Arzneimittelforschung. AMI Bericht. Berlin: Dietrich Reimer.

SHEPARD, T. H., 1976: A Catalog of Teratogenic Agents, 2nd Ed. Baltimore: Johns Hopkins University Press.

VETERINARY PUBLIC HEALTH UNIT, DIVISION OF COMMUNICABLE DISEASES, WHO, 1973: Bibliography on Congenital Defects in Animals (Supplemente jährlich).

WIEDEKING, J. F., 1969: Terminologie der embryonalen Entwicklungsstörungen – zugleich Bibliographie neuerer Literatur auf dem Gebiet der Teratologie in der Veterinärmedizin. Gießen: Vet. med. Diss.

WILSON, J. G. & J. WARKANY, 1965: Teratology, Principles and Techniques. Chicago, London: The University of Chicago Press.

ZIETZSCHMANN, O. & O. KRÖLLING, 1955: Lehrbuch der Entwicklungsgeschichte der Haustiere, 2. Aufl. Berlin, Hamburg: Paul Parey.

12.5 Kreislaufstörungen

FLECKENSTEIN, A., 1967: Stoffwechselprobleme bei der Myocard-Insuffizienz. Verh. Dtsch. Ges. f. Path. 51. Tagung. Stuttgart: Gustav Fischer.

GEDIGK, P., 1977: Allgemeine Kreislaufinsuffizienz, Schock: In EDER und GEDIGK: Lehrbuch der Allgemeinen Pathologie und der Pathologischen Anatomie. 30. Aufl. Berlin, Heidelberg, New York: Julius Springer.

ILLIG, L., 1961: Die terminale Strombahn. Berlin, Göttingen, Heidelberg: Julius Springer.

12.6 Regressive und progressive Veränderungen

BUDDEKE, E., 1977: Grundriß der Biochemie, 5. Aufl. Berlin, New York: Walter de Gruyter.
–, 1978: Grundriß der Pathobiochemie. Berlin, New York: Walter de Gruyter.

CHEVILLE, N. F., 1976: Cell Pathology. Ames: Iowa State University Press.

GRUYS, E., 1979: Bovine Renal Amyloidosis. A Comparative Pathological Study of Secondary Amyloidosis. Utrecht: Vet. med. Thesis.

KAUFMANN, A., 1980: Untersuchungen über die Störung des Leberstoffwechsels beim Hyperkortizismus (Cushing-Syndrom) mit Hilfe von Leberfunktionsproben und Punktathistologie. Berlin: Vet. med. Diss.

LOPPNOW, H. & CHR. GEMBARDT, 1976: Zur Pathogenese des spontanen Diabetes mellitus der Katze. Berl.-Münch. Tierärztl. Wschr. **89,** 79–81 und 336–340.

SCHEBITZ, H. & W. BRASS, 1975: Allgemeine Chirurgie. Berlin, Hamburg: Paul Parey.

12.7 Entzündung

DHOM, G. (Hrsg.), 1980: Granulome und Granulomatosen. Verh. Dtsch. Ges. f. Path. 64. Tagung. Stuttgart, New York: Gustav Fischer.

FURTH, RALPH VAN, 1980: Mononuclear Phagocytes. Functional Aspects, Part I und II. The Hague, Boston, London: Martinus Nijhoff.

KAPP, J.-F., 1978: Phagozytose – ein zentraler Mechanismus der Entzündungsreaktion. Klin. Wochenschr. **56,** 1039–1047.

MOVAT, H. Z., 1979: Inflammatory Reaction. Current Topics in Pathology 68. Berlin, Heidelberg, New York: Julius Springer.

VANE, J. R. & S. H. FERREIRA, 1978: Inflammation. Berlin, Heidelberg, New York: Julius Springer.

WEISSMANN, G., B. SAMUELSSON & R. PAOLETTI, 1979: Advances in Inflammation Research, Volume 1. New York: Raven Press.

12.8 Geschwülste

BAUER, K.-H., 1963: Das Krebsproblem, 2. Aufl. Berlin, Göttingen, Heidelberg: Julius Springer.
BLOOM, B. R., 1980: Interferons and the immune system. Nature **284,** 593–595.

KLIETMANN, W., 1976: Viren als Krebserreger. Mechanismen und Theorien der Tumorgenese aus virologischer Sicht. Dtsch. med. Wschr. **101,** 117–123.

MOULTON, J. E., 1978: Tumors in Domestic Animals, 2nd Ed. Berkeley, Los Angeles, London: University of California Press.

PREUSSMANN, R., 1975: Chemische Carcinogene in der menschlichen Umwelt. In: Handb. Allg. Path. Bd. VI/6, Geschwülste-Tumors II, 421–594. Berlin, Heidelberg, New York: Julius Springer.

RUBIN, H., 1980: Is somatic mutation the major mechanism of malignant transformation? J. Nat. Canc. Inst. **64,** 995–1000.

SANTOLI, D. & H. KOPROWSKI, 1979: Mechanisms of activation of human natural killer cells against tumor and virus-infected cells. Immunological Rev., **44,** 125–163.

SHERR, CH. J. & G. J. TODARO, 1979: Type C viruses: Natural derivatives of cellular genes involved in malignant transformation. Springer Semin. Immunopathol. **2,** 339–353.

STEPHENSON, J. R., 1980: Molecular Biology of RNA Tumor Viruses. New York, London, Toronto, Sydney, San Francisco: Academic Press.

THEILEN, G. H. & B. R. MADEWELL, 1979: Veterinary Cancer Medicine. Philadelphia: Lea and Febiger.

WHO-International Classification of Tumours of Domestic Animals, Bulletin of the World Health Organization, Part 1: **50,** 1–142 (1974), Part 2: **53,** 137–304 (1976).

12.9 Gesamttod

HAMM, R., 1979: Die Biochemie des Muskel-Calciums und ihre Bedeutung für die Fleischqualität, Teil I und II. Fleischwirtschaft **59,** 393–398 und 561–566.

MUELLER, B., 1975: Gerichtliche Medizin, Teil 1 und 2. Berlin, Heidelberg, New York: Julius Springer.

13 Sachverzeichnis*

Abklatschmetastasen 335
Abscheidungsthrombus 163, *164*
Abschwimmetastasen 335
Abszeß 303, *304*
Acanthocephalen 92, 93
Acanthosis nigricans 221
Acardius amorphus *134,* 135
Actinobacillus lignieresi 313
Actinomyces bovis 313
Adenom hepatoider Drüsen *369*
Adenokarzinom *368*
–, kontagiöses papilläres, Riechschleimhaut 354
–, zystisches *326*
Adenovirus 12 350
Adhäsion 285
Adipositas 45, 212
Adjuvantien 109
Adlerfarn 342, *343*
Adsorbatimpfstoff 109
Adsorption 74
Ätiologie, allgemeine 15 ff
Aflatoxin 88, 90, 342
Agammaglobulinämie 111
Agenesie 125
Agglutinationsthrombus 163
Agnathie 125
A-Hypervitaminose *50,* 50
A-Hypovitaminose 129, 251
Akabane-Virus 130
Akardier 135
Akromegalie 267
Aktinobazillose 313 f
Aktinomykose 313 f, *314,* 315
Albinismus 221
Algor mortis 382
Allergie 100, **117 ff**
–, atopische 118
–, Soforttyp 121
–, Spättyp 121
Allgemeininfektionskrankheiten 63, **65**
–, Nervensystem 66
Allometrie 266
Allotransplantate 111
Alteration 282
Altersatrophie 19, **189**

Altersdisposition 18
Altersinvolution 19
Alterskrankheiten 18
Alveolarmakrophagen 293
Amelie 125
AMES, Karzinogenitätstest 356
Amorphus globosus 125
Amputationsneurom 279
Amyloidablagerung, Glomerulum *236*
–, Herzarterie *146*
–, Leber *237*
Amyloidose 235 ff
Anämie 145
Anaphylatoxine 119, 288
Anaphylaxie 118
Anastomosen 148
Anencephalie 126, 128
Anophthalmie 125
Anpassungswachstum 267 ff
Antagonismus 55
Anthracosis pulmonum 218, *219*
Antianeurin-Faktor 49
Antigene, allogene 102
– –Antikörper-Reaktion 113
– **101 ff**, 359 f
–, heterophile 102
–, onkofetale 360
–, tumor-assoziierte 360
–, tumorspezifische 359
Antigen, karzinoembryonales (CEA) 361
Antikörper 105 ff
Antikörperbildung, Kinetik 108
–, Theorien 105
Antikörper, homozytotrope 118
Antikörperübertragung, diaplazentare 116
Antivitamine 49
Aplasie 125
APUD-Amyloid 200, *237,* **238**
Argyrose 218
Arrosionsblutung 157, *338*
Arteriosklerose *231,* 231
Arthrogryposis 129
Arthropoden 92, 93
ARTHUS-Typ 120
Arzneimittel 128

ASCHOFF-GEIPELsches Knötchen 235
Ascomyceten 85
Askorbinsäuremangel 228
Aspergillus 88, 89
Atheromatose 231
Atresia ani 18, 126
Atresie 126
Atria mortis 380
Atrophie 187, **188 ff**
–, braune 219
–, numerische 266
–, pathologische 189 f
–, physiologische 189
–, senile 189
–, seröse 213
AUJESZKYsche Krankheit *215,* 217
Ausguß, Nierenbecken *254*
Austrocknung 383
Autoantigene 101
Autoimmunkrankheiten 101, 113
Autolyse, postmortale 380
Autolysosomen *186,* 187
Autophagie 187, 188, **256**
Autosit 135
Avitaminose A 251
Azetonämie 21, 43, **205**
Azetonurie 43, **205**

Bakterien 76 ff
–, Einteilung 81
–, Systematik 79 ff
Bakterienzelle, Aufbau *76, 77*
Bakteriophagen 84
Basalzellentumor *365*
Basidiomyceten 85
BERGEY's Manual of Determinative Bacteriology 79
Bergkrankheit 41
Berufskrebse 340
Besiedlung 56
Bezoar 255
Bilirubin 223
Bimssteinlunge 242
Bindegewebe 228 ff
BITTNERscher Milchfaktor 353

* Kursiv = Abbildungshinweise

Blasenkrebs der Anilinarbeiter 341
Blastome, dysontogenetische 345
Blennorrhoe 303
Blitzfigur *41*
Blitzmarke 40
Blitzschlag 40
Bluetonguevirus 130
Blutgerinnung 161 ff
Blutleere 145
Blutplättchen 296
Blutstillstand 155
Blutstillung 160
Blutung 156 ff
Blutungen, agonale 160
Botryomykose 315 f, *316*
Bouton *301*
BOYDEN-Kammer 286
Brachygnathie 125
Bradykinin 288
Bradytrophie 19
Brand, feuchter 261
Brandkrebs 345
Brisket disease **42**, 181
Bronchialkarzinom 341
Bronchitis, infektiöse 130
BROWN-PEARCE-Karzinom 358
Brucellinprobe 121
Brutkapselbildung, Gelenkknorpel 276
Buchweizen 34
BURKITT-Lymphom 354, 355
Bursa FABRICII 95, **103**, 351
Bursa sternalis *229*
Bursektomie 111
Bursitis, infektiöse 111
B-Zellen 103

Calcinosis circumscripta 243, *319*
Calcitonin 246
Cancer 322
– eye 345
Capping 364
Carcinoma in situ 337, 338
– solidum medullare 328
– solidum simplex 328
Caro luxurians 280
Cavatyp 333
Cephalothoracoomphalopagus *137*
Cerebroside 206, 214
Ceroid 49, 213, *220*
Chalone 263, 357
CHASTEK-Paralyse 49
Cheiloschisis 126
Chemokinese 286
Chemotaxis 97, 286, **289 f**
Chimären 130, **133**
Cholestase *224*
Cholesteatom 231
Cholesteringranulome 231
Chondrodysplasia fetalis *239*, 240
Chondrodystrophie 134
Chondrosis dissecans *238*, 239
Chorionepitheliom 322
Choriongonadotropin, humanes (HCG) 361
Choristom 345
Christmas-Hämophilie 18

Chromatinstruktur 185
Chromosomenaberrationen 132
Chylomikronen 206
Cicatrix 232
Cilien 91
Colitis ulcerosa 338
Combustio 29 f
Commotio cerebri 23
Congelatio 32
Contre coup-Blutung 23
CORNETsches Lokalisationsgesetz 312
Corpora amylacea 255
Cor pulmonale 143
Croup 301
CSF (colony stimulating factor) 296
C-Typ-Viren 348, *352*
CUSHING-Syndrom *196*, 201, *203*, *204, 207*

Dämonenglaube 12
Darmstein *254*
Dauerausscheidertum 68
Decollément 23
Defektmißbildungen 125 f
Degeneration 188, 191 ff
–, ballonierende 197
–, fibrinoide *234*, 235
–, hyaline 232
–, hydropische 197, *200*
–, vakuoläre *195*, 196
Dehydratation, allgemeine 194
Dekubitus 148, *260*
Deletionshypothese 357
Depotfett 212
Dermatan 238
Dermatitis solaris *35*, 35
Dermatomykosen 88
Dermatosparaxis 229
Determinanten, antigene 101
Determinationsperiode, teratogene 124
Determinationsphase 344
Dexter-Rinder 131, 134
D-Hypervitaminose *51*, 51, **249**
Diabetes mellitus 199 ff, *237*
Diapedesisblutungen 158 ff, *159*
Diathese, hämorrhagische 158
Diazofarbstoffe 128, *342*
DIC-Syndrom 144, 165, *166*, 232, 338
Dicumarol 49
Differenzierung 264
Diffusionsflecken 382
Diffusionsstrecke, Verlängerung *270*
1,25-Dihydroxycholecalciferol 242, **245**
Dilatation, Herz 141
Dipygus *137*
Diskopathie 20
Disposition 20 ff
Disseminierte intravasale Coagulation, siehe DIC
Distorsion 23
DOPA 220, 222
Doppelbildungen *136*

Doppellender 18
Doppelmißbildungen 134 f
Dormant cancer cells 336, 337
Dosis letalis 50 16
Dreifarbigkeit 132
Druckatrophie 190 '91
Drucknekrose 260
Druse *304*, 314
Dünndarmentzündung, fibrinöse *299*
Duplicitates 135
Dyskeratosen 250 ff
Dystrophia adiposogenitalis 212

ECF-A (Eosinophilic chemotactic factor of anaphylaxis) 289, 292
EHRLICH-Aszites-Karzinom 358
Einschlußkörperchen 215, *216*
Einzelmißbildungen 134
Eisenmangelanämie 160
Eiter 303
Eiweißstoffwechsel 214 ff
Ekchondromatose s. Osteopetrose *217*
Ekchymosen 156
Eklampsie 247
Eklipse 74, 75
Ektotoxine 82, 83, 91
Ekzem, faziales 34
Elektrizität 38
Elephantiasis 231
Embolie 167, **171 ff**
Embolus 171
Embryogenese 123
Emigration 286
Emperipolesis 286
Empyem 303
Endarterien 139, *149*
Endemie 59
Endokarenz 49
Endophytie 325
Endosporen 77, 78
Endosymbiose 56
Endotoxine 82, 83, 91
Endotoxinschock 144
Endozytose 187
Endstrombahn 139
Enhancement 361, 363
Enteque secco 52
Enterokarenz 48
Enterotoxine 83
Entwicklung 95, 263
Entzündung 282 ff
–, apostematöse 303
–, Benennung 298
–, chronische nicht-proliferative 308
–, chronische proliferative 305 ff
–, chronisch-rezidivierende 306
–, Definition 282 f
–, diphteroide 302
–, Einteilung 297
–, eitrige 302 ff
–, eitrig-jauchige 305
–, Erhöhung der Gefäßpermeabilität 284 f, 288 f
–, fibrinöse 299 f

–, Formen, exsudative 298 ff
–, gangräneszierende 305
–, granulomatöse 308 ff
–, Grundvorgänge 283 ff
–, hämorrhagische 305
–, Kardinalsymptome 297
–, ichoröse 305
–, kruppöse 299
–, nekrotisierende und verschorfende 302, *302*
–, primär chronische proliferative 308
–, pseudomembranöse 299
–, purulente 302
–, putride 305
–, pyogene 302
–, seröse 298
–, weiterer Verlauf 287
Entzündungsmediatoren 287 ff
Entzündungszellen 290 ff
Enzephalitis, chronische nicht-proliferative *309*
Enzootie 59
Enzyme, lysosomale **289,** 290, 292, 294
Epidemie 59
Epidemiologie 58 ff
Epigastrius *137*
Epilepsie 147
Epistaxis 157
Epithelioma calcificans (MALHERBE) 319, *370*
Epitheloidzellen 295, 310, *311,* 313 317
Epitheloidzelltuberkel 312
Epizootie 59
Epizootologie 58 ff
EPSTEIN-BARR-Virus 354
Erbkrankheit 17
Erbpathologie 17
Erfrierung *32,* 32
–, Einteilung 33
Ergotismus 147
Erkältungskrankheiten 31
Ernährung 45
Erreger 55 ff
Erregerausscheidung 60
Erregerreservoir 61, 93
Erregerübertragung 60 ff
Erweichung, puriforme 167
Ersatzwachstum 273 ff
Erstinfektionsperiode 313
Erythroblastose 351
Erythropoietin 263
Eucyte 87
Exkoriation 23
Exophytie 325
Exotoxine 82
Exozytose 187
Exzeßmißbildungen 126

Fab-Stück 106
Fäulnis 383
Fagopyrin 34
Fagopyrum esculentum 34
Faktor, hautreaktiver 121
–, Monozyten-chemotaktischer 121

Faktoren, lipotrope 207
–, teratogene 12
Faktorenkrankheiten, infektiöse 67
Fall out *36,* 36
Faserdickenzunahme **257,** *270,* 270
Faservermehrung 230
Fc-Stück **106,** 290, 292, 293, 296
Feminisierungssyndrom 338, *339*
Fermente, bakterielle 84
Fernthrombose 170
Fetogenese 123
α-Fetoprotein (AFP) 361
Fettdarstellung 207
Fettembolie 25
Fettgewebsnekrose 213
Fettphanerose 207
Fettsucht 45, 212
Fibrillogenese 226
Fibroma durum *372*
Fibropapillom 323, *325*
Fibrosarkom *373*
Fibrose 20, 231
–, Endokard 20, 232
FIM (Factor increasing monocytopoiesis) 296
Fimbrien 77, 78
Fistel 305
Fluorose 250
FOCMA 351, 353
FORSSMAN-Antigen 103
Fotodermatitis 33 f
Fotosensibilität 33 f
Freisetzungsreaktionen 294
Fremdkörpergranulome 317 f
FREUNDsches Adjuvans 109
Fruchttod 123
Frühgeneralisation 313
Fungi imperfecti 85, 88

Gallenfarbstoffe 223 f
Gammaglobulinfraktion 105
Ganglienzellen, Untergang *146*
Gangliosidose 206, 214
Gangrän 261
Gasbrand 262
Gebärparese 21, 52
Gedächtnis, immunologisches 101
Gedächtniszellen **101,** 103, 104, 112
Geeldikkop 34
Geißel 78
Gemini 134
Generalisation, protrahierte 313
Generationswechsel 86
Genese 16
Gerinnungsschema 162
Gerinnungsthrombus *163,* 164
Gesamttod 380 ff
Geschwülste 321 ff
–, biologisches Verhalten 337
–, bösartige 337
–, bösartige, Folgen 338
–, Definition 322
– des Nervensystems 377
– des pigmentbildenden Gewebes 370
–, durch Viren bedingte 349 ff
–, Einteilung und Benennung 324

–, epitheliale 364
–, expansives und infiltratives Wachstum 330
–, gutartige 337
–, kausale Genese 339 ff
–, mesenchymale 371 ff
–, semimaligne 337
–, Systematik 364 ff
–, Vorkommen und Häufigkeit 323
–, Wachstum und Ausbreitung 329 ff
Geschwür 304
Geschwulstkachexie *338,* 338
Geschwulststatistik 324
Gestationshepatose 205
Gicht 243, *244*
Giftabwehr 44
Giftpflanzen 129
Gigantismus 126, 134, **267**
Glomerulonephritis 120
Gluconeogenese 197
Glukosurie 199
Glykogen 197 ff, *202, 203, 204*
Glykogenosen 205
Glykogenspeicherkrankheiten 205
Glykolyse 197
Goldhafer 52, 241
GOLGI-Apparat **185,** 207, 208, 258
Granulationsgewebe 305 ff, *307*
Granulom, mykotisches *317*
Granulome 308 ff
–, proliferative tuberkulöse *312*
Granulozyten, basophile 293
–, eosinophile **292,** 317, *318*
–, heterophile 292, 303
–, neutrophile **292,** 303
–, polymorphkernige 292 f
Graviditätssklerose *232*
Grundsubstanzbildung 226
Guanin 244
Gumboro-Krankheit 111
GUNN-Ratten 223

Habronematose, kutane *318*
Hämangioendotheliom, malignes *374*
Hämangiom, kavernöses *374*
Hämangioperizytom *373*
Haemarthros 157
Haemaskos 157
Haematemesis 157
Hämatoidin 160
Hämatome 156
Haematurie 157
Hämochromatose 226
Hämoglobin 222
Haemoperikard 157
Haemoperitoneum 157
Hämophilie 17 f
Haemoptoe 157
Haemorrhagia per diapedesin 157, **158**
Haemorrhagia per rhexin 157
Hämorrhögie 156 ff
Hämosiderin 160, **225**
Hämosiderinspeicherung *225*
Hämosiderose 225

Sachverzeichnis

Haemothorax 157
HAGEMANN-Faktor 162, 288
Halbantigene 101
Halbwertszeit 108
Hamartom 345
HAND-SCHÜLLER-CHRISTIANsche Krankheit 214
Haptene 101
Hard pad disease 251
Hasenscharte 126
Hautleukose, sporadische 353
Hefen 87
Heilimpfung 116
Helferviren 348
Helminthen 92
Hemiencephalie 126
Hemmungsmißbildungen 125
Heparin 227
Hepatitis contagiosa canis 216
Hepatom 326
Hernia umbilicalis 126
Herpes simplex Virus Typ 2 355
Herpesviren 73, 348
–, onkogene 350
Herzbasisgeschwulst 20, **337**
Herzgewicht, kritisches 270
Herzklappen 141
Herztamponade 23, 157
Heterolysosomen 185
Heterotopie 127
High altitude disease 42
High zone tolerance 113
Hinken, intermittierendes 145
Histamin 107, 118, 119, 227, 285, **288**
Histiozytom 375
Histokompatibilitätsantigene 102, **110,** 354, 358, 359
Histoplasminprobe 121
Hitzschlag 26, 27
HODGKINsche Krankheit 355
Horn cancer 344
Humoralpathologie 12, 13
Hungeratrophie 47, **189**
Hyalin 232 ff, 257
–, bindegewebiges 232, 233
–, hämatogenes 232
–, intraepitheliales 215, 216
Hyalinose, Glomerulum 234
Hyaluronidase 84
Hydranenzephalie-Arthrogryposis 130
Hyperämie 153 ff
Hyperglykämie 198
Hypericum perforatum 34
Hyperizin 34
Hyperkaterose 49, 251
Hyperlipacidämie 208, 212
Hyperlipoproteinämie 206
Hyperöstrogenismus, Sertolizelltumor 338
Hyperparathyreoidismus 53, 247 ff
Hyperpigmentose 221
Hyperplasie 19, 267 ff
–, knotige 19, 270
Hyperproteinämie 215
Hyperregenerationstheorie 345

Hypersomie 126
Hypersthenurie 30
Hyperthermie 26
Hypertrophie 141, 185, 267 ff 269
Hypervitaminose D 51, 51, 249
Hypervitaminosen 50 f
Hypogammaglobulinämie 111
Hypoglykämie 199
Hypokalzämie 21
Hypoplasie 266
Hypothermie 31
Hypovitaminosen 48 f
Hypoxämie 128

Ichthyosis congenita 252, 253
Ikterus 223 ff, 224
Ileopagus parasiticus 137
Imbibitionsflecken 382
Immunadhärenz 119, 290
Immunantwort, genetische Kontrolle 109
Immundefekte 111 f
Immunglobuline 105 ff
Immunglobulin-Klassen, Eigenschaften 107
Immunglobulinmolekül, Grundmodell 106
Immunität 100, 114 ff
Immunitätsmechanismen 115
Immunkompetenz 110
Immunogenität 43, **101**
Immunologie 94 ff
Immunsuppression 111 f
Immunsystem, Differenzierung 104
–, Ontogenese 110
–, Reifezustand 110
Immuntoleranz 101, **112,** 363
Impfstoffverordnung 117
Impftumoren 358
Inaktivitätsatrophie 190, 190
Inanitionsatrophie 189
Induration **230,** 306
Infarkt 149 ff, 150, 261
Infarzierung, hämorrhagische 153
Infektion 26, **55** ff
–, klinisch inapparente 68
–, latente 68
–, okkulte 68
–, persistierende 68
–, subklinische 68
–, tolerierte 68
Infektionsimmunität 117
Infektionskrankheiten 55 ff
–, chronische 67
Infektionstheorie 346 ff
Infektkette 61
Initiierung 344
Inkubation 64
Inselhyalinose, sogenannte **200,** 237, 238
Instruktionstheorien 105
Insulin 129, **197**
Insulinom 201
Interferon **97,** 362
Intermediärthrombus 163, 164, 164
Intoxikation 42

Involution 187, 189
Irritationstheorie 339 ff
Ischämie 145 ff
Isoantigene 102

Jagziekte 354
JENSEN-Sarkom 358
Johanniskraut 34
JOULEsche Wärme 39
Jungtierleukose 353

Kachexie **46,** 189, 213, 338, 338
Kälberdiphtheroid 261, 302
Kalkgicht 243, 319
Kalksalze, dystope Ablagerung 241 ff
Kallidin 288
Kallikrein 288
Kallusbildung 277
Kalzinose 52, 250
Kalziphylaxie-Syndrom 242
Kalziumhomöostase 245
Kangrikrebs 345
Kaninchen-Fibrom-Virus 347, **350**
Kanzerogene, chemische 340 ff
–, 2-Acetylaminofluoren 341
–, Actinomycin D 342
–, Adlerfarn 342
–, Äthionin 342
–, Äthyl-N-Nitrosoharnstoff 341
–, Aflatoxin B1 342
–, Aldrin 342
–, Alkylantien 342
–, Arsen 342
–, Asbest 342
–, Benzidin 341
–, 3,4-Benzpyren 340
–, Blei 342
–, Brillantblau FCF 342
–, Buttergelb 342
–, Cadmium 342
–, Chrom 342
–, Cycasin 342
–, Diazofarbstoffe 342
–, Diäthylnitrosamin 341
–, Diäthylstilböstrol 342
–, 1,2,5,6-Dibenzanthracen 340
–, DDT 342
–, Dieldrin 342
–, 4-Dimethylaminoazobenzol 342
–, Dimethylaminostilben 341
–, 7,12-Dimethylbenzanthracen 340
–, Dimethylnitrosamin 341
–, Eisenverbindungen 342
–, Fuchsin 342
–, 20-Methylcholanthren 340
–, Mykoktoxine 342
–, Mytomycin C 342
–, 2-Naphthylamin 341
–, Nickel 342
–, Nitrosamide 341
–, Nitrosamine 341
–, N-Nitrosoverbindungen 341
–, Ponceau 3R 342
–, Ponceau 5S 342
–, Pyrrolizidinalkaloide 342
–, Safrol 342

–, Sanguinarin 342
–, Streptozotocin 342
–, Thiazinblau 342
–, Thioharnstoff 342
–, Thiouracil 342
–, Urethan 342
–, Vinylchlorid 342
–, Zytostatika 342
Kapillarthromben 165
KAPOSI-Sarkom 355
Kapsid 69
Kapsomer 69
Karyolyse **188,** 258
Karyorrhexis **188,** 258, 313
Karzinogene, pharmakodynamische Wirkung 343
Karzinom 324 ff, *327, 331, 333,* 364, 368
Karzinosarkom, Schilddrüse *379*
Katarrh 298, 303
Kathepsine 289
Keimträgertum 68
Keimversprengungstheorie 345
Keloid 280
Keratansulfat 238
Keratose, solare 338
Kernreihen 269
Kernwandhyperchromatose **188,** 258
Ketose 21, 43, **205**
Killer-Zellen 104, 122, 294, 361 f
Kinine 288
Klappenfibrose 19
Klima 41
KLINEFELDER-Syndrom 17, **132**
Klon-Selektionstheorie 105
Knochenbruchheilung 276, *277*
Knochengewebe 240 ff
Knorpelgewebe 238 ff
Koagulationsnekrose 258, 258 f
KOCHsche Kugeln 92
Körpertemperatur 96
Kohlenhydratmangel 205
Kohlenhydratmast 204
Kohlenhydratstoffwechsel 197 ff
–, Regulation des *198*
Kohlenmonoxydhämoglobin 223
Kokanzerogenese 344
Kolchizin 129
Kolitis, diphtheroide *301*
Kollateralkreislauf *148*
Kolliquationsnekrose 258 f, *259*
Kollisionstumor 324
Kolostrum 115
Kombinationsimpfstoffe 117
Kommensalismus **55,** 82
Kommunikabilität 56
Komplementspaltprodukt C3b **98 f,** 290, 292, 293, 296
–, C5a **98 f,** 289
Komplement-System 98 f
Kompositionstumor 324
Kondition 22
Konglobate 255
Konglomerattuberkel 312
Konkremente 253 ff
Konstitution 22

Kontagiosität 56
Kontaktdermatitis 121
Kontusion 23
Krankheitsursachen, endogene 17 ff
–, exogene 22 ff
Krebs 322
Krebsnabel *327,* 327, *336*
Krebstheorien 339 ff
Kreislaufstörungen **138 ff**
Krüper-Huhn 131, 134
Krüschkrankheit 54
Kreuzlähme 257
Kruorgerinnsel 161
Krupp 301
Kuhmilchanämie 52
Kupfermangel, chronischer 230
KUPFFERsche Sternzellen *207,* 213, 223, 225, **293**
K-Zellen s. Killer-Zellen

LANGERHANS-Zellen 293
LANGERHANSsche Inseln 197, *198,* 199, 201, 238
Latenzzeit 100, 343
Lathyrus-Samen 229
Lebendimpfstoffe 117
Lebensproben 381
Leberdegeneration, fettige 208
Leberzellverfettung, 209, *210*
Leichengerinnsel 161
Leiomyom *372*
Letaldosis 37
Letalfaktoren 18, **131**
Letalität 17
Leukose 350 ff
Leukose-Sarkom-Komplex 350 ff
Leukoplakie **253,** 338
Lezithinasen 84
Lipidgranulom 320
Lipidphagozytose 213
Lipidstoffwechsel 206 ff
Lipochrome 19, 206
Lipofuszin 219
Lipogranulomatose 214
Lipoide 214
Lipoidosen 214
Lipoidspeicherkrankheiten 214
Lipomatosis cordis 45, 212
Lipoproteine 206
Lithopädien *261*
Livores 382
Lokomotion 286
LOOSERsche Umbauzonen 247
Low zone tolerance 113
Lumbago **204,** 223, 257
Lungenadenomatose, Schaf 354
Lungenstrongylose 269
Lungentyp 334
Lupinus caudatus 129
– sericeus 129
Luxation 23
Lymphangiosis carcinomatosa *331, 332*
Lymphokine **121,** 289, 310, 361, 362
Lymphosarkom *332*
Lymphozyten **103 ff,** 121, 289, 296 f, 361

Lysogenie **85,** 346
Lysosomen 185
Lysozym 96

Maduromykose *317*
Magersucht **46,** 213
Makrencephalie 126
Makrophagen 104, **293 ff,** 362
–, aktivierte 295, **362**
Malabsorption 45, 48
Maldigestion 45
Malleinprobe 121
Malleus 313
Mammakarzinom, Maus 346, 353
Manganmangel 130
Mangelinsuffizienz, Herz 142
Mangelkrankheiten 47
MAREKsche Krankheit, Huhn 323, **350,** 360
Massennekrose *238,* 259 ff, *260*
Mastzellen 118, **227,** 288, 293
Mastzellentumor 323, 354, *375*
MECKELsches Divertikal 126
Melaena 157
Melanin 220 ff
Melanom 323, 324, 356, 370, *371*
Melanosis maculosa *221*
Membran, pyogene 303, *304*
Membranen, hyaline pulmonale 232
Memory-Zellen **101,** 103
MENDELsche Regel 17, 110
MENKIN-Stoffe 287
Meristom 324
Metallaxie 272
Metamorphose, visköse 163
Metaplasie 271 f, *271*
Metastasen, malignes Hautmelanom *334*
Metastasierung 171, 174, 331 ff
Methämoglobin 222
Methionyl-Lysyl-Bradikinin 288
Metrorrhagie 157
Migrations-Inhibitions-Faktor (MIF) 121
Mikrobizidie 96, **291,** 294
Mikroflora, physiologische 96
Mikrophthalmie 125
Mikrothromben 145
Milchfieber 52
Miliartuberkulose *311,* 313
Mineralstoffwechsel 244 ff
Minimum deviation tumours 358
Mischinfektion 57
Mischtumor 324, *379*
Mißbildungen 123 ff
Mitochondrien 185
Mitochondrienschwellung *195, 196*
Mitochondrientypen *186*
Mithridatismus 43
Mongolismus 132
Monoinfektion 57
Monomeren 70
Mononukleose, infektiöse 354
Monozyten 293, *294*
Monstra 123
Morbidität 17

Sachverzeichnis

Morbus ADDISON 221
– BASEDOW 46
– CUSHING 46, 221, 240
– GAUCHER 214
– maculosus 158
– MÖLLER-BARLOW 229
– TAY-SACHS 214
Mortalität 17
Mosaik 132
Mucosal disease 130
Muskeldegeneration, hyaline 257
Mutationen 131
Mutationstheorie 356
Mutualismus 55, 81
Mycetom *317*
Mycobacterium avium 310
– bovis 310
– tuberculosis 310
Myeloblastose 351
Myelomproteine 106
Myelozytomatose 351
Mykosen 89 ff, *317*
Mykotoxikosen 88
Mykotoxine 89 ff, 342
Myoglobin 223
Myoglobinämie, paralytische **204**, 223, 257
Myoglobinurie, paralytische **204**, 223, 257

Nabelbruch 126
Nanosomia primordialis 134
Nanosomie 125, 266
Narbe 232, *278*, **279 f**, 306
Nasopharyngealkarzinom 355
Natrium-Pumpe 193
Nekrose 188, 256 ff, *256, 257, 258, 259, 260, 330*
Neonantigene 359 ff
Nephrokalzinose *242*
Netzkapillare 139
Neurektomie *279*
Neutralfettstoffwechsel 208 ff
NIEMANN-PICKsche Krankheit 214
Nukleokapsid 69
NYSTENsche Regel 383

Oberflächenphagozytose 290, *291*, *320*
Obesitas **45**, 212
Obliteration 126
Ochronose 218
Ödem **175 ff**, 194, 298
Oligämie 145
Oligodendrogliom *378*
Onkogen-Hypothese 357
Onkornaviren 348 f
Onkozyten 188
Ontogenese 95
Opsonine **100**, 119, 290
Organ, primär-affines 65
Organtuberkulose, chronische 313
Osteodystrophie *52, 53*, 53, 242, *246*, **247**, 249
Osteofibrosarkom durch Spirocerca lupi 355

Osteogenesis imperfecta 240, *241*
Osteomalazie 53, **247**
Osteopetrose *217*, 351
Osteoporose 53, **240**, *241*
Osteosarkom 344, *373*

Palatoschisis 126
Palor mortis 381
Pandemie 59
Panhypopituitarismus 190
Panleukopenie 130
Panzootie 59
Papillom 323, *325, 329, 345,* **349**
Papillomviren 347, 349
Parakeratose *252*, 253, *253*
Paramyloidose 215, **236**
Paraproteinämie 215
Parasiten 82, **92 f,** 317, 355
Parasitismus 55, 81
Parathormon 246
Parese, spastische 18
Parvo-Virus-Infektion 275
Passanten 56
Pathogenese **16**, 63
Pathogenität 57
Penetranz 127
Penetration 74
Pentastomiden 92, 93
Peplomeren 71
Perikarditis, chronisch-rezidivierende 306, *307*
Periode der postprimären Prozesse 313
Perniones 33
Perosis 130
Petechien 156
PFEIFFERsches Drüsenfieber 354
Pfortadertyp 334
Phänokopie 127
Phäochromozytom 332, 338, 368
Phagen *71,* 84
–, temperente **85,** 346
Phagolysomen 185, **291**
Phagosom 185
Phagozyten, mononukleäre 293 ff
Phagozytose 97, 185, **290 ff**
Phenothiazin 34
Philadelphia Chromosom 356
Phlebolithen 167
Phlegmone *304,* 305
Phoresie 55
Phycomyceten 85
Phylloerythrin 34
Phytotrichobezoar 255
Pigmente 218 ff
Pigmentmangel 221 f
Pili 77, 78
Pilze 85 ff
Pilzzelle, Aufbau *87*
Pinozytose 185, **290**
Plättchenthrombus *163*
Plasmazellen 104, 105, 306, *307*
Plasmin 163, **288**
Plasmozytom 215, **339**
Plattenepithelkarzinom *328,* 341, 344, 345, 349, *367*
Pleuritis, fibrinöse *300*

Pneumonie, fibrinöse *300*
Polydaktylie 126, 132
Polyoma-Virus **350,** 360
Polypeptide, basische 288
Polyposis intestinalis 338
Porphinpigmente 222 ff
Porphyrie 34, 224
Präkanzerosen 253, 337
Prästase 155
Precarcinogen 340
Primärantwort 108
Primärinfekt 312
Primärkomplex 312
Proliferationshyperkeratose 250 f, *251*
Promotion 344
Properdin 99
Prophagenstadium 85
Prosoplasie 271
Prostaglandine 288 f
Proteine, transformierende 349
Proteinmangelsyndrom 214
Proteoglykane **228,** 239, 242, 243, 244
Protocyte *76*
Protomeren 70
Protovirus-Hypothese 357
Protozoen 91 ff
Provirus 346, **348**
Proximate carcinogen 340
PSE-Syndrom 21
Pseudokonkremente 255
Pseudohypertrophia lipomatosa 212
Pseudomonas mallei 313
Purpura 158
Pustel 303
Pyknose 188, **258**
Pyorrhoe 303
Pyrogene 84

Rachitis 247, *248*
Reagine 108
Reepithelisierung, Pansengeschwür *274*
Regeneration **273 ff,** 287
Rekanalisation 168
Rekonvaleszentenserum 116
Reparation **279 f,** 287
Resistenz 95 ff
Resorptionsverfettung *212*
Resorptivtuberkel 312
Restitutio ad integrum 273
Restkörper *186,* 187, 291
Retentionshyperkeratose 250
Retentionsverfettung 209
Retikuloendotheliose-Virus, aviäres 351
Retikulosarkom *336, 376*
Retikulum, endoplasmatisches 185
Retroviridae 73, 85, **348**
Rezidivbildung 330, **337**
Rhachischisis 126
Riesenkerne 269
Riesenwuchs 267
Riesenzellen, Fremdkörper-Typ 295, **296,** *317, 318, 319, 320*

–, LANGHANS-Typ 295, **296,** 310, *311*
Rigor mortis 382
Röteln 130
Rotz 313
ROUGET-Zellen 139
ROUS-Sarkom 346, **351**
Rubeola 130
Rückenmuskelnekrose, akute **257,** 270

Sagomilz 236
SANARELLI-SHWARTZMAN-Phänomen 144, 166
Saprämie 262
Saprophyten 56, 81
Sarkoid 350
Sarkom 324
–, osteoplastisches *373*
Sarkomviren 348, 351, 352
Schaumzellen 214
Scheintod 380
Schichtdicke, kritische *268*
Schilddrüsenkarzinom *338*
Schimmelpilze 87 ff
Schinkenmilz 236
Schistosoma reflexum *126,* 126
Schizogonie 91
Schlachtblutungen 160
SCHMINCKE-Tumor 355
Schneeberger Lungenkrebs 345
Schock 25, **143 ff**
Schockorgane 118
Schußverletzung *24*
Schweinepest 130, *159, 166*
Schwellung, trübe 194
Schwiele 232, *233,* **279**
Sehnenflecken 233
Seitenkettentheorie 105
Sekundärantwort 108
Sekundärinfektion 57
Sekundärreaktion 101
Selektionstheorien 105
Selen 258
Semiletalfaktoren 131
Seminom *330,* 368, *369*
Sepsis 65
Septikämie, hämorrhagische 158
Sequesterbildung 280
Serotonin 226, **288,**
Serumkrankheit 120
Serumpferde 236
Seuche 55 ff
Seuchenerreger 59
SHOPE-Papillom 349, 350
SHWARTZMAN-Reaktion 144, 166
Siderozyten 225
Simiam bone disease *53,* 54
Simian virus 40 (SV 40) **347,** 350
Situs inversus 134, 135
Skirrhus 328, 364
Sklerose **231,** 306
Skorbut 229
Skrotalkrebs der Schornsteinfeger 341
Slow Virus-Infektionen 67

Sludge-Phänomen **154,** 284
Sofortreaktion 37
Solanum malacoxylon 52, 242
Solidarpathologie 13
Solitärkanzerogene 344
Sommersprossen 221
Sonnenbrand *35,* 35
Sonnenlicht **33,** 345
Sonnenstich 27
Spätgeneralisation 313
Spätreaktion 37
Speckgerinnsel 161
Speckmilz 236
Speicherung, hyalintropfige 215, *216*
Sphingomyelin 214
Sphinkterkapillare 139
Spina bifida 126
Spirocerca lupi *355,* 355
Spontanregression 330
Spontanremission 330
Sporen 78, 86, 91
Sprossung 87
Spurenelemente 129
SRS-A (slow reacting substance of anaphylaxis 288, 292
Staphylococcus aureus 315
Stase 155, *156,* 284
Stauungshyperämie 154, *230*
Stenose 126, 306, 338
Steroid-Diabetes 201
STICKER-Tumor 353
Stoffwechselstörungen 191 ff
Strahlen, ionisierende 35 ff
Strahlenkrankheit 37
Strahlenpilzkrankheit 313 f
Strahlung 32 ff
Streptokinase 84
Stromkapillare 139
Strommarke 39
Stromwirbelbildung *169*
Strongylus vulgaris 145, 153
Strychnin 44, 159
Subvitalfaktoren 131
Suffusionen 156
Sugillationen 156
Superinfektion 57
Sweet clover disease 49
Symbiose 55, 82
Syndaktylie 126
Syndrom, adrenogenitales 338
–, paraneoplastisches 339
Synkanzerogenese 344
Synovialisdeckzellen **227,** *227,* 293
Systemmykosen 88, **317**

Tätowierung 218
Talgdrüsenadenom *366*
T-Effektorzellen 103
Telolysosomen 187
Teratogenese 125 ff, 133
Teratologie 123
Teratom 324, 346
Tetanie, hypokalzämische 247
Thalidomid 129, 133
T-Helferzellen 103, 109
Thoracopagus parasiticus *137*

Thrombose 161 ff
Thrombozyten 163, **296**
Thrombus Bauchaorta, Pferd *165*
–, hyaliner *166,* 232
–, organisierter *167*
Thymektomie 111
Thymushypoplasie 111
Thymusleukose 353
Tigerung *211,* 211
Todespforten 380
Todeszeichen 381
Tolerogene 101, **113**
Totenauge 382
Totenblässe 381
Totenflecken 382
Totenkälte 382
Totenstarre 382 f
Totimpfstoffe 117
Toxämie 83
Toxikologie 42
Toxine 42 f, 82 f
Toxoide 83
Toxoidimpfstoff 83, 117
Transformation 347 ff
Transkriptase, reverse 346, **348**
Translation 74
Transplantation 110, 122, **280 f.**
Transplantationsantigene 347
Transplantationstumoren 358
Transskription 74
Trauma 23 ff, *24*
Treffertheorie 37
Tribulosis ovis 34
Trichoepitheliom *370*
Trisetum flavescens 241
Trisomie 21 132
T-Suppressorzellen 103
Tuberkulinreaktion 121
Tuberkulose 310 ff, *311*
Tumor-Angiogenese-Faktor **333,** 364
Tumorantigene 347, **359 ff**
Tumorimmunologie 358 ff
TURNER-Syndrom 17, 132
T-Zellen 103

Überempfindlichkeit 117 ff
Übergangszellkarzinom *367*
Überschußregenerat 273
Übertragung, biologische 62
Ulkus 304
Ultimate carcinogen **340,** 357
Unterkühlung 31
Utilisationsinsuffizienz 142
UV-Strahlen 34, 245, 345

Vacuolating agent 347
Vakatwucherung 212
Vakzinen 117
Vektoren 61
Venerischer Tumor 353, *354*
Veratrum californicum 129
Verbrauchskoagulopathie 144, 165, *166,* 338
Verbrennung 27 f, *27, 28*
–, Allgemeinstörungen 30
Verbrennungsschock 30

Vererbungstheorie 356
Verfettung *207, 209, 210, 211, 212,* 208ff
Vergiftungen 42 ff
Verhornung 250 ff
Verkäsung 310, 312
Verkalkungen 241 ff
Viren 69 ff, 346 ff

Wachstum 263 ff
Wachstumsstörungen 266 ff
WALKER-Karzinom 358
WALLERsche Degeneration 279
Wasserhaushalt der Zelle 193 f
Wechselgewebe 264, 267
Weidetetanie 52
Weißmuskelkrankheit 49, 223, 257
Wetter 41
White muscle disease s. Weißmuskelkrankheit
Winterschlaf 31
Wolfsrachen 126
Wundheilung 280

Xanthin 244
Xanthomatose 214

–, Aufbau, binaler *71*
–, –, komplexer *72*
–, Einteilung 72
–, Größe, Form *70*
–, Klassifizierung 73
Virion 69
Virogene, endogene 349, 357

X-Disease 49, 251
Xenotransplantate 111
Xeroderma pigmentosum 338, 357

Yellow fat disease 49, 213, *220*
YOSHIDA-Aszites-Sarkom 358

Zelleinschlüsse 214 ff
Zellen, intermitotische 264, 267, 273
–, postmitotische 265, 267
Zellkerne, polyploide *269*
Zellnekrosen 258
Zellödem, akutes degeneratives 194
Zelltod 380
Zellularpathologie 13
Zellvergrößerung 264

Viroide 54, **74**
Virulenz 57
Virusreproduktion, Stadien 74
Viszeralgicht 244
Vitamin D 245
–, E 49, 213, 220, 258
Vitaminmangel **48 f,** 129

Zerebrokortikalnekrose (CCN) 49
ZIEHL-NEELSEN-Färbung 220, 310
Zinkmangel 253
Zootrichobezoar *254,* 255
Zweistufentheorie 344
Zwergwuchs 125, 266
Zwicken 125, 130
Zwitter 133
Zyanose 154
Zysten 326
Zytomegalievirus 130, 355
Zytoplasma 187
Zytostatika 129, 342
Zytotaxigen 289
Zytotoxizität 119, 361 f

Für Studium und Praxis:

Allgemeine Chirurgie für Tierärzte und Studierende

Hrsg. von Prof. Dr. H. SCHEBITZ, München, und Prof. Dr. W. BRASS, Hannover. Bearbeitet von Prof. Dr. Dr. h. c. K. AMMANN, Zürich, Prof. Dr. J. BOESSNECK, München, Prof. Dr. W. BRASS, Hannover, Dr. H. G. BUSCHMANN, München, Prof. Dr. K. DÄMMRICH, Berlin, Prof. Dr. H.-H. FREY, Berlin, Prof. Dr. H. GERBER, Bern, Prof. Dr. H. KARG, Freising-Weihenstephan, Dr. U. MATIS, München, Prof. D. H. MÜLLER, Gießen, Prof. Dr. S. PAATSAMA, Helsinki, Prof. Dr. R. POBISCH, Wien, Prof. Dr. H. SCHEBITZ, München, Prof. Dr. B. SCHIEFER, Saskatoon/USA, Prof. Dr. Th. SCHLIESSER, Gießen, Prof. Dr. L.-Cl. SCHULZ, Hannover, Prof. Dr. P. SUTER, Davis/USA, Prof. Dr. E. WEISS, Gießen, Prof. Dr. H.-J. WINTZER, Berlin. 1975. 634 Seiten mit 361 Abb., davon 7 farbig auf 2 Tafeln, und 18 Tabellen. Ganzleinen DM 240,—

In 22 Hauptkapiteln werden die theoretischen Grundlagen veterinär-chirurgischer Tätigkeit beschrieben, wobei auch den Nachbardisziplinen mit Bezug auf die Chirurgie entsprechend Raum gegeben wird.

Tiergeburtshilfe

J. RICHTER und R. GÖTZE. 3., neubearb. Aufl. 1978. Hrsg. von Prof. Dr. Dr. h. c. mult. G. ROSENBERGER, Hannover, und Prof. Dr. Dr. h. c. H. TILLMANN, Gießen. Unter Mitarbeit von Prof. Dr. E. AEHNELT (†), Hannover, Prof. Dr. K. ARBEITER, Wien, Dr. K.-H. BÄHR, Oldenburg, Prof. Dr. Dr. h. c. W. Baier, München, Prof. Dr. H. BEHRENS, Hannover, Prof. Dr. M. BERCHTOLD, Zürich, Prof. Dr. Dr. h. c. W. DE BOIS, Utrecht, Privatdozent Dr. H. BRUMMER, Gießen, Prof. Dr. H. FRERKING, Hannover, Prof. Dr. W. GEHRING, Gießen, Dozent Dr. J. GROPP, München, Prof. Dr. E. GRUNERT, Hannover, Prof. Dr. H. J. HEIDRICH, Berlin, Prof. Dr. N. O. RASBECH, Kopenhagen, Prof. Dr. G. W. RIECK, Gießen, Prof. Dr. M. RÜSSE, München, Prof. Dr. F. SCHAETZ, Berlin, Prof. Dr. W. SCHULZE, Hannover, Prof. Dr. Dr. h. c. M. VANDEPLASSCHE, Gent, Prof. Dr. R. ZELLER, Hannover. 1978. 941 Seiten mit 638 Abbildungen und 44 Übersichten. Ganzleinen DM 290,—

„Richter/Götze" berücksichtigt die aktuellen Erkenntnisse und das neueste Schrifttum aus dem gesamten Gebiet der tierärztlichen Geburtshilfe bei großen und kleinen Haustieren.

Die klinische Untersuchung des Rindes

Hrsg. von Prof. Dr. Dr. h. c. mult. G. ROSENBERGER, Hannover, unter Mitarbeit von Prof. Dr. G. DIRKSEN, München, Prof. Dr. H.-D. GRÜNDER, Gießen, Prof. Dr. E. GRUNERT, Hannover, Prof. Dr. D. KRAUSE, Hannover, und Prof. Dr. M. STÖBER, Hannover. 2., völlig neubearb. und erw. Auflage. 1977. 546 Seiten mit 478 Abbildungen im Text und auf 17 Farbtafeln, 52 Übersichten. Ganzleinen DM 148,—

„Die klinische Untersuchung des Rindes" bildet zusammen mit dem in 2. Auflage vorliegenden Band „Krankheiten des Rindes" ein an Umfang, Materialfülle und Bedeutung einmaliges Lehrbuch und Standardwerk der Buiatrik.

Krankheiten des Rindes

Hrsg. von Prof. Dr. Dr. h. c. mult. G. ROSENBERGER, Hannover, unter Mitarbeit von Prof. Dr. G. DIRKSEN, München, Prof. Dr. H.-D. GRÜNDER, Gießen, und Prof. Dr. M. STÖBER, Hannover. 2., unveränderte Auflage mit Neufassung des Therapeutischen Index. 1978. 1430 S. mit 747 Abb. im Text und auf 28 Farbtaf. Ganzleinen DM 390,—

Das umfangreiche Werk, das aus einer mehr als 40jährigen Erfahrung heraus entstand, ist wegen seiner wissenschaftlichen Bedeutung und fachlichen Intensität bisher ohne Parallele geblieben. Die 2. Auflage blieb unverändert; lediglich der Therapeutische Index wurde neu bearbeitet. Er auch separat zu beziehen.

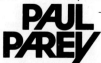

Berlin — PAUL PAREY — Hamburg

Für Studium und Praxis:

Pathophysiologie der Haustiere

Herausgegeben von Prof. Dr. H. SPÖRRI und Prof. Dr. H. STÜNZI, beide Zürich. Bearbeitet von Prof. Dr. Dr. W. BOGUTH, Gießen, Prof. Dr. K. BRONSCH, Berlin, Priv.-Doz. Dr. K. GÄRTNER, Frankfurt a. M., Prof. Dr. H. HILL, Hannover, Prof. Dr. A. KMENT, Wien, Prof. Dr. J. LEIBETSEDER, Wien, Prof. Dr. G. J. PEETERS, Gent, Prof. Dr. H. SPÖRRI, Zürich, Prof. Dr. H. STÜNZI, Zürich, Prof. Dr. Dr. J. TIEWS, München, Prof. Dr. H. TILLMANN, Gießen, Prof. Dr. M. VANDEPLASSCHE, Gent, Prof. Dr. G. VOGEL, Köln/Merheim, Prof. Dr. E. WEISS, Gießen, Prof. Dr. G. WITTKE, Berlin. 1969. 644 Seiten mit 164 Abb., 2 Farbtafeln mit 56 Tab. Ganzleinen DM 118,—

Die Pathophysiologie ist die naturwissenschaftliche Basis der kurativen und präventiven Medizin und erstrebt eine Funktionsanalyse des gesamten Krankheitsgeschehens. Mit diesem Werk aus der Feder kompetenter Wissenschaftler liegt nun eine bisher einmalige Gesamtdarstellung der Pathophysiologie der Haustiere vor, wobei die folgenden Organfunktionen und ihre pathologischen Abweichungen ausführlich berücksichtigt werden: Blut und Blutbildung, Blutkreislauf, Atmung, Verdauung, Leber- und Nierenfunktion, Fortpflanzung, Laktation, Hormone, Stoffwechsel, Wärmehaushalt und Immunopathologie. Da Laboruntersuchungen und Funktionstests in der Diagnostik sehr wichtig sind, wurde auf deren Interpretation besonderer Wert gelegt. Viele Bilder und schematische Darstellungen erleichtern das Verständnis des Textes.

Als Lehrbuch und umfassendes Nachschlagewerk wendet sich das wichtige Buch nicht nur an die Studierenden, sondern auch an Tierärzte, Humanmediziner und Biologen, die sich mit praktischen, vergleichenden und experimentellen medizinischen Fragestellungen beschäftigen.

Lehrbuch der Veterinär-Physiologie

Von ARTHUR SCHEUNERT und ALFRED TRAUTMANN. 6., völlig neubearb. Aufl. von Prof. Dr. K. BRONSCH, Berlin, Prof. Dr. Dr. Dr. h. c. Dr. h. c. J. BRÜGGEMANN, München, Prof. Dr. H. EDER, Gießen, Prof. Dr. H. ERBERSDOBLER, München, Prof. Dr. K. GÄRTNER, Hannover, Prof. Dr. D. GIESECKE, München, Prof. Dr. H. HILL, Hannover, Prof. Dr. h. c. V. HORN, Gießen, Prof. Dr. H. HÖRNICKE, Stuttgart, Prof. Dr. A. KMENT, Wien, Dr. H. PETRY, München, Priv.-Doz. Dr. H. P. SALLMANN, Hannover, Prof. Dr. Dr. J. SCHOLE, Hannover, Prof. Dr. H. SPÖRRI, Zürich, Prof. Dr. Dr. J. TIEWS, Prof. Dr. G. VOGEL, Köln, Prof. Dr. A. WELS, Gießen, Prof. Dr. G. WITTKE, Berlin, Prof. Dr. K. ZEROBIN, Zürich, Prof. Dr. H. ZUCKER, München. 1976. 1012 Seiten mit 388 Abb., 2 Farbtafeln und 156 Tabellen. Ganzleinen DM 220,—

Das von Scheunert und Trautmann begründete „Lehrbuch der Veterinär-Physiologie" gilt als das führende Standardwerk zum Studium an deutschsprachigen Universitäten und Hochschulen und fand darüber hinaus internationale Anerkennung. Durch Zusammenarbeit einer großen Zahl kompetenter Wissenschaftler entstand so ein abgerundetes, den derzeitigen Kenntnissen entsprechendes modernes Lehrbuch, das nicht nur dem Studierenden Einblick in die Vielfalt der Lebensvorgänge gewährt, sondern auch dem bereits praktisch tätigen Tierarzt zahllose Anregungen vermittelt. Das Werk erhielt eine völlig neue Konzeption. Es wurde in allen Teilen gründlich überarbeitet, vollständig neu hinzugekommen ist das Kapitel über Verhaltens-Physiologie. Somit bietet dieses Lehrbuch eine zuverlässige Grundlage für die Arbeit auf allen Gebieten der Veterinär-Physiologie.

PAUL PAREY

Berlin   Hamburg

2/15 5924
Josephine

Andreas
792 71 89